T0259861

Stress und Stressbewältigung bei Operationen

Heinz Walter Krohne

Stress und Stressbewältigung bei Operationen

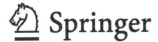 Springer

Heinz Walter Krohne
Psychologisches Institut
Johannes Gutenberg-Universität Mainz
Mainz
Deutschland

ISBN 978-3-662-52999-7   ISBN 978-3-662-53000-9   (eBook)
DOI 10.1007/978-3-662-53000-9

Die Deutsche Nationalbibliothek verzeichnet diese Publikation in der Deutschen Nationalbibliografie;
detaillierte bibliografische Daten sind im Internet über http://dnb.d-nb.de abrufbar.

Umschlaggestaltung: deblik Berlin

Gedruckt auf säurefreiem und chlorfrei gebleichtem Papier

Springer ist Teil von Springer Nature
Die eingetragene Gesellschaft ist Springer-Verlag GmbH Germany
Die Anschrift der Gesellschaft ist: Heidelberger Platz 3, 14197 Berlin, Germany

Vorwort

Bereits ein Klinikaufenthalt an sich, sei er ambulant oder stationär, stellt für die meisten Menschen eine belastende Erfahrung dar. Dies gilt umso mehr, wenn mit diesem Aufenthalt unangenehme medizinische Eingriffe verbunden sind wie etwa eine invasive Diagnostik (z. B. eine Angiographie) oder eine Operation. Selbst vergleichsweise einfache Prozeduren wie Zahnbehandlungen oder Blutentnahmen können Stress erzeugen.

Von allen diesen Eingriffen wird die Operation als das bedrohlichste und damit am stärksten belastende Ereignis erfahren. Das hängt damit zusammen, dass dieses Ereignis in seinem Ablauf vom Patienten in vielfacher Weise als unvorhersehbar und unkontrollierbar erlebt wird. Operationen sind zwar in ihrer Mehrheit geplant, stellen aber doch vergleichsweise seltene Ereignisse dar, so dass die Betroffenen zuvor kaum die Möglichkeit haben, genauere Erwartungen auszubilden, um die stattfindenden Abläufe einzuordnen. Diese Kombination von Merkmalen (Bedrohung, Belastung, Unvorhersehbarkeit, Unkontrollierbarkeit) macht den medizinischen Eingriff (speziell die Operation) zu einem wichtigen Paradigma der Stressforschung, bei dem theoretische Annahmen und Modelle, die im Labor gewonnen wurden, in einem lebensechten Kontext überprüft werden können.

Über dieses grundwissenschaftliche Interesse hinaus hat das Thema „Stress bei medizinischen Eingriffen" aber natürlich in erster Linie große praktische Bedeutung. In vielen Studien konnte durchgängig nachgewiesen werden, dass ein anstehender Eingriff, speziell eine Operation, für die meisten Menschen ein sehr belastendes Ereignis ist, und dass sich diese Belastung (z. B. ein hoher Angstzustand) negativ auf den intra- und postoperativen Zustand des Patienten auswirken kann. Dieser Zustand lässt sich etwa erfassen über die medikamentöse Dosis zur Narkoseeinleitung, über intra- und postoperative Komplikationen, postoperatives Schmerzerleben und den Verbrauch an Schmerzmitteln, schlechte Wundheilung, verzögerte postoperative Erholung sowie die Länge des Klinikaufenthalts.

Diese und weiterer Forschungsergebnisse haben unmittelbare Bedeutung für die psychologische Betreuung von Patienten, die sich einem medizinischen Eingriff unterziehen müssen. Durch ein besseres Verständnis des Einflusses derartiger Stressfaktoren auf den psychologischen Anpassungsstatus[1] von Patienten lassen sich Personen mit einem höheren Risiko für unterschiedliche Arten von Komplikationen, die während oder nach einem medizinischen Eingriff auftreten können, identifizieren und damit Methoden zur Prävention oder zumindest Verringerung derartiger negativer Einflüsse ausarbeiten.

---

[1] Mit Anpassungsstatus wird die Position eines Patienten auf (noch im einzelnen darzustellenden) prä-, intra- und postoperativen Kriterien für den Verlauf eines medizinischen Eingriffs bezeichnet. Ein präoperatives Kriterium wäre etwa die Höhe des Angstniveaus; intraoperativ könnten Komplikationen herangezogen werden; postoperativ ließe sich Anpassung über den Verlauf der Wundheilung, Schmerzen oder die Verweildauer im Krankenhaus bestimmen.

Organisation des Buches

Nach dieser Skizze der Bedeutung der Stressbelastung von Patienten[2] im perioperativen Geschehen sollen in den folgenden Kapiteln Determinanten und Konsequenzen dieser Belastung sowie mögliche Interventionen zu deren Reduzierung genauer dargestellt werden. Diese einzelnen Kapitel lassen sich dabei drei Schwerpunkten zuordnen.

In den Kapiteln 1–3 wird die psychologische Situation des Patienten bei medizinischen Eingriffen analysiert. In ▶ Kapitel 1 werden dabei die Arten belastender Ereignisse beschrieben, welche die unterschiedlichen Formen medizinischer Eingriffe kennzeichnen, sowie die emotionalen Reaktionen von Patienten auf diese Ereignisse. Im Zentrum von ▶ Kapitel 2 steht der Begriff Stress, unter dem ein spezielles Muster emotionaler und biologischer Reaktionen verstanden wird. Kernemotion des Stressgeschehens im perioperativen Verlauf ist die Angst, die deshalb eingehender behandelt wird. Ausführlich dargestellt werden hier Ansätze zur Registrierung der verschiedenen Komponenten des Stresszustands, speziell der Angst. Der in der psychologischen Diagnostik eingeführten Unterscheidung nach Erhebungsebenen folgend, wird dabei zwischen subjektiven, verhaltensmäßig-expressiven und physiologisch-biochemischen Indikatoren getrennt.

Diese Indikatoren bilden die Basis für die Bestimmung des Anpassungszustands von Patienten in der medizinischen Belastungssituation (▶ Kapitel 3). Während einzelne Merkmale dabei im gesamten perioperativen Verlauf erhoben werden können (z. B. die Zustandsangst), sind andere Indikatoren an spezifische Phasen gebunden (z. B. der Verbrauch an Narkosemitteln, das Schmerzerleben oder die Wundheilung). Im Anschluss an die Beschreibung dieser Kriterien wird die empirische Befundlage zum Zusammenhang von Stress und Anpassungsstatus exemplarisch dargestellt.

Der nächste Schwerpunkt des Buches (▶ Kapitel 4–6) widmet sich den Ressourcen, die Patienten in dieser Situation zur Verfügung stehen. Dabei wird differenziert nach den unter dem Begriff Stressbewältigung zusammengefassten persönlichen Ressourcen, die Menschen mit in die Situation medizinischer Eingriffe einbringen (▶ Kapitel 4), nach Ressourcen, die die soziale Umwelt bereitstellt (soziale Unterstützung; ▶ Kapitel 5), und Ressourcen, die professionell als geplante Vorbereitung oder Nachsorge bei medizinischen Eingriffen mit dem Ziel der Prävention und Verringerung der Stressbelastung bereitgestellt werden (▶ Kapitel 6).

Die Effizienz dieser Ressourcen im Hinblick auf eine Reduzierung der Stressbelastung hängt in hohem Maße von individuellen Unterschieden im Umgang mit Stress ab. Entscheidende Variablen sind dabei die Persönlichkeitsmerkmale Ängstlichkeit und Art der Angst- bzw. Stressbewältigung. Menschen haben zunächst einmal unterschiedliche Ziele im Hinblick darauf, welche spezielle Belastung sie primär bewältigen wollen. Während einige Menschen in erster Linie ihre starke emotionale Erregung in Stresssituationen regulieren wollen, geht es anderen vordringlich um die Reduzierung der in derartigen Situationen (fast) immer vorhandenen Unsicherheit. Individuelle Unterschiede bestehen auch hinsichtlich der Strategien,

---

2   Um den Text einfacher lesbar zu halten, wird darauf verzichtet, weibliche und männliche Personenbezeichnungen zu benutzen. Stattdessen wird durchgängig die männliche Form verwendet, die hier generisch gemeint ist.

die Menschen zur Reduzierung der für sie besonders unangenehmen Belastungen einsetzen. Als zentrale, besonders für die perioperative Situation relevante, Strategien haben sich dabei in der Forschung die Vigilanz (d. h. die fortgesetzte Überwachung der Stressquelle) und die kognitive Vermeidung (d. h. die Abwendung der Aufmerksamkeit von dieser Quelle) erwiesen.

Diese individuellen Unterschiede spielen bei der Nutzung der genannten Ressourcen eine zentrale Rolle. Ganz besonders wichtig sind diese Unterschiede aber, und das wurde bislang sowohl in der Forschung als auch in der Praxis oft übersehen, bei der Planung und Durchführung psychologischer Interventionen zu Reduzierung der Stressbelastung. Eine bestimmte Art der psychologischen Vorbereitung auf einen medizinischen Eingriff (z. B. das detaillierte Informieren über Art, Ablauf und Konsequenzen des Eingriffs) mag bei einer auf eine bestimmte Art disponierten Person das Verfahren der Wahl zu Reduzierung von Stress sein, ist bei einer Person mit anderen Dispositionen aber geradezu kontraindiziert.

Der Beschreibung derartiger Wechselwirkungen zwischen der Persönlichkeit des Patienten und den verschiedenen Arten der psychologischen Vorbereitung für einen medizinischen Eingriff im Hinblick auf die Stärke der resultierenden Belastung widmet sich anhand der Darstellung des hier vorliegenden Forschungsstandes das ▶ Kapitel 7. Im abschließenden ▶ Kapitel 8 werden Anregungen gegeben für die Etablierung einer durch Forschungsbefunde abgesicherten Praxis der Durchführung von Intervention zur psychologischen Vorbereitung und Nachsorge bei medizinischen Eingriffen.

Das skizzierte Feld ist durch eine ausgesprochen rege (insbesondere anwendungsbezogene) Forschungstätigkeit gekennzeichnet. Dabei sind verschiedene Disziplinen an diesen Arbeiten beteiligt, aus der Medizin etwa die Chirurgie und Anästhesiologie, des Weiteren die Pflegewissenschaften, aus der Psychologie speziell die Medizinische Psychologie und die Gesundheitspsychologie sowie (allerdings in geringerem Umfang) die Sozialpsychologie und die Soziologie.

Leider hat diese Vielfalt der Forschungen bislang nicht zu einer entwickelten interdisziplinären Zusammenarbeit geführt. Die einzelnen Publikationen sind über diverse Fachzeitschriften aus den jeweiligen Disziplinen verstreut, ohne dass in ihnen eingehender Bezug auf Forschungsergebnisse aus anderen Bereichen genommen wird. Diese Situation erschwert natürlich das Erreichen eines einigermaßen gleichartigen Kenntnisstandes für die Zwecke der Lehre in diesem Bereich sowie für die Entwicklung von Forschungsprogrammen und anwendungsbezogenen Interventionen. Das vorliegende Buch versucht deshalb, Forschungsergebnisse aus den unterschiedlichen genannten Bereichen zu berücksichtigen und dabei so aufeinander zu beziehen, dass hierdurch ein Beitrag zur Entwicklung eines interdisziplinären Arbeitsgebiets „Stress bei medizinischen Eingriffen" geleistet werden kann

Leserkreis

Das Buch wendet sich an unterschiedliche Lesergruppen: an Personen, die grundlagenorientierte oder anwendungsbezogene Forschung zum Stressgeschehen in der lebensechten Situation des medizinischen Eingriffs durchführen, an Menschen, die aufgrund ihrer beruflichen Position mit den Ergebnissen derartiger Forschungen befasst sind, sowie an Studierende unterschiedlicher Fachrichtungen, die künftig in diesem Bereich die eine oder andere Position einnehmen werden. Schließlich ist dieses Buch auch für diejenigen geschrieben, die allgemein an Fragen der Auswirkung von Stress auf den Gesundheitszustand, in diesem Fall speziell im Kontext medizinischer Eingriffe, interessiert sind.

Personen der ersten Gruppe werden sich, wenn sie eher grundwissenschaftlich orientiert sind, in besonderem Maße für die Registrierung der Stressbelastung von Patienten und die Konsequenzen dieser Belastung für deren Anpassungsstatus im perioperativen Verlauf interessieren. Bei eher anwendungsbezogener Perspektive sollten in besonderem Maße die unterschiedlichen Ressourcen (Bewältigungsformen, soziale Unterstützung), die Patienten zur Reduktion ihrer Belastung zur Verfügung stehen, relevant werden. Diese Ressourcen bilden den Ansatzpunkt für die Ausarbeitung von Interventionsprogrammen zur Prävention oder Verringerung der perioperativen Stressbelastung.

Derartige Programme sind auch von besonderer Bedeutung für Personen der zweiten Gruppe, die Mediziner (speziell Anästhesisten und Operateure) sowie Angehörige des Pflegedienstes umfasst. Deren Aufgabe könnte es sein, Interventionsprogramme, die sich in der Forschung als effektiv zur Stressreduktion erwiesen haben, im Klinikalltag zu implementieren. Dabei kommt es aber nicht nur auf das Programm an sich an, sondern es muss insbesondere auch auf die Passung zwischen relevanten Merkmalen des Patienten und Programminhalten geachtet werden.

Die dritte Gruppe schließlich besteht aus Menschen, die erkannt haben, dass die Ergebnisse der Stressforschung ihr eigenes Leben (als Patient) und das der sie umgebenden Institution (das Krankenhaus) beeinflussen. Sie könnten aus diesen Erkenntnissen somit auch Schlussfolgerungen ableiten, wie sie selbst aktiv zur Bewältigung von Stressbelastungen bei medizinischen Eingriffen beitragen können.

Danksagung

Ich habe vielen für ihren Beitrag zur Fertigstellung dieses Buches zu danken. Bernd Kappis, Andreas Schwerdtfeger und Heike Spaderna haben zu einzelnen Kapiteln kritische Rückmeldungen und wesentliche Anregungen gegeben. Eigene Forschungsergebnisse, die in dieses Buch eingingen, wurden durch Drittmittelbeihilfen der Stiftung Rheinland-Pfalz für Innovation sowie durch eine enge Kooperation mit der Universitätsmedizin der Johannes Gutenberg-Universität Mainz, insbesondere der Klinik für Anästhesiologie, ermöglicht. An dieser Projektarbeit waren ganz wesentlich Judith de Bruin, Muna El-Giamal, Peter Paul Kleemann (†) und Kerstin Slangen beteiligt. Amara Otte leistete wertvolle technische Unterstützung bei der Erstellung des Manuskripts. Allen, die durch ihre Hilfe dazu beigetragen haben, dass dieses Buch entstehen konnte, sei in dieser Stelle herzlich gedankt.

Heinz Walter Krohne
Mainz, im Mai 2016

Inhaltsverzeichnis

Stress bei Operationen: ein Problem medizinischer Eingriffe

© Springer-Verlag Berlin Heidelberg 2017
H.W. Krohne, *Stress und Stressbewältigung bei Operationen*,
DOI 10.1007/978-3-662-53000-9_1

1.1   Arten belastender Ereignisse

Das Feld medizinischer Eingriffe ist sehr heterogen. Neben Operationen gehören hierzu auch invasiv-diagnostische Verfahren (z. B. Darmspiegelung, Angiographie), Punktionen, kleinere Eingriffe wie Impfen, Spritzen oder Blutentnahme sowie als aversiv empfundenen Behandlungen, wie etwa die Chemotherapie. Bei den Operationen muss zwischen **notwendigen** (etwa Entfernung eines Karzinoms) und **elektiven Maßnahmen** (Wahleingriffe, z. B. an den Nasennebenhöhlen) unterschieden werden.

Schließlich spielt bei allen Arten von Eingriffen auch die **Art der Anästhesie** eine wesentliche Rolle (Blunnie et al., 1983). Eingriffe können unter **Allgemeinanästhesie** (gegenüber Patienten meist als „Vollnarkose" bezeichnet), bei **lokaler Anästhesie** oder (etwa bei invasiver Diagnostik) ohne Anästhesie durchgeführt werden. Bei Lokal- bzw. **Regionalanästhesie** lassen sich **Oberflächenanästhesie** (Betäubung der Haut oder Schleimhaut), **Infiltrationsanästhesie** (Betäubung tieferer Gewebeschichten), **Leitungsanästhesie** (Blockierung von Nervenästen und -stämmen) sowie rückenmarksnahe Verfahren (**Peridural-** und **Spinalanästhesie**; Lähmung der Nerven im Bereich der Wurzeln und im Rückenmark) unterscheiden.

Diese Differenzierung ist u. a. deshalb wichtig, weil viele objektive Parameter, die als Kriterien für die Anpassung von Patienten an die Operationssituation (▶ Kap. 3) herangezogen werden (z. B. Parameter des endokrinen Systems), nicht nur auf die psychologische Stressbelastung, sondern auch auf die Art der Anästhesie, die Begleitumstände des Eingriffs (z. B. Wärmeverlust) und, wie Cuthbertson bereits 1930 feststellte, auf die jeweilige körperliche Verletzung durch den chirurgischen Eingriff ansprechen („surgical stress response"; Kehlet, 1989, 1997; Wilmore, 2002).

Im Zusammenhang mit operativen Eingriffen tritt unabhängig von der Art und Schwere des Eingriffs häufig eine Vielfalt von interindividuell recht verschiedenen Belastungen auf (Johnston, 1988). So fand etwa Dony (1982), dass 73–92 % aller Patienten im Zusammenhang mit einer bevorstehenden Operation über Ängste berichten. In einer Untersuchung von Gebbensleben und Rohde (1990) gaben zwei Drittel der Patienten an, vor einem diagnostischen

Eingriff (gastrointestinale Endoskopie) „Angst" bzw. „furchtbare Angst" zu haben (vgl. auch Grabow & Buse, 1990; Weller & Hener, 1993).

Neben den physischen Bedrohungen in der Situation (Anästhesie, Eingriff selbst) und den damit verbundenen Schmerzen oder der Befürchtung schädlicher Nebenwirkungen bei bestimmten Behandlungen (z. B. Chemotherapie; vgl. Jacobsen, Bovbjerg & Redd, 1993) werden von den Patienten insbesondere Belastungen, die im Zusammenhang mit der **Hospitalisierung** auftreten, als sehr unangenehm empfunden. Dabei stehen diese Merkmale im Vordergrund (vgl. auch Johnston, 1988; Schumacher, 2002; Vögele, 2004; Volicer, 1978):

- Trennung von nahestehenden Bezugspersonen,
- Herauslösen aus dem sozialen Kontext,
- wenig vertraute Situation im Krankenhaus,
- Teilen des Zimmers mit fremden Personen,
- Mangel an Information über Behandlungsabläufe,
- Verlust von Unabhängigkeit (Passivität und Kontrollverlust),
- Konfrontation mit belastenden Umständen (z. B. frühes Aufwecken, zu wenig Schlaf),
- belastende Erlebnisse (Leiden, u. U. Sterben).

Zudem erleben einige Patienten es auch als selbstwertbedrohlich, von anderen im Hinblick auf den Eingriff als angstvoll angesehen zu werden (Cohen & Lazarus, 1973).

Van der Ploeg (1988) hat in mehreren empirischen Studien versucht, eine Hierarchie belastender Faktoren bei medizinischen Eingriffen zu identifizieren. Dabei ergab sich u. a., dass eine ungünstige und negativ verlaufende Kommunikation zwischen Krankenhauspersonal und Patienten zu einem Spannungs- und Angstniveau führen kann, das mit den aus Krankenhauseinweisung, Narkose oder der eigentlichen Operation jeweils resultierenden Belastungen durchaus vergleichbar ist. Die Beachtung kommunikativer Aspekte im Stressgeschehen ist insofern relevant, als in der Literatur mehrfach über Auswirkungen bestimmter Formen der Kommunikation zwischen Arzt (speziell auch Anästhesist) und Patient auf das Belastungsniveau des Patienten bzw. dessen postoperative Erholung berichtet wird (vgl. Boon & Stewart, 1998; Kindler et al., 2005; Stewart, 1995). Genauer wird auf den Zusammenhang zwischen Merkmalen der Arzt-Patient-Kommunikation und der perioperativen Anpassung des Patienten in ▶ Kapitel 6 eingegangen (▶ Kap. 6).

Weinman und Johnston (1988) regen an, die bis dahin vorwiegend verwendete allgemeine Kategorie „belastende medizinische Eingriffe" durch eine differenziertere Betrachtungsweise zu ersetzen und damit der Vielfalt der Situationen Rechnung zu tragen. Zur Klassifikation der Eingriffe schlagen sie eine Differenzierung gemäß der diagnostischen bzw. therapeutischen Funktion des Eingriffs vor. Eine weitere Einteilung bezieht sich auf den zeitlichen Bezug der Belastung bei Operationen. Hier unterscheiden die Autoren zwischen Belastungen, die sich entweder auf das Operationsereignis selbst oder auf das Operationsergebnis beziehen.

Was die Belastungen durch das **Ereignis** betrifft, so handelt es sich hier um die mögliche physische Gefährdung durch die Anästhesie oder den Eingriff (beispielsweise die Möglichkeit ärztlicher Fehler beim Eingriff) sowie die deutlich reduzierte Kontrolle, die die Patienten über wichtige bedrohungsrelevante Elemente der Situation haben. In welchem Ausmaß diese Belastungen auch zu Anpassungsproblemen der Patienten über die gesamte (**perioperative**) Operationssituation führen, hängt von einer Vielzahl von Faktoren ab, z. B. den Handlungen, die der Patient selbst ausführt, um die Stressbelastung zu bewältigen (▶ Kap. 4), dem Ausmaß und der Qualität der sozialen Unterstützung, die der Patient in der perioperativen Situation erfährt (▶ Kap. 5), sowie der speziellen Methode der psychologischen Vorbereitung des Patienten auf die Operation (▶ Kap. 6, ▶ Kap. 7).

Die Notwendigkeit für eine stärkere Beachtung von Ängsten (insbesondere Besorgnisgedanken), die sich auf das Operations**ergebnis** beziehen, ergibt sich aus einer Reihe von Untersuchungen, die die Häufigkeit derartiger Besorgniskognitionen vor Eingriffen belegen (vgl. Johnston, 1982; Krohne & Schmukle, 2006b; Slangen, Krohne et al., 1993). Während präoperativ die Narkose- und Operationsgefahr mit den darauf bezogenen affektiven und kognitiven Angstreaktionen (Besorgnis, Ausbildung negativer Erwartungen) dominiert, sind die postoperativen Belastungen von Funktionseinschränkungen, Schmerzen bzw. angstvollen Gedanken über Schmerzen und mögliche Komplikationen sowie von der Unsicherheit im Hinblick auf den Operationserfolg bestimmt (Vögele, 1988). Dabei persistieren diese Ängste oft auch dann noch, wenn der Eingriff selbst bereits abgeschlossen ist und zu einem eindeutig positiven Ergebnis geführt hat. Allerdings können die typischen Inhalte postoperativer Ängste auch bereits vor der Operation vorhanden sein. So fanden McCleane und Cooper (1990), dass viele Patienten bereits präoperativ über Ängste bezüglich postoperativer Schmerzen, Übelkeit und Unwohlsein berichten. Faktoren, die dieses Andauern von Ängsten begünstigen, sind geringe soziale Unterstützung, hohe dispositionelle Ängstlichkeit des Patienten sowie quantitativ und qualitativ ungenügende bzw. zeitlich ungünstige Rückmeldungen und Erklärungen durch das Krankenhauspersonal.

Ähnlich wie Weinman und Johnston unterscheidet Dony (1982) drei Hauptbereiche der Angstinhalte: die **Anästhesie-, Operations-** und **Krankheitsangst**. Bei der Anästhesieangst stehen zwei Befürchtungen im Vordergrund, nämlich nicht mehr aus der Narkose aufzuwachen und trotz der Narkose noch Schmerzen zu empfinden. Die Operationsangst bezieht sich auf den Erfolg bzw. Misserfolg und die Konsequenzen der Operation (z. B. fehlende Symptombesserung oder durch die Operation erworbene körperliche Einschränkungen). Als Krankheitsangst bezeichnet Dony die Befürchtung von Patienten, dass durch die Operation eine bestehende schwerwiegende Krankheit diagnostiziert werden könnte. Auch Schmidt (1988) hebt die Notwendigkeit hervor, bei der Betrachtung von operativem Stress verschiedene Aspekte von Belastung zu unterscheiden. Analog zu den beschriebenen Differenzierungen unterscheidet er zwischen Angst vor dem **Operationsereignis**, Angst vor dem **Operationsergebnis** und Angst vor der **Diagnose** (vgl. auch Höfling et al. 1988). In der folgenden Übersicht sind synoptisch noch einmal die verschiedenen Arten von Belastungen für den Patienten, die bei medizinischen Eingriffen auftreten können, aufgeführt.

Verschiedene Arten von Belastungen für den Patienten, die bei medizinischen Eingriffen auftreten können
1. Ängste (speziell Besorgnis) in Bezug auf
   - den Eingriff (Anästhesie, Eingriff selbst)
   - Schmerzen während und nach Eingriff

- Neben- und Nachwirkungen (u. a. Erfolglosigkeit)
- mögliche bedrohliche Diagnosen
2. Belastungen durch die Hospitalisierung
- Trennung von der vertrauten Umgebung
- neuartige Situation
- Informationsmangel
- Verlust der Unabhängigkeit
- belastende Erlebnisse
3. Selbstwertbedrohung

- Kognitive Reaktionen
- Besorgnis
- Ruminieren
- Negative Erwartungen
- Mangelndes Selbstvertrauen
- Geringe Selbstwirksamkeit
- Fatalistische Kontrollüberzeugung
- Depression
- Ärger
- Optimismus

1.2 Emotionale Reaktionen bei medizinischen Eingriffen

Emotionale Reaktionen des Patienten sind ein wichtiger Bestandteil des perioperativen Prozesses. Hierzu gehören nicht nur Affekte wie Verstimmtheit, Aufgeregtheit, Nervosität bis hin zur „Panik", sondern auch damit zusammenhängende kognitive Reaktionen, etwa Besorgnis, Ruminationen oder die Ausbildung negative Erwartungen. Affektive und kognitive Reaktionen angesichts von Belastungen sind dabei, wie die Forschung zur Bedrohung und der durch diese ausgelösten Angstreaktionen gezeigt hat, zusammen mit weiteren Merkmalen (etwa mangelndes Selbstvertrauen) eng aufeinander bezogene Komponenten der Angst (Übersicht in Krohne, 2010; Krohne & Tausch, 2014). Neben diesen negativen Merkmalen spielen aber auch positive Emotionen und Kognitionen wie Optimismus, Kontrollüberzeugung sowie Selbstwirksamkeits- bzw. Kompetenzerwartungen im Prozess der perioperativen Anpassung eine wichtige Rolle.

Emotionale Reaktionen von Patienten bei medizinischen Eingriffen
- Negative Affekte
- Verstimmtheit
- Aufgeregtheit
- Nervosität
- „Panik"

Angst ist ohne Zweifel die zentrale, aber nicht die einzige emotionale Reaktion im Zusammenhang mit medizinischen Eingriffen. Eine wichtige Rolle spielen auch Ärger (Janis, 1958) oder Depression[1] (Burg et al., 2003; Carney et al., 2002; Carr, Thomas & Wilson-Barnet, 2005; Mallik et al., 2005) sowie positive Emotionen. Angst und Ärger scheinen dabei eher, wie in den beiden folgenden Kapiteln (▶ Kap. 2, ▶ Kap. 3) noch ausführlicher dargestellt wird, die unmittelbare perioperative Anpassung des Patienten zu beeinflussen (Slangen, Krohne et al., 1993), während Depression und positive Emotionen sich eher längerfristig auf die postoperative Erholung auswirken (Borowicz et al., 2002; Helgeson, 1999; Scheier et al., 1989).

Die bei medizinischen Eingriffen registrierten emotionalen Reaktionen werden natürlich durch spezielle Aspekte der perioperativen Situation ausgelöst. Aufgeregtheit, Nervosität oder Panik sind Reaktionen auf den unmittelbar bevorstehenden Eingriff mit seinen vermuteten Gefährdungen für den Patienten. Besorgnis, Ruminationen oder negative Erwartungen richten sich demgegenüber, wie erwähnt, eher auf Konsequenzen des Eingriffs, z. B. erwartete Schmerzen oder eine bedrohliche Diagnose. Ärger und Depression reflektieren schließlich insbesondere den in der Krankenhaussituation generell erlebten Verlust an Kontrolle und Selbstbestimmung.

Die Stärke dieser Reaktionen wird aber nicht nur durch die situativen Umstände des medizinischen Eingriffs determiniert, sondern auch durch

---

1   Hiermit ist das im Normalbereich variierende Merkmal gemeint. Wenn Bezug auf eine depressive Störung genommen wird, so wird das angemerkt.

☑ **Tab. 1.1** Biomedizinisches versus biopsychosoziales Modell von Krankheit und Gesundheit	
Medizinisches Modell	**Biopsychosoziales Modell**
Reduktionistisch: Erkrankungen werden auf Prozesse niedriger Ebene zurückgeführt	**Mehrebenen-Ansatz:** Bei Betrachtung von Erkrankung werden Prozesse aus unterschiedlichen Ebenen herangezogen
Einfaktormodell: Aufbau einer einfachen Kausalkette	**Systemischer Ansatz:** multiple Faktoren und Konsequenzen
Leib-Seele-Dualismus	„Leib" und „Seele" als einheitliches System
Konzentration auf die Bedingungen von Krankheit	Betrachtung der Bedingungen von Krankheit wie von Gesundheit
Negativer" Gesundheitsbegriff: Gesundheit als die Abwesenheit von Krankheit	**Positiver" Gesundheitsbegriff:** Gesundheit ist mehr als die bloße Abwesenheit von Krankheit

Dispositionen (Persönlichkeitseigenschaften), die Patienten mit in die Situation einbringen. So sind Ängstlichkeit, die selbsteingeschätzte Fähigkeit zum Umgang mit Schmerzen und die Schmerztoleranz wichtige Determinanten der perioperativen Befindlichkeit. Viele dieser Dispositionen interagieren im Hinblick auf die Ausprägung emotionaler Reaktionen jeweils mit spezifischen Situationsaspekten. So zeigen dispositionell ängstliche Personen unter Gefährdung stärkere aktuelle Angstreaktionen als nichtängstliche Personen. Weitere Dispositionen, die in diesem Zusammenhang eine Rolle spielen, sind personenspezifische „Stile" der Stressbewältigung (▶ Kap. 4), Ärgerneigung und dispositionelle (nicht notwendigerweise klinisch auffällige) Depressivität. (Für eine umfassende Darstellung des Zusammenhangs von Persönlichkeitsdispositionen und emotionalen Reaktionen vgl. Krohne und Tausch, 2014.)

Die Reaktion der medizinischen Praxis auf diese Belastungen chirurgischer Patienten ist nach wie vor überwiegend im **biomedizinischen** Interventionsmodell verankert. Dieses Modell, das das medizinische Denken für die letzten 300 Jahre dominiert hat, ist durch Merkmale wie Reduktionismus, die Annahmen eines Leib-Seele-Dualismus und einfaktorieller Kausalketten sowie eine Konzentration auf die Bedingungen von Krankheit gekennzeichnet. Für das Thema operativer Stress bedeutet diese Orientierung einen weitgehenden Verzicht auf die Einbeziehung **psychologisch** begründeter Maßnahmen zur Behandlung der hiermit verbundenen Belastungen. Ihm gegenüber steht das in den neueren Gesundheitswissenschaften entwickelte **biopsychosoziale** Modell von Krankheit und Gesundheit (☑ Tab. 1.1).

Psychische Belastungen, wie sie im Kontext medizinischer Eingriffe auftreten können, werden bei einem Vorgehen nach dem biomedizinischen Modell primär medizinisch (etwa über die Verabreichung anxiolytisch wirkender Medikamente oder eine Verbesserung der Technik medizinischer Eingriffe, u. a. die "fast-track surgery"; vgl. Wilmore, 2002; ▶ Kap. 6) und nur gelegentlich und eher unsystematisch mit Hilfe psychologischer Interventionen behandelt. Diese Abstinenz gegenüber psychologischen Verfahren der Vor- und Nachbereitung von Patienten bei operativen oder invasiv-diagnostischen Eingriffe hängt sicher auch damit zusammen, dass trotz der Vielzahl der in diesem Bereich vorliegenden Publikationen der Forschungsstand, wie in ▶ Kapitel 6 genauer gezeigt wird, immer noch nicht als befriedigend angesehen werden kann (▶ Kap. 6). Die Forschungssituation ist durch Inkonsistenz der Befunde sowie deutliche methodische Mängel in vielen Studien gekennzeichnet (für kritische Übersichten vgl. u. a. Auerbach, 1989; Krohne & de Bruin, 1998; Yap, 1988).

1.3 Zusammenfassung

Medizinische Eingriffe werden von den betroffenen Patienten in der Regel als sehr belastend erlebt. Drei Arten von Eingriffen, bei denen diese Belastung besonders deutlich zutage tritt, werden in diesem

Buch behandelt: invasiv-diagnostische Untersuchungen, als aversiv empfundene Behandlungen und Operationen. Im Zentrum der Belastungsreaktionen steht die Emotion Angst. Weitere Emotionen, die in Zusammenhang mit medizinischen Eingriffen auftreten können, sind Ärger und Depression.

Die Angst kann sich auf sehr unterschiedliche Aspekte beziehen, die im perioperativen Geschehen, d. h. vor, während und nach einem Eingriff, relevant werden. Diese verschiedenen Aspekte bzw. Arten von Belastungen werden in diesem Kapitel aufgeführt. Die Stärke der im Zusammenhang mit einem medizinischen Eingriff ausgelösten emotionalen Reaktionen hängt aber nicht nur von situativen Umständen des Eingriffs ab, sondern auch von Persönlichkeitseigenschaften, die der Patient mit in die Situation bringt. Wichtige derartige Eigenschaften sind Ängstlichkeit, die personspezifische Art der Stressbewältigung, Depressivität und Ärgerneigung.

Als Antwort auf die Belastungsreaktionen von Patienten, von denen ein bedeutender Einfluss auf den Ablauf eines Eingriffs und die anschließende Erholung ausgehen kann, wurden in der medizinischen Praxis verschiedene Präventionsprogramme entwickelt. Diesen liegen zwei Modelle von Krankheit und Gesundheit zugrunde, das (traditionelle) biomedizinische und das (neuere) biopsychosoziale Modell. Diese Modelle werden zum Abschluss des Kapitels genauer beschrieben.

Die Stressreaktion

© Springer-Verlag Berlin Heidelberg 2017
H.W. Krohne, *Stress und Stressbewältigung bei Operationen*,
DOI 10.1007/978-3-662-53000-9_2

2.1   Der Begriff Stress

Die Belastungen durch medizinische Eingriffe, speziell Operationen, und die Reaktionen des Patienten hierauf (primär verschiedene Ängste) werden in der Literatur als operativer Stress zusammengefasst (vgl. u. a. Kehlet, 1989, 1997; Tolksdorf, 1985; Wilmore, 2002). Der Begriff Stress wird allerdings in einzelnen Veröffentlichungen in ausgesprochen vielfältiger, häufig auch unscharfer, Weise verwendet. So führen etwa Scheuch und Schröder (1990, ◘ Tabelle 2) allein 39 unterschiedliche Definition von Stress auf. An dieser Stelle soll nur auf die zentralen Ansätze, wie sie insbesondere für die Erforschung des operativen Stress von Bedeutung sind, eingegangen werden. (Für umfassendere Darstellungen siehe u. a. Appley & Trumbull, 1986; Krohne, 2010; Laux, 1983; Scheuch & Schröder, 1990; für eine Kritik des Stressbegriffs vgl. Engel, 1985.)

Das Stresskonzept genießt in den Verhaltenswissenschaften wie auch in der allgemeinen öffentlichen Diskussion seit fast einem Jahrhundert große Popularität. Es wurde ursprünglich in den Ingenieurwissenschaften formuliert und bezeichnet dort die Kraft („stress"), die auf einen Körper einwirkt und bei diesem Beanspruchung („strain") und Deformation hervorruft. Der kanadische Internist William Osler (1910) führte das Konzept dann in die Medizin ein, indem er in „stress and strain" mögliche Ursachen von Angina pectoris vermutete. Dies ist innerhalb der modernen Medizin eine der ersten Annahmen zu psychosomatischen Erkrankungen.

Die Begrifflichkeit „stress and strain" offenbart bereits eine Unschärfe, welche die einzelnen Ansätze zum Stress über lange Zeit charakterisiert hat. Während in den Ingenieurwissenschaften der Begriff Stress noch eindeutig umwelt- bzw. reizbezogen verwendet wurde, scheint sich Stress bei Osler sowohl auf spezifische Situationsaspekte (die dann Reaktionen im Individuum auslösen) als auch auf Reaktionen des Organismus (die mit einer Krankheitsgenese verbunden sein können) zu beziehen. Diese Mehrdeutigkeit in der Definition von Stress hat zu zwei Gruppen von Ansätzen in der Stressforschung geführt, deren spezifische Annahmen im Hinblick auf die Stellung des Stress im Belastungsgeschehen allerdings nicht immer hinreichend eindeutig sind: umwelt- bzw. reizbezogene Ansätze und reaktionsbezogenen Vorstellungen.

2.2   Umwelt- versus reaktionsbezogene Auffassungen von Stress

Eindeutig **umwelt-** bzw. **reizbezogen** ist der Ansatz, mit dem der Begriff Stress ins Blickfeld der verhaltenswissenschaftlichen Forschung gelangte. Walter Cannon bestimmte in seiner Theorie Stress als eine Anforderung aus der Umwelt eines Organismus, die in diesem eine **Notfallreaktion** auslöst (Cannon, 1915, 1932; vgl. hierzu auch Jänig, 2003). Diese Konzeption entspricht nicht nur der erwähnten ingenieurwissenschaftlichen Bestimmung, nach der Stress ein Druck bzw. eine Belastung aus der Umwelt darstellt, auf die ein Objekt mit Beanspruchung („strain") reagiert, sondern auch der umgangssprachlichen Auffassung, die Stress mit Lärm, Hektik, Zeitdruck, Arbeitsbelastung und ähnlichen unangenehmen Umwelteinflüssen in Verbindung bringt. Um die mit dem Begriff Stress verbundene Unschärfe zu umgehen, werden diese eindeutigen situativen Einflussgrößen heute meist **Stressoren** genannt.

Bereits 1915 hatte Cannon erkannt, dass eine verstärkte Belastung des Organismus mit einer erhöhten Aktivität des **Nebennierenmarks** verbunden ist. Dieses schüttet die zur Gruppe der Katecholamine gehörenden Hormone **Adrenalin** und **Noradrenalin** aus, die auf Atmung, Herzleistung sowie Fett- und Kohlenhydratstoffwechsel einen aktivierenden Effekt ausüben (Notfallfunktion) und somit den Organismus zu verstärkten **Kampf-** oder **Fluchtreaktionen** („fight-or-flight-reactions") befähigen. (Auf die im Zusammenhang mit der Stressbelastung im Organismus ablaufenden physiologischen Prozesse wird im folgenden Abschnitt genauer eingegangen.)

Trotz seiner starken Verankerung in der Biologie, speziell der Endokrinologie, hat dieser Ansatz Jahrzehnte nach Cannon Eingang in die eher sozialpsychologisch orientierte Stressforschung gefunden. Im Ansatz der **kritischen Lebensereignisse** wird angenommen, dass einschneidende (wenn auch nicht notwendigerweise negative) Konfrontationen im Leben eines Menschen (beispielsweise berufliche Beförderung, Tod eines nahen Angehörigen, schwere Erkrankung, Heirat) vom Betroffenen generell ein hohes Maß an **sozialer Reorientierung** erfordern. Kritische Lebensereignisse sind in diesem Ansatz also die Stressoren und die Anforderungen,

Tab. 2.1 Ausgewählte kritische Ereignisse und die ihnen zugeordneten Gewichte aus der SRRS (nach Hobson et al.,1998)		
Rang	Kritisches Ereignis	Gewicht
1	Tod des Partners	87
3	Schwere Verletzung oder Krankheit	78
8	Opfer eines Verbrechens werden	70
13	Entlassung/Arbeitslosigkeit	64
18	Pflege chronisch kranker oder alter Angehöriger	56
26	Verhaltens- oder Lernprobleme bei den Kindern	49
39	Meinungsverschiedenheiten mit Vorgesetzen oder Kollegen	37
40	Umzug	35

SRRS: Social Readjustment Rating Scale

die sich für eine Person aus der Notwendigkeit zur sozialen Reorientierung ergeben, bilden die individuelle Stressbelastung. Im Zentrum empirischer Studien steht der Einfluss dieser Ereignisse auf den psychischen und physischen Gesundheitszustand.

Zur Erfassung dieser Stressoren wurde von Holmes und Rahe (1967) ein standardisierter Fragebogen, die **Social Readjustment Rating Scale** (SRRS) entwickelt. Dieser Test besteht aus 43 Items, die sich auf einen weiten Bereich persönlicher, familiärer oder beruflicher Ereignisse beziehen und nach dem Ausmaß ihres Einflusses auf das tägliche Leben gewichtet werden. Das jedem Lebensereignis zugeordnete Gewicht basiert auf den Antworten einer Stichprobe von Beurteilern, die jedes Ereignis nach seiner Intensität sowie der vom Betroffenen geforderten sozialen Reorientierung eingeschätzt hatten. Eine Revision der SRRS wurde von Hobson et al. (1998) vorgelegt. Die Autoren ließen über 3.000 Probanden 51 Ereignisse beurteilen, die aus fünf (allerdings nicht durch eine statistische Klassifikation bestimmten) Bereichen stammten: Tod und Sterben, Gesundheitsversorgung, Kriminalität und Umgang mit dem Rechtssystem, wirtschaftliche Probleme, Familienangelegenheiten (◻ Tab. 2.1).

Obwohl die SRRS in vielen epidemiologischen Studien eingesetzt wurde und dabei eine gewisse (wenn auch insgesamt eher bescheidene) Vorhersagekraft im Hinblick auf den Gesundheitsstatus demonstrieren konnte (vgl. u. a. Dohrenwend & Dohrenwend, 1974; Rabkin & Struening, 1976), wird der Ansatz in der heutigen Stressforschung kaum noch verfolgt. Kritisiert wurden u. a. die eindimensionale Konzeption des Konstrukts kritische Lebensereignisse sowie die Nichtberücksichtigung individueller Unterschiede bei der Bewertung einzelner Ereignisse und dem Einsatz von Maßnahmen zu deren Bewältigung. Ob ein Lebensereignis ein „kritisches" Ereignis und damit ein Stressor ist, hängt wesentlich von der **Bedeutung** ab, die ein Betroffener diesem Ereignis verleiht. Als positives Ergebnis dieses Ansatzes lässt sich aber immerhin festhalten, dass durch ihn mögliche soziale Bedingungen der Krankheitsgenese ins Blickfeld der Gesundheitswissenschaften gerieten.

In **reaktionsbezogenen** Ansätzen bezeichnet Stress den körperlichen Zustand unter Belastung. Gemeint ist damit ein Extremzustand des Organismus mit den Komponenten Anspannung, Widerstand gegenüber der Belastung und, bei länger anhaltender oder häufig wiederkehrender Belastung, körperliche Schädigung (Selye, 1976). Die Möglichkeit einer körperlichen Schädigung unter Stress hat dem Konzept, wie bereits 1910 von Osler vorbereitet, eine zentrale Bedeutung innerhalb der Gesundheitswissenschaften verliehen (vgl. u. a. Taylor, 2011).

Die große Popularität des Stresskonzepts in Wissenschaft und Medien gründet sich weitgehend auf das Werk des ungarisch-kanadischen Endokrinologen Hans Selye, des „klassischen" Vertreters der reaktionsbezogenen Auffassung von Stress. Bei Tierversuchen hatte Selye entdeckt, dass die Einwirkung unterschiedlicher Reize (u. a. Hitze, Kälte, toxische Substanzen) auf den Organismus, neben den jeweils spezifischen Effekten (z. B. Gefäßverengung bei Kälte und -erweiterung bei Hitze) eine allen Reizarten gemeinsame (also **unspezifische**) Veränderung hervorruft, vorausgesetzt die Einwirkung ist intensiv oder hält lange genug an. Diese unspezifisch hervorgerufene Veränderung konstituiert nach Selye das stereotyp ablaufende, also **spezifische**, Reaktionsmuster des **systemischen Stress**. Dieser lässt sich damit operational definieren als „ … der Zustand, der sich als Syndrom manifestiert, das aus allen unspezifisch induzierten Veränderungen in einem biologischen System besteht." (Selye, 1976, S. 64).

Dieses stereotype Muster körperlicher Veränderungen nannte Selye **Allgemeines Adaptations-Syndrom (AAS)**. Es soll in drei aufeinanderfolgenden Phasen ablaufen: In der **Alarmphase**, die nochmals in eine Schock- und eine Gegenschockphase unterteilt wird, kommt es zu intensiven hormonellen Reaktionen, insbesondere zur Ausschüttung von **Corticosteroiden** aus der **Nebennierenrinde**. Diese Reaktion ruft eine Vielzahl physiologischer Veränderungen hervor. Daneben soll es auch zu Geschwürbildungen im Magen-Darmtrakt kommen. Zentrale Funktion der hormonellen Reaktion ist die Mobilisierung von Kräften zur Beseitigung von Stressoren im Sinne des von Cannon formulierten Notfallsyndroms. Vorausgesetzt, die schädigende Einwirkung hält an, so bilden sich in der anschließenden **Widerstandsphase** die körperlichen Veränderungen aus der Alarmphase weitgehend zurück. Der Organismus scheint sich an die Stressoren adaptiert zu haben. Grund für den Übergang in diese Phase soll nach Selye die Tatsache sein, dass kein Organismus sich über längere Zeit in Alarmbereitschaft halten kann. Während der Widerstandsphase werden die hormonellen Ressourcen zur Auseinandersetzung mit den Stressoren wieder erneuert. Charakteristisch für diese Phase ist die Zunahme der Resistenz gegenüber den auslösenden Reizen bei gleichzeitiger Abnahme der Widerstandsfähigkeit gegenüber anderen Stressoren. Bei weiterhin anhaltender Einwirkung der stressauslösenden Reize tritt der Organismus in die **Erschöpfungsphase** ein. Seine Fähigkeiten zur Anpassung sind erschöpft, Erholung und Widerstand sind nicht länger möglich. Es treten irreversible körperliche Erkrankungen und, bei Fortdauern der schädigenden Einwirkung, schließlich der Tod ein.

Obwohl die Arbeit Selyes als Pionierleistung durchaus anzuerkennen ist, sind deutliche Schwächen seiner Theorie nicht zu übersehen. Zunächst einmal hatte seine Auffassung von Stress als Reaktionsform auf eine Vielzahl unterschiedlichster Anforderungen die fatale Konsequenz, dass das Stresskonzept zu einem Sammelbecken für alle möglichen Ansätze wurde und damit seinen wissenschaftlichen Wert, jedenfalls in den Augen vieler Forscher (vgl. u. a. Engel, 1985), weitgehend einbüßte.

Daneben wurden auch speziellere Vorbehalte formuliert (für eine Übersicht vgl. Laux, 1983). Diese richteten sich zum einen gegen die Kernannahme der Theorie, nämlich die **unspezifische** Auslösung des AAS (vgl. Mason, 1975a, 1975b, 1975c), zum anderen gegen die Vernachlässigung psychologischer Faktoren (Erwartungen, Bewertungen, Bewältigungsmaßnahmen) bei der Vermittlung der Stressreaktion (vgl. Lazarus & Launier, 1978). Wenn man derartige psychologische Vermittlungen bei der Analyse des Stressgeschehens berücksichtigt, dann lässt sich das Postulat eines einzigen (stereotypen) Musters im Stressverlauf natürlich nicht länger aufrechterhalten.

Das Modell von Selye spielt in der medizinisch orientierten Behandlung des operativen Stress immer noch eine gewisse Rolle. So geht etwa das (heute allerdings nicht mehr ganz aktuelle) Konzept der **Maladie post-opératoire**[1] von einem einheitlichen posttraumatischen biologischen Prozess aus, von dem aus der individuelle Erholungszustand zu beurteilen ist. Aktueller ist hier das, ebenfalls stark biologisch orientierte, Konzept der **Allostase** (McEwen & Seeman, 2003). Im Sinne einer homöostatischen Regulation werden bestimmte Körperfunktionen (z. B. der Blutdruck) um einen vorgegebenen Sollwert herum in engen Grenzen gehalten. Unter starker Belastung kann dieser Sollwert kurzfristig verschoben werden. Wenn diese Belastungen jedoch länger anhalten, kann es zu einer dauerhaften Sollwertverschiebung kommen (Allostase). Liegen nun, wie häufig bei einer Operation, mehrere Belastungen gleichzeitig vor, so kommt es entsprechend zu Sollwertverschiebungen in verschiedenen Systemen. Diese **allostatische Last** genannten Verschiebungen können ihrerseits zu pathophysiologischen Veränderungen führen.

Ausgehend von diesen Auffassungen einer in erster Linie durch physikalisch-chemische Reize (Hitze, Kälte, toxische Substanzen) ausgelösten Belastungsreaktion des Organismus, versuchen medizinische Ansätze zur Belastungsreduktion nun in erster Linie, die **physischen** Traumata des Eingriffs zu minimieren. Dies geschieht u. a. durch Verbesserung der Anästhesietechniken, minimalinvasive Chirurgie, Maßnahmen gegen den bei Operationen

---

1   Durch eine Operation hervorgerufene Reaktionen des Organismus wie lokale Hitze, Ödeme, Durst oder Brechreiz.

häufig auftretenden Kältestress und eine Erweiterung der postoperativen Behandlung (etwa durch Schmerzkontrolle und Prophylaxe gegen postoperative Übelkeit und Erbrechen; für eine Übersicht vgl. Kehlet & Wilmore, 2002).

Die Diskussion der bisher vorgestellten Ansätze zum Stress hat gezeigt, dass sowohl eine Verankerung dieses Phänomens in umwelt- bzw. reizbezogenen Auslösern als auch eine Bestimmung über ein stereotyp ablaufendes Reaktionsmuster der Komplexität der mit diesem Begriff belegten Prozesse nicht gerecht werden (speziell zum operativen Stress vgl. Moore, 1976). Zu berücksichtigten sind auch die kognitiven Prozesse, die in einem Individuum ablaufen, das sich mit einer Belastung auseinandersetzt. Deshalb müssen bei der Bestimmung von Stress situative **und** reaktionsbezogene Aspekte sowie deren Wechselwirkungen zusammen mit Dispositionen, welche die betroffene Person in die Situation einbringt, einbezogen werden. Dies geschieht in **transaktionalen** Ansätzen, deren Hauptvertreter der amerikanische Stressforscher Richard Lazarus ist.

2.3   Transaktionale Stresskonzeption

Seit seinen frühen Arbeiten (u. a. Lazarus, Deese & Osler, 1952) und der ersten Darstellung einer umfassenderen Theorie (Lazarus, 1966) hat der Autor seine Auffassung vom Stress mehrfach in wesentlichen Punkten revidiert (Lazarus, 1991; Lazarus & Launier, 1978). Nach diesen Revisionen wird Stress als ein **relationales Konzept** aufgefasst, also nicht als spezifische äußere Reizgegebenheit (situationsbezogene Definition) oder als typisches Muster von Reaktionen (reaktionsbezogene Definition), sondern als eine bestimmte Beziehung (**Transaktion**) zwischen Umwelt und Person. Entsprechend definiert Lazarus Stress als „ … eine Beziehung mit der Umwelt, die vom Individuum im Hinblick auf sein Wohlergehen als bedeutsam bewertet wird, aber zugleich Anforderungen an das Individuum stellt, die dessen Bewältigungsmöglichkeiten beanspruchen oder überfordern." (Lazarus & Folkman, 1986, S. 63).

Wie diese Definition deutlich macht, sollen zwei zentrale Prozesse als Vermittler innerhalb der stressbezogenen Person-Umweltbeziehung sowie im Hinblick auf daraus resultierende unmittelbare und längerfristige Konsequenzen fungieren: kognitive Bewertung („cognitive appraisal") und Stressbewältigung („coping").

Das Konzept der **kognitiven Bewertung** (vgl. hierzu Arnold, 1960) basiert auf der Überzeugung, dass stressbezogene Prozesse von den Erwartungen abhängen, die eine betroffene Person im Hinblick auf den Ausgang einer spezifischen Konfrontation mit ihrer Umwelt manifestiert. Dieses Konzept ist notwendig, um individuelle Unterschiede in der Art, Intensität und Dauer ausgelöster stressrelevanter Prozesse (z. B. emotionale Reaktionen wie Angst oder Ärger) unter ansonsten für verschiedene Personen gleichartigen Umweltbedingungen zu erklären. Der individuelle Stressprozess wird mithin durch ein spezifisches Muster kognitiver Bewertungsvorgänge erzeugt und gesteuert.

Kognitive Bewertung kann nach Lazarus drei Formen annehmen, die jeweils unterschiedliche Funktionen haben und auf verschiedenartigen Informationsquellen basieren. Als **Primärbewertung** („primary appraisal") bezieht sie sich auf jede Auseinandersetzung mit der Umwelt in Hinblick auf das Wohlergehen der betreffenden Person. Hierbei sind drei fundamentale Bewertungen möglich: irrelevante, günstige und stressbezogene Auseinandersetzungen. Die letztgenannte Bewertung wird dabei nochmals nach den drei Beziehungen **Schaden-Verlust** (eine bereits eingetretene Beeinträchtigung), **Bedrohung** (eine antizipierte Beeinträchtigung) und **Herausforderung** (eine stressbezogene Auseinandersetzung mit der Möglichkeit eines Gewinns für die betreffende Person) differenziert.

In der **Sekundärbewertung** („secondary appraisal") vollzieht das Individuum eine Abschätzung seiner Ressourcen und Möglichkeiten im Hinblick auf einen erfolgreichen Abschluss der stressbezogenen Auseinandersetzung. Dieses Konzept hat innerhalb der Theorieentwicklung eine zunehmend zentrale Rolle eingenommen. So soll es wesentlich von der Art der Einschätzung der persönlichen Ressourcen abhängen, ob sich jemand in einer Stresssituation als bedroht oder herausgefordert fühlt.

Im Verlauf der Auseinandersetzung mit der Umwelt und der dadurch eventuell modifizierten situativen Bedingungen kann es zu einer **Neubewertung** („reappraisal") der Person-Umwelt-Beziehung kommen. Eine Neubewertung kann allerdings auch aus einer rein „innerpsychischen" Auseinandersetzung mit der Situation resultieren, also ohne vorausgegangenes aktives Eingreifen, etwa indem bedrohliche Aspekte einer Situation umgedeutet werden. Diese „defensive" Neubewertung hat insbesondere im Hinblick auf die Bewältigung von Emotionen wie Angst oder Ärger Bedeutung.

Stressbewältigung (Coping) wird definiert als „ … der Prozess der Handhabung jener externen oder internen Anforderungen, die vom Individuum als die eigenen Ressourcen beanspruchen oder übersteigend bewertet werden." (Lazarus & Folkman, 1984, S. 283). Als Subkategorie innerhalb des übergeordneten Konzepts der Adaptation soll sich Coping auf jene Handlungen beziehen, die sich unter problematischen und insbesondere neuartigen Bedingungen vollziehen. Nach Cohen und Lazarus (1979) sollen Bewältigungshandlungen dabei u. a. den Einfluss schädigender Umweltbedingungen reduzieren oder dazu beitragen, negative Ereignisse oder Umstände zu tolerieren bzw. den Organismus an sie anzupassen (▶ Kap. 4). Die zur Erfüllung dieser Aufgaben eingesetzten Bewältigungsstrategien (z. B. aggressive Konfrontation, Problemlösen, Distanzierung, Selbstkontrolle, Vermeidung, Neuinterpretation, vgl. hierzu auch Folkman, Lazarus, Dunkel-Schetter et al., 1986) lassen sich zwei **Funktionen** zuordnen: problem- und emotionsbezogenes Coping.

Problembezogen („instrumentell") soll Stressbewältigung dann sein, wenn die Person sich direkt mit den Bedingungen befasst, von denen eine Schädigung, Bedrohung oder Herausforderung ausgeht. Unter **emotionsbezogener** („palliativer") Stressbewältigung versteht Lazarus jene Anstrengungen, die zunächst auf die Emotionsregulierung gerichtet sind. Innerhalb jeder Funktion werden vier **Bewältigungsarten** unterschieden: Informationssuche, direktes Handeln, Unterlassen von Handlungen sowie innerpsychisches Bewältigen. Dieselbe Bewältigungsstrategie, z. B. eine innerpsychische Strategie wie „Umdeuten einer Situation", kann also (zu verschiedenen Gelegenheiten, hin und wieder auch gleichzeitig) sowohl eine instrumentelle (etwa bei der Beilegung eines sozialen Konflikts) als auch eine palliative (emotionsreduzierende) Funktion haben.

Sowohl der Vorgang der kognitiven Bewertung als auch das aktuelle Bewältigungsverhalten sollen durch bestimmte Person- und Situationsfaktoren

determiniert werden. Als relativ stabile **Personenmerkmale**, die beim Umgang mit Belastungen eine Rolle spielen, wurden bereits Ängstlichkeit, verschiedene „Stile" der Stressbewältigung (▶ Kap. 4) sowie Ärgerneigung und Depressivität erwähnt (▶ Kap. 1). Lazarus (1991) nennt darüber hinaus Motivationsdispositionen (etwa das Ausmaß des persönlichen Engagements), Werthaltungen, Ziele und generalisierte Überzeugungen im Hinblick auf bestimmte Ereignisse in relevanten Umweltausschnitten sowie die eigene Person (z. B. Kontrollüberzeugungen oder Selbstwirksamkeits- bzw. Kompetenzerwartungen).

Situative Merkmale, die den Ablauf des Stressprozesses beeinflussen, lassen sich nach verschiedenen formalen Parametern beschreiben (vgl. u. a. Krohne, 2010; Steptoe, 1990). Hierzu gehören der Grad der **verhaltensmäßigen Beeinflussbarkeit** (bzw. Kontrollierbarkeit) eines Stressors. Wie bereits eingangs erwähnt (▶ Kap. 1) lösen viele Situationen deshalb Stressreaktionen und spezifische Formen der Bewältigung aus, weil sie vom Individuum als nicht (oder zu wenig) steuerbar erlebt werden. Hierzu gehören beispielsweise bestimmte Bedingungen am Arbeitsplatz (z. B. Lärm), das Erleben eines nicht beeinflussbaren Krankheitsverlaufs bei einem nahen Angehörigen oder etwa die Situation des Patienten vor einer Operation.

Als ein typisches Merkmal der perioperativen Situation war in ▶ Kapitel 1 auch der Mangel an Information des Patienten im Zusammenhang mit dem medizinischen Eingriff genannt worden (▶ Kap. 1). Dieser Mangel wird im Parameter **Vorhersagbarkeit** bzw. **Unsicherheit** thematisiert. An dieser Kategorie lassen sich verschiedene Dimensionen unterscheiden (vgl. Krohne, 2010; Steptoe, 1990): Die **generelle Vorhersagbarkeit** bezieht sich auf die Kenntnis darüber, ob das belastende Ereignis überhaupt eintritt (ob beispielsweise ein Patient, der sich in eine Klinik begibt, operiert werden muss). Die **zeitliche Vorhersagbarkeit** basiert auf Informationen über den Zeitpunkt des Eintretens des Ereignisses (z. B. des genauen Termins einer notwendigen Operation). **Inhaltliche Vorhersagbarkeit** umfasst zum einen Informationen über die **Art** der aversiven Konfrontation (z. B. die konkreten Umstände des Operiertwerdens, der Anästhesie u. ä.), zum anderen über mögliche **Konsequenzen** dieses Ereignisses (etwa Information über den Zustand nach der Operation, Schmerzen, den Heilungserfolg, mögliche Folgebehandlungen u. ä.).

Andere formale Parameter sind die der **zeitlichen Nähe** und der **Dauer der Konfrontation**. Ereignisse lösen unterschiedliche Stressreaktionen und Bewältigungsmaßnahmen aus, je nachdem, ob sie unmittelbar bevorstehen oder erst in der ferneren Zukunft liegen. Was die Dauer betrifft, so unterscheidet man (vgl. Elliott & Eisdorfer, 1982) zwischen akuten, zeitlich begrenzten Stressoren (z. B. das Warten auf eine bevorstehende Operation), Stressorsequenzen (wie sie etwa infolge des Verlustes des Arbeitsplatzes oder des Todes eines nahen Angehörigen auftreten), chronischen, intermittierend auftretenden Stressoren (z. B. Konflikte mit Arbeitskollegen oder Verwandten) sowie chronischen Stressoren (etwa als Folge einer Behinderung oder chronischen Krankheit).

Für Lazarus spielen individuelle Bewertungen von Ereignissen und Handlungsmöglichkeiten im Stressgeschehen die entscheidende Rolle.[2] Dementsprechend lehnt er auch den Ansatz der kritischen Lebensereignisse zur Erklärung von Stressprozessen und daraus resultierenden Erkrankungen ab (Lazarus, 1990). Stattdessen haben Lazarus und Mitarbeiter vorgeschlagen, die stressrelevante Funktion relativ alltäglicher, kleinerer Ereignisse zu untersuchen (Kanner et al., 1981; Lazarus, 1984). Diese **Alltagsbelastungen** („daily hassles", deutsch „der tägliche Krampf") genannten Stressoren bezeichnen die irritierenden, frustrierenden und manchmal „entnervenden" Vorkommnisse, die in mehr oder weniger starkem Maße die alltäglichen Beziehungen eines Individuums mit seiner Umwelt kennzeichnen (z. B. Verkehrsstaus auf dem Weg zur Arbeit, Einkaufen u. ä.). Die häufigsten „hassles" haben nach Kanner et al. (1981) zu tun mit der körperlichen Erscheinung (z. B. Gewichtsprobleme), der Gesundheit von Familienangehörigen, Preissteigerungen bei alltäglichen Waren, Arbeiten am Haus und im Garten sowie dem Verlegen und Verlieren von Dingen. Größere kritische Lebensereignisse (z. B. Krankheit oder Scheidung) können dadurch Stress auslösen, dass sie das Muster alltäglicher Belastungen einer Person beeinflussen.

Ein alltägliches Ereignis wird erst dann zum „hassle", wenn es von der betroffenen Person in entsprechender Weise bewertet wird (etwa als frustrierend und zugleich nicht kontrollierbar). Alltägliche Stressoren sollen wesentlich enger mit Kriterien wie dem Gesundheitsstatus verbunden sein als kritische Lebensereignisse (DeLongis et al., 1982). In weiterführenden Arbeiten (z. B. Gruen, Folkman & Lazarus, 1988) wird nochmals zwischen „zentralen" und „peripheren hassles" unterschieden. In zentralen „hassles" spiegeln sich die wichtigen Themen oder Probleme eines Menschen wider. So werden etwa für eine Person, für die Kontrolle auszuüben ein zentrales Thema ist, vorzugsweise jene Ereignisse zu Alltagsstressoren, in denen Kontrollverlust droht (z. B. im Stau stehen, die Arbeit eines Mitarbeiters nicht beeinflussen können u. ä.). Es soll insbesondere das Ausmaß jener zentralen „hassles" sein, das eine Vorhersage des Gesundheitszustandes einer Person ermöglicht (Gruen et al., 1988).

Das Konzept der „hassles" ist auch für das Thema operativer Stress von Bedeutung, und zwar insbesondere im Hinblick auf die Analyse des belastenden Einflusses, wie er von der Krankenhaussituation an sich ausgeht. In ▶ Kapitel 1 (▶ Kap. 1) waren in diesem Zusammenhang die Trennung von nahestehenden Bezugspersonen, das Herauslösen aus dem sozialen Kontext, die wenig vertraute Situation im Krankenhaus, der Mangel an Information über Behandlungsabläufe, der Verlust von Unabhängigkeit sowie die Konfrontation mit belastenden Umständen (z. B. das Teilen des Zimmers mit einem Unbekannten) aufgeführt worden. Geht man von den Annahmen des Lazarus-Modells aus, dann könnten einige der genannten perioperativen Stressoren (z. B. die wenig vertraute Umgebung) ihren Einfluss auch über die in dieser Situation vorliegenden „hassles" entfalten.

Eine ähnliche Bedeutung wie in der transaktionalen Theorie von Lazarus haben Bewertungsprozesse auch im Ansatz von Scherer (2001, 2005), und zwar insbesondere im Hinblick auf die Auslösung von Emotionen. Scherer geht von fünf Kategorien der Bewertung aus: Neuartigkeit, Angenehmheit, Zielrelevanz, vorhandenes Bewältigungspotenzial, Übereinstimmung mit Gruppennormen. Diesen Kategorien ist nochmals eine unterschiedlich große Zahl von Subkategorien zugeordnet, deren jeweilige

---

2 Statt des abstrakten Begriffs „transaktional" könnte man zur Charakterisierung des Ansatzes von Lazarus auch den Terminus „bewertungsorientiert" verwenden.

Ausprägungsmuster zwischen den Hauptemotionen differenzieren sollen (vgl. auch Krohne, 2010).

Stress ist für Scherer ein Sonderfall emotionaler Reaktionsweisen. Im Unterschied zu „normalen" Emotionen wie Freude, Ärger, Angst oder Furcht, bei denen es sich um zeitlich vergleichsweise kurz erstreckte Anpassungsmechanismen des Organismus handelt, wird bei Stress „die Systemlage eines Organismus über einen längeren Zeitraum hinweg aus dem Gleichgewicht gebracht" (Scherer, 1985, S. 197–198). Ein derart gestörter und damit stresserzeugender Emotionsverlauf könnte seine Ursache haben in einer fortdauernden, das Gleichgewicht störenden externen oder internen Stimulation, in mangelhaften Bewältigungspotenzialen im Hinblick auf die Konsequenzen eines Ereignisses oder in anhaltendem Ruminieren über aktuelle oder künftige Bewältigungsmöglichkeiten.

Dieser Ansatz gestattet möglicherweise eine genauere Bestimmung der in zunehmendem Maß ins Blickfeld der Forschung geratenden Beziehung zwischen Persönlichkeit, emotionalen Reaktionen und Gesundheitsstatus (siehe u. a. Hampson & Friedman, 2008; Krohne, 2014; Steptoe, 1990), die auch in diesem Buch im Hinblick auf die perioperative Anpassung des Patienten wichtig ist. Die Ansätze von Lazarus und Scherer bieten auch die Grundlage für die Festlegung der zentralen Indikatoren des Stressprozesses. Wie in der Emotionsforschung üblich (vgl. Krohne & Tausch, 2014), werden dabei subjektive (erlebnisdeskriptive), verhaltensmäßigexpressive und physiologische Variablen herangezogen. Auf konkrete Messansätze wird in ▶ Abschnitt 2.5 (▶ Abschn. 2.5) näher eingegangen. An dieser Stelle sollen zunächst die biologischen Grundlagen des Stressprozesses dargestellt werden, aus denen ja dann ein Teil der noch zu beschreibenden Messprozeduren abgeleitet wird.

2.4   Biologische Grundlagen der Stressreaktion

Die Grundlage für die unter Stress im Organismus ablaufenden **biologischen Prozesse** bildet die Aktivität des **endokrinen Systems**. Wesentlichen Einfluss auf die (insbesondere postoperative) Anpassung des Patienten hat auch das **Immunsystem**. Es reagiert ausgesprochen sensibel auf körperlichen Verletzungen (wie sie im Zusammenhang mit chirurgischen Eingriffen natürlich unvermeidlich sind) sowie auf die psychischen Belastungen der perioperativen Situation, wobei insbesondere die Güte der **Wundheilung** durch die Funktionsweise des Immunsystems mitbestimmt wird (Yang & Glaser, 2005). Auf das Immunsystem wird näher im Zusammenhang mit der Stressmessung (▶ Abschn. 2.5.4) sowie der Darstellung des perioperativen Anpassungsstatus des Patienten (▶ Kap. 3) eingegangen. An dieser Stelle konzentriere ich mich auf das endokrine System als die wesentliche biologische Grundlage des Stressprozesses.

Das endokrine System steuert durch die ins Blut abgegebenen Hormone die Organfunktionen. Es wird dabei nicht nur vom Nervensystem überwacht, sondern gehört größtenteils zu diesem (neuroendokrines System). In der Stressforschung werden insbesondere zwei Teilsysteme bzw. Achsen betrachtet, die die Reaktionen des Organismus in Belastungssituationen hormonell steuern (vgl. Gunnar & Quevedo, 2007; Netter, 2005; Schandry, 2003): die **Hypothalamus-Nebennierenmark-Achse** (SAM, sympathic-adrenomedullary axis) und die **Hypothalamus-Hypophysen-Nebennierenrinden-Achse** (HPA, hypothalamic-pituitary-adrenocortical axis).

Die Aktivierung der **SAM-Achse** im Zustand der emotionalen Belastung wurde insbesondere durch die bereits erwähnte Theorie Cannons zur **Notfallreaktion** (Cannon, 1915) für die Stressforschung bedeutsam. Im Zentrum stehen dabei die aus dem Nebennierenmark ausgeschütteten Hormone **Adrenalin** und **Noradrenalin**. Sie wirken auf Organe wie Herzmuskel, Drüsen und glatte Muskeln in der Wand von Blutgefäßen, indem sie sich an spezielle **Rezeptoren** (Alpha- und Betarezeptoren) auf den Membranen der jeweiligen Effektorzellen binden (Adrenalin an Alpha- und Betarezeptoren, Noradrenalin fast nur an Alpharezeptoren). Über Alpharezeptoren wird in den meisten Fällen die Anspannung (Kontraktion) und über Betarezeptoren die Erschlaffung (Dilatation) der glatten Muskelzellen bewirkt (vgl. auch Kuhlmann & Straub, 1986). Das für eine verstärkte Herz-Kreislaufaktivität typische Muster aus Anstieg der Herzrate und des systolischen Blutdrucks wie auch die verstärkte Muskelaktivität wird durch eine Innervation des sympathischen Nervensystems über Betarezeptoren verursacht

(Genaueres hierzu ▶ Abschn. 2.5.4; vgl. Netter, 2005; Obrist, 1981; Schandry, 2003).

Die durch diese Aktivierung bewirkte Ausschüttung von Adrenalin und Noradrenalin, die sich im Plasma und Urin registrieren lässt, wurde in zahlreichen Untersuchungen als Reaktion auf emotionale Belastung nachgewiesen, etwa bei Flugzeugpiloten und -passagieren, Fallschirmspringern, Autorennfahrern sowie Krankenhauspatienten (Frankenhaeuser, 1975, 1979, 1986; Netter, 2005). Auf Probleme und zu kontrollierende Bedingungen bei der Registrierung und Interpretation des Katecholaminniveaus weist Berger (1983) hin.

Die Aktivierung der **HPA-Achse** bei emotionsrelevanten, speziell aversiven, Bedingungen wurde bereits von Selye nachgewiesen und als Grundlage seines weiter oben beschriebenen AAS bestimmt (u. a. Selye, 1946). Ausgangspunkt dieses Reaktionsmusters ist der Hypothalamus, der über das **Corticotropin-Releasing Hormon (CRH)** die Aktivität der Hypophyse steuert. In dieser wird über das CRH das **Adrenocorticotrope Hormon (ACTH)** ausgestoßen, welches nun seinerseits in der Nebennierenrinde u. a. das Glucocorticoid **Cortisol** freisetzt. Dieses bindet an die Rezeptoren der Zielzellen und entfaltet dort seine spezifische Wirkung.

Cortisol ist das bislang am intensivsten untersuchte Hormon der Nebennierenrinde. Es kann im Blutplasma, Urin oder Speichel nachgewiesen werden und wird besonders in solchen Situationen vermehrt freigesetzt, die **aversiv** und **neuartig** sind. Der Zustand des Organismus kann dabei als **unsicher** und im Hinblick auf die Kontrolle des schädigenden Einflusses **hilflos** bezeichnet werden (Frankenhaeuser, 1986; Mason, 1975a). Netter (2005) gibt eine Übersicht über Zusammenhänge des Cortisolanstiegs in aversiven Situationen mit der aktuellen und der dispositionellen Angst. (Zum Einfluss natürlicher, auch operationsbezogener, Stressoren auf den Cortisolanstieg vgl. auch die Metaanalyse von Michaud et al., 2008.) Hubert (1988) weist allerdings auf die Inkonsistenz der Befundlage hin. Zudem muss bei der Interpretation der Cortisolreaktion als Stressindikator auf die ausgeprägte zirkadiane Rhythmik und die episodische Ausschüttung dieses Hormons geachtet werden.

Auch für die SAM-Achse werden kortikale Prozesse, die modulierend auf Stressreaktionen einwirken, spezifiziert (vgl. Thayer & Lane, 2009). Dennoch besteht ihre Hauptfunktion im Stressgeschehen in der Auslösung der Kampf- oder Fluchtreaktion. Im Gegensatz hierzu ist die Aktivität der HPA-Achse komplexer. Während das Adrenalin im SAM-System die Blut-Hirn-Schranke kaum durchdringen kann, wirkt das Cortisol aus dem HPA-System primär im Gehirn. Das bedeutet, dass im HPA-System **Bewertungen** psychologischer Stressoren, bei denen insbesondere höhere Hirnstrukturen wie der präfrontale Cortex beteiligt sind, eine wesentliche Rolle spielen. Ein weiterer Unterschied zwischen beiden Systemen besteht darin, dass Cortisol langsamer als Adrenalin freigesetzt wird, dafür aber länger wirksam bleibt.

Die Arbeiten von Frankenhaeuser und Kollegen haben in diesem Zusammenhang demonstriert, dass die Art des emotionalen Reagierens (z. B. Angst oder Ärger) mit spezifischen Verhältnissen der Hormonausschüttung aus dem Mark und der Rinde der Nebenniere (insbesondere dem Verhältnis von Adrenalin zu Cortisol) verbunden ist. Dieses Verhältnis hängt wiederum ab von der Ausprägung zweier zentraler Komponenten des Erlebens in einer emotionalen Situation, dem **Engagement** („effort") und der **negativen Befindlichkeit** („distress").

Engagement bezeichnet das Ausmaß, in dem ein Organismus versucht, in eine problematische Situation einzugreifen und dadurch Kontrolle über diese zu erreichen und aufrechtzuerhalten (**aktive Bewältigung**). Negative Befindlichkeit beinhaltet demgegenüber Elemente wie Unzufriedenheit, Langeweile, Unsicherheit, Angst und Hilflosigkeit. Das **Adrenalinniveau** ist, wie erwähnt, generell in belastenden Situationen erhöht, besonders hoch ist es aber, wenn **aktive Bewältigung** möglich ist. **Cortisol** zeigt dagegen die spezifischere Reaktion. Es tritt stark auf in Situationen, die durch **negative Befindlichkeit ohne die Möglichkeit der aktiven Bewältigung** gekennzeichnet sind (Frankenhaeuser, 1986; Netter et al., 1991). Dieses Muster ist, wie erwähnt, typisch für die perioperative Situation.

Aus den bisher dargestellten Forschungsergebnissen lässt sich also eine Anzahl neuroendokriner Parametern ableiten, die als Indikatoren emotionaler Zustände unter (speziell auch perioperativer) Belastung dienen könnten. Allerdings kann die Forschung hierzu keineswegs als abgeschlossen gelten.

Insbesondere in folgenden Bereichen besteht weiterhin Forschungsbedarf (vgl. u. a. Krohne, 2010; Peper & Lüken, 2002): Bestimmung der neuroanatomischen und endokrinen Grundlagen emotionalen Reagierens; Analyse der Interaktionen der verschiedenen peripheren und zentralen Systeme, die an einer Auslösung von Emotionen beteiligt sind; Analyse der Kovariationen der erlebnismäßigen, expressiven und physiologischen Komponenten von Emotionen mit dem Ziel der Ausarbeitung einer multimodalen Stressdiagnostik; Erforschung des Einflusses kognitiver (elaborierter) und automatisierter Prozesse (zum Beispiel der Bewertung von Situationen als emotionsrelevant) auf die Auslösung bestimmter physiologischer Prozesse.

2.5   Stressmessung

2.5.1   Übersicht

Die Stressreaktion ist, wie erwähnt, ein Spezialfall emotionaler Reaktionen (Scherer, 2005). Indikatoren von Emotionen und damit auch Stress lassen sich drei Kategorien zuordnen (Krohne & Hock, 2015):
- subjektive (erlebnisdeskriptive) Maße, z. B. selbstberichtete Angst in Fragebogen oder auf Einschätzskalen,
- verhaltensmäßig-expressive Variablen, z. B. Gesichtsausdruck, Stimme, Körperhaltung,
- physiologisch-biochemische Parameter.

In der letztgenannten Kategorie unterscheidet man noch einmal zentralnervöse Maße (meist das EEG), Indikatoren aus dem autonomen System (z. B. Pulsfrequenz, elektrodermale Aktivität, Muskelaktivität), neuroendokrine Variablen, insbesondere aus den Achsen SAM (Katecholamine) und HPA (speziell Cortisol und Wachstumshormone), Indikatoren aus dem Fett- und Kohlenhydratstoffwechsel (freie Fettsäuren, Blutzucker) sowie schließlich bestimmte Parameter des Immunsystems (etwa die Aktivität der Natürlichen Killerzellen oder das Niveau des Proteins Interleukin-2, das diese Aktivität wesentlich unterstützt).

Die Brauchbarkeit dieser verschiedenen Parameter als valide und im Hinblick auf die Anzeige momentaner Zustandsänderungen sensible Indikatoren von Stressbelastung wird allerdings durch eine Reihe von Problemen erschwert (vgl. hierzu auch Krohne, 2010). Jeder dieser Parameter unterliegt spezifischen physiologischen oder psychologischen Regulationsprozessen, die sich zeitlich unterschiedlich lang erstrecken können und von verschiedenen Einflussgrößen determiniert werden. Deshalb darf man beim Individuum auch keineswegs von **synchronen Verläufen** dieser einzelnen Parameter ausgehen.

Selbst wenn sich über eine Stichprobe aggregiert parallele Veränderungen verschiedener Belastungsindikatoren beobachten lassen, so besagt dies noch nichts über die Höhe der Korrelationen zwischen diesen Maßen. Tatsächlich finden sich für die während verschiedener Phasen der perioperativen Situation erhobenen Stressindikatoren aus unterschiedlichen Erhebungsebenen meistens nur geringe Zusammenhänge (Johnston, 1986; Salmon, Evans & Humphrey, 1986, Vögele, 1988).[3] Niedrige Zusammenhänge dürfen jedoch nicht als Hinweis auf die mangelnde Validität einzelner Stressindikatoren genommen werden. Vielmehr belegen sie nur, dass kein Parameter gewissermaßen stellvertretend für einen anderen erhoben werden kann. Darüber hinaus ist zu bedenken, dass einzelne Parameter nicht unabhängig von der spezifischen Untersuchungssituation sowie dem Messzeitpunkt interpretiert werden können.

2.5.2   Subjektive (erlebnisdeskriptive) Stressmaße

Ein häufig eingesetztes Instrument zur Erfassung der allgemeinen Stressbelastung im Krankenhaus ist die **Hospital Stress Rating Scale** (HSRS; Volicer & Bohannon; 1975). Diese Skala orientiert sich am Ansatz der **kritischen Lebensereignisse** und der zu deren Erfassung konstruierten SRRS (Holmes & Rahe, 1967). Die Autoren befragten zunächst Patienten, Ärzte und Angehörige des Pflegepersonals nach ihren Erfahrungen mit Stressoren, die typischerweise

---

3   Relativ starke Assoziationen zwischen der vom Patienten berichteten bzw. vom Arzt beobachteten Zustandsangst und metabolischen Stressparametern (freie Fettsäuren, Blutzucker) konnten von Krohne et al. (1989) registriert werden.

◘ Tab. 2.2 Ausgewählte Stressoren der Hospital Stress Rating Scale (nach Volicer & Bohannon, 1975)

Skalen-Rangplatz[1]	Ereignis	Mittlerer Rangscore[2]
1	Mit einer fremden Person das Zimmer teilen	13.9
6	Mitten in der Nacht von einer Schwester geweckt werden	16.9
15	Keinen Besuch von Freunden haben	21.7
19	Der Gedanke an mögliche Schmerzen durch die Operation oder bestimmte Untersuchungen	22.4
23	Kontakt mit unbekannten Ärzten	23.4
26	Zuviel Eile und Hektik beim Pflegepersonal	24.5
40	Keine Linderung durch Schmerzmedikamente	31
44	Unzureichende Information bezüglich der Diagnose	34.1
46	Das Wissen, eine ernste Krankheit zu haben	34.6
48	Der Gedanke, möglicherweise Krebs zu haben	39.2

[1] Skalen-Rangplatz: Höherer Wert indiziert stärkere Belastung. [2] Mittlerer Rangscore: Durchschnitt der von der Patientenstichprobe vergebenen Rangplätze

mit dem Krankenhausaufenthalt verbunden sind. Als Leitfaden für die Nennung derartiger Ereignisse galt, dass diese vergleichsweise häufig und bald nach der Einweisung ins Krankenhaus auftreten, nicht von der Schwere des Eingriffs abhängen und relativ spezifisch sind, so dass Patienten sich auf konkrete Erfahrungen beziehen können. Aus den Antworten stellten sie eine Liste mit 45 Ereignissen zusammen (z. B. „Kontakt mit unbekannten Ärzten", „unzureichende Information bezüglich der Diagnose"). Diese Ereignisse wurden dann von mehreren Gruppen von Nichtpatienten ähnlich wie bei der SRRS hinsichtlich ihres Stressgehaltes eingeschätzt und nach dem mittleren Gewicht in eine Rangreihe gebracht. Nach verschiedenen Revisionen wurde die Skala auf 49 Ereignisse erweitert. In ◘ Tabelle 2.2 (◘ Tab. 2.2) sind ausgewählte Ereignisse mit den zugeordneten mittleren Gewichten (Rangplätzen) aufgelistet.

Die Antworten der Patienten zu den einzelnen Stressoren werden meist zu einem Score zusammengefasst, obwohl die HSRS nicht eindimensional ist. Je nach Erhebung fand sich eine unterschiedliche Zahl von Komponenten, u. a. Belastungen resultierend aus der Hospitalisierung, der Beziehung der Patienten zum Krankenhauspersonal, dem allgemeinen Stationsbetrieb oder Schwierigkeiten mit der Krankheit

(Volicer, 1978; ▶ Abschn. 1.1). Studien zur Validität der HSRS wiesen in erster Linie Assoziationen mit anderen Selbstberichten zum Anpassungsstatus nach, insbesondere zum Schmerzerleben und zur Befindlichkeit (Volicer, 1978). Da für die Skala dieselbe Kritik gilt, die auch bereits gegenüber der SRRS formuliert worden war, darf man hinsichtlich der Validität der HRRS keine allzu hohen Erwartungen hegen, insbesondere nicht hinsichtlich der Vorhersage objektiver Anpassungsparameter wie etwa der Güte der Wundheilung. Nützlich könnte die Skala aber sein als Hilfe für Ärzte und Pfleger bei der Identifizierung von Merkmalen der perioperativen Situation, die für den einzelnen Patienten eine besondere Belastung darstellen.

Die Erfassung von Stressoren mit Hilfe der HRRS folgt eindeutig dem reiz- bzw. umweltbezogenen Ansatz in der Stressforschung. Schwerpunktmäßig geht es aber beim Thema „Stress bei Operationen", wie bereits dargestellt, um die Erhebung des Verlaufs emotionaler Reaktionen angesichts der vom Patienten erlebten unterschiedlichen Belastungen. Angst, Ärger und Depression sind, wie erwähnt, die wesentlichen Emotionen, die bei medizinischen Eingriffen auftreten und den unmittelbaren wie auch mittel- und längerfristigen Status des Patienten, etwa im

Hinblick auf postoperative Schmerzen, Erholung und evtl. auch Mortalität beeinflussen können.

Bei der empirischen Erfassung von Emotionen muss man mindestens drei Differenzierungen in diesem Bereich berücksichtigen und auf deren Hintergrund die jeweilige Brauchbarkeit eines Testverfahrens im Hinblick auf die Zielsetzung der Untersuchung bewerten (Krohne, 2010). Man muss als **erstes** unterscheiden, ob es sich bei dem zu erfassenden Merkmal um einen (aktuellen) emotionalen Zustand oder um ein (dispositionelles bzw. habituelles) Persönlichkeitsmerkmal handelt. Für den aktuellen Zustand wird in der Literatur meist der Begriff State und für das Persönlichkeitsmerkmal der Begriff Trait verwendet. **Zweitens** muss man berücksichtigen, dass viele Emotionen sich nur auf einen bestimmten Bereich von Umweltaspekten beziehen (die Prüfungsangst beispielsweise auf Leistungsbewertungen oder die soziale Angst auf soziale Interaktionen), und viele Tests auch nur auf diese Bereiche hin konstruiert sind und entsprechend nur hier gute Vorhersagen im Hinblick auf bestimmte Kriterien treffen. Eine **dritte** Differenzierung bezieht sich darauf, dass bei vielen Emotionen einzelne Komponenten unterschieden werden können, die häufig mit verschiedenen Kriterien (etwa Leistung) unterschiedlich stark assoziiert sind.

Die Unterscheidung von **Zustand** (State) und **Persönlichkeitsmerkmal** (Trait) lässt sich am besten anhand der Definitionen für die Angst verdeutlichen. Dieses Merkmal soll im Folgenden auch den Schwerpunkt der Darstellung bilden (vgl. Krohne, 2010, S. 7):

„Die aktuelle Angstemotion (State) ist ein mit bestimmten Situationsveränderungen intraindividuell variierender affektiver Zustand des Organismus, der durch erhöhte Aktivität des autonomen Nervensystems sowie durch die Selbstwahrnehmung von Erregung, das Gefühl des Angespanntseins, ein Erlebnis des Bedrohtwerdens und verstärkte Besorgnis gekennzeichnet ist.

Das Persönlichkeitsmerkmal Ängstlichkeit (Trait) bezeichnet die intraindividuell relativ stabile, aber interindividuell variierende Tendenz, Situationen als bedrohlich wahrzunehmen und hierauf mit einem erhöhten Angstzustand zu reagieren."

Die Unterscheidung von Ängsten nach den sie jeweils auslösenden Umweltgegebenheiten (**bereichsspezifische Angst**) bezieht sich primär auf das Persönlichkeitsmerkmal Ängstlichkeit. Hiernach sollen sich Personen danach unterscheiden lassen, welche speziellen Situationen bzw. Umweltbereiche (z. B. Prüfungen, Arztbesuche, soziale Konflikte) sie als stärker bedrohlich erleben und mit einer Angstreaktion beantworten (Krohne, 2010). Eine häufig getroffene Unterscheidung ist die nach **selbstwert-** bzw. **ichbedrohenden Situationen** (z. B. Prüfungen), **sozialen Interaktionen** (z. B. Teilnahme an einer Diskussionsrunde) und **physischen Bedrohungen** bzw. **Verletzungen** (z. B. Operationen). Im Folgenden konzentriere ich mich, der Thematik dieses Buches entsprechend, auf physische Bedrohungen bzw. Verletzungen.

Menschen unterscheiden sich hinsichtlich der Tendenz, in Situationen, in denen eine Bedrohung der körperlichen Unversehrtheit durch andere Personen, Tiere, Naturereignisse oder materielle Gegebenheiten besteht, mit Angst zu reagieren. Auch die Angst vor Schmerzen lässt sich hier einordnen. Diese häufig spezifischen Ängste sind auch die Grundlage vieler Angststörungen (insbesondere der Phobien). Zur Klassifikation derartiger Störungen stehen für die therapeutische Praxis umfangreiche Diagnosesysteme zur Verfügung (**Diagnostic and Statistical Manual of Mental Disorders, DSM-5**; APA, 2013; Falkai & Wittchen, 2015; **International Statistical Classification of Diseases, ICD-10**; WHO, 1993; Dilling, Mombour & Schmidt, 2015; vgl. auch Krohne & Hock, 2015).

Unter der Vielzahl der in diesem Bereich unterscheidbaren Auslöser ist, wie bereits eingangs dargestellt, die Angst bei medizinischen Eingriffen (Operation, invasive Diagnose, zahnärztliche Behandlung, belastende Therapie) besonders intensiv untersucht worden (vgl. u. a. Janis, 1958; Krohne & Schmukle, 2006b; Miller, Combs & Stoddard, 1989; Tolksdorf, 1985; Vögele, 1988). Besonders die Angst vor Zahnbehandlungen stellt im Bereich der Gesundheitsvorsorge ein Problem dar. Viele Menschen empfinden hier angesichts einer eigentlich notwendigen Behandlung starke Ängste und vermeiden deshalb einen Besuch beim Zahnarzt (▶ Abschn. 4.5.2). Eine kurze Skala zur Erfassung dieser Angst vor zahnmedizinischen Behandlungen ist die aus vier Items bestehende **Dental Anxiety Scale** (**DAS**; Corah, Gale & Illig, 1978).

Untersuchungen zur Angst bei Operationen haben, wie erwähnt, gezeigt, dass es sich hier nicht um eine einheitliche Klasse auslösender Bedingungen handelt. So lassen sich etwa Ängste vor der Anästhesie, vor Schmerzen, vor möglichen negativen Folgen der Operation, vor Krankheiten allgemein sowie vor bedrohlichen Diagnosen unterscheiden (vgl. Krohne & Schmukle, 2006a, 2006b). Ähnlich komplex scheint auch die Angst vor zahnärztlichen Behandlungen zu sein (u. a. Stouthard, Mellenbergh & Hoogstraten, 1993). Dies muss bei der Konstruktion entsprechender Testinstrumente berücksichtigt werden.

Auch die Differenzierung nach den **Komponenten einer Emotion** soll anhand der Emotion Angst illustriert werden. Bei der Analyse von Fragebogen zur Prüfungsangst konnten Liebert und Morris (1967) durchgängig zwei Komponenten des **momentanen Angstzustands** (genauer: der auf diesen Zustand bezogenen Kognitionen) identifizieren: Selbstzweifel und Sorgen („worry") im Hinblick auf die eigene Leistung (**Besorgnis**) und die Wahrnehmung autonomer Erregung (**Emotionalität**). Das erste Merkmal wurde von ihnen als die **kognitive** und das zweite als die **emotionale** Komponente der Angst bezeichnet.

Im Auftreten von Emotionalitätskognitionen soll sich die unmittelbare Belastung einer Person in einer aversiven Situation widerspiegeln, während sich in Besorgnisgedanken eher die zeitlich länger erstreckten **Erwartungen an das Ergebnis** einer bedrohlichen Konfrontation ausdrücken. Dieser Unterschied müsste sich auch in unterschiedlichen Verläufen beider Angstkomponenten niederschlagen. Dieser Vermutung entsprechend fanden Spiegler, Morris und Liebert (1968), dass während einer, aus Antizipation, Konfrontation und Postkonfrontation bestehenden, Bedrohungsepisode die Intensität von Emotionalitätskognitionen erst unmittelbar vor der Konfrontation anstieg, um direkt danach ebenso schnell wieder abzunehmen. Demgegenüber traten Besorgniskognitionen schon sehr früh innerhalb dieser Episode auf (während der Antizipation) und zeigten danach bis zur endgültigen Rückmeldung keine weiteren bedeutsamen Veränderungen ihrer Stärke über die Zeit. Besorgnis variierte jedoch als Funktion sich ändernder Erwartungen hinsichtlich des Ergebnisses einer Konfrontation.

Der Befund von Spiegler et al. weist darauf hin, dass Emotionalität und Besorgnis nicht nur unterschiedliche Verläufe während einer aversiven Episode aufweisen, sondern offenbar auch durch verschiedene Aspekte derartiger Situationen angeregt werden. So wiesen Morris und Liebert (1973) einen Anstieg der Besorgnis, nicht aber der Emotionalität als Folge einer Versagensrückmeldung nach. Bei Erwartung einer physischen Gefährdung kam es dagegen zu einer Intensivierung der Emotionalität, während das Niveau der Besorgnis hier unverändert niedrig blieb. Diesen Befunden entsprechend zeigte sich auch, dass sich Besorgniskognitionen durch positive Rückmeldung relativ leicht reduzieren lassen, während die Emotionalitätskomponente hierauf kaum anspricht (Lukesch & Kandlbinder, 1986).

Die von Liebert und Morris (1967) eingeführte Einteilung in die beiden Komponenten **Besorgnis** (Befürchtungen hinsichtlich zukünftiger negativer Ereignisse) und **Emotionalität** bzw. **Affektivität** (die in der Bedrohungssituation unmittelbar erlebte Aufgeregtheit) hat sich in zahlreichen Untersuchungen bewährt (vgl. Krohne, 2010) und wurde auch auf andere Bereiche übertragen, etwa auf Situationen physischer Bedrohung und hier speziell auf die perioperative Situation (Krohne & Schmukle, 2006b).

Die drei besprochenen Differenzierungsaspekte, Zustand (State) vs. Eigenschaft (Trait), Bereichspezifität und Einteilung in Komponenten, müssen heute bei jeder Messung von Angst (und anderen Emotionen) berücksichtigt werden und sollte deshalb auch Grundlage der subjektiven (erlebnisdeskriptiven) Erhebung in der operativen Situation sein.

In der Regel wird die Stellungnahme einer Person hinsichtlich erlebter Emotionen wie etwa Angst über **verbale Reaktionen** operationalisiert. Erhebungstechniken sind **Ein-Itemskalen, Eigenschaftslisten** (adjective checklists) sowie **Fragebogen** (Krohne & Hock, 2015). Allerdings ist die Verwendung verbal orientierter Verfahren nicht zwingend. Die Stellungnahme kann auch über **nonverbale** Reaktionen erfasst werden.

Mit Hilfe von **Ein-Itemskalen** wird versucht, den aktuellen emotionalen Zustand in einer speziellen Situation (z. B. unmittelbar vor Einleitung der Anästhesie) auf möglichst ökonomische Weise abzuschätzen. Ein entsprechendes Instrument ist das **Furchtthermometer** von Walk (1956), bei dem der Proband seine Angst angesichts einer bestimmten Situation auf einer zehnstufigen Skala einschätzen muss. In der Erhebung perioperativer Belastungen (Angst, Schmerzen, allgemeine Befindlichkeit) häufig eingesetzt werden auch **visuelle Analogskalen** (**VAS**; vgl. u. a. Millar et al., 1995; Pritchard, 2010). Hier wird meistens eine 100-mm-Linie in zehn gleiche Einheiten eingeteilt, wobei die Pole verbal definiert werden (etwa 0= überhaupt keine Angst bzw. kein Schmerz; 100= stärkste Angst bzw. Schmerzen, die ich mir vorstellen kann). Natürlich kann man auch noch Punkte zwischen diesen Polen verbal bestimmen.

Eine sehr einfache nonverbale Methode zur Messung von Zuständen ist die von Stevens und Stone (1959) verwendete **Fingerspannenskalierung**, die von Birbaumer et al. (1973) zur kontinuierlichen Registrierung der Veränderung erlebter emotionaler Zustände weiterentwickelt wurde. Hierbei wird die Stärke eines subjektiven Zustands durch die Größe der Spanne zwischen Daumen und Zeigefinger angegeben. Die beiden Finger stecken in einer Art Schere, wobei die jeweilige Öffnungsgröße der Schere elektromechanisch derart konvertiert wird, dass diese von einem Mehrkanalschreiber (Polygraphen) aufgezeichnet werden kann. Urban und Kohlmann (1994) ersetzten diese Vorrichtung durch einen stufenlos verstellbaren Drehknopf mit einer Skala von 0–100. Weitere subjektive nonverbale Verfahren werden bei Vehrs (1986) beschrieben.

Wenn die momentane Befindlichkeit über ein einziges Item erfasst wird, dann ist eine Abschätzung des mit dieser Methode verbundenen Messfehlers kaum möglich (vgl. Krohne & Hock, 2015). Hinzu kommt, dass viele Personen Schwierigkeiten haben, ihren momentanen Zustand in quasi-räumlichen Begriffen, wie sie durch eine VAS vorgegeben werden, zu beschreiben. Schließlich ist zu bedenken, dass die Messintention hier für den Probanden völlig offensichtlich ist, was u. U. zu Verfälschungstendenzen beim Antworten führen kann, z. B. zu einem Herunterspielen der erlebten Erregung.

Eigenschaftslisten erfassen dagegen die Befindlichkeit des Probanden durch mehrere Items, die den Bedeutungshof eines subjektiven Zustands, wie z. B. Angst oder Depression, gewissermaßen einkreisen. Hinsichtlich der Erfüllung von Testgütekriterien sind sie somit leichter überprüfbar und deshalb in der Regel auch elaborierter als Ein-Itemskalen. Häufig werden in derartigen Listen verschiedene emotionale Zustände gleichzeitig erfasst, was u. U. die Messintention für den Probanden weniger offensichtlich macht.

Ein häufig eingesetztes Verfahren ist die **Multiple Affect Adjective Check List (MAACL)** von Zuckerman und Lubin (1965; revidierte Version von Lubin & Zuckerman, 1999; Kurzform von Lubin et al., 2001). Der Test enthält Unterlisten zur Messung verschiedener affektiver Zustände. Die Liste für Angst besteht dabei aus Adjektiven, die sich sowohl auf Angst- und Spannungszustände (ängstlich, verzweifelt) als auch auf deren Gegenteil (ruhig, glücklich) beziehen. Durch spezielle Instruktionen kann entweder der aktuelle Zustand („Wie fühlen Sie sich heute?") oder die jeweilige Disposition („Wie fühlen Sie sich im Allgemeinen?") erfasst werden. Die MAACL scheint ein sensitives Maß für durch Belastungen induzierte Angst zu sein (vgl. Zuckerman & Lubin, 1965). Ein entsprechendes deutsches Instrument ist die **Eigenschaftswörterliste** (**EWL**; Janke & Debus, 1978). Diese Liste besteht aus 123 Adjektiven, die sich auf 14 Skalen verteilen.

Ein der MAACL sehr ähnliches Instrument ist das **Profile of Mood States** (**POMS**; McNair, Lorr & Droppleman, 1971). Das POMS besteht aus einer Reihe von Adjektiven oder kurzen Aussagen, mit denen verschiedene Gefühlszustände beschrieben werden. Der Proband gibt das Vorliegen eines Gefühls auf einer fünfstufigen Skala an, wobei wie bei der MAACL die Instruktion „im Augenblick" oder „im Allgemeinen" vorgegeben werden kann. Mit dem POMS werden acht faktorenanalytisch bestimmte Gefühlsdimensionen unterschieden, u. a. Angst, Depression, Ärger, Müdigkeit oder Tatendrang. (Für die Analyse einer deutschen Version, siehe Bullinger et al., 1990.)

Das derzeit wohl populärste Instrument zur Erfassung unterschiedlicher affektiver Zustände ist die **Positive and Negative Affect Schedule** (PANAS; Watson, Clark & Tellegen 1988; deutsche Version von Krohne, Egloff et al., 1996). Das Verfahren basiert auf einem Modell emotionaler Reaktionen, in dem die Vielfalt selbstberichteter wie auch fremdbeobachteter Affekte auf zwei unabhängig voneinander variierende Dimensionen reduziert wird: positiver

⬛ Tab. 2.3 Ausgewählte Items der deutschen Version der PANAS	
Positiver Affekt	**Negativer Affekt**
Aktiv	Bekümmert
Interessiert	Verärgert
Stark	Erschrocken
Angeregt	Feindselig
Begeistert	Beschämt
Entschlossen	Durcheinander
Aufmerksam	Ängstlich

PANAS: Positive and Negative Affect Schedule

und negativer Affekt (Tellegen, 1985; Watson & Tellegen, 1985). Positiver Affekt (PA) beschreibt das Ausmaß, in dem eine Person enthusiastisch, aktiv und aufmerksam ist. Hoher PA ist mithin durch Energie, Konzentration und freudiges Engagement gekennzeichnet, niedriger PA durch Lethargie und Traurigkeit. Demgegenüber reflektiert negativer Affekt (NA) das Ausmaß negativen Angespanntseins. Hoher NA ist also ein Gefühlszustand, der sich durch Angst, Gereiztheit und Nervosität beschreiben lässt, während niedriger NA Ruhe und Ausgeglichenheit bedeutet.

Die PANAS besteht aus 20 Adjektiven, von denen je zehn positive (z. B. aufmerksam, aktiv) bzw. negative (bekümmert, ängstlich) Empfindungen und Gefühle beschreiben (⬛ Tab. 2.3). Die Probanden schätzen die Intensität eines vorliegenden Affekts auf einer fünfstufigen Skala (von „gar nicht" bis „äußerst") ein. Je nach Zielsetzung der Erhebung kann dieser Itemsatz mit bis zu sechs verschiedenen Instruktionen vorgelegt werden, die sich auf Angaben zu unterschiedlich erstreckten Zeitintervallen beziehen: „Wie fühlen Sie sich **im Moment?**" – „Wie haben Sie sich **heute** gefühlt?" – „ … in den **letzten Tagen** … " – „ … in den **letzten Wochen** … " – „ … in **diesem Jahr?**" – „Wie fühlen Sie sich **im Allgemeinen?**" – Während mit den ersten fünf Instruktionen zeitlich begrenzte Affekte erfasst werden sollen, wird mit der letzten Instruktion die habituelle (positive und negative) **Affektivität** gemessen. Die

PANAS ist also geeignet, aktuelle Zustände wie auch Persönlichkeitsdispositionen zu operationalisieren.

Zur Erfassung der Angst mit Hilfe von **Fragebogen** wurde in bisherigen Untersuchungen zu operativen oder invasiv-diagnostischen Eingriffen häufig das **State-Trait Anxiety Inventory (STAI;** Spielberger, Gorsuch & Lushene, 1970; deutsche Fassung Laux et al., 1981) eingesetzt (u. a. bei Boeke, Stronks et al., 1991; Höfling et al., 1983; Johnston, 1980; Krohne et al., 1989; Kulik, Moore & Mahler, 1993; Salmon et al., 1986; Vögele, 1988). Dieser Test gestattet zwar die getrennte Erhebung von Angst als Zustand und als Eigenschaft, im Hinblick auf die beiden anderen Differenzierungsaspekte ist er jedoch defizient.

So ist das Verfahren als allgemeiner Angsttest angelegt, soll Angst also (was an sich schon problematisch ist) **bereichsunspezifisch** in einer Vielzahl unterschiedlicher Situationen erfassen. Tatsächlich haben jedoch Forschungen (u. a. Schwenkmezger, 1985) gezeigt, dass die Teilskala zur Messung der Ängstlichkeit (Trait-Skala) insbesondere Reaktionen in **selbstwertbedrohlichen** Situationen (z. B. Prüfungen) vorhersagt. So finden sich etwa bedeutsame Unterschiede in der aktuellen Zustandsangst zwischen dispositionell hoch- und niedrigängstlichen Personen (erfasst mit der Trait-Skala des STAI) im Allgemeinen nur bei selbstwertbedrohlichen Situationen (vgl. Auerbach & Martelli, 1985; Laux & Glanzmann, 1996). Somit ist diese Skala also gar kein allgemeiner Ängstlichkeitstest, wie ursprünglich von den Autoren konzipiert, sondern ein Instrument zur Erfassung einer **bereichsspezifischen** Angstneigung, nämlich der **Bewertungsängstlichkeit,** also einer Angstneigung, die von der für medizinische Eingriffe einschlägigen **Angst vor physischer Verletzung** relativ weit entfernt ist.

Ein weiteres Problem des STAI besteht darin, dass seine Trait-Skala substanziell mit Tests der Depressivität korreliert. Das STAI ist also kein reiner Angsttest, sondern misst ein Amalgam aus Angst, Depression und negativer Affektivität (vgl. Laux & Glanzmann, 1996). Darüber hinaus liefert der Test keine Informationen über die Dimensionalität von Zustandsangst, trennt also nicht systematisch nach kognitiven (Besorgnis) oder affektiven Angstsymptomen (Emotionalität und körperliche Anspannung). Besonders somatische Angstsymptome (körperliche Empfindungen) werden im Itempool fast nicht

◘ Tab. 2.4 Itembeispiele zu den einzelnen STADI-Skalen	
State-Items	**Trait-Items**
Aufgeregtheit: „Ich bin nervös."	Aufgeregtheit: „Ich bin hektisch."
Besorgnis: „Ich mache mir Sorgen über das, was auf mich zukommt."	Besorgnis: „Ich fürchte mich vor dem, was auf mich zukommt."
Euthymie: „Ich bin gut drauf."	Euthymie: „Ich genieße das Leben."
Dysthymie: „Ich bin deprimiert."	Dysthymie: „Ich bin traurig."

STADI: State-Trait-Angst-Depressions-Inventar

berücksichtigt. Gerade die Differenzierung verschiedener Komponenten von Zustandsangst und der anschließende Vergleich dieser Komponenten im Hinblick auf deren zeitliche Veränderung in der operativen Situation sowie auf die Prädiktion von intra- und postoperativer Anpassung liegen jedoch im Zentrum des Interesses vieler Studien zum Stress bei operativen Eingriffen (vgl. Krohne, Fuchs & Slangen, 1994; Slangen, Krohne et al., 1993).

Schließlich spricht gegen den Einsatz des STAI im medizinischen Bereich auch, dass einige Items „angstnegativ" formuliert sind (z. B. „Ich bin vergnügt") und damit zur Situation von Krankenhauspatienten nicht gut passen. Derartige Formulierungen können beim Patienten zu einer ungünstigen Einstellung gegenüber dem Fragebogen insgesamt führen. Aus den genannten Gründen wird das STAI in neueren Untersuchungen zum operativen Stress nur noch gelegentlich eingesetzt, und dann meistens auch nur die Skala zur Erfassung von Zustandsangst (vgl. u. a. Munafò & Stevenson, 2001) und hier häufig auch nur in einer Kurzfassung (Tluczek, Henriques & Brown, 2009).

Inzwischen wurde mit dem **State-Trait-Angst-Depressions-Inventar** (STADI; Laux et al., 2013) allerdings ein Verfahren vorgelegt, mit dem **Angst** und **Depression** als Zustand (State) und als Eigenschaft (Trait) separat erfasst werden können. Angst wird dabei nochmals unterteilt in **Aufgeregtheit** (affektive Komponente) und **Besorgnis** (kognitive Komponente), Depression wird unterteilt in die Komponenten **Euthymie** (freudige Stimmung; invertiert als **Anhedonie**, d. h. die Abwesenheit von Euthymie) und **Dysthymie** (traurige Stimmung). Das

STADI besteht also aus insgesamt acht Unterskalen, deren Konsistenzen zwischen $\alpha = .83$ und $\alpha = .89$ für die vier State-Skalen und $\alpha = .81$ und $\alpha = .87$ für die vier Trait-Skalen liegen (für Itembeispiele ◘ Tab. 2.4).

Speziell zur Messung von Angst und Depression bei Krankenhauspatienten wurde die **Hospital Anxiety and Depression Scale** (HADS; Zigmond & Snaith, 1983; deutsche Version HADS-D; Herrmann-Lingen, Buss & Snaith, 2011) entwickelt. Mit zwei Unterskalen zu je sieben Items wird nach angst- und depressionsbezogenen Symptomen aus der vorangegangenen Woche gefragt, wobei somatische Merkmale ausgeklammert werden, um eventuelle Konfundierungen bei der Registrierung von Zusammenhängen zwischen bestehenden körperlichen Symptomen und Selbstbericht zu vermeiden. Die internen Konsistenzen der beiden Skalen sind mit Werten um .80 gut, allerdings ist auch die Stabilität über einen längeren Zeitraum hoch (um .70), so dass hier trotz des Bezugs zu Symptomen ein eher dispositionsorientiertes Instrument vorzuliegen scheint. Problematisch ist zudem der Verzicht auf eine getrennte Erfassung kognitiver und emotionaler (affektiver) Aspekte der Angst.

Aus den gegen das STAI und andere Ansätze formulierten Vorbehalten, die teilweise bei der Konstruktion des STADI berücksichtigt wurden, lassen sich also drei Schlussfolgerungen für die Messung der **operationsbezogenen Angst** ziehen: 1. Reaktionen in speziellen belastenden Situationen (z. B. Operationen) lassen sich genauer durch sog. **bereichsspezifische** Ängstlichkeitstests vorhersagen als durch allgemeine (d. h. vergleichsweise unspezifische) Tests. 2. Alle Items müssen **angstpositiv** formuliert sein, d. h. sie müssen die verschiedenen Ängste bzw. angstbezogenen affektiven Reaktionen direkt ansprechen. 3. Bei der Messung der aktuellen Angst müssen verschiedene Komponenten getrennt erfasst werden.

Während die beiden letzten Forderungen von STADI erfüllt werden, und der Test außerdem noch, anders als das STAI, sorgfältig zwischen der Messung von Angst und Depression trennt, war das Kriterium der Bereichsspezifität bei ihm nicht Ziel der Testkonstruktion.

Das Inventar **State-Trait Operations-Angst** (STOA; Krohne & Schmukle, 2006a) berücksichtigt diese Vorbehalte und stellt ein bereichsspezifisch angelegtes Instrument zur Erfassung der vom Patienten berichteten Angst im perioperativen Zeitraum dar. Für die besonders wichtige Analyse des Angstverlaufs in diesem Zeitraum ist die dargestellte Trennung in eine kognitive (Besorgnis) und eine affektive Komponente (Emotionalität) von zentraler Bedeutung. Für diesen Typ von Situation gilt ebenfalls, dass Besorgniskognitionen bereits weit vor der eigentlichen aversiven Konfrontation (dem Beginn des Operationsgeschehens) aktiviert werden, während die affektive Angstkomponente erst unmittelbar vor dieser Konfrontation stark ansteigt, um nach Abschluss dieses Ereignisses ebenso deutlich wieder abzusinken (vgl. Krohne, 2010). Das Inventar besteht dementsprechend aus zwei Teilen. Im ersten Teil werden getrennt kognitive und affektive Angstreaktionen erfasst, wie sie **aktuell** im perioperativen Ablauf auftreten können (State-Angst). Im zweiten Teil wird die **Operationsängstlichkeit** diagnostiziert, d. h. die Disposition, die operative oder invasiv-diagnostische Situation als besonders belastend zu erleben (Trait-Angst).

Für die Konstruktion des **Zustandsangstteils** des STOA wurde deshalb, dem beschriebenen Ansatz von Liebert und Morris folgend, von einer zweifaktoriellen Struktur, differenziert nach kognitiver und affektiver Komponente, ausgegangen. Angesichts der Notwendigkeit, dass die Darbietung psychologischer Tests im medizinischen Kontext nicht zeitaufwendig sein darf, wurden jeder Komponente nur fünf Items zugeordnet[4]. Die Auswahl dieser Items erfolgte

nach Inspektion mehrerer Untersuchungen mit chirurgischen Patienten, in denen jeweils ein umfangreicherer Itempool zur Erfassung der Zustandsangst dargeboten wurde. Leitender Gedanke bei der Itemauswahl war, dass möglichst unterschiedliche Aspekte der kognitiven bzw. affektiven Angstreaktion angesprochen werden sollten. Die Patienten sollten für diese Items auf einer vierstufigen Skala (überhaupt nicht – ein wenig – ziemlich – sehr) angeben, wieweit jede Aussage ihren **augenblicklichen Gefühlszustand** beschreibt.

Anhand einer Stichprobe von 677 Patienten, die sich verschiedenen operativen oder invasiv-diagnostischen Eingriffen (Herzkatheter) unterziehen mussten, wurden die Dimensionalität der Items geprüft und die entsprechenden statistischen und psychometrischen Kennwerte bestimmt. Die Skala wurde vor dem Eingriff (in der Regel am Vortag) dargeboten.

Mit einer konfirmatorischen Faktorenanalyse wurde überprüft, ob die registrierte Faktorenstruktur der zehn Items der Vorgabe von zwei Faktoren zu jeweils fünf Items entsprach. Dabei zeigte sich, dass das Zweifaktorenmodell (kognitive vs. affektive Items) zu einer signifikant besseren Passung im Vergleich zu einem Modell führte, bei dem alle Items auf einem Faktor laden. Allerdings waren die beiden Komponenten deutlich korreliert ($r = .79$). Die Reliabilitäten waren sowohl für die beiden Unterskalen als auch für die Gesamtskala sehr hoch (kognitiv: .88; affektiv: .89, Gesamtskala: .93). Getrennt durchgeführte Analysen für Frauen und Männer zeigten auf beiden Skalen sehr signifikant höhere Angstwerte für Frauen.

Um die auf Operationen generell bezogene **dispositionelle Ängstlichkeit** zu messen, wurden zunächst in verschiedenen Voruntersuchungen in einer offenen Befragung grundlegende Ängste von Patienten im Zusammenhang mit operativen Eingriffen erhoben. In den Antworten der Patienten wurden Ängste und Befürchtungen im Hinblick auf die Narkose, ungünstige Folgen der Operation, Schmerzen und schlechtes postoperatives Befinden, bisher unentdeckte Erkrankungen sowie die Familiensituation während des Klinikaufenthalts thematisiert. Auf der Basis dieser Angaben wurden (nach mehreren Zwischenschritten) 20 Items formuliert, die dieses Spektrum von Ängsten möglichst

---

4   Patienten benötigen für die Beantwortung des Inventars durchschnittlich zehn Minuten (ca. drei Minuten für den State- und ca. sieben Minuten für den Trait-Teil).

umfassend abbilden sollten. Unter der Instruktion „Wenn ich ganz allgemein an Operationen und Narkosen denke, mache ich mir Sorgen darüber, dass … „ sollten die Patienten auf einer vierstufigen Skala (fast nie – manchmal – oft – fast immer) die Häufigkeit des Auftretens derartiger Ängste angeben (z. B. „ … man trotz der Narkose noch etwas von der Operation spürt"; „ … nach der Operation Schmerzen auftreten").

Mit einer Stichprobe von 390 Patienten, die sich verschiedenen operativen Eingriffen unterziehen mussten, wurden die Dimensionalität der Items geprüft und die entsprechenden statistischen und psychometrischen Kennwerte bestimmt. Die Skala wurde vor dem Eingriff (in der Regel am Vortag) dargeboten. Ergebnisse einer explorativen Faktorenanalyse legten eine einfaktorielle Struktur nahe. Diese alle 20 Items umfassende Lösung bildet die Grundlage der Trait-Angst-Skala des STOA. Die über die interne Konsistenz bestimmte Reliabilität erwies sich mit einem Wert von α = .93 als sehr hoch. Über weitere Untersuchungen zur psychometrischen Qualität des STOA wird in Krohne und Schmukle (2006a, 2006b) berichtet. Die folgende Übersicht zeigt Items der beiden Teile des STOA.

Beispielitems aus den Skalen des STOA

1. State-Skalen (S)
   a. Kognitive Angst (Skala S-K)
      - „Ich grüble über meine Situation nach."
      - „Ich mache mir Gedanken über meinen körperlichen Zustand."
   b. Affektive Angst (Skala S-A)
      - „Ich bin aufgeregt."
      - „Ich fühle mich unwohl."
2. Trait-Skala (T)
   - „Wenn ich ganz allgemein an Operationen und Narkosen denke, mache ich mir Sorgen darüber, dass … „
      - " … nach der Operation Schmerzen auftreten."
      - " … die Narkose nach der Operation ein Unwohlsein verursacht."
      - " … man falsch behandelt wird."

Zur Überprüfung der Gültigkeit des Inventars wurde u. a. der perioperative Verlauf der beiden Zustandsangstkomponenten in Abhängigkeit vom Niveau der allgemeinen Operationsängstlichkeit (Trait) analysiert. Von den beiden Zustandsskalen wurde dabei erwartet, dass sie sensitiv auf die unterschiedliche Stärke der Bedrohung im perioperativen Zeitraum ansprechen. Bei der Aufnahme auf die Station sollte die Angst (insbesondere deren kognitive Komponente) relativ hoch sein, um dann nach dem Gespräch mit dem Anästhesisten am Vorabend der Operation wieder etwas abzusinken. Unmittelbar vor der Operation müssten dann die Angst (speziell die affektive Komponente) wieder stark ansteigen. Nach der Operation wird ein deutliches und kontinuierliches Absinken beider Komponenten erwartet (Krohne & Schmukle, 2006a).

◘ Abbildung 2.1 (◘ Abb. 2.1) zeigt den Verlauf der beiden Zustandsangstkomponenten über fünf perioperative Messzeitpunkte bei Patienten, die sich Wahleingriffen unter Vollnarkose (Nasennebenhöhlen und Septum) unterziehen mussten. Der erste Zeitpunkt war dabei nach Aufnahme auf die Station, der zweite nach dem Gespräch mit dem Anästhesisten am Vortag der Operation, der dritte am Morgen der Operation, der vierte am Tag nach der Operation und der fünfte am vierten postoperativen Tag. Eine statistisch signifikante Wechselwirkung zwischen Zeitpunkten und Angstkomponenten weist einen unterschiedlichen Verlauf der beiden Komponenten nach. Wie erwartet, steigt die affektive Angst unter der stärksten Bedrohung (unmittelbar vor der Operation) stärker an als die kognitive Komponente. Nach der Operation findet sich der erwartete deutliche Rückgang der Angst mit einem stärkeren Abfall für die affektive Angst.

Zwei weitere Emotionen, von denen ein bedeutsamer Einfluss auf den perioperativen Anpassungsstatus des Patienten erwartet wird, sind, wie erwähnt, der Ärger und die Depression. **Ärger** kann sich in physiologischen, kognitiven oder verhaltensmäßigen Reaktionen ausdrücken (Schwenkmezger & Hodapp, 1993). Dieser Ausdruck wird jedoch durch Strategien der **Ärgerverarbeitung** moderiert. Dabei wird generell unterschieden zwischen der Tendenz, den Ärger offen zu äußern (z. B. verbal oder im Ausdrucksverhalten, **Anger-out**), und der Unterdrückung des Ärgers (bzw. dessen Ausrichtung gegen die eigene

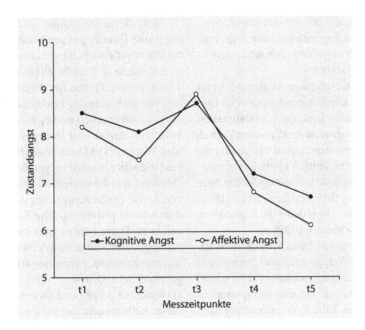

☐ Abb. 2.1   Verlauf der beiden Angstkomponenten über den perioperativen Zeitraum (mod. nach Krohne und Schmukle, 2006a)

Person, **Anger-in**). Spielberger et al. (1985) haben diese Klassifizierung um die Ärgerkontrolle (**Anger Control**), d. h. die sozial angemessene Äußerung des Ärgers, erweitert.

Erste Fragebogen haben diese Differenzierungen oft nur unzureichend berücksichtigt. Die bekanntesten dieser Verfahren sind die **Cook and Medley Hostility Scale** (Ho Scale; Cook & Medley, 1954), das **Hostility and Direction of Hostility Questionnaire** (HDHQ; Foulds, Caine & Creasy, 1960) sowie das **Buss-Durkee Hostility Inventory** (BDHI; Buss & Durkee, 1957; deutsche Version, Kornadt, 1982) mit separaten Komponenten für die Bereiche Aggression (Gewaltanwendung, indirekte Aggression, Reizbarkeit) und Feindseligkeit (Ärger, Groll, Argwohn). Der **Fragebogen zur Erfassung von Aggressivitätsfaktoren** (FAF; Hampel & Selg, 1975) basiert auf dem BDHI.

Bei diesen und ähnlichen Verfahren wird nicht immer deutlich, ob sie eher dispositionelle oder aktuelle Merkmale erfassen. Dies gilt insbesondere, wenn Komponenten wie Ärger oder Wut thematisiert werden. Dieses Defizit versucht Spielberger (1988) mit dem **State-Trait Anger Expression Inventory**

(STAXI) zu beheben. Das STAXI besteht aus fünf Skalen, die drei Bereichen zugeordnet werden. Der erste Teil enthält die aus zehn Items bestehende Skala zur Erfassung des aktuellen **Ärgerzustands**. Mit der Instruktion, sich so zu beschreiben, wie man sich im Moment fühlt, werden Items wie „Ich bin aufgebracht" auf einer vierstufigen Intensitätsskala (von „überhaupt nicht" bis „sehr") beantwortet. Der zweite Bereich erfasst mit zehn Items die dispositionelle **Ärgerneigung**. Hier werden Items wie „Ich werde schnell ärgerlich" unter der Instruktion, sich so zu beschreiben, wie man sich im Allgemeinen fühlt, auf einer vierstufigen Häufigkeitsskala (von „fast nie" bis „fast immer") beantwortet. Der dritte Teil enthält drei Skalen mit jeweils acht Items zur Erfassung des dispositionellen **Ärgerausdrucks**. Diese Skalen beziehen sich auf die Komponenten Anger-in, Anger-out und Anger Control. Ihre Items werden ebenfalls auf einer vierstufigen Häufigkeitsskala beantwortet. Eine Weiterentwicklung stellt das STAXI-2 dar (Spielberger, 2000; deutsche Version von Rohrmann et al., 2013). In ihm werden einzelne dieser Komponenten noch einmal differenzierter erfasst. So wird beim Ärgerzustand nach dem Ärgergefühl und dem verbalen sowie physischen Ausdruck von Ärger und bei der Ärgerkontrolle zwischen nach innen und nach außen gerichteter Kontrolle unterschieden.

Während die Messung von Angst und Ärger auch außerhalb der klinisch-psychologischen Diagnostik eine bedeutsame Rolle spielt, ist **Depression** ein Thema, das vorzugsweise im klinischen Bereich behandelt wird. Dementsprechend weisen hier die meisten Tests auch eine deutlich klinische Orientierung auf. Das bekannteste Instrument ist das **Beck Depression Inventory** (BDI; revidierte Form BDI-II; Beck, Steer & Brown, 1996; deutsche Version von Hautzinger, Keller & Kühner, 2006).

Das BDI ist eine aus 21 Items bestehende Skala, die kognitive (z. B. Versagensgefühle), verhaltensmäßige (sozialer Rückzug), affektive (Traurigkeit) und somatische (Appetitverlust) Komponenten der Depression misst. Jedes Item umfasst vier nach ihrer Intensität angeordnete Feststellungen (von „nicht vorhanden" bis „starke Ausprägung"), aus denen der Proband diejenige auswählen soll, die am genauesten seine Befindlichkeit während der letzten beiden Wochen vor der Erhebung beschreibt. Je nach Antwort werden für jedes Item 0–3 Punkte vergeben. Weniger als 14 Punkte gelten als „normal", Werte zwischen 14 und 19 sollen auf eine „milde", zwischen 20 und 28 auf eine „moderate" und über 28 auf eine „schwere" Depression verweisen. Tatsächlich ist die Verteilung der BDI-Werte jedoch schief (mit einer Konzentration der Werte im „normal"-Bereich), so dass bestenfalls Personen mit einer extremen Ausprägung klinischer Symptome von Personen ohne Beschwerden zuverlässig unterschieden werden können. Der Test ist also nur für klinisch-psychologische Fragestellungen, nicht aber für die Diagnostik außerhalb dieses Bereichs (z. B. in der perioperativen Situation) geeignet. Eine weitere Skala zur Erfassung von Depression ist die Allgemeine Depressionsskala (ADS; Hautzinger et al., 2012).

Neben den erwähnten Schwächen sind die bisher dargestellten Depressionsskalen insbesondere durch zwei Probleme belastet: die mangelnde Abgrenzung zu Merkmalen der Angst sowie die bislang nicht systematisch betriebene Analyse der Frage, ob mit derartigen Skalen eher eine stabile Persönlichkeitseigenschaft oder ein variabler aktueller Zustand erfasst wird.

Dass die meisten Angst- und Depressionsskalen große Überlappungen hinsichtlich ihres Iteminhalts aufweisen, ist seit langem bekannt (vgl. u. a. Krohne & Tausch, 2014; Watson & Clark, 1984) und ein Grund für die hohen Korrelationen von Skalen aus den beiden Bereichen. Zur besseren konzeptuellen und operationalen Abgrenzung von Angst und Depression haben Clark und Watson (1991) ein Modell mit drei Anteilen (**tripartite model**) vorgeschlagen. Danach ist Depression insbesondere durch niedrigen positiven Affekt (**Anhedonie**), Angst dagegen speziell durch hohe physiologische Erregung gekennzeichnet. Diese beiden (gut unterscheidbaren) Komponenten sollen dann einem allgemeineren, nichtspezifischen, Faktor **negativer Affekt** untergeordnet sein. Offenbar erfassen viele der bisher entwickelten Angst- und Depressionsskalen eher diesen nichtspezifischen Faktor als die jeweils spezifischen Komponenten.

Was die Trennung von Trait und State betrifft, so richtet sich die Instruktion der meisten Depressionsskalen auf den Selbstbericht bestimmter **Beschwerden**, also (in der Regel) auf länger erstreckte Zustände. Eine systematische statistisch gesteuerte Differenzierung von State- und Trait-Skalen bei der Konstruktion von Instrumenten zur Messung von Depression ist also, ähnlich wie bei der Konstruktion von Angstinventaren, wünschenswert. Das bereits im Zusammenhang mit der Angstmessung vorgestellte STADI (Laux et al., 2013) erfüllt diese Forderung. Wie erwähnt, misst es den **Zustand** der Depression über die beiden Komponenten **State-Euthymie** (bei der es sich um eine positive Aktiviertheit handelt) und **State-Dysthymie** (Deprimiertheit und Niedergeschlagenheit) und die **Disposition** Depressivität über die entsprechenden Skalen **Trait-Euthymie** und **Trait-Dysthymie**.

Für eine Abschätzung des Einflusses der verschiedenen mit der Stressbelastung assoziierten Faktoren müssen allerdings auch die **Erwartungen** berücksichtigt werden, die Menschen entweder habituell in Auseinandersetzungen mit verschiedenen Belastungen einbringen oder aktuell vor und während einer derartigen Konfrontation entwickeln. Zu diesen Erwartungen gehören Kontrollüberzeugungen, Selbstwirksamkeits- bzw. Kompetenzerwartungen sowie Optimismus.

Unkontrollierbarkeit und mangelnde Vorhersagbarkeit sind, wie erwähnt (▶ Kap. 1), neben der zeitlichen Nähe der Bedrohung wesentliche Charakteristika aversiver Ereignisse (Krohne, 2010; Krohne & Tausch, 2014) und damit wichtige Komponenten eines zentralen Bereichs im Emotionserleben. So führen aversive Situationen, die objektiv nicht kontrollierbar sind (wie z. B. eine bevorstehende Operation), zu starken Reaktionen im motivationalen, kognitiven und emotionalen Bereich. Dagegen sind die negativen Wirkungen von Stressoren in Situationen, die als subjektiv kontrollierbar erlebt werden, schwächer. Der Grad der erlebten Kontrollierbarkeit und Vorhersagbarkeit aversiver Stimuli und belastender Lebensereignisse hat also großen Einfluss auf die Stresswirkung dieser Ereignisse (Krampen, 2000).

Ausgehend von seiner sozialen Lerntheorie konzipierte Rotter (1966) das Persönlichkeitskonstrukt der **Kontrollüberzeugung** (Locus of Control). Inhalt dieses Konstrukts sind Überzeugungen bzw. Erwartungen hinsichtlich der Ursachen für die Konsequenzen eigenen Verhaltens. Diese Ursachen können vom betreffenden Individuum in der eigenen Person lokalisiert werden (wenn beispielsweise erwartet wird, dass ein guter Gesundheitszustand über das eigene Ernährungsverhalte erreicht wird) oder in äußeren, nicht der eigenen Kontrolle unterliegenden, Umständen (Zufall oder andere Personen).

Rotter unterscheidet **spezifische** und **generalisierte** Erwartungen, wobei sich spezifische Erwartungen durch die Registrierung der Beziehung zwischen einzelnen Verhaltensweisen und deren Konsequenzen entwickeln. Erfahrungen, die über viele Situationen gesammelt wurden, führen zur Bildung von generalisierten Erwartungen, die dann – gemeinsam mit den spezifischen Erwartungen – das Verhalten in einer konkreten Situation beeinflussen (Rotter, 1990).

Auf der Ebene der **generalisierten Erwartungen** beschreibt Rotter im Wesentlichen zwei relativ zeitstabile Formen. Er unterscheidet Personen mit dispositionell **internaler** von solchen mit **externaler** Kontrollüberzeugung. Individuen mit einer internalen Kontrollüberzeugung sind davon überzeugt, dass Merkmale ihrer eigenen Person (etwa der Grad ihrer Fähigkeit oder Anstrengung) die Ursache für Verhaltensfolgen sind. Externale sehen weniger sich selbst als vielmehr Faktoren außerhalb ihrer eigenen

Person (Glück, Pech, Zufall, andere Personen) als Ursache von Ereignissen an. Diese generalisierte Erwartung soll vor allem dann zum Tragen kommen, wenn Personen einer neuen, ihnen noch unbekannten, Situation gegenüberstehen, etwa einem bevorstehenden medizinischen Eingriffs.

Zunächst wurden internale und externale Kontrollüberzeugung als Pole eines eindimensionalen Konstrukts angesehen und empirisch erfasst (etwa mit Hilfe der **I-E-Skala** von Rotter, 1966). Diese Annahme konnte in der Folge jedoch empirisch nicht bestätigt werden. Nur wenige faktorenanalytische Untersuchungen von Fragebogen zur Kontrollüberzeugung lieferten eindeutige Hinweise auf eine einfaktorielle Struktur, häufiger waren mehrfaktorielle Lösungen besser angepasst (Coombs & Schroeder, 1988). Levenson (1972) schlug daher eine Differenzierung des Konstrukts in drei unabhängige Dimensionen vor. Dabei unterschied die Autorin nicht nur internale (I) und externale Kontrollüberzeugung, sondern unterteilte letztere noch einmal. Sie ging davon aus, dass innerhalb der externalen Kontrollinstanzen zusätzlich unterschieden werden sollte, ob es sich dabei um einflussreiche (mächtige) andere Personen wie Ärzte, Lehrer, Eltern oder Vorgesetzte (**Powerful Others**; P) handelt oder um zufällige (nicht beeinflussbare) Ereignisse wie Glück oder Pech (**Chance**; C).

Diese Unterscheidung erscheint sinnvoll, da die beiden Arten der externalen Kontrollüberzeugung zu unterschiedlichen Anpassungen führen sollten. Die Überzeugung, dass mächtige andere Personen Ereignisse im eigenen Leben beeinflussen, sollte dazu führen, sich diesen anzuschließen und ihrem Rat zu folgen. Personen, die ihr Leben als zufällig und unkontrollierbar erleben, werden dagegen leichter resignieren und aufgeben. Diese beiden Arten der externalen Kontrollüberzeugung werden daher auch als **soziale** (P) und **fatalistische Externalität** (C) bezeichnet. Mit den **IPC-Skalen** legte Levenson (1972; deutsche Adaptation von Krampen, 1981) ein Instrument zur **mehrdimensionalen** Messung der Kontrollüberzeugung vor. Mit diesen Skalen konnte die Unabhängigkeit der drei Kontrolldimensionen auch empirisch gezeigt werden.

Forschungen zu situationsübergreifenden, d. h. generellen Kontrollüberzeugungen werden zunehmend abgelöst durch die Analyse

bereichsspezifischer dispositioneller Überzeugungen. Hierzu zählen auch Studien zu personspezifischen Annahmen über das Ausmaß, in dem Gesundheit vom eigenen Verhalten abhängt. So erheben die **Multidimensional Health Locus of Control Scales** (MHLC Scales; Wallston, Wallston & DeVellis, 1978) verschiedene gesundheitsbezogene Kontrollüberzeugungen, die sich auf die Beeinflussung des generellen Gesundheitsstatus oder einer spezifischen akuten oder chronischen Krankheit beziehen. Die Autoren stellten u. a. fest, dass im gesundheitsbezogenen Kontext eine weitere Unterscheidung der sozialen Externalität nach den Aspekten **Einfluss von Gesundheitsexperten** und **Einfluss Anderer** sinnvoll ist. Die prädiktive Validität der MHLC-Skalen für die Ausübung verschiedener gesundheitsrelevanter Verhaltensweisen (Ernährung, Sport, Alkoholkonsum) konnten Steptoe und Wardle (2001) in einer umfangreichen Studie nachweisen. Darüber hinaus wurden bereichsspezifische Instrumente für einzelne Krankheitsbilder entwickelt, so etwa der **IPC-Fragebogen zur Messung von diabetesbezogenen Kontrollüberzeugungen** (Kohlmann et al., 1994).

Im Feld der auch für die perioperative Stressbelastung relevanten Schmerzbewältigung haben Flor, Behle und Birbaumer (1993) den **Fragebogen zur Erfassung schmerzbezogener Kontrollüberzeugungen** (FSK) konstruiert. Die 15 Items des FSK verteilen sich auf die zwei Dimensionen **Hilflosigkeit** (z. B. „Egal, was ich tue, ich kann meine Schmerzen selbst nicht beeinflussen."; „Wenn ich Schmerzen habe, helfen nur noch Medikamente oder ein Besuch beim Arzt.") und **Kontrollierbarkeit/eigene Ressourcen** („Ich kann meine Schmerzen selbst lindern."; „Ich lasse mich von meinen Schmerzen nicht unterkriegen und kämpfe dagegen an."). Der FSK wird ergänzt durch ein zweites Inventar, den **Fragebogen zur Erfassung schmerzbezogener Selbstinstruktionen** (FSS), mit dem funktionelle und dysfunktionelle kognitive Reaktionen auf das Schmerzerleben erfasst werden sollen. Die 18 Items des FSS verteilen sich auf die beiden Dimensionen **Katastrophisierung/hinderliche Selbstinstruktionen** („Diese Schmerzen halte ich nicht mehr aus."; „Ich muss schnell ein Schmerzmittel nehmen.") und **aktive Bewältigung/förderliche Selbstinstruktionen** („Wenn ich ruhig bleibe und mich entspanne, geht es mir besser."; „Ablenkung hilft am besten.").

Das Konzept der **Erwartung** steht an zentraler Stelle in vielen Ansätzen zu Stress und Stressbewältigung (Krohne, 2010). Generell lassen sich hier zwei Typen von Erwartungen unterscheiden: Erwartungen, die die eigenen Verhaltensmöglichkeiten in problematischen Situationen betreffen, und Erwartungen, die sich auf Kontingenzen zwischen Ereignissen beziehen. Bandura (1997) bezeichnet Erwartungen der ersten Art als „efficacy expectations" (**Selbstwirksamkeits-** bzw. **Kompetenzerwartungen**) und der zweiten Art als „outcome expectations" (**Konsequenzerwartungen**).

Kompetenzerwartungen betreffen die (in der Regel auf Erfahrungen basierende) Selbstwahrnehmung einer Person, ein Verhalten, das wahrscheinlich zu einem bestimmten Ergebnis führt, auch erfolgreich äußern zu können. Diese Erwartungen sollen zum einen die Ausbildung notwendiger Anreize und Fertigkeiten, zum anderen die Einleitung und das Fortdauern von Problemlöseverhalten (z. B. Verhalten zur Stress- bzw. Angstreduzierung) sowie das Ausmaß dabei investierter Anstrengung mitbestimmen. Nach Bandura soll Angst dann entstehen, wenn eine Person mit einer aversiven Situation konfrontiert wird und dabei zugleich wahrnimmt, dass sie nicht über die notwendigen Kompetenzen verfügt, um diese Situation zu kontrollieren und somit zu bewältigen. Für die Messung von Kompetenzerwartungen hat Schwarzer (1994) eine Skala entwickelt, die zehn Aussagen zum Umgang mit Problemen oder unerwarteten Situationen beinhaltet (z. B. „Wenn sich Widerstände auftun, finde ich Mittel und Wege, mich durchzusetzen."). – Innerhalb der **Konsequenzerwartungen** lassen sich noch einmal Erwartungen, die sich auf die wahrscheinlichen Ergebnisse von Verhaltensweisen beziehen, von solchen unterscheiden, die die Zusammenhänge von Umweltereignissen zum Inhalt haben.

Der Unterschied zwischen den Konzepten Kontrollüberzeugung und Kompetenzerwartung liegt in der jeweiligen Bereichsspezifität dieser Erwartungen. So mag eine Person zwar für viele Lebensbereiche eine internale Überzeugung ausgebildet haben, also der Meinung sein, auf Entwicklungen hier selbst Einfluss zu nehmen. In bestimmten Feldern, etwa bei der Behandlung einzelner Erkrankungen, kann dieselbe Person aber trotzdem erwarten, hierauf keine Kontrolle ausüben zu können. Die Aspekte Internalität und hohe Kompetenzerwartung werden im Konzept **Mastery** verbunden (u. a. Bandura, 1997). Hierunter wird eine im Hinblick auf die Bewältigung von Stresssituationen hohe Kompetenzerwartung bei gleichzeitig internaler Kontrollüberzeugung (im Gegensatz zu fatalistischer Externalität) verstanden.

Optimismus bezeichnet eine positive Erwartung im Hinblick auf zukünftige Entwicklungen in materiellen oder sozialen Lebensbereichen (Tiger, 1979; vgl. auch Krohne & Tausch, 2014). Häufig wird Pessimismus als der Gegenpol von Optimismus angesehen, empirisch zeigt sich jedoch nur eine geringe Korrelation beider Merkmale. Dies bedeutet, dass Menschen im Hinblick auf ein Ereignis gleichzeitig sowohl positive als auch negative Entwicklungen erwarten können. Daneben können sich diese Erwartungen auch in verschiedenen Lebensbereichen unterscheiden.

Zur Messung des dispositionellen Optimismus entwickelten Carver und Scheier den **Life Orientation Test** (LOT; Scheier & Carver, 1985; deutsche Version von Wieland-Eckelmann & Carver, 1990). Dieser Fragebogen besteht aus zwölf Items, welche die generelle Haltung zu persönlich relevanten Sachverhalten erheben. Um die Intention der Skala etwas zu verschleiern, sind vier der Items nur Füllitems, die nicht ausgewertet werden. Von den acht in die Auswertung eingehenden Items sind je vier positiv („In unsicheren Zeiten erwarte ich gewöhnlich das Beste") und negativ formuliert („Ich beachte selten das Gute, das mir geschieht").

Für verschiedene Indikatoren des Gesundheitsstatus konnten positive Zusammenhänge mit dem Optimismus gefunden werden. So weisen Optimisten generell günstigere Immunparameter und einen besseren allgemeinen Gesundheitszustand auf als Pessimisten (Peterson & Bossio, 2001), wobei sich für korrelative Studien natürlich die Frage der Kausalrichtung stellt: Sind Optimisten gesünder oder Gesunde optimistischer? Für die erstgenannte Einflussrichtung sprechen prospektiven Studie. So fanden Tindle et al. (2009) in einer Erhebung mit über 90.000 Frauen für hohen Optimismus (LOT) eine geringere Wahrscheinlichkeit für die Entwicklung einer koronaren Herzerkrankung (nach Kontrolle des Alters) und eine niedrigere Mortalität. Optimisten zeigen mehr adaptives Verhalten bei der Krankheitsbewältigung, führen mehr präventives Gesundheitsverhalten aus (Barnum et al., 1998; Robbins, Spence & Clark, 1991) und manifestieren unter Belastung (z. B. in Prüfungszeiten) weniger physische Symptome (Scheier & Carver, 1985).

Internale Kontrollüberzeugung, Kompetenzerwartung und Mastery sowie Optimismus puffern also den negativen Einfluss stressbezogener Erfahrungen auf den aktuellen wie auch längerfristigen Anpassungsstatus von Personen ab. Im Hinblick auf die individuelle Entwicklung wird die Aufrechterhaltung einer guten psychischen Anpassung trotz starker und länger andauernder Stressbelastung als **Resilienz** bezeichnet (Werner & Smith, 1992).

2.5.3 Verhaltensmäßig-expressive Variablen

Ein Problem aller Verfahren, in denen subjektive Stellungnahmen erhoben werden, besteht darin, dass deren **Messintention** vom Probanden leicht durchschaut werden kann. Entsprechend kann dieser sein Antwortverhalten in derartigen Erhebungssituationen planen und steuern. Schwerer in ihrer Messintention durchschaubar sind dagegen Anordnungen zur **Verhaltensbeobachtung**. Die auf diese Weise gewonnenen Daten versprechen damit einen relativ **direkten Zugang** zu interessierenden Verhaltensmerkmalen und sollten deshalb zur Erhebung aktueller emotionaler Reaktionen besonders geeignet sein. (Für eine ausführliche Darstellung der Methodik der Verhaltensbeobachtung vgl. Krohne & Hock, 2015).

Von der Verhaltensbeobachtung zu unterscheiden ist die **Verhaltensbeurteilung**, wobei der Übergang zwischen beiden fließend ist (vgl. Ellgring, 1996; Krohne & Hock, 2015). Im Wesentlichen bestehen zwischen beiden Erhebungsarten zwei Unterschiede:

1. Die Beobachtung richtet sich auf relativ elementare und eng umgrenzte Sachverhalte, während sich die Beurteilung auf komplexere und abstraktere Eigenschaften bezieht.
2. Die Beobachtung beinhaltet ein nur geringes Maß an Bewertung, Interpretation und Inferenz, bei der Beurteilung werden dagegen Schlussfolgerungen aus Wahrnehmungen gezogen.

So könnte beispielsweise das Ergebnis einer **Beobachtung** der Blickzuwendung eines Patienten zu seinem Arzt lauten: „Der Patient hat während des zehnminütigen Gesprächs den Arzt zweimal für jeweils eine halbe Sekunde angeblickt". Das Ergebnis einer **Verhaltensbeurteilung** auf Grundlage der gleichen Datenbasis könnte dagegen lauten: „Der Klient zeigt eine starke Blickaversion gegenüber dem Arzt." Beim Beobachten werden also Wahrnehmung und Inferenz strikt getrennt, beim Beurteilen werden beide integriert.

Veränderungen verhaltensmäßig-expressiver Variablen im perioperativen Zeitraum wurden bislang nur vereinzelt erhoben, da ihre Registrierung mit Hilfe der Methoden der Verhaltensbeobachtung sehr aufwendig ist (Berlin et al., 1982; Tolksdorf, 1985; vgl. Krohne & Hock, 2015). Meistens beschränkte man sich hier auf die von Dritten (in der Regel Ärzten oder Krankenschwestern) eingeschätzte Angst des Patienten, also auf eine Verhaltensbeurteilung. Für die Höhe des Zusammenhangs zwischen fremdbeurteilter und selbsteingeschätzter Angst von Patienten finden sich sehr unterschiedliche Ergebnisse. Neben bedeutsamen Korrelationen (Cohen & Lazarus, 1973; Krohne et al., 1989; Wolfer & Davis, 1970) werden auch geringe Übereinstimmungen berichtet (Fekrat et al., 2006; Laufenberg-Feldmann & Kappis, 2013). Die Verhaltensbeurteilung könnte dort das Mittel der Wahl sein, wo, wie in der perioperativen Situation, eine stärkere Standardisierung der Beobachtungssituation und der Einsatz standardisierter Verfahren zur Datenregistrierung nur schwer möglich sind. Dabei sollte bei empirischen Untersuchungen allerdings darauf geachtet werden, dass hier nur jeweils ein Beurteiler herangezogen wird, da die Reliabilität der Messung nur schwer abzuschätzen ist, wenn mehrere Personen die Beurteilung vornehmen.

Bei der folgenden Darstellung von Ansätzen zur verhaltensmäßig-expressiven Erfassung emotionaler Zustände will ich mich auf die Angst als die für die perioperative Situation zentrale Emotion konzentrieren. Im Zentrum der speziell auf die Registrierung von Emotionen zielenden Beobachtung stehen die **Mimik**, die **Vokalisation** sowie weitere **motorische Reaktionen**, speziell **Handbewegungen**; ferner die Analyse **nonverbaler Erregungsanzeichen** der Angst (vgl. auch Krohne & Hock, 2015; Scherer & Wallbott, 1990).

Bereits Duchenne (1862/1990) und Darwin (1872/1965) haben detaillierte Beschreibungen des **mimischen Ausdrucks** für spezifische Emotionen vorgelegt. So sollen sich nach Darwin Furcht bzw. Angst in einem weit geöffneten Mund, aufgerissenen Augen, angespanntem Lachmuskel (M. risorius) und verengten Pupillen manifestieren. Auf der Grundlage dieser Pionierarbeiten haben Ekman und Friesen (1978) mit ihrem **Facial Action Coding System** (FACS) ein objektives Codiersystem mimischen Ausdruckverhaltens entwickelt, das heute in der Forschung vielfach eingesetzt wird (revidierte Version: Ekman, Friesen & Hager, 2002).

Das FACS geht von den die Mimik fundierenden Muskelgruppen aus und kommt so zu Aktionseinheiten („action units", AUs) als den kleinsten Einheiten mimischen Ausdrucks. AUs sind definiert durch innervierte Muskeln und Muskelgruppen und müssen sich im Gesichtsausdruck distinkt manifestieren. Sie können von trainierten Beobachtern zuverlässig unterschieden werden. (Für eine Übersicht über Studien zur Beobachterübereinstimmung, vgl. Wagner, 1997.) Für die Emotion Furcht bzw. Angst sind die AUs „Heben der oberen Lider", „Anspannung der Augenlider und Zusammenziehen der Augenbrauen" und „horizontales Dehnen der Lippen" charakteristisch.

Obwohl menschliche Beurteiler durchaus imstande sein sollen, einen spezifischen vokalen Ausdruck einer bestimmten Emotion zuzuordnen (Scherer, 1986), werden die Parameter der **Vokalisation** nur selten zur Operationalisierung emotionaler Zustände herangezogen. Der Grund hierfür dürfte vor allem im großen apparativen Aufwand bei der Registrierung und Verarbeitung vokaler Signale liegen. Auf umfassenderer (molarer) Ebene analysierte Siegman (1982) Parameter des vokalen Ausdrucks und identifizierte dabei als Indikatoren der Angst eine erhöhte **Sprechrate** (Gesamtzahl der Wörter einer Äußerung dividiert durch deren Dauer), einen niedrigeren **Schweigequotienten** (Summe aller Pausen von mehr als zwei Sekunden, dividiert durch die Antwortdauer) und eine kürzere **Reaktionszeit** (Intervall zwischen dem Ende der Frage eines Interviewers und dem Beginn der Antwort).

Ein weiteres typisches Anzeichen von Angst ist die Störung des normalen Sprechflusses. Mahl (1956) entwickelte zur Erfassung dieses Merkmals den **Sprechstörungsquotienten** („speech disturbance ratio", SDR), in den die folgenden Merkmale eingehen: überflüssige Wiederholungen von Wörtern, abgebrochene Sätze (der Sprecher beginnt evtl. von neuem), Auslassungen, Versprecher, Stottern, unzusammenhängende Laute und Verzögerungsphänomene („ah", „äh"). Empirische Untersuchungen konnten eine Zunahme der meisten dieser Kategorien beim Sprechen unter Bedrohung nachweisen (Übersicht bei Siegman, 1982).

In diesem Quotienten werden Merkmale wie Versprechen oder abgebrochene Sätze aufgeführt, die am Übergang zwischen nonverbal-vokalen und verbalen Angstanzeichen stehen. In der nun darzustellenden Gruppe von Verfahren werden sprachliche (und schriftliche) Äußerungen systematisch im Hinblick auf Anzeichen von Angst ausgewertet.

Der von Dollard und Mowrer (1947) entwickelte **Anspannungs-Entspannungsquotient** („discomfort-relief quotient", DRQ) scheint der erste systematische Versuch zu sein, emotionale Anspannung über diesen Zugang zu erfassen. Der DRQ ist das Verhältnis aus Anspannungswörtern zu Anspannungs- plus Entspannungswörtern innerhalb einer sprachlichen Äußerung. Die Autoren haben keine Liste entsprechender Wörter vorgelegt, sondern angegeben, dass Wörter, die für sich allein, außerhalb jeden Kontextes, als spannungsbezogen identifiziert werden können, für die Zählung herangezogen werden sollen.

Von Gottschalk und Gleser (1969) stammt das bekannteste Verfahren zur inhaltlichen Analyse verbalen Materials im Hinblick auf Angst. (Für eine deutschsprachige Arbeit hierzu vgl. Schöfer, 1980.) Die Probanden werden gebeten, fünf Minuten lang über etwas Interessantes oder Aufregendes aus ihrem Leben zu berichten. Die transkribierte Aufzeichnung dieses Berichts wird sodann vom Auswerter segmentiert, wobei generell ein Satz (gleichgültig, ob Haupt- oder Nebensatz) als Codiereinheit behandelt wird. Diese Einheiten werden anschließend durchgesehen nach Angstthemen aus den fünf Bereichen **Todesangst** (Äußerungen über Tod, Sterben, tödliche Bedrohung u. ä.), **Verletzungsangst, Trennungsangst** (Angst, verlassen zu werden, Verlust von Unterstützung, Zurückweisung, Einsamkeit), **Angst vor Schuld** (Kritik, Beleidigung, Missbilligung),

Angst vor Scham oder **Schande** (Spott, Hohn, Unzulänglichkeit, Demütigung) und **unspezifische Ängste**. Entsprechend signierte Stellen erhalten dann nach dem Ausmaß des Selbstbezugs Gewichte, die von 3 (der Inhalt der Äußerung, z. B. verletzt werden, bezieht sich auf den Sprechenden selbst), über 2 (andere Organismen sind gemeint) bis zu 1 (Bezug auf unbelebte Objekte oder Verneinung und Verleugnung von Angst) reichen. Aus diesen gewichteten und an der Gesamtzahl von Äußerungen relativierten Inhalten werden Scores für die einzelnen Ängste sowie ein Gesamtscore berechnet.

Die Auswertung verlangt eine erhebliche Interpretationsleistung. Ob dabei eine nach den einzelnen Themen getrennte Auswertung sinnvoll ist, muss bezweifelt werden, da die Bereiche offensichtlich nicht disjunkt sind. So dürfte zwischen der Todes- und Verletzungsangst einerseits und der Trennungsangst sowie der Angst vor Schuld bzw. Scham oder Schande andererseits eine erhebliche Überlappung bestehen. Dies alles muss sich negativ auf die Objektivität der Auswertung auswirken. Die Autoren berichten für die Beurteilerübereinstimmung allerdings recht hohe Werte ($r = .86$). Dieser Wert dürfte aber wohl nur nach einem sehr aufwendigen (mehrwöchigen, vgl. Schöfer, 1980) Auswertertraining erzielt werden können. Damit stellt sich natürlich die Frage, ob das Ziel der Erfassung aktueller Angst bei gleicher Validität der Messung nicht mit erheblich geringerem Aufwand erreicht werden kann. Auf der Basis des Gottschalk-Gleser-Verfahrens hat deshalb Grünzig (1984) eine umfangreiche Liste angstthematischer Wörter erstellt, anhand derer entsprechende Transkripte computerunterstützt ausgewertet werden können. Es ist naheliegend, diesen Ansatz auch für die sprachinhaltsanalytische Erfassung der perioperativen Angst zu nutzen. Entsprechende (automatisierte) deutschsprachige Analysen wurden von Berth und Suslow (2001) vorgelegt. Für die Registrierung der Häufigkeiten bestimmter Wortkategorien aus Texten haben Pennebaker und Mitarbeiter (vgl. Tausczik & Pennebaker, 2010) mit dem **Linguistic Inquiry and Word Count** (LIWC) eine ebenfalls computergestützte Methode der Textanalyse vorgestellt.

Den Variablen aus der Kategorie **weitere motorische Reaktionen** ist gemeinsam, dass sie, anders als die vokalen Variablen, direkt beobachtbar sind und zudem eine relativ geringe Interpretationsleistung erfordern. Dies gilt insbesondere für Merkmale der **Handbewegung**, die damit eine besonders gute Grundlage für die Entwicklung eines auf die Beobachtung von Angst bezogenen Systems liefern (vgl. hierzu Krohne & Hock, 1994). Welche Einzelmerkmale stellen nun geeignete Indikatoren für Angst dar?

Monti et al. (1984) registrierten Zusammenhangsmuster der Bewegungscodierungen mit der Herzrate sowie mit globalen Fremdeinschätzungen sozialer Angst und fanden dabei hohe positive Zusammenhänge der globalen Angsteinschätzung mit Hand- und Armbewegungen, Berühren des Körpers durch Hände oder Arme sowie Zappeln. Dabei erwiesen sich Hände, Augen und Mund als wichtigste Informationsquellen (Waxer, 1977). Für Personen mit hohem Angstzustand (gemessen mit dem STAI) wurden u. a. weniger sprachbezogene ("signaling") und mehr körpergerichtete ("nonsignaling") Handbewegungen registriert als für Personen mit niedriger Angst.

Zusammenhänge zwischen emotionalen Zuständen und der Auftretenshäufigkeit bestimmter Handbewegungen konnten vielfach nachgewiesen werden (Übersicht u. a. bei Ekman & Friesen, 1979). So scheinen Handbewegungen am Körper, die keinen Bezug zur Sprache aufweisen (**Selbstadaptoren**), häufiger im Zustand psychischen Unbehagens aufzutreten. Ruggieri, Celli und Crescenzi (1982) beobachteten mehr Berührungen des eigenen Körpers bei Diskussion emotionaler verglichen mit neutralen Themen. Derartige Selbstberührungen wirken offenbar erregungsreduzierend, während sprachbegleitende Gesten eher eine kommunikative, also nach außen gerichtete Funktion haben (siehe hierzu auch Ulrich, 1982.)

Krohne und Hock (1994) entwickelten auf der Grundlage dieser Ergebnisse ein Beobachtungssystem zur Diagnose des Angstzustands anhand von Handbewegungen, indem sie von den beiden Dimensionen der **Enge des Sprachbezugs** und der **Richtung der Bewegung** ausgingen. Zunächst wurde nach **sprachbezogenen** bzw. -**begleitenden** (Ekman & Friesen, 1979: **Illustratoren**) und **sprachunkorrelierten** (Ekman & Friesen: **Adaptoren**) Bewegungen unterschieden. Nur für Adaptoren wird ein positiver Zusammenhang mit Erregung (speziell Angst) angenommen. Innerhalb dieser Gruppe wurde nochmals nach **objektfokussierenden** und **körperfokussierenden** Bewegungen differenziert (Freedman, 1972).

Objektfokussierende Handbewegungen sind vom Körper weg gerichtet, während körperfokussierende Handbewegungen taktile Stimulationen von Körperteilen darstellen, die keinen Bezug zum Gesprochenen aufweisen. Sie sollen zur Emotionsregulierung beitragen, indem sie angesichts störender Ereignisse eine Aufmerksamkeitszentrierung bewirken und damit eine erfolgreiche Informationsverarbeitung und Aufgabenbearbeitung ermöglichen. In der folgenden Übersicht ist das aus dieser Klassifikation resultierende System dargestellt.

Beobachtungssystem zur Diagnose der Zustandsangst
- Sprachunkorrelierte, körperfokussierende Bewegungen
  - Bilaterale Selbstreizungen
  - Bilaterale Finger- bzw. Handbewegungen
  - Laterale Selbstreizungen
  - Laterale Finger- bzw. Handbewegungen
  - Indirekte Selbstreizungen
- Sprachunkorrelierte, objektfokussierende Bewegungen
  - Objektadaptoren
  - Instrumentelle Handbewegungen
- Unbewegte Hände

Ein weiteres bevorzugtes Gebiet der nonverbalen Kommunikationsforschung, gerade auch unter dem Aspekt der Erfassung emotionaler Zustände, ist die **visuelle Interaktion** (Buck & VanLear, 2002). Für die Angstregistrierung interessieren dabei insbesondere **Häufigkeit und** Länge des Anblickens des Interaktionspartners durch die beobachtete Person, wobei Anblicken als ein Blicken in die Richtung der Augen des Interaktionspartners bestimmt wird ("face gaze"; Exline & Fehr, 1982). Hock und Krohne (1992) fanden für die Mutter-Kind-Interaktion bei Kindern mit **angstvermeidender Tendenz** (sog. Repressor, ▶ Kap. 4) ein auffälliges Muster des Blickverhaltens. Für diese Kinder war die **Gesamtzeit** des Anblickens der Mutter in einem definierten Beobachtungszeitraum sehr kurz, die **Häufigkeit** des

Anblickens dagegen hoch. Angstvermeidung ist also offenbar mit einem vermehrten, aber zeitlich sehr kurz erstreckten Anblicken des Interaktionspartners verbunden. Für ängstliche Kinder war dagegen sowohl die Häufigkeit als auch die Gesamtdauer des Blickens erniedrigt (vgl. Krohne & Hock, 1994).

Während die beschriebenen Variablen der Handbewegung und des Blickverhaltens Indikatoren auf der Mikroebene darstellen, lassen sich Merkmale wie **mimische Auffälligkeiten, unruhige Körper- und Sitzhaltung, leise Stimme** oder **Lachen** eher als **Makroindikatoren** bezeichnen. Das Heranziehen von Merkmale aus der Makroebene ist besonders dann zweckmäßig, wenn sich, wie etwa bei Felduntersuchungen oder Interviews, die Beobachtungssituation wenig standardisieren lässt bzw. die Möglichkeiten einer technischen Aufzeichnung des zu beobachtenden Verhaltens, die etwa bei visueller Interaktion unumgänglich ist, begrenzt sind.

Eine derartige Situation wäre beispielsweise die Registrierung der Angst von Patienten bei der Vorbereitung auf eine Operation. Für die Beurteilung durch den Anästhesisten bei der Prämedikationsvisite entwickelte Tolksdorf (1985) einen Bogen, in dem der Beurteiler u. a. die folgenden nonverbalen Indikatoren zu bewerten hatte: kalte Extremitäten, Mundtrockenheit, Schweißneigung, Zittern, motorische Unruhe, rigide Körperhaltung, gespannter Gesichtsausdruck, Hautblässe, Vermeiden von Blickkontakt, Weinen, Stammeln und belegte Stimme (vgl. Tolksdorf, 1985, Abbildung 2). Eine ähnliche Skala, in der 25 Anzeichen, z. B. zitternde Hände, berücksichtigt werden, stammt von McReynolds (1965).

Besonders die Merkmale kalte Extremitäten und kalter Schweiß wurden von Tolksdorf bei fast allen Patienten registriert, so dass diese Indikatoren nur für intraindividuelle Vergleiche, also Verlaufsanalysen, herangezogen werden können. Für die weniger häufig beobachteten Merkmale motorische Unruhe und belegte Stimme fand Tolksdorf jedoch sowohl Zusammenhänge mit der von den Patienten selbstberichteten Angst als auch mit physiologischen Parametern wie Blutdruck, Herzfrequenz oder Cortisolkonzentration im Plasma. Dagegen waren eine rigide Körperhaltung und Zittern vor allem mit subjektiven Angaben, Mundtrockenheit sowie Hautblässe jedoch mit physiologischen Reaktionen assoziiert. Die von Tolksdorf für die Beurteilung des Patientenverhaltens während der Prämedikationsvisite als

relevant klassifizierten Erregungsanzeichen sind auch Bestandteil der Items zu „Verhalten beim Interview" in der **Hamilton Anxiety Scale** (Hamilton, 1959; Maier et al., 1988). Mit dieser Skala sollen Psychiater und klinische Psychologen anhand der Angaben, die Patienten (vorzugsweise mit ängstlich-neurotischen Störungen) in einem Interview machen, auf das Vorhandensein spezifischer Angstsymptome schließen. Mit einer weiteren Skala des Instruments von Hamilton sollen Depressionssymptome erfasst werden.

Die bisher dargestellten Ansätze zielen besonders auf die Erfassung der emotionalen Komponente der Zustandsangst (▶ Abschn. 2.5.2). Aber auch Besorgniskognitionen, wie sie etwa Inhalt der HSRS sind (Volicer & Bohannon, 1975; ◖ Tab. 2.2), lassen sich über Fremdbeurteilung registrieren. Johnston (1982) ließ 22 derartige Kognitionen (z. B. „Läuft mit meiner postoperativen Erholung alles gut?") von betroffenen Patienten, Krankenschwestern und Mitpatienten beurteilen und fand für Mitpatienten eine höhere Übereinstimmung mit der Selbsteinschätzung der Patienten als für Krankenschwestern. Dieser Befund legt nahe, für bestimmte Fragestellungen nicht nur Ärzte und Pflegepersonen, sondern auch Mitpatienten zu berücksichtigen.

Nicht alle der in diesem Abschnitt genannten verhaltensmäßig-expressiven Variablen lassen sich in der perioperativen Situation, speziell im präoperativen Zeitraum, etwa beim Gespräch am Vorabend eines Eingriffs, zuverlässig erfassen. In der folgenden Übersicht ist eine Liste derjenigen Merkmale zusammengestellt, die für Beobachtungs- oder Beurteilungszwecke in diesem Zeitraum geeignet sind.

Verhaltensmäßig-expressive Merkmale, die sich unter den Bedingungen der perioperativen Situation erfassen lassen
- Mimik: Auffälligkeiten
- Vokalisation: hohe Sprechrate, kurze Reaktionszeit bis zur Antwort, Störungen im Sprechfluss, leise Stimme
- Handbewegungen: speziell sprachunkorreliert, körperbezogen
- Körper- und Sitzhaltung: unruhig
- Kalte Extremitäten
- Kalter Schweiß

2.5.4 Physiologisch-biochemische Parameter

Für die subjektive und verhaltensmäßig-expressive Erfassung des Stresszustands, speziell der Angst, liegt zwar eine große Zahl mehr oder weniger standardisierter (und damit etablierter) Verfahren vor, allerdings lässt sich deren Validität im Einzelfall oft nur schwer abschätzen. Demgegenüber besteht für den Bereich physiologischer Parameter eine hohe Übereinstimmung darin, welche Variablen als Indikatoren der Stressbelastung herangezogen werden können. Entsprechend umfassend und vergleichsweise eindeutig ist hier die Literatur, so dass ich mich in diesem Abschnitt weitgehend auf eine kurze Beschreibung der speziell für die perioperative Situation relevanten Messgrößen beschränken kann. (Detaillierte Darstellungen physiologischer Indikatoren emotionaler Zustände finden sich u. a. in Larsen et al., 2008; Hennig & Netter, 2005; Schandry, 2003; Vossel & Zimmer, 1998. Für eine frühe umfassende Beschreibung siehe Cannon, 1914.)

Von körperlichen Veränderungen unter Stress sind das Zentralnervensystem (ZNS), das autonome (vegetative) Nervensystem (ANS), das muskuläre und endokrine System sowie das Immunsystem betroffen. Aus den in diesen Systemen ablaufenden Prozessen lassen sich verschiedene Parameter ableiten, die als Indikatoren des Stresszustands dienen können (◘ Tab. 2.5).

Dabei ist allerdings zu berücksichtigen, dass die Entscheidung darüber, welcher Parameter jeweils herangezogen werden soll, von den situativen Bedingungen, dem Zeitpunkt der Messung innerhalb einer Episode sowie den vom Probanden geforderten Reaktionen während der Untersuchung abhängt. Die einzelnen Variablen können also nicht gewissermaßen stellvertretend füreinander zur Messung von Angst verwendet werden. Im Folgenden konzentriere ich mich auf diejenigen Merkmale, die innerhalb der begrenzten Möglichkeiten perioperativer Untersuchungen erhoben werden können.

Indikatoren der Aktivität des Zentralnervensystems werden durch Aufzeichnung des Elektroenzephalogramms (EEG) sowie durch bildgebende Verfahren gewonnen. Da die Erhebung von Daten mit Hilfe bildgebender Verfahren, z. B. der Magnetresonanztomographie (MRT), für Fragestellungen im Zusammenhang mit dem operativen Stress im Allgemeinen zu aufwendig sein dürfte, beschränke ich mich hier auf das EEG. Hiermit können sowohl die Spontanaktivität des ZNS als auch durch kontrollierte Stimulation evozierte (ereignisbezogene) Potenziale registriert werden.

Bei der **Spontanaktivität** der Zellverbände der Hirnrinde (kortikale Aktivität) treten mehrere gut unterscheidbare Frequenzen auf. Wichtig für die Feststellung von Erregungszuständen ist die Beachtung zweier Frequenzbereiche, der **Alpha-Wellen** mit großer Amplitude und einer Frequenz von 8–12 Hz und der **Beta-Wellen** mit geringerer Amplitude und einer Frequenz von 13–30 Hz, wobei man hier noch einmal zwischen niedrigen (bis 23 Hz) und hohen Frequenzen unterscheidet. Alpha-Wellen dominieren das EEG im entspannten Wachzustand (bei geschlossenen Augen). Sie verschwinden bei Reizbeachtung oder jeder Form höherer Aktiviertheit und werden dann durch Beta-Wellen ersetzt. Diese sog. **Alpha-Blockade** kann somit als Hinweis auf einen beginnenden Erregungszustand genommen werden. Zahlenmäßig ausgedrückt wird die Aktivität im sog. **Alpha-Band** durch den **Alpha-Index**, dem prozentualen Anteil von Alpha-Wellen an der kortikalen Aktivität in einem bestimmten Zeitraum (etwa einer Minute). Ein niedriger Index ist somit ein Hinweis auf einen Erregungszustand.

Von besonderem Interesse für die Bestimmung des Zustands von Patienten während der Operation ist die Bestimmung der Narkosetiefe über die Registrierung des Verlaufs der Alpha-Wellen. Hier wird in der Regel ein Wert von 8–12 Hz angestrebt, d. h. die Zufuhr des Narkosemittels wird gestoppt, sobald dieser Wert erreicht wird (Schäfer et al., 1996). Da eine Assoziation zwischen der präoperativen Erregung des Patienten und der Zufuhr eines Narkosemittels besteht (Schäfer et al., 1996), lässt sich hier u. U. ein Indikator für den intraoperativen Anpassungszustand des Patienten gewinnen (▶ Kap. 3).

Neben dieser Spontanaktivität erzeugt das ZNS auch bestimmte typische Potenzialverläufe, die durch spezifische innere oder äußere Ereignisse hervorgerufen werden (**evozierte** bzw. **ereignisbezogene Potenziale**, event-related potentials, ERP). Das ERP besteht aus Einzelsegmenten in Form von Wellenbergen und -tälern (Komponenten), die üblicherweise einen charakteristischen Verlauf mit positiven (P)

◻ Tab. 2.5 Physiologische Indikatoren des Stresszustands (nach Krohne, 2010, ◻ Tabelle 2.5)

Zentralnervös	Gehirnelektrische Aktivität – Spontanaktivität – evozierte (ereigniskorrelierte) Potenziale Bildgebende Verfahren – funktionelle Magnetresonanztomographie (fMRT) – Positronenemissionstomographie (PET)
Peripherphysiologisch	Kardiovaskuläre Reaktionen – Herzrate – Blutvolumen – Blutdruck (systolisch, diastolisch) Elektrodermale Aktivität (EDA) – Hautleitfähigkeit (Hautwiderstand) – Spontanfluktuationen
Muskulär	Elektrische Muskelaktivität Atemfrequenz Okuläre Prozesse – Augenbewegung – Pupillenweite – Lidschlag
Endokrin	Hypothalamus-Hypophysen-Nebennierenrinden-Achse – Adrenocorticotropes Hormon (ACTH) – Cortisol Hypothalamus-Hypophysen-Nebennierenmark-Achse – Adrenalin – Noradrenalin
Immunologisch	Aktivität der Natürlichen Killerzellen (NK-Aktivität) Anzahl der T-Lymphozyten Zelluläre Immunreaktionen auf latentes Herpesvirus

und negativen (N) Auslenkungen aufweisen. Nach der Polarität dieser Auslenkung (P bzw. N) und der mittleren Latenz (in msec) werden bestimmte charakteristische Komponenten unterschieden (z. B. N100 für die negative Auslenkung nach durchschnittlich 100 msec; P300 für die positive Auslenkung nach etwa 300 msec).

Am ERP werden exogene und endogene Komponenten unterschieden. Die **exogenen** Komponenten sind weitgehend von den physikalischen Eigenschaften der externen auslösenden Reize abhängig. Ihre Latenz liegt bei maximal 200 msec. Diese Komponenten sind in besonderem Maße bei medizinischen Fragestellungen relevant, etwa ebenfalls wieder bei der Bestimmung unterschiedlicher Grade der Narkosetiefe (vgl. Daunderer & Schwender, 2001). Auf sie wird in ▶ Kapitel 3 (▶ Abschn. 3.1.3) genauer eingegangen.

Die **endogenen** Komponenten spielen besonders in der psychophysiologischen Angst- und Stressforschung eine Rolle (Vossel & Zimmer, 1998), wobei hier speziell die Komponenten N100 und P300 untersucht wurden. N100 wird dabei u. a. mit dem Ausmaß der selektiven Aufmerksamkeit bei bestimmten Stimuli in Verbindung gebracht, während P300 als Ausdruck von kognitiven Prozessen (Bewertungen) bei der Verarbeitung emotional valenter Reize interpretiert wird. Beide Komponenten variieren in Latenz und Amplitude nicht nur als Funktion der Stimulation, sondern auch bestimmter individueller Differenzen, z. B. der Ängstlichkeit oder der Extraversion, wobei P300 zu diesen Merkmalen eine engere Beziehung aufweist als N100 (vgl. u. a. Hamm, Schupp & Weike, 2003).

Peripherphysiologische Parameter sind an die Aktivität des **autonomen Nervensystems** (ANS) gebunden. Unter diesem fasst man die sensiblen Neuronen der inneren Organe sowie alle effektorischen Nerven zusammen, die das Herz, die Blutgefäße, die glatte Muskulatur und die Drüsen versorgen. Das ANS wirkt nicht völlig autonom, sondern ist mit dem **willkürlichen (somatischen) Nervensystem** auf allen Schaltstufen des ZNS verbunden. So können Reize aus der Umwelt autonome Reaktionen hervorrufen. Umgekehrt können autonome Aktivitäten der inneren Organe auch Einfluss auf die quergestreifte Muskulatur und die Sinnesorgane nehmen.

Am ANS kann man einen zentralen und einen peripheren Anteil unterscheiden. In der Stressforschung interessieren im Wesentlichen nur die **Parameter des peripheren ANS**. Dieses periphere ANS besteht aus zwei Subsystemen, dem **parasympathischen** und dem **sympathischen Nervensystem**. Fast alle Organe werden durch beide Subsysteme innerviert, jedoch fallen diesen Systemen dabei unterschiedliche Funktionen zu. Das parasympathische System ist in der Regel dann aktiviert, wenn der Organismus wenig belastet ist und vorherrschend Routinefunktionen (z. B. Verdauung) erfüllt, das sympathische System dagegen dann, wenn der Organismus aktiviert, etwa bedroht, wird. Dieses System hemmt Prozesse, die parasympathisch reguliert werden, um auf diesem Wege Energie für die aktuelle Bewältigung der Belastung bereitzustellen. Umgekehrt kann auch das parasympathische Nervensystem Prozesse hemmen, die sympathisch beeinflusst werden. Dies geschieht, wenn die sympathisch ausgelöste Erregung ein biologisch tragbares Niveau zu überschreiten droht. Parasympathisches und sympathisches Nervensystem sind also an einem biologischen Regulationsprozess beteiligt, wobei dem sympathischen System in erster Linie die Funktion der Aktivierung und dem parasympathischen System im Allgemeinen die Funktion des Schutzes vor totaler Erschöpfung und damit die Bewahrung von Energien für lebensnotwendige Körperfunktionen zufällt.

Die Übertragung der Erregung von einer Nervenzelle auf die nachfolgende vollzieht sich biochemisch über die Freisetzung eines **Überträgerstoffes (Transmitters)** am Endstück einer Nervenzelle. Zwei Substanzen spielen hier als Transmitter eine besondere Rolle: **Acetylcholin** und **Noradrenalin (bzw. das verwandte Adrenalin)**. Diejenigen Nervenzellen, bei denen sich die Übertragung über Acetylcholin vollzieht, heißen **cholinerg**; diejenigen, bei denen dies durch Noradrenalin (bzw. Adrenalin) geschieht, **adrenerg**. Parasympathische Erregungsübertragungen verlaufen stets cholinerg, sympathische Übertragungen meist adrenerg, in einigen Fällen jedoch ebenfalls cholinerg. So werden die funktionell in das sympathische System eingebundenen Nebennieren und Schweißdrüsen cholinerg innerviert. Adrenerg dagegen wird bei den Schweißdrüsen die motorische Ausstoßung des bereits gebildeten Sekrets (Schweiß) aus den Ausführungsgängen der Drüsen gesteuert. Die ausschließlich sympathische Innervierung der Schweißdrüsen ist insofern bedeutsam, als diese Organe damit nicht den genannten Regulationsprozessen unterliegen. Ihre Aktivität ist also ein vergleichsweise direkter Indikator für den Grad der Aktiviertheit des sympathischen Systems.

Alle vom ANS kontrollierten Systeme bzw. Organe verändern sich im Zustand der Erregung im Sinne einer Sympathikusaktivierung (◘ Tab. 2.6). Damit lässt sich mit vergleichsweise einfachen, den Probanden nur wenig beeinträchtigenden, Methoden eine Vielzahl psychophysiologischer Variablen gewinnen. Für die Stress-, speziell Angstmessung besonders geeignet sind dabei verschiedene kardiovaskuläre Reaktionen wie **Herzrate, peripheres Blutvolumen** und (systolischer und diastolischer) **Blutdruck** sowie verschiedene Parameter der **elektrodermalen Aktivität** wie etwa **galvanischer Hautreflex** oder **Spontanfluktuationen**. Da die Registrierung der elektrodermalen Aktivität vergleichsweise aufwendig und einen höheren Grad von Standardisierung erfordert, soll auf diese Variablen hier nicht näher eingegangen werden.

Unter den **kardiovaskulären Parametern** ist die **Schlagfrequenz des Herzens** (Herzrate, Herzfrequenz, Pulsfrequenz) mit Sicherheit der am häufigsten eingesetzte Indikator für Stress. Diese Größe spricht sehr schnell (im Sekundenbereich) auf emotionale Belastung an und kann dabei einen beträchtlichen Anstieg (um ca. 40 Schläge pro Minute) aufweisen. In der Forschung und der kontrollierten therapeutischen Praxis greift man hier meist auf die bioelektrischen Signale des **Elektrokardiogramms (EKG)** zurück. Beim EKG werden mittels eines an der Körperoberfläche (meist an der Brustwand zu beiden

◙ **Tab. 2.6** Auswirkung der Aktivierung des sympathischen Nervensystems auf verschiedene Organe (nach Krohne, 2010, ◙ Tabelle 2.6)

Reaktion	Auswirkung
Herz-Kreislauf-System	
– Herzrate	Erhöhung
– Systolischer Blutdruck	Erhöhung
– Periphere Blutgefäße	Verengung
– Pulsvolumenamplitude	Abnahme
Dermales System	
– Hautleitfähigkeit	Zunahme
– Spontanfluktuationen	Zunahme
– Schweißsekretion	Erleichterung
Muskuläres System	
– Muskelaktivität	Erhöhung
– Bronchialmuskulatur	Erweiterung
– Lidschlagrate	Erhöhung
– Pupille	Erweiterung
Speichelsekretion	Hemmung
Magen-Darmmotorik	Hemmung
Sekretorische Magenaktivität	Abnahme

Seiten des Herzens) angebrachten Elektrodenpaares die elektrischen Spannungsänderungen erfasst, wie sie bei der sukzessiven Kontraktion der Herzmuskelzellen auftreten. An diesen Spannungsänderungen lassen sich mehrere Merkmale unterscheiden. Für die Frequenzmessung genügt das Auszählen der sog. R-Wellen (R-Zacken), die bei der eigentlichen Pumpaktivität des Herzens (Systole) auftreten. Der Abstand zwischen zwei R-Zacken liefert das **Herzschlagintervall**, das leicht in Herzschläge pro Minute umgerechnet werden kann. Ausführliche Darstellungen zur Psychophysiologie des Herz-Kreislaufsystems finden sich bei Obrist (1981) sowie Vossel und Zimmer (1998).

Ein weiteres in jüngster Zeit verstärkt beachtetes Maß kardiovaskulärer Aktivität ist die **Herzratenvariabilität** (**HRV**; Berntson et al., 1997). HRV bezeichnet das Ausmaß der Variation innerhalb der Abfolge von Herzschlagintervallen. Zu seiner Bestimmung wurden verschiedene statistische

Analysen vorgeschlagen, etwa Maße, die auf der Varianz dieser Intervalle beruhen (vgl. Appelhans & Luecken, 2006). Individuelle Unterschiede in der HRV scheinen vergleichsweise stabil zu sein. Hohe Variabilität soll dabei eine gute Anpassungsfähigkeit des Herz-Kreislaufsystems an unterschiedliche Anforderungen und damit ein besseres Funktionieren der entsprechenden autonomen Aktiviertheit indizieren (Grossman & Taylor, 2007). Bei psychologischen Merkmalen soll eine erhöhte HRV mit positiven Affekten (Schwerdtfeger & Gerteis, 2014) sowie einer vermehrten Aufmerksamkeit für emotionale Prozesse und damit einer erhöhten Effizienz der Emotionsregulation, Stressbewältigung und Selbstkontrolle (Baumeister, Vohs & Tice, 2007) in Beziehung stehen. Eine verminderte HRV soll dagegen mit depressiven Symptomen und Angst assoziiert sein (Friedman, 2007; Bylsma, Morris & Rottenberg, 2008). Zahn et al. (2016) konnten in einer umfangreichen Metaanalyse bislang hierzu vorgelegter Studien allerdings nur einen schwachen Zusammenhang zwischen HRV und den genannten Merkmalen sichern.

Ein weiterer wichtiger Indikator psychischer Belastung und damit auch der aktuellen Angst ist der **Blutdruck**. Hierunter wird der Druck verstanden, unter dem die Wände der Arterien während der Herzaktion stehen. Während eines Herzzyklus kommt es zu ausgeprägten Druckänderungen, bei gesunden Personen von ca. 80 mmHg während der Diastole auf ca. 130 mmHg während der Systole. Bei Belastungen kommt es innerhalb weniger Sekunden zu einer deutlichen Blutdruckerhöhung (bis zu 30 mmHg), so dass der (insbesondere systolische) Blutdruck ein sensibler Indikator derartiger Zustände ist. (Eine Übersicht über Studien zu diesem Parameter findet sich bei Larsen et al., 2008.)

Periphere Blutgefäße verengen sich unter psychischer Belastung, insbesondere bei Bedrohung (**Vasokonstriktion**; ◙ Tab. 2.6). Für die Messung kommen hier im Prinzip Gefäße der Haut oder der Muskulatur in Frage; in der Psychophysiologie wird meist das Blutvolumen an einem Fingerglied erfasst (**Fingerpulsvolumen**). Das ist insofern vorteilhaft, als die Motorik hier ausschließlich sympathisch innerviert ist, also nicht den bereits erwähnten Regulationsprozessen unterliegt. Die Änderung der Blutmenge in einem Fingerglied wird photoelektrisch registriert. Je mehr Blut sich in einem bestimmten Areal befindet, desto geringer ist die an dieser Stelle durchgelassene Lichtmenge. Maßeinheit ist die **Pulsvolumenamplitude**, d. h. die Amplitude der mit jedem Herzschlag verbundenen Volumenschwankungen. Bei Vasokonstriktion, also bei psychischer Erregung, nimmt diese Amplitude ab. Das Fingerpulsvolumen stellt mithin für die Stressmessung einen einfach zu erhebenden und brauchbaren Indikator dar (vgl. Larsen et al., 2008).

Die Aktivität der **quergestreiften**, der Willkür unterliegenden, **Muskulatur** wird von elektrischen Spannungsänderungen begleitet und kann durch Registrierung des **Elektromyogramms (EMG)** erfasst werden. Für die Ableitung der **elektrischen Muskelaktivität** werden Elektroden auf der Haut über dem zu untersuchenden Muskel angebracht, wobei meistens über mehrere Muskeln (etwa Stirn, Nacken, Unterarm) Ableitungen vorgenommen werden. Bei emotionaler Belastung steigt die Muskelspannung, was sich als Vergrößerung der EMG-Amplitude und Frequenzsteigerung des EMG-Signals manifestiert. Die Muskelaktivität wird dabei in einem integrierten Wert aufgezeichnet, dessen Einheit Mikrovolt-Sekunden ist. Eine Beziehung dieses Maßes zur Angst wurde u. a. von Fridlund et al. (1986) nachgewiesen. Weitere muskuläre Parameter, für die Beziehungen zur Angst hergestellt wurden, sind die **Atemfrequenz** sowie Variablen aus **okulären Prozessen** wie **Augenbewegung, Pupillenweite** und **Lidschlag** (vgl. Vossel & Zimmer, 1998).

Die Funktionsweise des **endokrinen Systems** und dessen wesentliche, für die Stressmessung relevante Parameter (Ausschüttung von Adrenalin, Noradrenalin und Cortisol) wurden bereits im Zusammenhang mit den physiologischen Grundlagen des Stresskonzepts (▶ Abschn. 2.1) ausführlich dargestellt und sollen deshalb hier nicht noch einmal besprochen werden. Weitere als Stressparameter in der Literatur beschriebene Hormone sind das **Wachstumshormon** (Somatotropin bzw. Somatotropes Hormon, STH), das **Prolaktin** (Lactotropes Hormon, LTH), das **Vasopressin** (Antidiuretisches Hormon, ADH) sowie die als Neuromodulatoren fungierenden (d. h. die Übertragungsmöglichkeiten bioelektrischer Signale verändernden) **endogenen Morphine** bzw. **Endorphine**, unter denen besonders das **Beta-Endorphin** als Stressindikator zunehmend Beachtung

erlangt (vgl. Brooks et al., 1986; Netter, 2005; Schandry, 2003; Weissman, 1990).

Alle diese Hormone zeigen auf jeweils sehr spezifische Weise Belastungen des Organismus an. Das STH steuert die Feinregulierung energiebereitstellender Prozesse, LTH ist offenbar an immunologischen Vorgängen beteiligt, während ADH u. a. eine wichtige Rolle bei der Regulierung des Blutdrucks und des Wasserhaushalts spielt. Endorphine werden an Opiatrezeptoren auf der Membran von Nervenzellen gebunden und modulieren u. a. die Weiterleitung von Reizen, die Schmerzempfindungen auslösen. Ihre vermehrte Freisetzung, die für Angstzustände nachgewiesen werden konnte, dient somit der Unterdrückung von Schmerzreizen in Belastungssituationen.

Der **Fett- und Kohlenhydratstoffwechsel** hängt eng mit der Ausschüttung von Katecholaminen, Cortisol und dem Wachstumshormon zusammen. Deshalb ist hier ebenfalls mit angst- bzw. stressbedingten Veränderungen zu rechnen. Unter Stress besteht, wie bei verstärkter Aktivität und damit vermehrtem Energiebedarf generell, ein stark erhöhter Bedarf an Glukose. Deshalb kommt es zu einem raschen Absinken des Blutzuckerspiegels. Als Notfallreaktion setzt ein Adrenalineffekt auf die Leberzellen ein. Es wird Glykogen zu Glukose abgebaut, so dass der Blutzucker ansteigt. Dementsprechend konnten besonders für den **Blutzuckerspiegel** und die Konzentration **freier Fettsäuren** im Plasma deutliche Erhöhungen bei akuter Angst (etwa vor Operationen, vgl. Krohne, 1992) nachgewiesen werden (Übersicht u. a. bei Weissman, 1990).

Zunehmend bedeutsam in der Stressforschung wird auch die Erhebung von **Parametern des Immunsystems**. Das Zentralnervensystem, das endokrine System und das Immunsystem sind komplexe Systeme, die miteinander interagieren. Unterschiedliche Arten von Stressoren wirken auf ZNS und endokrines System ein und beeinflussen damit auch das Immunsystem. Es kann inzwischen als gesichert gelten, dass psychosoziale Faktoren (insbesondere die Konfrontation mit **zeitlich länger erstreckten Stressoren**) das Individuum für eine Vielzahl pathophysiologischer Prozesse anfällig machen bzw. diese verstärken können. Zu diesen Prozessen gehören speziell solche Erkrankungen (Infektionen, Allergien, Autoimmunerkrankungen), die auf

Veränderungen immunologischer Abwehrmechanismen basieren. Generell soll dabei das Funktionieren der verschiedenen Komponenten dieser Abwehrmechanismen unter Stress beeinträchtigt sein (vgl. Glaser & Kiecolt-Glaser, 2005; Kiecolt-Glaser et al., 1998; Segerstrom & Miller, 2004).

Dementsprechend wurde für die Operationssituation ein Einfluss dieser Mechanismen auf die Güte der Wundheilung nachgewiesen, wobei sich insbesondere die Aktivität der **pro-** und **antiinflammatorischen Zytokine** als ausschlaggebend erwiesen haben. Proinflammatorische (entzündungsfördernde) Zytokine sorgen beim Eindringen von Erregern in die Wunde für eine stärkere Durchblutung des betroffenen Gewebes und eine Aktivierung der Immunzellen. Zu diesen Proteinen gehören u. a. **Interleukin-2** und **-6 (IL-2, IL-6)** und der **Tumornekrosefaktor α (TNF-α)**. Antiinflammatorische (entzündungshemmende) Zytokine (u. a. Interleukin-10) sorgen dafür, dass die Entzündung nach erfolgreicher Bekämpfung des Erregers wieder abklingt und die aktivierten Zellen abgeschaltet werden. Die Bestimmung des Niveaus dieser Komponenten könnte damit Informationen über einen bestehenden Stresszustand liefern (Yang & Glaser, 2005). Für anwendungsorientierte Fragestellungen im Zusammenhang mit dem Stresszustand in der perioperativen Situation dürfte die Analyse der Komponenten des Immunsystems allerdings nicht angezeigt sein. Die Messung der verschiedenen hier relevanten Parameter ist ausgesprochen aufwendig und somit in dieser Situation kaum praktikabel, zumal es hier ja auch um die Erfassung aktueller, d. h. sich schnell verändernder Zustände handelt.

2.6   Zusammenfassung

Zunächst werden einander zwei Auffassungen von Stress gegenübergestellt:
1. Die umwelt- bzw. reizbezogene Auffassung, mit der Walter Cannon diesen Begriff in die verhaltenswissenschaftliche Forschung einführte. Diese bestimmt Stress als eine Anforderung aus der Umwelt eines Organismus, die in diesem eine Notfallreaktion auslöst. Diese Auffassung liegt auch dem später entwickelten Konzept der kritischen Lebensereignisse zugrunde, nach dem einschneidende Konfrontationen im Leben eines Menschen als Stressoren fungieren, weil sie ein erhöhtes Maß an sozialer Reorientierung vom Betroffenen verlangen.
2. Typisch für die reaktionsbezogene Auffassung ist die Theorie von Hans Selye, nach der Stress ein, durch äußere Umstände ausgelöster, Extremzustand des Organismus ist. Dieser Zustand kann durch unterschiedliche Reizarten (also unspezifisch) ausgelöst werden, zeigt aber ein spezifisches Reaktionsmuster, das sog. Allgemeine Adaptationssyndrom, das in drei Phasen abläuft: der Alarm-, Widerstands- und Erschöpfungsphase.

Die Diskussion zu diesen beiden Ansätzen hat gezeigt, dass eine Verankerung des Phänomens Stress in reizbezogenen Auslösern wie auch dessen Bestimmung über ein stereotyp ablaufendes Reaktionsmuster der Komplexität der hier beteiligten Prozesse nicht gerecht wird. Richard Lazarus hat deshalb eine sog. transaktionale Sichtweise entwickelt. Hiernach stellt Stress eine bestimmte Beziehung zwischen Person und Umwelt dar. Diese Beziehung wird vom Individuum als für sein Wohlergehen bedeutsam bewertet, zugleich erlebt es aber Anforderungen, die seine Bewältigungsmöglichkeiten beanspruchen oder überfordern. Die Stresstheorie von Lazarus mit ihren zentralen Konzepten der kognitiven Bewertung und Stressbewältigung wird ausführlich dargestellt.

Die beiden folgenden Abschnitte dieses Kapitels befassen sich eingehender mit der Stressreaktion. Zunächst werden deren biologische Grundlagen und anschließend Methoden zur Messung von Stress dargestellt. Im Zentrum der biologischen Grundlagen stehen die Hypothalamus-Nebennierenmark-Achse (SAM) und die Hypothalamus-Hypophyse-Nebennierenrinden-Achse (HPA), deren Funktion und Bedeutung im Stressgeschehen beschrieben werden.

Das Ausmaß des Stresserlebens bzw. der Stressbelastung einer Person kann sich in drei Arten von Indikatoren (Kategorien) niederschlagen, auf denen entsprechende Messverfahren basieren:
- in subjektiven (erlebnisdeskriptiven) Variablen, erfasst z. B. auf Einschätzskalen oder Fragebogen,

- in verhaltensmäßig-expressiven Merkmalen (Gesichtsausdruck, Stimme, Körperhaltung)
- sowie in einer Vielzahl physiologisch-biochemischer Parameter. Hierzu gehören zentralnervöse Maße, Indikatoren aus dem autonomen Nervensystem, neuroendokrine Variablen, Indikatoren aus dem Fett- und Kohlehydratstoffwechsel sowie Parameter des Immunsystems. Verfahren zur exakten Messung dieser einzelnen Indikatoren werden vorgestellt.

Der perioperative Anpassungsstatus des Patienten

© Springer-Verlag Berlin Heidelberg 2017

H.W. Krohne, *Stress und Stressbewältigung bei Operationen*,

DOI 10.1007/978-3-662-53000-9_3

3.1   Kriterien der Anpassung

3.1.1   Übersicht

Zur Beantwortung der Frage nach den Auswirkungen von Stress auf die medizinische und psychosoziale Anpassung des Patienten vor, während und nach der Operation ist es nötig, geeignete Kriterien zur Beurteilung des Anpassungsstatus zu formulieren. Viele Forscher kritisieren die oftmals unreflektierte und atheoretische Auswahl dieser Kriterien (Johnston & Vögele, 1992; Kincey & Saltmore, 1990; Miller et al., 1989; Schmidt, 1988). Sie sehen in diesem Defizit einen entscheidenden Grund für die vielen widersprüchlichen Ergebnisse, die zu diesem Thema berichtet werden. Es ist also notwendig, in theoriegeleiteter Weise Anpassungskriterien festzulegen und dabei zu bestimmen, was die ausgewählten Parameter erfassen.

In vielen Untersuchungen wurden medizinische Kriterien im weiteren Sinne verwendet, wie z. B. Komplikationen während und nach der Operation, die Menge des Narkotikums während der Anästhesie, der Verlauf der Wundheilung, Hospitalisierungsdauer, Verbrauch von Schmerzmedikamenten, Beurteilung des postoperativen Verlaufs durch den Stationsarzt u. ä. (siehe u. a. Boeke, Stronks et al., 1991; für eine Übersicht vgl. auch Vögele, 1988). Jeder dieser Parameter muss allerdings im Hinblick auf seine Aussagekraft in der spezifischen Situation analysiert werden.

So spiegelt etwa die Schmerzmedikation in der ersten Zeit nach einem operativen Eingriff eher die Stationsroutine wider als die individuelle Belastung des Patienten (Johnston & Vögele, 1992). Diese Variable kann also erst nach einigen Tagen als individueller Anpassungsparameter herangezogen werden. Ein besserer Zugang zum Schmerzerleben des Patienten könnte sich über die Auswertung der Daten zur **patientengesteuerten Analgesie** (patient-controlled analgesia, PCA) ergeben. Diese erlaubt dem Patienten, sich beim Eintreten von Schmerzen selbst ein Schmerzmittel zu verabreichen (vgl. u. a. Grass, 2005; Sechzer, 1971).

Die Dauer der Hospitalisierung hängt nicht nur von medizinisch-psychologischen Merkmalen ab (etwa der Wundheilung oder postoperativen kognitiven Dysfunktionen), sondern auch von organisatorischen Bedingungen (etwa der Verfügbarkeit von Betten). Wenig aussagekräftig ist bei diesem Kriterium auch die Verwendung von absoluten Werten. Sinnvoller ist es stattdessen, die tatsächliche postoperative Verweildauer zur durchschnittlichen oder für den einzelnen Patienten im Hinblick auf die Art des Eingriffs vorab eingeschätzten Verweildauer in Beziehung zu setzen.

Auch nach der Entlassung aus der Klinik sind Kriterien wie Selbstversorgung, Rückkehr zu Alltagsaktivitäten und Wiederaufnahme der Arbeit im Hinblick auf die Abschätzung der Erholung nur bedingt aussagekräftig. Hier muss ebenfalls mit unterschiedlichen Einflussfaktoren gerechnet werden, etwa mit dem Verfügen über soziale Unterstützung, einer sich anschließenden Weiterbehandlung oder der Art der wieder aufzunehmenden Arbeit.

Eine weitere, vielfach genutzte, Möglichkeit zur Erfassung der medizinischen Anpassung bietet die Selbsteinschätzung des Patienten. Vor allem für den Bereich des Schmerzempfindens (**Schmerztagebücher**; Melzack, 1975; Übersicht in Turk & Melzack, 2011) und der subjektiven Beschreibung des körperlichen Zustandes (**Recovery Inventory**; Wolfer & Davis, 1970; vgl. auch Talamini et al., 2004) liegen entsprechende ausgearbeitete Messinstrumente vor. Der **Quality-of-Recovery-Fragebogen** (QoR-40; Myles et al., 2000) erfasst mit 40 Items die postoperative Erholung auf den Dimensionen „emotionaler Zustand", „körperliches Befinden", „psychologische Unterstützung", „körperliche Unabhängigkeit" und „Schmerzen". Hier muss allerdings damit gerechnet werden, dass Selbstbeschreibungen von Merkmalen mit negativer Valenz (Angst, Depression, Schmerzen, körperlicher Zustand im Zusammenhang mit Erkrankungen) generell deutlich miteinander assoziiert sind, und zwar weitgehend unabhängig von der tatsächlichen konkreten Ausprägung einzelner Merkmale (vgl. Johnston, 1984; Krohne & Hock, 2015; Krohne & Tausch, 2014). Ein Befund, dass etwa die Selbstberichte präoperativer Angst und postoperativen Wohlbefindens (negativ) assoziiert sind (z. B. Montgomery & Bovbjerg, 2004), liefert damit also wenig neue Erkenntnisse.

Neben diesen mehr oder weniger direkt auf den Eingriff bezogenen Kriterien können zur Kennzeichnung des Anpassungsstatus auch alle im vorigen Abschnitt vorgestellten (subjektiven, verhaltensmäßig-expressiven und physiologisch-biochemischen) Parameter zur Erfassung von Stress herangezogen werden (vgl. u. a. Vögele, 1988). Was die Verläufe dieser Variablen betrifft, so konnten vielfach erwartungsentsprechende Veränderungen im perioperativen Zeitraum gesichert werden (vgl. u. a. Dony, 1982; Grabow & Buse, 1990; Salmon et al., 1986; Vögele & Steptoe, 1986). Dies gilt insbesondere für die subjektiven (vgl. Krohne & Schmukle, 2006a) und physiologisch-biochemischen Parameter. So hat sich etwa die Konzentration freier Fettsäuren im Blutplasma als brauchbarer perioperativer Belastungsindikator erwiesen (vgl. Kleemann et al., 1986; Kleemann, Slangen & Krohne, 1992; Krohne, 1992; Krohne et al., 1989). Je nach Fragestellung und Untersuchungsdesign können diese Parameter also als Prädiktoren, als individuelle Basiswerte (wenn sie vor der Operation erhoben werden) oder als Kriteriumsvariablen der Anpassung des Patienten (bei intra- und postoperativer Messung) herangezogen werden.

Wie aus der bisherigen Darstellung deutlich wird, lässt sich die perioperative Situation in drei Phasen gliedern. Die **präoperative Phase** erstreckt sich von der Aufnahme auf die Station bzw. (bei ambulanten Eingriffen) in die Klinik (Praxis) bis zum Beginn des Eingriffs (in der Regel markiert durch die Einleitung der Anästhesie). Entsprechend liegt die **intraoperative Phase** zwischen diesem Punkt und dem Ende des Eingriffs bzw. (bei Anästhesie) bis zur Verlegung in den Aufwachraum (englisch: **Postanesthesia Care Unit, PACU**). Die **postoperative Phase** verläuft dann (bei stationären Eingriffen) von hier aus bis zur Entlassung aus der Klinik. Hinzu käme noch, und das gilt natürlich insbesondere für ambulante Eingriffe, ein **erweiterter postoperativer Zeitraum**, etwa bis zur Wiederaufnahme der routinemäßigen Alltagstätigkeiten. Informationen über diese Phase werden in der Regel über standardisierte Telefonbefragungen erhoben (Dewar, Scott & Muir, 2004).

Während einzelne Kriterien fest an einen bestimmten Abschnitt im perioperativen Verlauf gebunden sind (der Narkotikumsverbrauch etwa an die intraoperative und die Wundheilung an die postoperative Phase), können (und sollten) andere Variablen in verschiedenen Abschnitten erhoben werden. Dies gilt insbesondere, wie bereits angedeutet, für alle Stressparameter, aber auch für den (etwa

mit Hilfe des Recovery Inventory) selbsteingeschätzten körperlichen Zustand. In ◘ Tabelle 3.1 (◘ Tab. 3.1) sind die am häufigsten herangezogenen Kriterien zur Erfassung des Anpassungsstatus aufgelistet, differenziert nach den einzelnen Phasen im perioperativen Verlauf, in denen sie registriert werden können.

3.1.2 Präoperative Kriterien

Aus der Perspektive der Analyse des Einflusses von Stress und Stressbewältigung auf den Anpassungsstatus von Patienten stehen emotionsbezogene Variablen, wie erwähnt, im Zentrum der Erhebungen in der **präoperativen** Phase. Diese Merkmale interessieren sowohl als Dispositionen (Traits) zur Vorhersage des weiteren Anpassungsstatus als auch als aktuelle Zustände (States). Inhaltlich geht es hier in erster Linie um Emotionen wie Angst, Depression und Ärger, aber auch um Dispositionen wie etwa Optimismus, Kontrollüberzeugung, Kompetenzerwartung und Mastery. Daneben sind hier auch die vom Patienten eingesetzten Strategien der Stressbewältigung, die erlebte soziale Unterstützung durch Angehörige, Freunde und das Pflegepersonal sowie die Selbsteinschätzung der Güte wesentlicher Körperfunktionen bedeutsam.

Registrieren lassen sich die entsprechenden Daten zu diesen Variablen über die drei beschriebenen Zugänge (▶ Kap. 2), also den subjektiven (erlebnisdeskriptiven), verhaltensmäßig-expressiven und physiologisch-biochemischen Zugang. Zur Erhebung der **emotionalen** Variablen auf der subjektiven Ebene stehen die in ▶ Kapitel 2 (▶ Kap. 2) vorgestellten Verfahren zur Verfügung. Die entsprechenden Skalen können dabei auch, und dies gilt insbesondere für die Angst, zur Fremdeinschätzung des emotionalen Zustands durch Ärzte und Pflegepersonal herangezogen werden. Daneben kann der Patient etwa während des Gesprächs mit dem Anästhesisten auch über die speziellen in ▶ Kapitel 2 beschriebenen Skalen (▶ Kap. 2) zum Ausdrucksverhalten beurteilt werden. Die Registrierung der dargestellten physiologisch-biochemischen Indikatoren der Stressbelastung bereits in der präoperativen Phase ist ebenfalls wichtig, um auf dieser Basis Veränderungen dieser Werte in den nachfolgenden Phasen richtig einordnen zu können. Im Sinne einer Verlaufsanalyse ist

□ Tab. 3.1 Kriterien zur Erfassung des Anpassungsstatus

Präoperativ	Subjektive Variablen (z. B. selbstberichtete Angst)
	Verhaltensmäßig-expressive Variablen (z. B. beobachtete Anspannung)
	Physiologisch-biochemische Parameter (z. B. Cortisol, freie Fettsäuren)
	Körperlicher Zustand (selbstberichtet, beobachtet)
	Medizinische Risikofaktoren
Intraoperativ	Verhaltensmäßig-expressive Variablen, z. B. beobachtete Anspannung
	Physiologisch-biochemische Variablen (insbesondere kardiovaskuläre Parameter)
	Verlauf der Anästhesie (Einleitung, Aufrechterhaltung der Narkosetiefe)
	Komplikationen
Postoperativ, unmittelbar	Zeit bis zum Öffnen der Augen
	Länge des Aufenthalts im Aufwachraum
	Verlegungskriterien aus dem Aufwachraum (▶ Abschn. 3.1.4, Übersicht)
Postoperativ, erweitert	Schmerzen (Intensität und affektive Belastung)
	Art und Menge der Schmerzmedikamente
	Immunfunktionen und Wundheilung
	Subjektive Variablen (z. B. selbstberichtete Angst, Depression)
	Verhaltensmäßig-expressive Variablen
	Physiologisch-biochemische Parameter
	Körperlicher Zustand (selbstberichtet, beobachtet)
	Kognitive Dysfunktionen und Delir
	Postoperative Verweildauer
Längerfristig, nach Entlassung	Schmerzen und Schmerzmedikamente
	Körperlicher Zustand
	Kognitive Funktionen
	Selbstversorgung und Alltagsaktivitäten
	Lebenszufriedenheit und -qualität
	Mortalität

es dabei sinnvoll, diese Variablen präoperativ mehrfach zu registrieren, etwa in den beiden im Hinblick auf erlebte Belastungen besonders sensiblen Phasen unmittelbar nach der Aufnahme auf die Station sowie nach dem Gespräch mit dem Anästhesisten am Vorabend des Eingriffs (□ Abb. 2.1, sowie Krohne & Schmukle, 2006a).

Die Merkmale Optimismus, Kontrollüberzeugung und Kompetenzerwartung sowie deren Messung waren in ▶ Abschnitt 2.5 behandelt worden (▶ Abschnitt 2.5). Die empirische Erfassung der Stressbewältigung und der erlebten sozialen Unterstützung wird ausführlich beschrieben (▶ Kap. 4, ▶ Kap. 5). Deshalb will ich mich an dieser Stelle auf die Messung der **Güte von Körperfunktionen** konzentrieren.

Wolfer und Davis (1970) haben ein **Recovery Inventory (RI)** entwickelt. Dieses Instrument kann sowohl zur Selbst- als auch zur Fremdeinschätzung eingesetzt werden und dient der Registrierung der Güte zentraler Körperfunktionen im perioperativen Verlauf. Gefragt wird nach den sieben zentralen

Funktionen Schlaf, Appetit, Energie, Stuhlgang, Wasserlassen, Aufstehen und Laufen. Die Bewertung erfolgt auf einer sechsstufigen Skala (von 1= sehr schlecht bis 6= sehr gut). Die erhaltenen Werte werden zu einem einzigen Score summiert. Konzipiert war das RI von den Autoren insbesondere für die Erfassung der Wiederherstellung aller Körperfunktionen nach Entlassung aus dem Krankenhaus. Es kann aber auch präoperativ zur Registrierung von Basiswerten sowie bereits in der unmittelbaren postoperativen Phase als Maß des eingeschätzten Genesungsfortschritts eingesetzt werden.

Das RI existiert auch in einer deutschen Version, dem **Genesungsfragebogen** (**Gf-RI**; Krohne, El-Giamal & Volz, 2003). Der GI-RI erhebt jedoch nur sechs Funktionen, da sich die Frage nach dem „Aufstehen" manchmal als missverständlich erweist. (Manche Patienten verstehen darunter das Aufstehen am Morgen, andere das Aufstehen etwa von einem Sofa.) Die interne Konsistenz dieses Inventars variiert um .75. Über Zusammenhänge dieses Maßes mit der Stressbelastung wird in ▶ Abschnitt 3.2 berichtet (▶ Abschn. 3.2).

Neben diesen psychologischen Variablen sind auch medizinische Merkmale als präoperative Risikofaktoren für den perioperativen Anpassungsstatus des Patienten von Bedeutung. Zu diesen Risikofaktoren, die mit der Stressbelastung im Hinblick auf diesen Status interagieren können, gehören insbesondere bestehende Erkrankungen (etwa kardiovaskulärer, pulmonaler oder thromboembolischer Art), Fehlernährung und Substanz- speziell Alkoholmissbrauch (Kehlet, 1997).

3.1.3 Intraoperative Kriterien

Die **intraoperative** Situation wurde bisher hinsichtlich medizinischer Anpassungskriterien noch wenig beachtet. Wichtige Indikatoren stammen hier zum einen aus dem **Monitoring kardiovaskulärer Parameter**, zum anderen aus dem **Verlauf der Anästhesie**. Speziell interessierende Kriterien sind Herzfrequenz- und Blutdruckveränderungen während der Intubation sowie die benötigte Menge des Anästhetikums bei der Narkoseeinleitung und zur Aufrechterhaltung der Narkosetiefe. Beide Parameter sind allerdings assoziiert, da die **Narkosetiefe**, als ein zentrales

Merkmal des Narkoseverlaufs, herkömmlicherweise über Veränderungen des Blutdrucks und der Herzfrequenz bestimmt wird. Außerdem hängen kardiovaskuläre Reaktionen auch vom verwendeten Anästhetikum und der Länge der Narkose ab.

Die **kardiovaskulären Parameter** werden in der Regel über eine Bewertung des **hämodynamischen Verlaufs** innerhalb der Operation gewonnen. Hierzu werden aus dem Narkoseprotokoll (etwa in fünfminütigen Abständen) Angaben zu Blutdruck und Herzrate entnommen. Diese bilden die Grundlage eines **Anästhesistenratings** zum intraoperativen Verlauf, wobei häufig die Kategorien „unauffällig" und „auffällig" verwendet werden. Die Zuordnung zu diesen beiden Kategorien wird dabei retrospektiv von einem Anästhesisten vorgenommen, der sich an den im Narkoseprotokoll vorgenommenen Eintragungen orientiert. (Dony & Frank, 1979; Tolksdorf, 1985).

Slangen, Krohne et al. (1993) verwendeten dabei folgende Beurteilungskriterien:

a. Abweichungen des ersten im Narkoseeinleitungsraum gemessenen Blutdruck- bzw. Herzratenwerts um mehr als 20 % vom Bezugswert (dem auf Station gemessenen Ruhewert),

b. intraoperative, nicht durch Maßnahmen während des Eingriffs (z. B. Inzision) bedingte Schwankungen in Blutdruck oder Herzrate von mehr als 30 % des Bezugswertes (der erste im Narkoseeinleitungsraum gemessene Blutdruck- bzw. Herzratenwert).

Wenn eines der beiden Kriterien erfüllt war, dann wurde der hämodynamische Verlauf als auffällig eingeschätzt. Allerdings muss darauf hingewiesen werden, dass die zunehmende intraoperative Verwendung von Medikamenten, die Auswirkungen auf das autonome Nervensystem, nicht aber auf die Narkosetiefe haben, z. B. Alpha- oder Betablocker, die Aussagekraft der hämodynamischen Indikatoren zur Bestimmung des Narkoseverlaufs deutlich einschränken.

Die wesentlichen Informationen zur Bestimmung der intraoperativen Anpassung werden aus dem **Verlauf der Anästhesie** entnommen. Die Allgemeinanästhesie (Vollnarkose) dient der Dämpfung oder Ausschaltung zentralnervöser Funktionen wie Wachheit, Schmerzempfindung oder autonome Stressreaktionen während einer Operation. Sie besteht mithin aus den drei Merkmalen Hypnose bzw. Amnesie, Analgesie und Immobilität. Für die Narkoseeinleitung ist dabei die Dosis des Hypnotikums Thiopental wesentlich. Diese Dosis wird am Körpergewicht des Patienten relativiert. Sie stellt einen guten Indikator für die Aktiviertheit und damit emotionale Erregung des Patienten zu Beginn der Operation dar, weil Thiopental solange gegeben wird, bis der Lidschlagreflex erloschen ist. Williams und Mitarbeiter (Williams, Jones & Williams, 1969, Williams et al., 1975) registrierten hierzu einen Einfluss der Höhe der präoperativen Angst auf die Menge von Thiopental, die bis zum Erlöschen der psychogalvanischen Hautreaktion nötig war. Zur Einleitung und Aufrechterhaltung der Narkose werden oft auch die Medikamente Isofluran oder Enfluran gegeben. Diese wirken hypnotisch und muskelrelaxierend, aber, ebenso wie Thiopental, nur schwach analgetisch. Als Analgetikum wird deshalb meist noch das zur Gruppe der Opioide gehörende Fentanyl verabreicht.

Neben den erwähnten Kriterien könnte, wie bereits dargestellt (▶ Abschn. 2.5.4), insbesondere die **Narkosetiefe** ein sensibler Parameter für die intraoperative Anpassung des Patienten sein (Bonke, Fitch & Millar, 1990). Sie reflektiert vermutlich auch die unmittelbare präoperative Erregung des Patienten und damit seine Belastung während der Operation. Eine Möglichkeit zur Operationalisierung der Narkosetiefe stellt die Erfassung der alveolären Enflurankonzentration dar. Dieser Wert wird in Beziehung gesetzt zum Normwert der Minimalen Alveolären Konzentration (MAC)[1], bei der 50 % aller Patienten der entsprechenden Altersgruppe auf einen Hautschnitt nicht mehr reagiert (Jantzen, 1986).

Eine weitere Möglichkeit zur Bestimmung der Narkosetiefe bietet die bereits beschriebene Registrierung der **Hirnaktivität** während der Narkose mit Hilfe des EEG (▶ Abschn. 2.5.4), und zwar sowohl über die Aufzeichnung der Spontanaktivität als auch der ereignisbezogenen Potenziale (ERP; vgl. Schwender et al., 1996). Ein wichtiges Charakteristikum des **Spontan-EEG** ist die **Frequenzverteilung**, d. h. der prozentuale zeitliche Anteil der verschiedenen Frequenzbänder innerhalb eines gewissen Zeitabschnitts. Für die Bestimmung der **Narkosetiefe** ist, wie erwähnt, die Registrierung des Verlaufs der Alpha-Wellen mit einer großen Amplitude und einer Frequenz von 8–12 Hz wichtig. In der Anästhesie wird dieses Merkmal **spektrale Eckfrequenz** (**SEF**) genannt.

Mittels einer speziellen Software wird die Komplexität der durch das EEG erhaltenen Daten derart verarbeitet, dass sich die Informationen in wenigen Parametern ausdrücken lassen. Eine derartige Weiterverarbeitung des EEG stellt die Fourier-Transformation dar, bei der die EEG-Rohdaten in das Powerspektrum umgewandelt werden. Die Power ist das Quadrat der Amplitude und gibt somit das Ausmaß der hirnelektrischen Energie in einem bestimmten Frequenzbereich an. Das Powerspektrum informiert also über die relative Stärke eines Frequenzbereichs zu einem bestimmten Zeitpunkt (vgl. u. a. Schandry, 2003). Wenn die SEF zur Kontrolle der Narkosetiefe herangezogen wird, dann wird die Zufuhr von Anästhetika zur Einleitung und Aufrechterhaltung der Narkose an der Erreichung eines Zielwerts von 10 Hz ausgerichtet (Rampil & DiMatteo, 1987). Ein weiterer Zugang zur Erfassung der Narkosetiefe mit Hilfe des EEG liegt in der Berechnung des **Bispektralen Index** (**BIS**; vgl. Daunderer & Schwender, 2001).

Mit der Tiefe der Anästhesie ist auch ein wiederholt berichtetes Phänomen assoziiert, nach dem Patienten im Zustand der Narkose Episoden von Bewusstheit mit der Wahrnehmung sehr unangenehmer Einzelheiten der Operation (inklusive Schmerzen) erleben und teilweise nach der Operation auch erinnern (**intraoperative Wachheit**; Jones, 1994; Schneider, 2003). Es ist naheliegend, dass derartige Erfahrungen zu posttraumatischen Belastungen führen können.

Intraoperative Wachheit ist jedoch kein einheitliches Phänomen. Mit zunehmender Narkosetiefe lassen sich dabei die folgenden Stufen unterscheiden (Jones, 1994; Schneider, 2003):

1. Wachheit mit expliziter Erinnerung,
2. Wachheit mit impliziter Erinnerung,
3. Wachheit ohne Erinnerung,
4. keine Wachheit.

---

1   Die Minimale Alveoläre Konzentration beschreibt die anästhetische Potenz von Medikamenten zur Inhalationsnarkose.

Nach dieser Gliederung könnte also die Registrierung der Erinnerungsleistung (explizit versus implizit) einen Zugang zur Feststellung der Narkosetiefe (und damit indirekt auch des präoperativen Erregungszustands des Patienten) liefern.

Der Unterschied zwischen expliziter und impliziter Erinnerung liegt, vereinfacht gesprochen, darin, dass bei explizitem Erinnern Informationen so im Gedächtnis gespeichert sind, dass sie später willentlich (**direkt** bzw. bewusst) abgerufen werden können, während beim implizitem Erinnern Informationen so gespeichert sind, dass sie einem willentlichen Abruf nicht zugänglich sind, sondern nur über **indirekte** Zugänge erfasst werden können. Die Prüfung dieser Erinnerungsleistungen erfolgt in mindestens zwei Durchgängen, einer Einprägungs- und einer Erinnerungsphase.

Direkte, die explizite Erinnerung prüfende, Verfahren erheben entweder die Leistung beim **Wiedererinnern** (recall) oder **Wiedererkennen** (recognition). Beim Wiedererinnern wird dem Probanden in der Einprägungsphase eine Liste von Informationen (z. B. Wörtern) dargeboten. Nach einem gewissen Zeitraum (Erinnerungsphase) soll er dann angeben, welche Wörter auf der Liste vorgekommen sind. Beim Wiedererkennen besteht der Erinnerungstest darin, dass dem Probanden nach einem Zeitintervall eine Liste dargeboten wird, auf der sowohl Wörter der ursprünglichen Liste als auch zuvor nicht dargebotene Wörter stehen. Seine Aufgabe ist es, für jedes Wort zu entscheiden, ob dieses zuvor dargeboten wurde.

Indirekte, die implizite Erinnerung prüfende, Verfahren sind etwas komplexer. Graf und Schacter (1985) boten ihren Probanden in der Einprägungsphase Listen von Wortpaaren dar mit der Aufforderung, Sätze zu konstruieren, in denen jeweils ein Wortpaar vorkam. Diese Aufgabe diente der semantischen Verarbeitung der dargebotenen Wörter. In der Erinnerungsphase wurde den Probanden eine Liste von jeweils aus drei Buchstaben bestehenden Wortstämmen gezeigt mit der Aufforderung, diese Stämme zu komplettieren. Ein Teil der Wortstämme entsprach den im ersten Durchgang dargebotenen Wörtern, jedoch wurde in der Instruktion keinerlei Bezug auf diese erste Phase genommen. Das Maß der Erinnerungsleistung war die Anzahl der im Sinne der Erstdarbietung komplettierten Wortstämme.

Mit dieser Anordnung konnten Graf und Schacter deutliche Unterschiede in der Erinnerungsleistung bei Patienten mit anterograder Amnesie (etwa als Folge von Kopfverletzungen oder Schlaganfällen) registrieren, je nachdem, ob ein direkter (expliziter) oder indirekter (impliziter) Erinnerungstest durchgeführt wurde. Bei direkter Testung konnte bei ihnen so gut wie keine Erinnerungsleistung festgestellt werden (2 % korrekte Erinnerungen gegenüber ca. 65 % in einer Vergleichsgruppe mit unbeeinträchtigter Erinnerung). Bei indirekter Testung erhöhte sich die Leistung der Patienten jedoch beträchtlich und erreichte fast das Niveau der Vergleichsgruppe (ca. 35 % korrekte Erinnerungen). Kihlstrom et al. (1990) übertrugen diesen Versuchsansatz auf chirurgische Patienten und fanden, dass für intraoperativ unter Allgemeinanästhesie präsentierte Stimuli zwar das explizite, nicht aber das implizite Gedächtnis ausgelöscht ist. Für die Registrierung der intraoperativen Wachheit folgt daraus, dass über einen Vergleich der Erinnerungsleistungen bei impliziten und expliziten Tests zwischen Stufen dieser Wachheit unterschieden werden könnte.

Nun ist die Prüfung der Erinnerungsleistung in der klinischen Praxis, speziell nach Operationen, in der Regel mit einem kaum zu leistenden Aufwand verbunden. Hier bietet sich stattdessen die Möglichkeit an, die bei extern dargebotenen (meist akustischen) Reizen registrierbaren exogenen ereignisbezogenen Potenziale des EEG zu analysieren (**akustisch evozierte Potenziale**), wobei die Komponenten mit sehr kurzer Latenz (zwischen 15 und 100 msec) von besonderem Interesse sind (▶ Abschn. 2.5.4). Diese Potenziale sind offenbar abhängig von verschiedenen Allgemeinanästhetika und eignen sich somit zur Bestimmung der durch die jeweiligen Medikamente erreichten Narkosetiefe (Daunderer & Schwender, 2001). So konnten Thornton et al. (1989) feststellen, dass eine explizite Erinnerung an akustische Reize bestand, wenn die Latenz einer als Nb bezeichneten Komponente unter 45 msec lag. Bis zu Latenzen von 50 msec lagen keine expliziten, wohl aber noch implizite Erinnerungen vor, während bei Latenzen bis zu 60 msec nur noch gezielte motorische Reaktionen, aber keine Erinnerungen mehr beobachtet werden konnten. Bei größeren Latenzen waren alle diese Merkmale blockiert (Newton et al., 1992; vgl. auch Daunderer & Schwender, 2001).

Damit lässt sich zusammenfassend festhalten, dass die Narkosetiefe, da durch den perioperativen Erregungszustand des Patienten mit beeinflusst, ein sensibler Indikator der intraoperativen Anpassung ist, der mit Hilfe des EEG über die Aufzeichnung der Spontanaktivität wie auch der ereignisbezogenen Potenziale (ERP) operationalisiert werden kann.

3.1.4 Kriterien der postoperativen Anpassung und Erholung

Eine Reihe von Indikatoren der Anpassung, die auch nach einem medizinischen Eingriff gelten, lassen sich im gesamten perioperativen Verlauf registrieren und wurden deshalb bereits beschrieben (▶ Abschn. 3.1.2). Hierzu gehören emotionale Variablen wie Angst, Ärger, Depression, aber auch Erschöpfung (Fatigue) oder die eingeschätzte Güte der Körperfunktionen sowie Optimismus und verhaltensmäßige Merkmale wie Compliance. Auch das Verfügen über Ressourcen wie Stressbewältigung und soziale Unterstützung (▶ Kap. 4, ▶ Kap. 5) spielen für die Anpassung in der postoperativen Phase eine wichtige Rolle. An dieser Stelle sollen medizinische Kriterien, die aber sehr wohl auf die unterschiedliche Stressbelastung von Patienten ansprechen, im Vordergrund stehen.

Ein erstes wichtiges Kriterium ist die Beurteilung der **unmittelbaren postoperativen Erholungsphase**. Die Dauer dieser Phase kann von Patient zu Patient variieren, da verschiedene Faktoren auf sie Einfluss nehmen. Hierzu gehören neben medizinischen Faktoren wie Wahl der Anästhetika, Dauer der Anästhesie und natürlich Art der Operation auch Patientenmerkmale, die u. a. auch mit der Stressbelastung assoziiert sind. Von der Beurteilung des Anästhesisten hängt es ab, ob der Patient vom Aufwachraum auf eine weitere Einheit verlegt wird, etwa die Normalstation, eine Zwischenstation (Intermediate Care Station) oder die Intensivstation. Bei ambulanten Eingriffen gehört hierzu auch eine mögliche Entlassung aus der Klinik (**Home readiness**, vgl. Chung, 1995). In diesem Zusammenhang noch wenig untersucht wurde der Einfluss psychologischer Variablen auf die **Entscheidung des Arztes**, ob ein Patient nach Hause entlassen werden kann. So besteht etwa eine bedeutsame Beziehung der negativen Affektivität des Patienten zu dessen Schmerzerleben (Munafò

& Stevenson, 2001). Die erlebten (und berichteten) Schmerzen sollten ihrerseits aber einen Einfluss auf die vom Arzt eingeschätzte Home readiness haben.

Entsprechende, von den jeweiligen Fachgesellschaften definierte, Verlegungskriterien sind in der folgenden Übersicht aufgelistet. Diese Kriterien müssen natürlich selbst noch einmal darauf hin beurteilt werden, in welche Einheit der Patient verlegt werden soll (z. B. Intensiv- oder Normalstation).

> **Kriterien der Verlegung aus dem Aufwachraum in eine weitere Einheit (Deutsche Gesellschaft für Anästhesiologie und Intensivmedizin und Berufsverband Deutscher Anästhesisten, 2009)**
> Eine anästhesiologische Überwachung ist nicht mehr erforderlich, wenn folgende Kriterien erfüllt sind
> - Bewusstseinslage wach bzw. wie präoperativ
> - Schutzreflexe vorhanden bzw. wie präoperativ
> - Spontanatmung ohne Therapie ausreichend bzw. wie präoperativ
> - Kreislauf ohne Therapie stabil bzw. wie präoperativ
> - Kein klinisch detektierbarer Relaxansüberhang
> - Keine signifikante Blutung
> - Bei Harnableitung: ausreichende Diurese
> - Zufriedenstellende Schmerzfreiheit
> - Keine Hypo- oder Hyperthermie
> - Nach rückenmarksnahen Leistungsanästhesien zusätzlich: sensorische Blockade unterhalb Th10 und rückläufige motorische Blockade

Zur genauen Quantifizierung der einzelnen Kriterien, auf denen die Beurteilung beruht, wurden verschiedene Scoring-Systeme entwickelt (Aldrete, 1995; Übersicht und Bewertung verschiedener Verfahren u. a. in Ead, 2006; Herrera, Wong & Chung, 2007). Beispielhaft sind in folgender Übersicht die Kriterien eines von White und Song (1999) vorgelegten Systems dargestellt. Jedem der sieben Kriterium sind drei Stufen der Erholung zugeordnet, beispielsweise für das Kriterium „körperliche Aktivität" die Stufen „kann auf Anweisung alle Extremitäten bewegen" (2 Punkte), „Schwächen bei der Bewegung der Extremitäten" (1 Punkt), „unfähig, selbstständig Extremitäten zu bewegen" (0 Punkte). Dementsprechend kann der Gesamtwert zwischen 0 und 14 variieren.

> **Kriterien für ein postoperatives Scoring-System (mod. nach White & Song, 1999, Anhang 1)**
> - Bewusstseinsgrad
> - Körperliche Aktivität
> - Hämodynamische Stabilität
> - Respiratorische Stabilität
> - Status der Sauerstoffsättigung
> - Schmerzeinschätzung
> - Übelkeit und Erbrechen

Problematisch an diesen quantitativen Systemen ist, dass die Werte zu den einzelnen Kriterien schlicht aufaddiert werden, und dann am Gesamtscore ein bestimmter Trennwert (**Cutoff point**) festgelegt wird, der mindestens erreicht werden muss, damit eine Verlegung in eine bestimmte Einheit erfolgen kann. Damit besteht die Möglichkeit der Kompensation niedriger („schlechter") Werte in einem Kriterium durch besonders hohe („gute") Werte in anderen Kriterien. Eine derartige Kompensationsmöglichkeit ist natürlich aus medizinischer Sicht in der Regel unerwünscht. Die Autoren dieser Systeme behelfen sich angesichts dieser Schwierigkeit meist damit, dass sie für die Verlegung in eine bestimmte Einheit nicht nur einen bestimmten Cutoff vorgeben, sondern auch die Erfüllung von Mindestwerten für jede Einzelkategorie verlangen (etwa kein Einzelwert <1).

Systeme, die speziell auf die Entscheidung zielen, ob ein Patient nach einem ambulanten Eingriff entlassen werden kann, erweitern diese Liste noch um einige Punkte. So quantifizieren Chung, Chan und Ong (1995) in ihrem **Post Anesthetic Discharge Scoring System** (PADSS) die folgenden Kriterien:

1. Stabilität aller zentralen Körperfunktionen (Blutdruck, Herzrate, Atmung, Körpertemperatur),
2. Aktivität und mentaler Status (wach und orientiert),
3. Freisein von Übelkeit und Erbrechen (evtl. auch Schmerzen),
4. keine bedeutsamen Blutungen,
5. Flüssigkeitsaufnahme und -abgabe (Tolerieren oral aufgenommener Flüssigkeit, Urinieren).

Die in verschiedenen Listen aufgeführten Kriterien haben zugleich deutlich gemacht, welche Merkmale (über Indikatoren der physiologischen Stabilität des unmittelbaren Zustands des Patienten hinaus) im Zentrum der Beurteilung der postoperativen Anpassung stehen. Es sind dies der **Verlauf der Wundheilung** (einschließlich der damit zusammenhängenden Immunparameter), das **Erleben von Schmerzen** und die **Schmerzmedikation, Erschöpfung**, die Beurteilung der **kognitiven Funktionen** (u. a. Wachheit, Orientierung, Klarheit des Denkens) sowie (als übergeordnetes Anpassungskriterium) die **Dauer des postoperativen Aufenthalts** in der Klinik. Im Folgenden will ich mich zunächst auf die Erfassung dieser Merkmale konzentrieren und dann abschließend noch auf Kriterien der Erholung nach Entlassung aus der Klinik eingehen.

Es kann inzwischen als gesichert gelten, dass perioperativer Stress den Fortschritt der **Wundheilung** beeinträchtigt (u. a. Broadbent et al., 2003; Ebrecht et al., 2004; Übersicht und Metaanalyse bei Walburn et al., 2009). Zur Erfassung des Verlaufs der Wundheilung wurden verschiedene Methoden verwendet. Holden-Lund (1988) entwickelte das **Wound Assessment Inventory** (WAI; für eine deutsche Version vgl. den **Wundheilungsbogen**; Krohne et al., 2003), in dem über Selbst- und Fremdbeurteilung (durch den behandelnden Arzt) generelle Kriterien für das Vorhandensein entzündlicher Prozesse erfasst werden. Diese Kriterien müssen jeweils an den untersuchten Operationstyp adaptiert werden. In der Studie von Krohne et al. (2003) wurde bei Patienten mit Nasen-Wahleingriffen das Auftreten von Schwellung, Schmerz, behinderter Nasenatmung, Borkenbildung, Sekretion, Nachblutung, Wärme und Rötung auf einer elfstufigen Skala von 0 (nicht vorhanden) bis 10 (sehr ausgeprägt) eingeschätzt. Aus den Schätzwerten zu diesen acht Heilungsmerkmalen wurde sodann ein Mittelwert für die Güte der Wundheilung (mit niedrigen Werten für gute Heilung) gebildet. Die Reliabilität der vom Arzt am fünften Tag nach der Operation eingeschätzten Wundheilung erreicht einen zufriedenstellenden Wert von $\alpha = .77$.

Die Wundheilung ist ein wichtiger Indikator zur Einschätzung des postoperativen Genesungsverlaufs. In der Forschung wird dieses Merkmal auch herangezogen, um den Immunstatus zu bestimmen, da Immunreaktionen wesentliche Vermittler zwischen der operativen Stressbelastung und der Wundheilung (besonders in ihren frühen Phasen) sind (Glaser et al., 1999; Gouin & Kiecolt-Glaser, 2011; Yang & Glaser, 2005). Es ist deshalb wichtig, ein möglichst valides Maß für diesen Zustand zu entwickeln.

Die Heilung vollzieht sich in mehreren Phasen. In der **Exsudation** (Entzündungs- und Reinigungsphase) wird zunächst die Blutung durch Gerinnung gestoppt. Danach schwemmt Wundflüssigkeit (das Exsudat) Zellreste, Keime und andere Fremdkörper aus der Wunde. Zellen des Immunsystems (u. a. Granulozyten und Monozyten) beseitigen Gewebereste und bekämpfen Keime. Über der Wunde bilde sich ein Netz aus dem Gerinnungseiweiß Fibrin. Bei normalem Verlauf ist diese Phase nach etwa vier Tagen abgeschlossen. In der **Granulation** bilden sich feinste neue Gefäße (Kapillare), gleichzeitig wandern Bindegewebszellen (die Fibroblasten) in das Gebiet der Wunde. Diese füllt sich mit Granulationsgewebe. Diese Phase beginnt ca. zwei Tage nach der Verletzung und endet nach etwa zwei Wochen. In der **Epithelisierung** (Reparations- und Regerationsphase) sorgen Myofibroblasten für eine Kontraktion der Wundränder, und es wandern Hautzellen (die Keratinozyten) vom Rand her in die Wunde und überziehen das Granulationsgewebe mit einer neuen Hautschicht, dem Epithel. Diese Phase beginnt nach drei bis vier Tagen und ist nach ca. drei Wochen abgeschlossen.

Vieles, was in diesen Phasen zur Wundheilung beiträgt, vollzieht sich tief innerhalb der Wunde und ist deshalb einer einfachen visuellen Beobachtung, sei es über die oben beschriebene Einschätzung des Arztes mit Hilfe des WAI oder über die Auswertung von Fotografien einer Wunde, eines weiteren traditionellen Ansatzes zur Bestimmung der Wundheilung,

nicht zugänglich. Dyson et al. (2003) verglichen den Einsatz eines hochauflösenden Ultraschall-Scanners (mit der hohen Frequenz von 20 MHz) mit dem fotografischen Ansatz und fanden die Ultraschall-Bestimmung überlegen. Diese Überlegenheit betraf sowohl die exakte Erfassung der Wundränder, die oft einer direkten Inspektion aufgrund von Verschorfungen nicht zugänglich sind, als auch die Identifikation unterschiedlicher Prozesse in der Tiefe der Wunde, die ganz wesentlich den Fortschritt der Wundheilung bestimmen. Obwohl die direkte Einschätzung der Wundheilung, sei es durch den Arzt oder über die Analyse von Fotografien, durchaus mit Merkmalen der Stressbelastung assoziiert ist (vgl. Krohne et al., 2003), stellt sie nur einen ersten (vergleichsweise groben) Ansatz dar, der, wo immer dies möglich und notwendig ist, durch die beschriebene Ultraschall-Analyse ergänzt werden sollte.

Dass bestimmte Variablen des **Immunsystems** wichtige Indikatoren des individuellen Stresszustands sind, wurde bereits im Zusammenhang mit der Darstellung physiologisch-biochemischer Parameter (▶ Abschn. 2.5.4) verdeutlicht. Damit beeinflusst das Immunsystem auch die postoperative Anpassung, insbesondere, wie oben beschrieben, den Prozess der Wundheilung. Eine Variable, die im Zusammenhang mit Einflüssen auf die Belastung des Patienten oft vernachlässigt wird, ist die **Schlafqualität**. Dieses Merkmal, das ja auch ein Kriterium im Genesungsfragebogen von Wolfer und Davis (1970) ist, beeinflusst seinerseits das Immunsystem und auf diesem Weg die postoperative Erholung. (Für eine Darstellung neuerer Befunde zum Zusammenhang zwischen Schlafqualität und Immunsystem vgl. Irwin, 2015.)

Allerdings hängt die Immunreaktion nicht nur vom aktuellen individuellen Stressniveau ab. Eine weitere Einflussgröße stellen die anästhetischen Medikamente dar, die während des Eingriffs verabreicht werden (Salo, 1992). Diese Medikamente entfalten ihre weiter oben beschriebenen Wirkungen über eine Beeinflussung der Übertragung von Nervenimpulsen. Sie regulieren dabei den Stress des operativen Eingriffs (Verletzungen, Schmerzen), indem sie u. a. auf die HPA-Achse (▶ Abschn. 2.5.4) einwirken und die Ausschüttung von Glucocorticoiden (speziell Cortisol) beeinflussen. Corticoid-Hormone haben aber, wie aus der Behandlung von Allergien bekannt ist, eine immunmodulatorische Wirkung. Allerdings sind die Effekte der einzelnen anästhetischen Medikamente auf die verschiedenen Komponenten des Immunsystems noch nicht umfassend erforscht. Colucci, Puig und Hernandez-Pando (2013) geben einen Überblick über mögliche Einflüsse dieser Medikamente auf die wesentlichen Immunparameter. Die Wirkung anästhetischer Substanzen und Techniken auf verschiedene Facetten des Immunsystems scheint jedoch eher kurzfristig zu sein, während die immunsuppressiven Effekte der Steroide (ACTH und Corticosteroide), die als Teil des „surgical stress response" (Kehlet, 1989, 1997; Wilmore, 2002; ▶ Abschn. 1.1) ausgelöst werden, offenbar länger (bis zu mehreren Tagen nach dem Eingriff) anhalten (Bradley, 1982). Eine medizinische Implikation dieses länger anhaltenden immunsuppressiven Effekts ist die Erhöhung der Wahrscheinlichkeit postoperativer bakterieller und viraler Infektionen.

Die Belastung durch **postoperative Schmerzen** kann über Selbsteinschätzungen anhand von Schmerzprotokollen oder über medizinische Daten (Verbrauch von Analgetika) erfasst werden. Dabei muss man allerdings berücksichtigen, dass man nie den „reinen" sensorischen Schmerz messen kann. In den verschiedenen Schmerzindikatoren schlägt sich stets eine Mischung aus allgemeiner Befindlichkeit, Aufmerksamkeit für körperinterne Vorgänge (Cioffi, 1991; Pennebaker, 1982), Schmerztoleranz (Dolce et al., 1986), Vorerfahrungen mit Schmerzen (Bachiocco et al., 1993), Erwartungen zu Schmerzen (Benedetti, 2012) und der therapeutischen Wirkung von Schmerzmedikamenten (Bingel et al., 2011), Versuchen der Schmerzbewältigung sowie sozialen und kulturellen Normen des Ausdrückens oder Berichtens von Schmerzen (Greenwald, 1991; Ng et al., 1996) nieder. Insofern darf es auch nicht verwundern, wenn bestimmte Schmerzmaße mit Indikatoren dieser Merkmale, etwa der selbstberichteten Angst oder allgemeinen Befindlichkeit, bedeutsam korrelieren.

Zur Schmerzmessung steht eine Vielzahl von Ansätzen und Instrumenten zur Verfügung (vgl. u. a. Pioch, 2005; Schandry, 2003). Dabei wird neben der Schmerzintensität häufig auch die Schmerzqualität erfasst. Ein bekanntes Verfahren ist der **McGill Pain Questionnaire** (Melzack, 1975). Auch

die **Schmerzempfindungs-Skala** (SES; Geissner, 1996) erfasst, wie die meisten dieser Fragebogen, getrennt affektive und sensorische Aspekte der Schmerzempfindung. Diese Instrumente werden jedoch in der Regel zur Diagnose und Therapie bei Patienten mit länger anhaltenden (bis zu chronischen) Schmerzen eingesetzt. Für die Erfassung von Akutschmerzen im postoperativen Zeitraum wird deshalb eher auf Schmerzprotokolle oder -tagebücher zurückgegriffen.

Über den Zugang der Selbsteinschätzung entwickelten Krohne und El-Giamal (2004) ein **Schmerztagebuch**, in das der Patient die **Intensität** seiner Schmerzen sowie die **affektive Belastung durch den Schmerz** eintrug. Auf einer elfstufigen Skala mit den Polen „kein Schmerz (0)" bis „stärkster vorstellbarer Schmerz (10)" schätzten die Patienten die Schmerzintensität ein. In entsprechender Weise wurde auf einer elfstufigen Skala mit den Polen „gar nicht (0)" bis „sehr stark (10)" die affektive Belastung durch den Schmerz bewertet.

Um den Schmerzverlauf genauer erfassen zu können, wurde der Tag bezüglich erlebter Schmerzintensität und affektiver Belastung in vier Zeitabschnitte gegliedert: Der Patient beantwortete die Fragen für die Nacht (0–6 Uhr), den Morgen (6–12 Uhr), den Nachmittag (12–18 Uhr) und den Abend (18–24 Uhr). Erhoben wurden die Schmerzen am Tag nach der Operation und am vierten postoperativen Tag. Die Scores für Intensität und affektive Belastung wurden für jeden Messzeitpunkt über die vier Tagesabschnitte jeweils zu einem Gesamtscore gemittelt, wenn mindestens zwei Einschätzungen von vier möglichen vorhanden waren. Die Reliabilitätsanalysen ergaben für die Einschätzung des Schmerzempfindens Werte von $\alpha = .87$ bis .94, für die affektive Belastung durch den Schmerz Werte von $\alpha = .90$ bis .95. Sowohl Schmerzstärke als auch affektive Belastung durch den Schmerz zeigten nicht nur das erwartete Absinken der Werte im postoperativen Verlauf, sondern wiesen auch bedeutsame Zusammenhänge mit anderen relevanten Merkmalen auf, etwa der Angst (El-Giamal et al., 1997; Krohne et al., 2003). Auf diese Beziehungen wird im Weiteren (▶ Abschn. 3.2) näher eingegangen.

Bei der **Schmerzmedikation** wird in der Regel der postoperative Verbrauch von **Psychopharmaka** (Benzodiazepine) und peripher sowie zentral wirkenden **Analgetika** aus den Kranken-akten entnommen. Der Analgetikaverbrauch kann dabei als ASS- bzw. Morphin-äquivalente Tages-dosis bestimmt werden (für die Umrechnung der gegebenen Medikamente in diese Dosis vgl. Kay & Lehmann, 1990). Die mittlere postoperative Tages-dosis, als Indikator der Belastung des Patienten, wird dabei am Körpergewicht des Patienten relati-viert. Neben der Registrierung der Menge und Stärke der verabreichten Analgetika könnte hier auch die bereits erwähnte **patientengesteuerte Analgesie (PCA)** zum Einsatz kommen. Hierbei kann sich der Patient die Schmerzmittel oral, nasal, epidural, int-ravenös (über eine sog. Schmerzpumpe) oder durch Inhalation selbst verabreichen. Auch hier dient die Dosis pro Zeiteinheit als Indikator der Schmerzbe-lastung. Verschiedene Anwendungsformen, Mög-lichkeiten der Überwachung der PCA sowie eventu-elle unerwünschte Nebenwirkungen werden in Grass (2005) behandelt.

Eng mit dem Schmerzerleben verbunden ist die **postoperative Erschöpfung** (Fatigue). Diese wird in der Regel ebenfalls meist über Selbsteinschätzungen erhoben, etwa über eine elfstufige Skala, die zwischen den Ausprägungen 0 (voller Energie) und 10 (totale Erschöpfung) variiert (vgl. u. a. Horvath, 2003).

Operative Eingriffe können zu einer (momen-tanen oder auch längerfristigen) Beeinträchtigung **kognitiver Funktionen** führen. Seit längerer Zeit bekannt, aber erst in jüngster Zeit verstärkt unter-sucht, sind unter diesen Beeinträchtigungen das **postoperative Delir** (POD; vgl. u. a. Gurlit & Möll-mann, 2008) und die **postoperative kognitive Dys-funktion** (POCD; Hanning, 2005; Tsai, Sands & Leung, 2010). Die Unterscheidung zwischen beiden Merkmalen ist allerdings nicht ganz einfach. Das Delir ist ein **akut** auftretendes Syndrom mit **fluk-tuierendem** Verlauf und Störungen in den Berei-chen Aufmerksamkeit, Gedächtnis, Orientierung, Wahrnehmung (evtl. mit Halluzinationen), Schlaf und psychomotorischen Reaktionen (sowohl Hyper- als auch, seltener, Hypoaktivität). POCD-Patienten werden dagegen als orientiert, aber deutlich beein-trächtigt in ihrer kognitiven Leistungsfähigkeit (Lernen, Gedächtnis, Aufmerksamkeit und Konzen-tration) beschrieben (vgl. Tsai et al., 2010).

Der zeitliche Verlauf unterscheidet beide Syn-drome nur unzulänglich. Zwar tritt das Delir im postoperativen Zeitraum in der Regel früher auf als POCD (typischerweise innerhalb der ersten vier Tage nach einer Operation), kann aber (ebenso wie POCD) zeitlich durchaus länger erstreckt sein. Viel-fach wird POCD auch als längerfristige Konsequenz eines Delirs angesehen (Gurlit & Möllmann, 2008). Unterschieden werden müssen beide Merkmale von den unmittelbar nach einem Eingriff beobachtbaren kurzzeitigen (bis zu zwei Tagen anhaltenden) kog-nitiven Einschränkungen. Diese sind Konsequenz der analgetischen oder anästhetischen Medikamente, deren Einfluss schwindet, wenn sie abgesetzt werden und ihre Stoffwechselprodukte ausgeschieden sind. Vorher haben Tests im Hinblick auf Delir und POCD deshalb auch nur eine eingeschränkte Aussagekraft.

Delir und POCD unterscheiden sich auch von der **Demenz**, z. B. der Alzheimer-Erkrankung. Bei der Demenz handelt es sich um eine chronische, oft schleichend verlaufende Abnahme der kogni-tiven Funktionen. Dabei bleiben jedoch Aufmerk-samkeit und Wahrnehmung, anders als beim Delir, eher unbeeinträchtigt. Gedächtnisdefizite betreffen beim Delir das Kurzzeitgedächtnis, also Prozesse der akustischen oder phonetischen Codierung von Information und des Memorierens (Rehearsal). Bei der Demenz ist dagegen das Langzeitgedächtnis betroffen, also Prozesse des Abrufens von Informa-tionen (z. B. Namen), die bereits vor längerer Zeit gespeichert wurden. Entsprechend finden sich bei der Demenz vermehrt Wortfindungsstörungen, während die Sprache beim Delir insgesamt inkohä-rent ist. Allerdings stellt eine präoperativ bestehende Demenz einen Risikofaktor für das Auftreten eines Delirs bzw. einer POCD dar (Gurlit & Möllmann, 2008).

Das Delir ist (aus naheliegenden Gründen) mit einem deutlich verlängerten Aufenthalt im Kranken-haus verbunden. Darüber hinaus besteht für POCD und Delir ein erhöhtes Risiko für bestimmte Kom-plikationen (Wundliegen, Harnwegsinfektionen, Lungenentzündungen, Ernährungsprobleme) oder Unfälle (speziell Stürze) sowie eine gesteigerte Mor-talität. So fanden Monk et al. (2008), dass von chir-urgischen Patienten ohne POCD-Diagnose 2 % in dem Jahr nach der Operation verstarben. Von Patien-ten, für die bereits im Krankenhaus und noch drei Monate später POCD diagnostiziert worden war, verstarben in diesem Zeitraum über 10 %.

Bei der diagnostischen Erfassung von Delir und POCD besteht eine große Variabilität der Methoden (Übersicht in Rudolph et al., 2010). Zur Diagnose des Delirs wird dem Patienten eine Reihe von Aufgaben (in meist wenig standardisierten Form) vorgelegt, z. B. Fragen nach Alter, Uhrzeit, Geburtsdatum, Rückwärtszählen von 20–1 oder Wiedererkennen von zwei Personen (Schwester, Arzt). Aus der Anzahl der Fehler wird dann die Diagnose hinsichtlich Delir gestellt. Eine ausgearbeitete Variante dieses Vorgehens ist der **Abbreviated Mental Test** (**AMT**; Hodkinson, 1972). In ihm werden zehn derartige Aufgaben dargeboten. Die Diagnose Delir ergibt sich, wenn der Patient bei 7–8 Aufgaben Fehler macht. Ein von Pflegepersonen auszufüllendes Beurteilungsinstrument ist die **Nusing Delirium Screening Scale** (**Nu-DESC**; Gaudreau et al., 2005). Auf einer dreistufigen Skala (0–2) wird zu drei Tagesabschnitten (0–8 Uhr, 8–16 Uhr, 16–24 Uhr) das Vorliegen und die Intensität von fünf Merkmalen eingeschätzt: Desorientierung, unangemessenes Verhalten (z. B. Dinge wegstoßen), unangemessene (z. B. inkohärente) Kommunikation, Illusionen oder Halluzinationen, psychomotorische Verlangsamung.

Zur Feststellung von POCD werden in der Regel standardisiertere Verfahren eingesetzt, von Selbstberichtsinstrumenten bis zu leistungsbasierten Tests. Diese Vielfalt von Messansätzen ist auch ein Indiz dafür, dass hinsichtlich der theoretischen Elaborierung der mit beiden Phänomenen verbundenen biologischen und kognitiven Prozesse noch deutliche Defizite bestehen. Daneben wird durch diese Variabilität der Messansätze natürlich auch die Vergleichbarkeit der damit erhobenen Befunde erschwert.

Das am häufigsten zu Diagnose von POCD herangezogene Verfahren ist die **Mini-Mental State Examination** (**MMSE**; Folstein, Folstein & McHugh, 1975; deutsche Version: Kessler, Denzler & Markowitsche, 1990). Es handelt sich hier um ein Interview, in dem praktische Fragen und Handlungsaufgaben gestellt werden. Erfasst werden dabei Bereiche wie Orientierung, Aufnahmefähigkeit, Aufmerksamkeit, Gedächtnis, Sprache, Lesen, Schreiben, das Ausführen von Anweisungen oder praktische Problemlösungen (z. B. ein Blatt Papier falten und ablegen). Es handelt sich also nicht um eine neurologische Testbatterie. Derartige Batterien werden, da in ihrer Darbietung sehr aufwendig, bei der Diagnose von POCD im klinischen Alltag nur sehr selten herangezogen.

Beim Einsatz dieser Testverfahren zur Diagnose von POCD ist eine Reihe von Punkten zu beachten, damit die erhobenen Daten auch diagnostisch verwertbar sind: Erstens können derartige Tests, wie bereits erwähnt, erst eingesetzt werden, wenn die unmittelbare Wirkung der im Zusammenhang mit dem Eingriff verabreichten analgetischen und anästhetischen Medikamente beendet ist. Zweitens ist, damit eine postoperative Beeinträchtigung festgestellt werden kann, eine Erhebung des kognitiven Ausgangsniveaus **vor** dem Eingriff notwendig. Erst durch den Vergleich später erhobener Werte mit dieser Baseline ist eine Aussage über postoperative kognitive Beeinträchtigungen sinnvoll. Drittens ist die Diagnose von POCD natürlich an die Registrierung des Verlaufs eventueller kognitive Einschränkungen gebunden. Auf der Basis dieser Verlaufsanalyse (vorübergehend vs. länger anhaltend) werden ja wesentliche Risikoabschätzungen im Hinblick auf weitere Konsequenzen kognitiver Dysfunktionen (bis hin zur Mortalität) getroffen. Da für eine Verlaufsanalyse entsprechende Testinstrumente wiederholt dargeboten werden müssen, ist die Erstellung äquivalenter Parallelformen unbedingt notwendig. Werden einfach dieselben Aufgaben (was offenbar in der Diagnostik von POCD der Regelfall zu sein scheint) wiederholt dargeboten, dann kommt es zu Lerneffekten, durch die eine genaue Einschätzung des aktuellen Leistungsniveaus beeinträchtigt wird.

Bei den möglichen Ursachen postoperativer kognitiver Beeinträchtigungen müssen Faktoren in der Person und in der Umwelt unterschieden werden (vgl. Gurlit & Möllmann, 2008; Hanning 2005; Tsai et al., 2010). Als mögliche **Faktoren in der Person** gelten höheres Alter, bereits bestehende Belastungen durch Erkrankungen, Depression, präoperative kognitive Störungen sowie Substanzmissbrauch. Auch eine genetische Prädisposition wird diskutiert (Yaffe et al., 1997).

Unter den der **Operationssituation** insgesamt zuzurechnenden Faktoren gelten Herz-Kreislaufprobleme sowie Leber- oder Niereninsuffizienz als bedeutsame Risikofaktoren, ebenso wie eine gestörte Elektrolyt- oder Glucosebilanz. Bei den perioperativ verabreichten Medikamenten werden u. a. Benzodiazepine (etwa bestimmte Anxiolytika), Antidepressiva, Parkinson-Medikamente, Corticosteroide und Diuretika mit der Auslösung eines Delirs in

Verbindung gebracht. Hinsichtlich des Operationstyps stellen Herzoperationen einen besonderen Risikofaktor dar. Der bei derartigen Eingriffen gelegte
Bypass könnte zu zerebralen Mikroembolien führen,
die dann wiederum kognitive Beeinträchtigungen
nach sich ziehen (Tsai et al., 2010). Auch die bei einer
Allgemeinanästhesie eingesetzten Anästhetika und
Analgetika (etwas Opioide) könnten mit späteren kognitiven Störungen verbunden sein, ebenso
wie die postoperativ verabreichten Schmerzmittel.
Dabei ist offenbar deren intravenöse Gabe, wie sie
bei der PCA der Regelfall ist, mit einem höheren
Risiko behaftet als die orale Zufuhr. Dieser Unterschied scheint in der unmittelbareren Wirksamkeit
der intravenösen Medikation mit einem schnelleren
Durchdringen der Blut-Hirn-Schranke begründet zu
sein. Postoperativ gelten hoher Blutverlust und die
Notwendigkeit einer Operationswiederholung sowie
akute Infektionen als Risikofaktoren.

Mögliche perioperative **Strategien zur Vermeidung** bzw. **Behandlung** von Delir und POCD
müssen ihren Ausgang in der präoperativen Identifizierung von Risikopatienten nehmen. Bei ihnen
müssen anästhetische und analgetische Medikamente besonders sparsam eingesetzt werden, ebenso
wie Sedativa oder Anxiolytika. Intraoperativ sollte
speziell auf den Einsatz kurzwirksamer Medikamente, eventuell unter EEG-Monitoring, geachtet
werden. Im gesamten perioperativen Zeitraum ist
darüber hinaus bei Risikopatienten eine spezielle
psychosoziale Begleitung mit dem Ziel einer möglichst weitgehenden Ausschaltung von Stressfaktoren
sowie der Durchführung kognitiver Trainings angezeigt (Gurlitt & Möllmann, 2008).

Informationen zur **Hospitalisierungs-** bzw. **postoperativen Verweildauer** als eines weiteren objektiven Indikators des Anpassungsstatus lassen sich aus
den Patientenakten gewinnen. Da auf diese Dauer
auch außermedizinische Umstände einwirken
können (etwa Stationsroutinen oder die vom medizinischen Personal eingeschätzte soziale Unterstützung des Patienten, ▶ Kap. 5), ist dieser Wert nicht
sonderlich aussagekräftig. Seine Gültigkeit als Indikator des postoperativen Patientenstatus lässt sich
dadurch erhöhen, dass man die tatsächliche Dauer
zur vorab durch den behandelnden Arzt eingeschätzten Verweildauer in Beziehung setzt (z. B. länger oder
kürzer als eingeschätzt; vgl. Krohne & Slangen, 2005).

Eine Reihe von Ansätzen zielt auf die Erfassung
von Merkmalen, die erst **nach der Entlassung aus der
Klinik** relevant werden und somit den Fortschritt bei
der Anpassung an die Alltagstätigkeiten nach einer
Operation dokumentieren. Hierzu gehören etwa
(je nach Art der Operation) Einkaufen, körperliche Übungen, Treppensteigen, Autofahren sowie
Büro-, Haus- oder Gartentätigkeiten (vgl. Talamini
et al., 2004). Kleinbeck (2000) entwickelte die **Postdi-
scharge Surgical Recovery Scale (PSR-S)**, mit der die
selbstberichtete Erholung jener Patienten gemessen
werden soll, die bereits 24 Stunden nach dem Eingriff
aus der Klinik entlassen wurden. Die PSR-S erfasst
mit 15 Items die Erholung in den fünf Bereichen allgemeiner Gesundheitszustand, Aktivität, Müdigkeit,
Arbeitsfähigkeit und gesundheitliche Erwartungen.
Ihre interne Konsistenz ist mit Werten um $\alpha = .90$
sehr hoch, ebenso ausgeprägt ist allerdings die Korrelation ($r = .76$) mit dem bereits vorgestellten Recovery Inventory von Wolfer und Davis (1970).

Neben diesen medizinischen Anpassungskriterien sollten für die Phase nach der Entlassung aus
der Klinik verstärkt auch psychologische und psychosoziale Kriterien verwendet werden (vgl. u. a.
Perez, Wittig & Tschopp, 1991). Hierzu gehören
verhaltensmäßige Merkmale wie Compliance, aber
auch beim Patienten erhobene emotionale Maße
für Ärger, Unzufriedenheit, Depression, Resignation, Hilflosigkeit oder Angst. Messinstrumente
zur Erfassung der **längerfristigen Anpassung** nach
einer Operation könnten sich an den von Cohen
und Lazarus (1979) formulierten **Anpassungsauf-
gaben einer Erkrankung** orientieren. Dabei sollte
erfasst werden, inwieweit Patienten zu bestimmten
Zeitpunkten nach der Operation Aufgaben erfüllen
können, wie das Herstellen emotionalen Gleichgewichts, die Aufnahme von Beziehungen zu Mitmen-
schen, Aufrechterhalten eines positiven Selbstbildes
sowie die Akzeptanz von negativen Gefühlen, die
im Zusammenhang mit der Erkrankung bzw. dem
Eingriff auftreten. Hinsichtlich des längerfristigen
postoperativen Status wären auch ein globales Kriterium wie die **Lebenszufriedenheit** bzw. **-qualität
(LZ)** sowie speziellere Merkmale wie Wiederanpassung an die Familiensituation, Wiederaufnahme der
Arbeitstätigkeit, Veränderungen des Lebensstils,
der Gewohnheiten sowie der sozialen und Freizeit-
aktivitäten zu berücksichtigen.

Unter LZ wird dabei allgemein die individuelle Einschätzung der eigenen Lebenssituation (bezogen u. a. auf den sozialen Kontext oder persönliche Interessen und Erwartungen) verstanden. Neben der globalen LZ erfassen entsprechende Instrumente meist noch mehrere Komponenten (Übersicht in Angermeyer, Kilian & Matchinger, 2000). Als Kriterien für die längerfristige Erholung nach einer Operation kommen dabei insbesondere die Zufriedenheit mit dem körperlichen und psychischen Befinden, dem Ausmaß der wiedererlangten Unabhängigkeit sowie den sozialen Beziehungen infrage (vgl. Ware et al., 1993). Besonders bei schwerwiegenden Eingriffen (etwa Organtransplantationen) sowie bei älteren Patienten stellt auch die **Überlebensrate** während eines definierten postoperativen Zeitraums (bzw. umgekehrt die **Mortalität**) ein wichtiges Kriterium dar.

3.2 Untersuchungen zum Zusammenhang von Stress und Anpassung

3.2.1 Vorbemerkung

Bereits Janis (1958) hatte darauf hingewiesen, dass neben medizinischen Variablen, etwa der Schwere des Eingriffs oder des körperlichen Zustands des Patienten, auch psychologische Faktoren wie Angst oder Depression die perioperative Anpassung und damit die Dauer und Qualität der postoperativen Erholung beeinflussen können. Seit dieser Pionierarbeit, die eher durch ihre Vielzahl von Anregungen als durch deren methodische und empirische Umsetzung beeindruckt, hat die Anzahl von Studien zum Einfluss psychologischer Faktoren auf den kurz- und längerfristigen Anpassungszustand des Patienten stark zugenommen. Die Forschung beschränkt sich dabei nicht mehr nur auf Aspekte der negativen Emotionalität wie Angst, Depression oder allgemeiner, negative Befindlichkeit (**Distress**), sondern berücksichtigt zunehmend auch positive Emotionen und Kognitionen, insbesondere Optimismus und Kompetenzerwartung. Zentrale Ausgangsvariable bei der Analyse des Anpassungsstatus und der Erholung ist aber natürlich die vorliegende Stressbelastung des Patienten. Positive Emotionen und Kognitionen stellen

Konsequenzen erlebter erfolgreicher Versuche der Belastungsbewältigung dar.

Bei der Analyse dieser Zusammenhänge wird in der Regel sorgfältig geachtet auf eine konzeptuelle und empirische Trennung von Dispositionen, die Patienten in die Situation des medizinischen Eingriffs mit einbringen, und aktuellen Zuständen, die sich als Ergebnis einer Wechselwirkung dieser Dispositionen und situativer Faktoren, etwa der Art des Eingriffs oder der Anästhesie, manifestieren. Darüber hinaus wird, wie in den vorangegangenen Abschnitten beschrieben, die Bestimmung des Anpassungsstatus auch nach den jeweiligen perioperativen Phasen differenziert.

Eine derartige differenzierte Erfassung von Merkmalen des Patienten wie auch der perioperativen Situation ist notwendig, da viele der als Indikatoren des Anpassungsstatus herangezogenen Variablen perioperativ recht unterschiedliche Verläufe zeigen. So nimmt etwa die selbstberichtete Angst, wie erwähnt, in der Regel ab, während sich für Depression und psychosomatische Beschwerden oft ein Anstieg findet (vgl. u. a. O'Hara et al., 1989). Der perioperative Prozess und hier insbesondere die Genesung sind also mehrdimensional, wie auch Johnston (1984) als Ergebnis von Faktorenanalysen postoperativer Anpassungsparameter nachweisen konnte.

Das Hauptgewicht der Forschung liegt allerdings heute gar nicht mehr auf der Registrierung des direkten Einflusses dieser emotionalen Variablen auf die perioperative Anpassung, sondern auf den komplexen Wechselwirkungen der dem Patienten in dieser Situation zur Verfügung stehenden Ressourcen mit den Einflüssen situativen Bedingungen und aktueller Zustände auf diesen Status. Zu diesen Ressourcen gehören die vom Patienten eingesetzten Strategien der Stressbewältigung, die erlebte soziale Unterstützung und insbesondere die gezielt geplanten und durchgeführten Interventionen zur Prävention und Verringerung der Stressbelastung. Stressbewältigung, soziale Unterstützung und psychologische Operationsvorbereitung sind derzeit die Hauptthemen, wenn es um Stress bei medizinischen Eingriffen geht. Über diese drei wichtigen Felder wird deshalb auch gesondert in den folgenden Kapiteln berichtet.

Auch diese Themen wurden bereits in den Arbeiten von Janis (1958) angesprochen. Er hatte für die

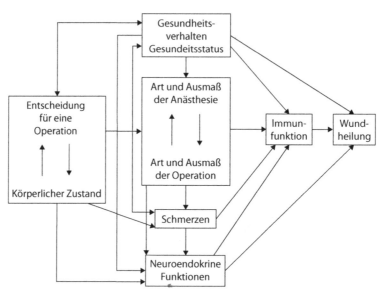

◘ Abb. 3.1   Ein Modell des komplexen Einflusses verschiedener Faktoren auf die Wundheilung (mod. nach Kiecolt-Glaser et al., 1998, Abbildung 1)

präoperative Phase einen psychologischen Prozess konzipiert, den er „**work of worrying**" nannte. Hierunter verstand er die gedankliche, und daraus resultierend eventuell auch verhaltensmäßige, Auseinandersetzung mit dem bevorstehenden belastenden Ereignis der Operation. Je besser diese Auseinandersetzung gelingt, desto geringer sollte die spätere Stressbelastung des Patienten sein. Aus dieser Überlegung heraus postulierte er eine **kurvilineare Beziehung** zwischen der präoperativ registrierten Angst und der anschließenden intra- und postoperativen Anpassung. Eine besonders niedrige präoperative Angst sollte danach Anzeichen einer Vermeidung der Auseinandersetzung mit dem bevorstehenden Stressereignis sein und deshalb zu schlechter Anpassung führen. Besonders hohe Angst sollte misslungene Auseinandersetzungsversuche indizieren und somit ebenfalls mit schlechter Anpassung verbunden sein. Ein mittleres, angesichts der bevorstehenden Bedrohung ja durchaus realistisches, Angstniveau sollte demgegenüber ein gelungenes work of worrying anzeigen und damit Prädiktor einer guten nachfolgenden Anpassung sein.

Wenn die Hypothese einer kurvilinearen Beziehung zwischen präoperativer Angst und perioperativer Anpassung bislang auch kaum empirisch

bestätigt werden konnte (vgl. u. a, Johnston & Carpenter, 1980; Wallace, 1986), so lassen sich aus den generellen Überlegungen von Janis doch immerhin zwei Schlussfolgerungen für künftige Arbeiten zum Thema perioperativer Stress ableiten: Zum einen ist es wichtig, nicht nur lineare, sondern auch komplexere Beziehungen zwischen den einzelnen Variablen innerhalb dieses Prozesses zu betrachten. Daneben bietet das Konzept wichtige Ansatzpunkte für die Gestaltung psychologischer Interventionen zur Stressprävention im operativen Kontext (► Kap. 6, ► Kap. 7).

Was die komplexen Beziehungen zwischen Einflüssen auf den Anpassungsstatus betrifft, so werden, im Sinne der transaktionalen Stresskonzeption (► Abschn. 2.3), zunehmend reziproke Beziehungen zwischen den einzelnen Faktoren betrachtet. So haben beispielsweise Kiecolt-Glaser et al. (1998, Abbildung 1) für den Genesungsparameter der Wundheilung ein komplexes biobehaviorales Modell mit verschiedenen psychologischen, verhaltensmäßigen und biologischen Pfaden aufgestellt, deren Komponenten sich wechselseitig bei der Wundheilung beeinflussen (◘ Abb. 3.1).

In diesem Abschnitt soll nur beispielhaft, um damit gewissermaßen die Validität der weiter oben beschriebenen Kriterien der perioperativen Anpassung zu belegen, über **direkte** Einflüsse der Stressbelastung (im weitesten Sinne) auf die Anpassung in den unterschiedlichen Phasen des operativen Geschehens berichtet werden. Ich orientiere mich dabei wieder an der eingeführten Trennung der Phasen nach prä-, intra- und postoperativ sowie längerfristiger Erholung. Als weiterer Gliederungsgesichtspunkt dienen die ausführlich beschriebenen unterschiedlichen Anpassungskriterien.

3.2.2 Die präoperative Anpassung

In Untersuchungen zum perioperativen Stress wird der präoperative Abschnitt selten als eigenständige Phase mit unterschiedlichen Beziehungen und Verläufen der einschlägigen Variablen betrachtet. Stattdessen interessieren die einzelnen Faktoren hier in erster Linie als Prädiktoren der später (intra- und postoperativ) zu erhebenden Kriteriumsvariablen. Weil viele Autoren auf eine sorgfältige Analyse der Struktur der relevanten präoperativen Variablen in der Regel verzichten, wird häufig auch hinsichtlich der Auswahl des Zeitpunkts, zu dem die Prädiktorvariablen erhoben werden, keine theoretisch fundierte Begründung gegeben. Prädiktoren wie Stressbelastung, präoperative Angst oder Depression werden meist unmittelbar nach der Aufnahme auf die Station registriert (gelegentlich, wenn sich das als praktisch erweist, auch schon vorher zuhause), ohne dass dabei der Abstand zum eigentlichen Eingriff konstant gehalten wird. Manchmal findet die Erhebung auch am Vortag der Operation statt (ohne dass dann aber immer genau angegeben wird, ob dies etwa vor oder nach der Primärindikationsvisite geschah), seltener direkt vor der Operation. In jedem Fall wird aber auf eine Registrierung und damit Analyse des präoperativen **Verlaufs** der einzelnen Belastungsvariablen verzichtet.

Tatsächlich ist der Zeitpunkt, zu dem diese Variablen erhoben werden, aber keineswegs beliebig, da viele Stressparameter präoperativ signifikante Veränderungen zeigen. Hinzu kommt, dass deren interindividuelle Varianz zu den einzelnen Messzeitpunkten sehr unterschiedlich sein kann. Generell gilt, je eindeutig bedrohlicher eine Situation erlebt wird (etwa am Morgen der Operation,

wenn zuvor keine anxiolytische Medikation gegeben wurde), desto gleichartiger reagieren die Patienten, d. h. desto geringer ist die interindividuelle Varianz der entsprechenden Merkmale. Umgekehrt sollte dort, wo die Situation noch viel Interpretationsspielraum für die verschiedenen Patienten bietet, diese Varianz entsprechend groß sein. Statistisch gesehen schlägt sich dieser Sachverhalt darin nieder, dass dort, wo die Varianz eines Parameters besonders gering ist, dessen Prädiktionsgüte entsprechend schwach ausfällt. Allein dieser Umstand erfordert schon ein genaues Nachdenken über den Zeitpunkt, zu dem präoperativ der Anpassungsstatus jeweils erhoben werden soll.

Unter der Zielsetzung, den perioperativen Verlauf wichtiger Belastungsindikatoren genauer zu analysieren, erhoben Krohne et al. (1989) bei 40 Patienten (19 Männer, 21 Frauen) mit einem gesichtschirurgischen Wahleingriff die Stressparameter selbstberichtete Zustandsangst (A-State), Konzentration freier Fettsäuren im Plasma (FFS) und Blutzuckerwert (BZ) zu vier präoperativen Messzeitpunkten:

1. nach stationärer Aufnahme,
2. nach anästhesiologischer Prämedikationsvisite (am Nachmittag vor der Operation),
3. am Morgen des Operationstages auf Station (ca. 7.15 Uhr)
4. unmittelbar vor Narkoseeinleitung im Einleitungsraum.

Zwischen den Zeitpunkten 1 und 2 lagen maximal zwei Tage. Die Patienten wurden nicht anxiolytisch prämediziert.[2]

Die folgende Abbildung (◘ Abb. 3.2) zeigt den Verlauf dieser Stressparameter über die vier präoperativen Zeitpunkte. Mit dem Herannahen des als bedrohlich wahrgenommenen Ereignisses Operation konnten für alle Parameter bedeutsame Veränderungen registriert werden. Bemerkenswert ist dabei der bis zum Morgen der Operation fast deckungsgleiche Verlauf der vom Patienten berichteten Zustandsangst

---

2 Außerdem wurde auch die dispositionelle und aktuelle Stressbewältigung auf den Dimensionen Vigilanz und kognitive Vermeidung (▶ Abschn. 4.4.3) erfasst. Über die Ergebnisse zu diesen Variablen wird in ▶ Kapitel 4 berichtet (▶ Kap. 4).

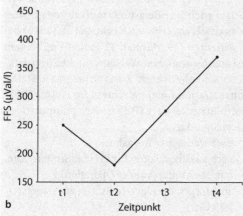

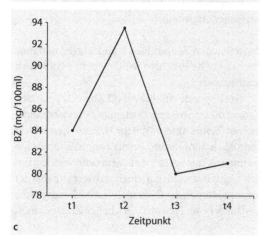

◘ Abb. 3.2 Präoperativer Verlauf der Stressparameter Zustandsangst, freie Fettsäuren (FFS) und Blutzucker (BZ)

und des metabolischen Parameters freie Fettsäuren. Dabei muss natürlich berücsichtigt werden, dass es sich hier um eine Mittelung von Daten handelt, bei einzelnen Patienten also durchaus diskrepante Verläufe beider Variablen auftreten können. Bei Berücksichtigung dieses Vorbehalts lässt sich immerhin Folgendes festhalten:

Nach Aufnahme in die Klinik kommt es offenbar zu einer erhöhten subjektiven und objektiven Belastung. Diese sinkt deutlich nach der Visite durch den Anästhesisten, da von dieser vermutlich eine unsicherheits- wie auch erregungsreduzierende Wirkung ausgeht. Mit herannahender Operation (Morgen des Eingriffs) zeigen beide Variablen dann erwartungsgemäß wieder erhöhte Werte, dieser Anstieg setzt sich für den physiologischen Parameter FFS, nicht aber für die kognitive Reaktion (A-State) fort. Dies könnte als Hinweis auf das verstärkte Einsetzen psychologischer Angstkontrollprozesse angesehen werden, von denen zunächst ein Wirksamwerden auf kognitiver und erst später (wenn überhaupt) eine Hemmung somatischer Prozesse erwartet wird (vgl. Krohne, 2010). Die Veränderung der Blutzuckerwerte folgt nicht diesem Muster. Vielmehr findet sich hier das Reaktionsmaximum zu dem Zeitpunkt (2), zu dem die anderen Variablen ihr Minimum erreichen. Offenbar wirken auf den BZ auch noch andere Einflussgrößen ein als auf die FFS, wobei zunächst einmal an die Nahrungsaufnahme zu denken ist. Der niedrige BZ-Wert am Morgen der Operation (Zeitpunkte 3 und 4) reflektiert natürlich die Tatsache, dass die Patienten längere Zeit keine Nahrung mehr zu sich genommen haben. Daneben scheinen bei anhaltendem Stress auch komplexe Regulationsprozesse zu bestehen, insbesondere ein negatives Feedback des BZ-Spiegels auf die Sekretion von Katecholaminen (O'Hanlon & Horvath, 1973). Dabei muss allerdings auf das Bestehen einer erheblichen interindividuellen Varianz dieser Werte zu jedem Messzeitpunkt hingewiesen werden. BZ ist also nur dann ein sinnvoller Stressindikator, wenn alle diese genannten Einflussgrößen kontrolliert werden.

Aus der Analyse dieses Befundmusters lassen sich Schlussfolgerungen für die Wahl eines geeigneten Messzeitpunkts zur Erhebung von Prädiktorvariablen (falls aus organisatorischen Gründen nur ein Zeitpunkt realisiert werden kann) wie auch zur Implementierung eines Programms zur psychologischen Operationsvorbereitung mit dem Ziel der

Stressreduzierung ableiten (▶ Kap. 6). Ungeeignet für beide Zielsetzungen sind wegen der sehr starken Belastungen offensichtlich Interventionen am Tag des Eingriffs selbst. Was die Vorhersage intra- und postoperativer Anpassungsparameter betrifft, so sprechen die mittleren Werte (und damit wahrscheinlich vergrößerten Varianzen) bei den Variablen A-State und FFS für die Wahl eines Zeitpunkts kurz nach Aufnahme auf die Station. Die Implementierung eines psychologischen Vorbereitungsprogramms ist dagegen dann zweckmäßig, wenn die emotionale Erregung des Patienten nicht zu groß ist, so dass er seine Aufmerksamkeit noch auf die dargebotenen Informationen lenken kann. Starke emotionale Erregung führt nämlich zu einer deutlichen Einschränkung des Bereichs beachteter und verarbeiteter Information (Krohne, 2010). Daher käme für die Implementierung in erster Linie der Zeitpunkt nach der Prämedikationsvisite in Frage (▶ Kap. 6).

Eine genauere Analyse der verschiedenen Parameter der präoperativen Anpassung ist aber nicht nur unter der Zielsetzung der Wahl des geeigneten Zeitpunkts für die Erhebung von Prädiktorvariablen oder die Implementierung eines Interventionsprogramms zur Stressprävention von Bedeutung. Auch die Beziehungen dieser Parameter untereinander sind sowohl für forschungsorientierte als auch anwendungsbezogene Fragestellungen von Interesse. Als Beispiel für eine derartige Beziehungsanalyse sei auf das im vorangegangenen Abschnitt kurz dargestellte biobehaviorale Modell der Determinanten der Wundheilung von Kiecolt-Glaser et al. (1998) verwiesen (◘ Abb. 3.1). Nach diesem Modell beeinflusst der psychische Zustand des Patienten sowohl das Gesundheitsverhalten (und damit den Gesundheitsstatus) als auch die neuroendokrinen Funktionen, das Schmerzerleben und die konkrete Gestaltung des Eingriffs (einschließlich der Anästhesie). Diese verschiedenen Merkmale sind auch untereinander vernetzt und beeinflussen zugleich die Immunfunktion und damit den Prozess der Wundheilung, der aber nicht nur von den Immunreaktionen abhängt. Empirische Analysen des Zusammenhangs einzelner präoperativer Variablen werden u. a. in Linn, Linn und Klimas (1988) sowie Tjemsland et al. (1997) dargestellt.

Als ein spezielles Thema der präoperativen Anpassung kann die Analyse medizinischer, psychosozialer und verhaltensmäßiger Merkmale bei Patienten angesehen werden, die auf eine **Organtransplantation** warten. Genauer geht es hier um die Frage, welche psychosozialen und verhaltensmäßigen Patientenmerkmale, unabhängig vom medizinischen Risiko der jeweiligen Transplantation, mit der Prognose des Anpassungsstatus der Patienten während der Wartezeit, aber auch nach erfolgter Transplantation zusammenhängen.

Dieser Zielsetzung hat sich für den Fall der **Herztransplantation** (HTX) die prospektive Studie „**Warten auf ein neues Herz**" gewidmet. Die Studie ist multizentrisch organisiert, d. h. sie wird in einer Reihe von Kliniken mit Schwerpunkten für derartige Operationen durchgeführt. Während der Wartezeit werden dabei psychosoziale und verhaltensmäßige Merkmale wie Depression, soziale Unterstützung, Ernährungsgewohnheiten sowie körperliche Aktivität erhoben und im Hinblick auf ihre Prognose für den Verlauf der Wartezeit (speziell im Hinblick auf das Auftreten von Ereignissen wie Versterben, hochdringliche Transplantation, Implantation von Herzunterstützungssystemen, Abmeldung von der Liste wegen klinischer Verschlechterung, aber auch wegen klinischer Verbesserung), der anschließenden Operation sowie der postoperativen Erholung (kurz- und langfristiges Überleben) analysiert (Spaderna, Weidner & Krohne, 2005; Spaderna et al., 2007).

HTX ist bei Patienten indiziert, die sich im Endstadium einer Herzerkrankung (Herzversagen) befinden und bei denen alle bisherigen Behandlungsmöglichkeiten (einschließlich operativer Eingriffe) keine nennenswerte Besserung erbracht haben. Die geschätzte Überlebensrate für ein Jahr liegt bei derartigen Patienten unter 20 %. Da die Verfügbarkeit von Spenderherzen sehr begrenzt ist und somit die Wartezeiten für eine HTX sehr lang sein können (im Jahr 2004 warteten ca. 25 % der Patienten länger als ein Jahr und über 6 % länger als zwei Jahre; Spaderna et al. 2007)[3], ist die Identifizierung medizinischer und psychosozialer Risikofaktoren für ein Versterben der Patienten oder eine Verschlechterung ihres Zustands während der Wartezeit und

---

3   Im Jahre 2012 hatte sich die Zahl der Patienten, die mehr als ein Jahr auf ein Spenderherz warteten, auf ca. 60 % erhöht (Rahmel, 2013).

eine entsprechende Betreuung und Behandlung von zentraler Bedeutung.

Für die Identifizierung medizinischer Risikofaktoren wurden verschiedene Beurteilungssysteme entwickelt, von denen der **Heart Failure Survival Score** (**HFSS**; Aaronson et al., 1997) der bekannteste ist. Der HFSS erfasst sieben prognostische Variablen, u. a. mittlerer arterielle Blutdruck, Herzrate im Ruhezustand, Ejektionsfraktion, maximale Sauerstoffaufnahme oder Ätiologie des Herzversagens (Ischämie versus Dilatation). Ein niedriger Wert indiziert dabei ein höheres Risiko. Neben der Mortalität prädiziert der HFSS auch weitere der oben genannten kritischen Ereignisse während der Wartezeit (Spaderna et al., 2012; Weidner & Spaderna, 2012).

Von den **psychosozialen Faktoren** haben sich insbesondere Depression, soziale Isolation, der Einsatz spezifischer Bewältigungsstrategien, körperliche Aktivität und Ernährungsgewohnheiten als Risikofaktoren für den Verlauf der Wartezeit erwiesen. So verglichen Spaderna, Mendell et al. (2010) im Rahmen des obengenannten Projekts den Verlauf des ersten Wartejahres bei HTX-Kandidaten mit starker sozialer Isolation (weniger als vier soziale Kontakte pro Monat) und hoher Depression (psychosoziale Risikogruppe, $n = 37$) mit dem bei sozial integrierten Patienten (mehr als zehn Kontakte pro Monat) und geringen Depressionswerten (geringes Risiko, $n = 47$). Es fanden sich bedeutsame Unterschiede bei verschiedenen Kriterien: So war die Mortalität in der Risikogruppe deutlich höher, umgekehrt fanden sich in der Gruppe mit Abmeldung aus der Liste wegen klinischer Verbesserung nur Patienten aus der Gruppe mit geringem psychosozialen Risiko. Besonders die niedrigen Depressionswerte erwiesen sich dabei, auch nach Kontrolle des Alters und der medizinischen Risikofaktoren, als gute Prädiktoren einer klinischen Verbesserung während der Wartezeit (Zahn et al., 2010), während soziale Isolation ein starkes Risiko für ein Versterben darstellte (Weidner et al., 2011).

Von den **verhaltensbedingten Einflussfaktoren** wurden besonders die körperliche Aktivität und die Ernährung untersucht. Dabei fand sich u. a., dass das Ausmaß körperliche Aktivität von Patienten auf der HTX-Warteliste von der Stärke ihrer Depression abhängt, wobei Patienten mit erhöhter Depression generell körperlich weniger aktiv sind (Spaderna,

Zahn et al., 2010). Spaderna et al. (2014) fanden, dass ein Verlauf der Wartezeit ohne Auftreten eines der genannten kritischen Ereignisse, neben medizinischen Faktoren, sowohl von verstärkter körperlicher Aktivität als auch von verringerter Depression, und zwar unabhängig voneinander, vorhergesagt wird. Die Wechselwirkung zwischen beiden Variablen wie auch die zu Beginn der Wartezeit erhobene Angst des Patienten waren dagegen nicht mit dem Kriterium assoziiert. Für das Ernährungsverhalten berichten Spaderna et al. (2013), dass Nahrung mit viel Salz und reich an gesättigten Fetten mit einem erhöhten Risiko für hochdringliche Transplantationen verbunden ist. Nahrung mit vielen (einfach und mehrfach) ungesättigten Fettsäuren verringert dagegen das Risiko der massiven Verschlechterung oder des Versterbens während der Wartezeit. Der vermehrte Konsum von Früchten und Gemüse erhöht die Chance, aufgrund klinischer Verbesserung aus der Warteliste entlassen zu werden.

Der Einfluss des Bewältigungsverhaltens (insbesondere der Verleugnung bzw. kognitiven Vermeidung, ▶ Kap. 4) auf die genannten Kriterien wurde bislang noch wenig untersucht (vgl. Spaderna et al., 2007). Möglicherweise beeinflusst dieses Merkmal aber das Überleben nach der Transplantation. So fanden Young et al. (1991), dass Patienten, die bald nach der Transplantation verstorben waren (vier Monate), präoperativ mehr verleugnende Bewältigungsstrategien angegeben hatten.

3.2.3 Die intraoperative Anpassung

Zwei Kriterienbereiche spielen bei der Bestimmung der intraoperativen Anpassung eine zentrale Rolle: **kardiovaskulärer Parameter** und Merkmale zum **Verlauf der Anästhesie**. Zu beiden Bereichen sollen beispielhaft einige Befunde dargestellt werden.

Höfling et al. (1988) fanden einen deutlichen Zusammenhang zwischen inhaltsanalytisch gewonnenen präoperativen Angstwerten (▶ Abschn. 2.5.3) und den Parametern Blutdruck und Herzrate während des Eingriffs. (Bemerkenswerterweise fand sich keine Beziehung zwischen diesen Merkmalen und der selbstberichteten Zustandsangst.) Gras et al. (2010) konnten dagegen für Patientinnen mit einer gynäkologischen Operation einen bedeutsamen

Zusammenhang zwischen der präoperativ (am Morgen des Eingriffs und unmittelbar vor der Operation) erhobenen patientenberichteten Zustandsangst (STAI) und der Herzrate (unmittelbar vor der Operation) registrieren. Die Herzrate, nicht aber die Zustandsangst, war wiederum positiv mit der Menge des (hypnotisch wirkenden) Narkoseeinleitungsmedikaments Propofol assoziiert.

An je 42 Frauen und Männern, die sich einem gesichtschirurgischen Wahleingriff in Vollnarkose zu unterziehen hatten und dabei nicht anxiolytisch prämediziert worden waren, erhoben Slangen, Krohne et al. (1993) als Indikator des Anästhesieverlaufs die Dosis des Narkoseeinleitungsmedikaments Thiopental (relativiert am Körpergewicht des Patienten) und als kardiovaskulären Parameter den durch Expertenrating bestimmten hämodynamischen Verlaufs mit den Kategorien „unauffällig" und „auffällig" (▶ Abschn. 3.1.3). Als Prädiktor diente u. a. die am Morgen des Operationstages erhobene selbstberichtete Zustandsangst.[4]

Die am Morgen der Operation erhobene Zustandsangst hatte eine bedeutsame Wirkung auf die Thiopentaldosis, die allerdings bei Männern und Frauen in entgegengesetzter Weise ausfiel. Während Frauen mit hoher Angst höhere Thiopentaldosen zur Einleitung erhielten, wurde Männern mehr Thiopental verabreicht, wenn sie zuvor wenig Angst angegeben hatten. Der für Frauen gefundene Zusammenhang konnte von Maranets und Kain (1999) für eine Stichprobe von 57 Patientinnen bestätigt werden: Höhere präoperative Angst (allerdings als mit dem STAI erhobene Trait-Angst; ▶ Abschn. 2.5.2) war mit vermehrter anästhetischer Medikation assoziiert.

Für Männer könnte man vermuten, dass sie verstärkt dazu neigen, sich ihre Angst am Morgen der Operation nicht einzugestehen. Durch den Transport zum OP, die Umgebung des Einleitungsraumes und das Erleben vorbereitender medizinischer Maßnahmen könnte bei diesen Patienten dann aber ein relativ stärkerer Angstanstieg ausgelöst werden als bei den Patienten, die zuvor schon hohe Angst angegeben hatten. Aufgrund dieses starken Angstanstiegs zum Zeitpunkt der Narkoseeinleitung benötigten sie

dann auch höhere Thiopentaldosen als die andere Gruppe.

Diese Interpretation legt die Vermutung nahe, dass einem selbstberichteten **geringen** Angstniveau bei Frauen und Männern eine unterschiedliche Dynamik zugrunde liegt. Bei Frauen könnten diese Angaben tatsächlich das reale Erleben von (vergleichsweise wenig) Angst widerspiegeln, während bei Männern hier eher mit dem Wirksamwerden von Mechanismen der Angstleugnung zu rechnen ist (vgl. Janis, 1958). Um diese Interpretation zu erhärten, müssen allerdings Angstmaße, die vom Selbstbericht des Patienten unabhängig sind, zusammen mit Variablen der aktuellen Stressbewältigung, herangezogen werden.

Um dem auffälligen Zusammenhang zwischen präoperativer Angst und intraoperativen Anpassungsparametern bei Männern näher nachzugehen, führten Slangen, Kleemann und Krohne (1993) eine Anschlussstudie an 40 Männern durch, die sich ebenfalls einem gesichtschirurgischen Wahleingriff in Vollnarkose ohne vorangegangene anxiolytische Medikation zu unterziehen hatten. Prädiktoren der intraoperativen Anpassung waren u. a. die selbstberichtete Zustandsangst mit den Komponenten **Besorgnis** und **Emotionalität** sowie die vom Anästhesisten auf insgesamt zehn Items während der Prämedikationsvisite eingeschätzte Angst des Patienten nach den drei Aspekten **Angstausdruck im Verbalverhalten (VER)**, **mitgeteilte operationsbezogene Angst (ANX)** sowie **informationsbezogene Fragen (INF)**. Die internen Konsistenzen dieser drei Einschätzskalen fielen mit Werten zwischen $\alpha = .53$ und .70 allerdings eher niedrig aus. Zur Bestimmung des Anästhesieverlaufs dienten die Dosen der Einleitungsmedikamente Thiopental und Fentanyl, jeweils relativiert am Körpergewicht des Patienten, sowie die mittlere alveolären Konzentration von Enfluran (MAC; ▶ Abschn. 3.1.3), das zur Aufrechterhaltung einer angemessenen Narkosetiefe eingesetzt wird.

Von den Parametern des Anästhesieverlaufs zeigte Fentanyl nur eine geringe interindividuelle Variabilität und erwies sich damit als schwacher Indikator von Unterschieden der intraoperativen Anpassung. Für die Thiopentaldosis fanden sich demgegenüber signifikante Beziehungen zu den Variablen der präoperativen Angst. Die Dosis korreliert negativ mit den am Morgen des Operationstages

---

4   Über Zusammenhänge mit präoperativ erhobenen Variablen der Stressbewältigung wird in ▶ Abschnitt 4.5 (▶ Abschn. 4.5) berichtet.

erhobene Angstvariablen Besorgnis ($r = -.45$) und Emotionalität ($-.47$) sowie mit der vom Anästhesisten beurteilten operationsbezogenen Angst (ANX; $r = -.39$). Dieser Zusammenhang bestätigt damit den von Slangen, Krohne et al. (1993) registrierten Befund einer **negativen** Beziehung zwischen der von Männern berichteten Angst und der Menge des zur Narkoseeinleitung verwendeten Medikaments. Darüber hinaus konnte diese Beziehung auch für die vom Anästhesisten registrierte Angst des Patienten gesichert werden. Dieses Ergebnis erfordert allerdings weitere Analysen, wobei insbesondere auch die psychometrische Qualität des Beurteilungsinstruments optimiert werden müsste.

Generell wird bei Untersuchungen des Zusammenhangs von präoperativer Angst mit der Güte des Narkoseverlaufs von einer linearen Beziehung zwischen beiden Merkmalen ausgegangen: Je angstvoller ein Patient vor der Operation ist (insbesondere auch vom Anästhesisten erlebt wird), desto erschwerter soll der Narkoseverlauf sein, gemessen etwa an der Menge der für die Einleitung und Aufrechterhaltung der Anästhesie benötigten Medikamente (vgl. z. B. Tolksdorf, 1985). Die dargestellten Befunde zeigen, dass die Beziehungen komplexer sind. So muss eine niedrige Angst keineswegs Anzeichen einer geringen operativen Stressbelastung sein, sondern kann auch, im Sinne der Konzepte **work of worrying** und **Angstleugnung** (▶ Kap. 4), ganz im Gegenteil auf einem hohen Belastungsgrad hinweisen. Hierbei sollten auch Geschlechtsunterschiede eine Rolle spielen, da Männer stärker als Frauen zur Angstleugnung tendieren (vgl. Krohne, 2010). Schließlich ist in diesem Zusammenhang noch mit dem Wirksamwerden eines weiteren Phänomens zu rechnen, der **stressinduzierten Analgesie (SIA)**.

Mit SIA wird das in vielen Studien gut belegte Phänomen bezeichnet, dass Menschen unter hohem Stress eine erhöhte Schmerztoleranz haben und entsprechend weniger Schmerzen berichten (vgl. u. a. Sternberg & Liebeskind, 1995). Die SIA impliziert die Aktivierung analgetischer Systeme im Gehirn mit der Freisetzung endogener Opioide. Dabei scheint das Opioid **β-Endorphin** eine Schlüsselrolle zu spielen. So konnten verschiedene Studien zeigen, dass die präoperative Angst die Konzentration von β-Endorphin im Plasma erhöht (u. a. Miralles et al., 1983; Pippingsköld et al., 1991; für eine Übersicht vgl. Butler & Finn, 2009). Ferner konnte gezeigt werden, dass die pharmakologische Verringerung von Angst zu einem Absinken des Plasmaspiegels von β-Endorphin führt (Walsh et al., 1987). In weiteren Studien fand sich darüber hinaus ein inverser Zusammenhang zwischen der Höhe des β-Endorphinspiegels und der vom Patienten benötigten Menge an Schmerzmitteln (Tamsen et al., 1982) sowie eine positive Beziehung zwischen der Höhe des β-Endorphinspiegels und der Dauer der analgetischen Wirkung eines Anästhetikums (Nader-Djalal et al., 1995). Das erhöhte Niveau von β-Endorphin sollte damit einen klinisch bedeutsamen endogenen analgetischen Effekt haben und deshalb die intraoperativ benötigte Menge der Anästhesiemedikation reduzieren. Wir haben es hier also mit einer autoanalgetischen Wirkung zu tun, die den Bedarf an extern zugeführten Analgetika verringert (de Bruin et al., 2001; Krohne, Schäfer et al., 1996; Schäfer et al., 1996).

Allerdings zeigen sich bei der Analyse des SIA-Effekts große individuelle Unterschiede. So scheinen das Geschlecht des Patienten, die dispositionelle Schmerztoleranz sowie das Ausmaß, in dem Menschen in der Vergangenheit mit Stressoren, insbesondere Schmerzreizen, konfrontiert waren, den Zusammenhang zwischen präoperativer Angst und intraoperativen anästhetischen Erfordernissen zu moderieren (Butler & Finn, 2009). Daneben ist es wichtig, die Dosierung anästhetischer Medikation an objektiven Indikatoren des Anästhesieverlaufs, etwa der erwähnten spektralen Eckfrequenz (SEF), und nicht an subjektiven Einschätzungen des Anästhesisten auszurichten. So fanden etwa de Bruin et al. (2001) bei Verwendung der SEF als Kriterium der Narkosetiefe in einem Pfadmodell des Zusammenhangs zwischen präoperativer Angst, der Konzentration von β-Endorphin im Plasma und anästhetischer Medikation nur für Patienten mit hoher dispositioneller Operationsangst (erfasst mit dem Inventar STOA; ▶ Abschn. 2.5.2) den SIA-Effekt, d. h. einen negativen Zusammenhang zwischen präoperativer Angst und der Dosis des Einleitungsmedikaments Thiopental. Der Zusammenhang war dabei für die vom Patienten berichtete Angst (gemessen mit der Zustandsangstskala des STOA) deutlicher ausgeprägt ($p < .05$) als für die vom Anästhesisten registrierte emotionale Erregung ($p < .10$).

3.2.4 Die postoperative Anpassung

Der Einfluss der Belastung des Patienten auf den Verlauf seiner postoperativen Erholung bildet natürlich den Kernbereich der Untersuchungen zum perioperativen Stress. Entsprechend zahlreich und vielfältig sind die hierzu durchgeführten Studien, wobei insbesondere die große Heterogenität der Untersuchungen auffällt. Diese Unterschiedlichkeit bezieht sich auf die Arten medizinischer Eingriffe, die Untersuchungsmethodik, die Definition der Erholungskriterien und insbesondere auf die Verfahren zu deren Erfassung. Mit dieser Heterogenität, die eine Synthese der Einzelergebnisse, etwa mit Hilfe einer Metaanalyse, praktisch unmöglich macht, korrespondiert die Vielfalt der Ergebnisse. Deshalb werden an dieser Stelle auch nur ausgewählte Einzelbefunde vorgestellt, die eher der Illustrierung möglicher Zusammenhänge und damit der Anregung für künftige Forschungen dienen als der Sicherung stringent abgeleiteter Hypothesen über den Zusammenhang von Stress und Erholung.

Aus Gründen der Übersichtlichkeit wird diese Vielfalt in einigen zentralen Themen gebündelt. Ich berichte zunächst über Einflüsse auf die **unmittelbare postoperative Erholungsphase**, wie sie u. a. anhand der Kriterien verschiedener Scoring-Systeme (▶ Abschn. 3.1.4) gemessen werden können. Als nächstes werden Studien vorgestellt, in denen verschiedene Aspekte der **Erholung nach dieser unmittelbaren Phase** untersucht werden. Häufig werden diese Aspekte in einem Index (etwa dem **Recovery Inventory**; Wolfer & Davis, 1970; vgl. auch Krohne et al., 2003) zusammengefasst. Zentrale Kriterien derartiger Instrumente sind in der Regel die **Wundheilung** und die **postoperativen Schmerzen**. Untersuchungen zu speziell diesen Merkmalen werden deshalb als nächstes gesondert behandelt, wobei im Zusammenhang mit der Wundheilung auch über Studien zur **Immunreaktion** berichtet wird. Zum Einfluss von psychologischem Stress auf **kognitive Dysfunktionen nach einem Eingriff** liegen kaum Forschungsergebnisse vor, so dass ich auf dieses Anpassungsmerkmal nur kurz eingehe. Abschließend befasse ich mich mit der **postoperativen Verweildauer**, die sozusagen das globalste Maß der postoperativen Erholung darstellt.

Bei der Vorhersage der verschiedenen Aspekte postoperativer Erholung gehe ich jeweils zunächst auf Variablen der Angst und Stressbelastung ein, zu denen der Großteil der publizierten Untersuchungen durchgeführt wurde. Soweit Arbeiten hierzu vorliegen, berichte ich dann über Studien zu anderen „negativen" Emotionen wie Depression oder Ärger, über Zusammenhänge mit Erwartungen der Patienten hinsichtlich ihrer Erholung (Übersicht in Mondloch, Cole & Frank, 2001) sowie über „protektive" Persönlichkeitsmerkmale wie Optimismus oder Kontrollüberzeugung.

Als Indikator der **unmittelbaren postoperativen Erholung** registrierten Liu, Barry und Weinman (1994) die Länge der Zeit zwischen der Beendigung der Anästhesie und dem Öffnen der Augen nach Aufforderung und fanden für dieses Maß einen sehr signifikanten Zusammenhang mit der vom Patienten präoperativ berichteten generellen Stressbelastung. Je mehr Belastung die Patienten auf einer Skala mit 29 stressauslösenden Lebensereignissen angegeben hatten, desto länger war die Zeitspanne bis zum ersten Öffnen der Augen ($r = .65, p < .001$). Ein verzögertes Öffnen indiziert offenbar, dass die Anästhesie nicht gut vertragen wurde. Entsprechend fanden Berlin et al. (1982), dass Patienten, die präoperativ eine allgemeine schlechte Befindlichkeit berichtet hatten, nach der Operation angaben, die Narkose vergleichsweise schlecht vertragen zu haben.

Kalkman et al. (2003) beobachteten chirurgische Patienten im Aufwachraum und ließen eine Krankenschwester, die ansonsten nicht mit der postoperativen Versorgung des Patienten befasst war, dessen Schmerzen auf einer 11-Punkte-Skala einschätzen. Präoperativ waren die allgemeine Angst (STAI; Trait und State) sowie die operationsbezogene Ängstlichkeit erhoben worden. Es fand sich nur für diese spezifische Ängstlichkeit, nicht aber für die allgemeine Angst, eine bedeutsame positive Assoziation mit den eingeschätzten Schmerzen.

Holl (1995) konnte einen bedeutsamen positiven Zusammenhang zwischen der Menge verabreichter Analgetika auf der Intensivstation und der Zustandsangst des Patienten (allerdings erst erfasst nach Verlegung aus der Intensivstation) beobachten. Einen noch bedeutsameren Einfluss auf den Analgetikaverbrauch in dieser postoperativen Phase hatte allerdings das (präoperativ erhobene) Kontrollbedürfnis des Patienten (▶ Abschn. 3.2). Je höher dieses Bedürfnis war und je mehr wahrgenommene Kontrolle die Patienten angegeben hatten, desto weniger schmerzlindernde Mittel erhielten sie auf der Intensivstation. Dieser Befund entspricht dem mehrfach gesicherten Zusammenhang, nach dem Patienten mit internaler Kontrollüberzeugung (▶ Abschn. 2.5) eine höhere Schmerztoleranz und damit geringere Nachfrage nach Schmerzmedikation haben als Externe (u. a. Johnson, Magnani et al., 1989).

Die meisten Untersuchungen erfassen die der unmittelbaren Erholung folgende Phase mit Hilfe eines **Erholungsinventars** (Recovery Inventory), das entweder vom Patienten oder vom zuständigen ärztlichen Personal ausgefüllt wird. Wenn dabei standardisierte Instrumente verwendet werden, etwa der QoR-40-Fragebogen (▶ Abschn. 3.1), sind beide Zugangsweisen in der Regel deutlich korreliert (um $r = .80$; vgl. Gower et al., 2006). Soweit es sich um Selbstberichte handelt, muss allerdings auf das zentrale Problem subjektiver (erlebnisdeskriptiver) Erhebungen hingewiesen werden (▶ Abschn. 2.5.2): Ein ausgeprägter Zusammenhang zwischen der Beschreibung der präoperativen Befindlichkeit und Angaben zur Güte der postoperativen Erholung muss nicht notwendigerweise eine tatsächlich vorhandene und auch objektiv registrierbare Beziehung widerspiegeln, sondern kann auch durch Reaktionstendenzen des Probanden bestimmt sein, etwa durch die Tendenz, negativen eigenen Zuständen und Merkmalen der Situation verstärkte Aufmerksamkeit zu schenken (Watson & Pennebaker, 1989). Im Sinne dieser Annahme könnte auch der oben dargestellte Befund von Berlin et al. (1982) interpretiert werden, nach dem Patienten mit selbstberichteter schlechter präoperativer Befindlichkeit angaben, die Narkose schlecht vertragen zu haben. Auch die Vielzahl der Ergebnisse, nach denen selbstberichtete schlechte präoperative Befindlichkeit mit vermehrtem postoperativen Schmerzerleben assoziiert ist (Übersicht u. a. in Huber & Lautenbacher, 2008; Munafò & Stevenson, 2001), dürfte zumindest zum Teil durch eine derartige Reaktionstendenz erklärt werden können.

Bei der Angst wie auch bei anderen emotionsrelevanten Merkmalen muss man, wie erwähnt (▶ Abschn. 2.5.2), zwischen der Eigenschaft (Ängstlichkeit) und dem aktuellen Zustand unterscheiden.

Für allgemeine Maße der Ängstlichkeit, etwa die Trait-Skala des STAI oder ähnliche Instrumente, liegen überwiegend insignifikante Befunde vor. Es lassen sich also kaum direkte Beziehungen zwischen Ängstlichkeit und Variablen der Erholung nachweisen. (Für Ausnahmen vgl. etwa Chapman & Cox, 1977; George et al., 1980; Parbrook, Steel & Darymple, 1973.) Etwas günstiger ist die Lage, wenn statt Tests der allgemeinen Ängstlichkeit bereichsspezifische, auf medizinische Eingriffe bezogene, Skalen verwendet werden. So konnten Krohne und Schmuckle (2006a) sehr signifikante Zusammenhänge (um $r = .40$) zwischen der Trait-Skala des STOA und vom Patienten am 1. und 4. postoperativen Tag mit dem Gf-RI eingeschätzten Problemen bei der Genesung nachweisen.

In neueren Arbeiten bleibt das Merkmal Ängstlichkeit zunehmend unberücksichtigt, stattdessen konzentriert sich die Aufmerksamkeit auf Zustandsmaße der Angst. So fanden Stengrevics et al. (1996), dass die Höhe der präoperativ erhobenen aktuellen Angst die Anzahl der postoperativen Komplikationen (entnommen aus den Patientenakten) bedeutsam vorhersagte. Ein stärkerer Prädiktor der Komplikationen war allerdings hier der aktuelle Ärgerzustand. Krohne und Schmuckle (2006a) differenzierten Zustandsangst mit Hilfe des STOA in affektive und kognitive Reaktionen und fanden für beide Komponenten bedeutsame Zusammenhänge (um $r = -.30$) mit der vom Patienten postoperativ eingeschätzten Erholung (Gf-RI). Linn et al. (1988) erfassten präoperativ das Ausmaß erlebter Stressbelastung sowie die physiologischen Stressreaktionen im **Eiswassertest** (cold pressor test).[5] Je stärker diese Reaktionen ausfielen und je höher die Stressbelastung war, desto schlechter verlief die Genesung, gemessen an klinischen Kriterien wie Immunreaktionen, Komplikationen, Ausmaß der Medikation und Verweildauer.

George et al. (1980) erhoben bei Patienten mit kieferchirurgischen Eingriffen präoperativ negative

---

5   Bei diesem Test wird die Hand oder der Unterarm, gewöhnlich für eine Minute, in ein Gefäß mit Eiswasser getaucht. Dabei werden Veränderungen verschiedener kardiovaskulärer Reaktionen (Blutdruck, Herzrate) registriert. Die Stärke dieser Reaktionen gilt als Indikator für das Reagieren auf Stressbelastungen, wobei hohe Werte eine vermehrte Stressanfälligkeit indizieren.

Erwartungen zum Befinden nach dem Eingriff (Schmerzen, Schwellungen, Behinderungen beim Schlafen und Essen) sowie auf die Genesung bezogene Ängste (speziell zu Komplikationen) und ließen von Ärzten postoperativ die Genesungsmerkmale Schwellungen (am 4. postoperativen Tag) und Heilungsprozess (zwei Wochen nach dem Eingriff) einschätzen. Nach Kontrolle weiterer Einflussfaktoren mit Hilfe einer multiplen Regression fand sich eine signifikant negative Beziehung dieser präoperativen Ängste und Befürchtungen zur Güte der in einem Index zusammengefassten Genesung.

Von Erwartungen, die sich auf die **Befindlichkeit** (z. B. Schmerzen) nach einem medizinischen Eingriff beziehen, scheint eher ein negativer Einfluss auf die postoperative Erholung auszugehen. Anders verhält es sich bei Erwartungen, die sich auf die Durchführung von **Tätigkeiten** beziehen, die nach dem Eingriff möglichst bald wieder aufgenommen werden sollten. Diese Kompetenzerwartungen (▶ Abschn. 2.5) prädizieren in der Regel eine gute Erholung (Übersicht in Mondloch et al., 2001).

Slangen, Krohne et al. (1993) untersuchten in ihrer bereits erwähnten Studie (▶ Abschn. 3.2.3), ob Patienten nach einem gesichtschirurgischen Wahleingriff in Allgemeinanästhesie in den Tagen nach der Operation Psychopharmaka (Benzodiazepine) erhielten und registrierten eine signifikante Wechselwirkung von Geschlecht und präoperativer Angst auf dieses Merkmal. Mit Hilfe einer Logitanalyse fanden sie, dass bei Frauen, die am Morgen der Operation hohe Angst angegeben hatten, die Chance, postoperativ Psychopharmaka zu erhalten, geringer war als bei Frauen mit niedriger Angst (odds ratio =0.36). Dagegen war bei Männern mit hoher Angst die Wahrscheinlichkeit, diese Medikamente zu erhalten, fast fünfmal so hoch wie bei Männern mit niedriger Angst (odds ratio =4.88).

Dieser besonders für Männer sehr ausgeprägte Zusammenhang bestätigt die für die intraoperative Anpassung berichteten Befunde (vgl. Slangen, Kleemann et al., 1993; Slangen, Krohne et al., 1993). Wie erwähnt, neigen Männern offenbar verstärkt dazu, sich ihre Angst vor der Operation nicht einzugestehen. Mit Beginn der vorbereitenden medizinischen Maßnahmen bricht diese angstleugnende Strategie dann sozusagen zusammen, was zu einem starken und nur noch schwer durch den Patienten

selbst zu kontrollierenden Angstanstieg führt. Entsprechend benötigen derartige Personen dann vermehrt medikamentöse Hilfe (intraoperativ höhere Thiopentaldosen und postoperativ beruhigende Psychopharmaka).

Soweit psychologische Einflüsse auf den **Verlauf der Wundheilung** betrachtet werden, spielt in aller Regel der Zusammenhang zwischen Stress und **Immunreaktionen** eine zentrale Rolle (Yang & Glaser, 2005). Auf Untersuchungen hierzu soll deshalb als erstes eingegangen werden.

Vollmer-Conna et al. (2009) erhoben bei 29 Frauen, die sich einem Wahleingriff (Entfernung der Gallenblase) zu unterziehen hatten, zu drei Messzeitpunkten (nach Aufnahme in die Klinik, drei Tage nach dem Eingriff, einen Monat nach der Entlassung) prä- und postoperativ die selbstberichtete negative Befindlichkeit (Angst, Depression, Stresserleben) sowie das Ausmaß an vom Arzt eingeschätzten Infektionen und postoperativen Komplikationen. Als Komplikationen wurden Fieber, verzögerte orale Nahrungsaufnahme, austretende Gallenflüssigkeit und verschlechterte Wundheilung angesehen. Der Immunstatus wurde zu allen drei Messzeitpunkten über Indikatoren der spezifischen (Lymphozyten) und extrazellulären Abwehr (Immunglobuline) bestimmt. Außerdem wurde zwei Wochen vor dem Eingriff der Immunstatus bei diesen Patienten und einer vergleichbaren Kontrollgruppe ohne bevorstehende Operation erhoben. Dabei zeigte sich, dass der Immunstatus der Frauen, denen eine Operation bevorstand, zu diesem Zeitpunkt im Durchschnitt nicht schlechter war als der der unbelasteten Kontrollgruppe.

Mit Hilfe von Strukturgleichungsanalysen wurde ein Modell als angepasst bestimmt, in dem die präoperative negative Befindlichkeit sowohl mit dem Immunstatus vor als auch unmittelbar nach der Operation bedeutsam negativ assoziiert war. Zwischen dem Immunstatus vor und unmittelbar nach der Operation bestand natürlich ebenfalls ein deutlich positiver Zusammenhang. Der Immunstatus unmittelbar nach der Operation hatte seinerseits Einfluss auf das Ausmaß postoperativer Komplikationen und den Immunstatus nach der Entlassung. Vom Immunstatus nach der Entlassung hing wiederum das Auftreten von Infektionen ab, was darauf hinweist, dass es sich bei der durch die negative Affektivität ausgelösten verschlechterten Immunfunktion offenbar um ein länger anhaltendes Phänomen handelt. Die negative Affektivität nach der Operation war von der Ausprägung dieses Merkmals vor dem Eingriff, aber auch vom Ausmaß der postoperativen Komplikationen abhängig.

Dieses (allerdings nur für eine sehr kleine Stichprobe) empirisch bestimmte Modell des Zusammenhangs perioperativer Anpassungsparameter lässt sich recht gut in das bereits skizzierte Rahmenmodell von Kiecolt-Glaser et al. (1998, ◘ Abb. 3.1) integrieren. Es ist also naheliegend, von einem Einfluss der präoperativen Stressbelastung (Angst, weitere negative Emotionen, erlebter Stress) auf den perioperativen Immunstatus auszugehen. Dieser Status kann wiederum Komplikationen, die nach einem Eingriff eintreten können, insbesondere Infektionen und eine verschlechterte Wundheilung, mit determinieren. Entsprechende Zusammenhänge konnten auch in einer Reihe weiterer Studien, die hier nur kursorisch erwähnt werden sollen, belegt werden.

Broadbent et al. (2003) erhoben präoperativ die Stärke der alltäglichen Stressbelastung der Patienten (im Sinne des Konzepts von Lazarus; ▶ Abschn. 2.3) und das Ausmaß von Sorgen über den Ausgang der bevorstehenden Operation (Leistenbruch). Postoperativ wurden über Selbsteinschätzungen die Schmerzstärke und der Genesungsverlauf gemessen sowie aus der Wundflüssigkeit der Immunparameter IL-1 bestimmt, von dem bekannt ist, dass er bei hoher Stressbelastung in seinem Niveau sinkt (▶ Abschn. 2.5.4). In Übereinstimmung mit bisherigen Befunden (vgl. Yang & Glaser, 2005) fand sich, dass hohe präoperative Stressbelastung mit einem niedrigen Niveau von IL-1 assoziiert war. Die, zeitlich relativ kurz erstreckten, Sorgen über den Operationsverlauf waren nicht mit dem IL-1-Niveau verbunden, sondern nur mit dem Selbstbericht über stärkere postoperative Schmerzen und einen schlechteren Genesungsverlauf.

Beschränkt auf den Prozess der Wundheilung registrierten Ebrecht et al. (2004) signifikant negative Zusammenhänge zwischen der perioperativ (14 Tage vor und nach dem Eingriff sowie am Tag des Eingriffs) erhobenen subjektiven Stressbelastung und dem Fortschritt der über Ultraschallmessung bestimmten Wundheilung. In einer Übersicht und Metaanalyse entsprechender Arbeiten fanden

Walburn et al. (2009) für 17 von 22 Studien einen bedeutsamen Zusammenhang zwischen erhöhtem Stress und verschlechterter Wundheilung. Der metaanalytisch bestimmte Koeffizient betrug $r = .42$ ($p < .01$). Friedrich (1997) registrierte bei 76 Patienten (40 Männern und 36 Frauen), die sich unterschiedlichen Wahleingriffen unter Vollnarkose zu unterziehen hatten, eine bedeutsame Beziehung zwischen der präoperativ gemessenen Ängstlichkeit (STOA) und einer verschlechterten Wundheilung (erhoben über Fremdbeurteilung mit Hilfe des Wundheilungsfragebogens von Holden-Lund, 1988). Einen entsprechenden Zusammenhang registrierten auch Krohne und Schmukle (2006b).

Neben der Stressbelastung beeinflusst auch Depressivität den Verlauf der Wundheilung. Bosch et al. (2007) registrierten bei Studierenden die Höhe der Depressivität (gemessen mit dem BDI; ▶ Abschn. 2.5.2) und das Ausmaß erlebter Einsamkeit (erfasst über die **UCLA Loneliness Scale**; Russel, Peplau & Cutrona, 1980) und teilten die Probanden mit besonders hohen bzw. niedrigen Werten auf diesen Skalen (obere vs. untere 20 %) in die Gruppen dysphorisch vs. nichtdysphorisch ein. In Entsprechung zu den dargestellten Befunden zur Stressbelastung fand sich für dysphorische Studierende eine signifikant verlangsamte Wundheilung.

Das Paradigma der **artifiziell erzeugten Wunde** ist ein wichtiges Hilfsmittel zur experimentellen Untersuchung früher Prozesse der Wundheilung. Hierbei werden in hochstandardisierter Form mittels einer auf der Haut des (nichtdominanten) Unterarms angebrachten Pumpe über das dabei entstandene Vakuum kleine Bläschen (ca. 8 mm) erzeugt. Nachdem die Flüssigkeit mittels einer Spritze aus den Bläschen entfernt wurde, wird die Oberhaut (Epidermis) des Bläschens steril entfernt und eine Plastikabdeckung angebracht, die mit einem körpereigenen Serum gefüllt ist. Das Ganze wird anschließend steril verschlossen. In definierten Zeitabständen (etwa 4–24 Stunden) wird nacheinander das Serum aus den einzelnen Abdeckungen mittels einer Spritze entfernt. Sodann werden die in der Flüssigkeit enthaltenen Zellen gezählt und per Zentrifuge getrennt. (Für eine detaillierte Beschreibung dieses Paradigmas und die Darstellung empirischer Befunde hierzu vgl. u. a. Glaser et al., 1999.)

Mit Hilfe dieses Paradigmas untersuchten Kiecolt-Glaser et al. (2005) den Einfluss des Merkmals Feindseligkeit auf die Schnelligkeit der Wundheilung. Hierzu ließen sie Ehepaare in einer standardisierten Beobachtungssituation über partnerschaftsbezogene Problembereiche (u. a. Geld, Kommunikation, Verwandte) diskutieren und registrierten dabei mit Hilfe eines auf diese Interaktionen bezogenen Codiersystems das Auftreten von Merkmalen der Feindseligkeit (negative Affekte, konflikthafte Kommunikationen, mangelndes Zuhören). Für eine anschließend erzeugte artifizielle Wunde wurden sodann verschiedene Immunparameter und der Verlauf der Wundheilung gemessen. Es zeigte sich, dass die Wunden bei feindseligen Paaren bedeutsam langsamer heilten als bei Paaren mit nichtfeindseliger Interaktion. Feindseligkeit war zudem mit stärkeren Anstiegen der Niveaus der proinflammatorischen Zytokine IL-6 und TNF-α verbunden (▶ Abschn. 2.5.4). Zwar ist die Produktion proinflammatorischer Zytokine generell günstig für die Wundheilung, ein Überschießen dieser Produktion kann aber in dieser Hinsicht dysfunktionell sein (Glaser & Kiecolt-Glaser, 2005).

Neben der Feindseligkeit sollte auch der Ausdruck der damit zusammenhängenden Emotion Ärger Einfluss auf die Immunfunktion und damit die Wundheilung haben. Wie bereits dargestellt (▶ Abschn. 2.5.2), lassen sich beim Ärgerausdruck drei Aspekte unterscheiden: der offene, ungehemmte, Ausdruck von Ärger (**Anger-out**), die Unterdrückung des Ärgers und seine Ausrichtung nach innen (**Anger-in**) sowie der jeweils der Situation angemessene Ärgerausdruck (**Anger Control**; vgl. Spielberger et al., 1985).

Gouin et al. (2008) benutzten ebenfalls das Paradigma der artifiziellen Wunde und fanden, dass Personen mit niedrigen Werten in Ärgerkontrolle, also mit wenig Kontrolle beim Ausdruck der Emotion Ärger, vier Tage nach dem Eingriff eine langsamere Wundheilung zeigten als Personen mit hoher Ärgerkontrolle. Die beiden anderen Variablen des Ärgerausdrucks (Anger-out und Anger-in) waren dagegen nicht bedeutsam mit dem Heilungszustand assoziiert. Auch die zusätzlich erhobenen Merkmale Feindseligkeit, negative Affektivität, soziale Unterstützung und Gesundheitsverhalten (u. a. körperliche

Aktivität, Alkoholkonsum, Schlaf) trugen nicht zusätzlich zur Aufklärung individueller Unterschiede in der Wundheilung bei.

Die Autoren konnten also den von Kiecolt-Glaser et al. (2005) gefundenen Zusammenhang zwischen hoher Feindseligkeit und schlechter Wundheilung nicht bestätigen. Auch der von Ihnen berichtete Befund, nachdem von den Variablen des Ärgerausdrucks nur die Ärgerkontrolle mit der Wundheilung assoziiert war, entspricht nicht dem Stand der Forschung in diesem Bereich. Untersuchungen zum Zusammenhang zwischen Ärgerausdruck und dem Gesundheitsstatus (für eine Übersicht vgl. Krohne & Tausch, 2014) konnten durchgängig einen Einfluss der Ärgerunterdrückung (Anger-in) auf die Entwicklung gesundheitlicher Probleme (speziell im Bereich der Erkrankungen des Herz-Kreislaufsystems) nachweisen. Dieser Zusammenhang wurde auch bereits von Franz Alexander (Alexander, 1939) im Rahmen seines psychosomatischen Ansatzes vermutet.

Welchen Einfluss das Unterdrücken negativer Befindlichkeit (bzw. deren freier Ausdruck) auf die Wundheilung hat, wurde von Weinman et al. (2008) untersucht. Die Autoren zogen in ihrer Studie als Prädiktoren allerdings keine Persönlichkeitsdispositionen wie etwa Feindseligkeit oder Art des Ärgerausdrucks heran, sondern verwandten das Paradigma des „emotional disclosure" (ED). In dieser, häufig zu therapeutischen Zwecken eingesetzten, Anordnung sollen sich Probanden über ein persönlich stark belastendes Ereignis, etwa den Freitod eines nahen Angehörigen, so frei wie möglich mündlich oder schriftlich (für etwa 20 Minuten, häufig auch länger) äußern. Eine Vielzahl von Studien konnte inzwischen die positiven Effekte von ED auf die körperliche und psychische Gesundheit nachweisen (Pennebaker, 1997; für einen positiven Einfluss auf die Immunfunktion vgl. Pennebaker, Kiecolt-Glaser & Glaser, 1988).

Zur Erklärung dieses Effekts wurden verschiedene, sich einander aber nicht ausschließende, Überlegungen formuliert. Ein **physiologischer** Ansatz geht davon aus, dass die Erinnerung an starke traumatische Erlebnisse vom betroffenen Individuum mehr oder weniger kontinuierlich gehemmt wird. Diese Hemmung involviert eine gesteigerte physiologische Aktivität, wie sie bereits (▶ Kap. 2) in Zusammenhang mit der Stressreaktion beschrieben wurde. Der negative Einfluss auf den Gesundheitszustand wird also nach dieser Annahme durch eine länger anhaltende physiologische Überaktiviertheit erklärt. Das Aufheben dieser physiologischen Hemmung durch ED, etwa ein therapeutisches Schreiben, sollte dann also die physiologische Aktiviertheit wieder auf ein Normalmaß reduzieren. Ein **psychologischer** Ansatz sieht im ED eher eine Form der Stressbewältigung (Coping), wobei die beiden in der transaktionalen Stresskonzeption (vgl. u. a. Lazarus, 1991) beschriebenen Funktionen emotions- und problembezogenes Coping zum Tragen kommen (▶ Abschn. 2.3). Unter dem Aspekt der emotionsbezogenen Bewältigung kann im ED der Versuch gesehen werden, starke negative Emotionen zu regulieren (zur Emotionsregulation vgl. Krohne & Tausch, 2014). Problembezogen wäre dagegen das freie Berichten über traumatische Erlebnisse, wenn damit der Versuch verbunden wäre, von anderen Personen soziale Unterstützung (▶ Kap. 5) bei der Bewältigung dieses Ereignisses zu erlangen.

Weinman et al. (2008) erzeugten bei ihren Teilnehmern artifizielle Wunden und ließen sodann die Experimentalgruppe nach dem Ansatz des ED über ein traumatisches Ereignis schreiben, während eine Kontrollgruppe unter sonst gleichen Bedingungen ein neutrales Thema bearbeitete (Zeitmanagement). Wie erwartet, zeigte sich ein positiver Effekt des ED: Teilnehmer dieser Gruppe hatten nach 14 und 21 Tagen deutlich kleinere Wunden als Probanden der Kontrollgruppe.

Als **Fazit** der dargestellten Studien zur Immunreaktion und der davon abhängenden Wundheilung lässt sich festhalten, dass die in diesem Zusammenhang erhobenen Parameter deutlich durch die präoperative negative Befindlichkeit des Patienten (Stressbelastung, Depressivität) beeinflusst werden (Walburn et al., 2009). Auch Feindseligkeit, Ärger, Emotionsunterdrückung scheinen hier, wenn die Befunde auch noch weniger ausgeprägt sind, eine Rolle zu spielen. Ihrerseits beeinflussen diese Merkmale zentrale Kriterien des postoperativen Verlaufs wie Infektionen und weitere Komplikationen bis hin zur Verweildauer. Immunreaktion und Wundheilung gehören damit zu den wichtigsten und validesten Kriterien zur Beurteilung der Güte des postoperativen Verlaufs.

Unter den vielen Kriterien postoperativer Anpassung ist sicherlich das **Schmerzerleben** am intensivsten untersucht worden. Die starke Beachtung dieses Merkmals ist aus zwei Gründen naheliegend. Zum einen stehen Schmerzen für die allermeisten Patienten im Vordergrund des Erlebens ihrer postoperativen Befindlichkeit. Entsprechend nachdrücklich werden sie Ärzten und dem Pflegepersonal über ihre Schmerzen berichten. Zum anderen sind Schmerzen, anders als die meisten der bisher vorgestellten Anpassungskriterien, vermeintlich leicht (nämlich über Selbstberichte des Patienten) zu erheben. Entsprechend gibt es kaum eine Studie zu multiplen Parametern der postoperativen Anpassung, in denen dieses Kriterium fehlt.

Was die Bewertung der erhobenen Befunde betrifft, so muss allerdings auf den bereits mehrfach formulierten Vorbehalt verwiesen werden, dass eine Prädiktion selbstberichteter Schmerzen aus, ebenfalls subjektiv erhobenen, Variablen der negativen Befindlichkeit und Stressbelastung nicht sehr aussagekräftig ist. Für beide Erhebungsbereiche muss, wie erwähnt, mit dem Wirksamwerden gleichartiger Antworttendenzen im Sinn des vorzugsweisen Berichtens negativer Befindlichkeiten gerechnet werden.

Interessant könnten Befunde allerdings dann sein, wenn man Kriterien wie das Schmerzerleben aus der **Interaktion** von Selbstberichtsdaten (etwa zur Ängstlichkeit) mit anderen Variablen, z. B. der Art einer Operationsvorbereitung (▶ Kap. 7) oder dem zeitlichen Verlauf einer Kriteriumsvariable, vorhersagt. So fanden El-Giamal et al. (1997) für 44 Patienten mit Wahleingriffen an den Nasennebenhöhlen eine Wechselwirkung zwischen der Stärke der dispositionellen Operationsängstlichkeit und dem Messzeitpunkt auf die eingeschätzte Schmerzintensität. (Ängstlichkeit wurde mit dem Inventar STOA, ▶ Abschn. 2.5.2, und die Schmerzen über das Schmerztagebuch, ▶ Abschn. 3.1.4, erhoben.) Während die Schmerzen für niedrigängstliche Personen zwischen dem 1. und 5. postoperativen Tag auf einem mittleren Niveau wenig schwankte (6.4 vs. 6.5), nahmen sie für Hochängstliche in diesem Zeitraum deutlich ab (10.9 vs. 4.5). Ängstliche Personen sind offenbar besonders sensitiv für die aversiven Aspekte einer Situation (vgl. hierzu bereits Spielberger, 1972). Übertragen auf das Schmerzerleben würde dies bedeuten, dass sie kurz nach der Operation die dann ja tatsächlich vorhandenen Schmerzen auch deutlich wahrnehmen. Ebenso sensitiv reagieren sie aber auch auf das Nachlassen der Schmerzen im postoperativen Zeitraum, und damit also insgesamt auf die sich verringernde Aversivität der Situation.

Im Folgenden will ich im Wesentlichen über Studien berichten, in denen das Schmerzerleben über interindividuelle Unterschiede der verabreichten Schmerzmedikamente operationalisiert wird. In älteren Studien wird dabei der Umfang der Schmerzmedikation meist den Patientenakten entnommen, während neuere Studien den Analgetikaverbrauch im Rahmen einer PCA erheben. (Für einen Überblick über verschiedene Ansätze zur Messung postoperativer Schmerzen vgl. u. a. Huber & Lautenbacher, 2008).

In der bereits erwähnten Studie von George et al. (1980) mit kieferchirurgischen Patienten zeigte sich, dass der Verbrauch an Schmerzmedikamenten an den ersten vier Tagen nach der Operation zwar nicht von der allgemeinen Ängstlichkeit, wohl aber von der Angst hinsichtlich der Güte der Genesung (Komplikationen u. ä.) vorhergesagt wird. Man kann dieses Merkmal als eine Form bereichsspezifische Angst bezeichnen, von der ja ohnehin eine bessere Prädiktion einzelner Kriterien erwartet wird als von Maßen der allgemeinen Ängstlichkeit (▶ Abschn. 2.5.3). Demgegenüber fanden Taenzer, Melzack und Jeans (1986) für Patienten mit einer Operation der Gallenblase, dass der postoperative Verbrauch an Schmerzmitteln von der Ängstlichkeit, nicht aber von der Zustandsangst oder spezifischen operationsbezogenen Befürchtungen vorhergesagt wurde.

Breme, Altmeppen und Taeger (2000) erhoben bei Patienten mit überwiegend abdominalchirurgischen Eingriffen präoperativ u. a. die Kontrollüberzeugung, Depressivität, erlebte soziale Unterstützung, Ängstlichkeit und Zustandsangst. Postoperativ wurde der Analgetikaverbrauch während der PCA als Indikator erlebter Schmerzen sowie retrospektiv die Schmerzintensität und -qualität (affektiv, sensorisch) erfasst. Der PCA-bezogene Analgetikaverbrauch als einzige Schmerzvariable, die nicht auf Selbstberichten beruhte, wurde von keinem der oben genannten Merkmale prädiziert. Die beiden Merkmale der Schmerzqualität waren dagegen u. a. mit der präoperativ erhobenen Ängstlichkeit verbunden. Abweichend davon ist wiederum ein Befund

von Gil et al. (1990). Die Autoren boten Patienten mit einem orthopädischen Eingriff präoperativ das STAI (allerdings nur die Zustandsskala) und ein Maß der sozialen Unterstützung dar. Beide Merkmale erwiesen sich hier als signifikante Prädiktoren des postoperativen Analgetikaverbrauchs in der PCA.

Ein wichtiger Prädiktor akuter postoperativer Schmerzen ist die, präoperativ bestimmte, **Schmerzempfindlichkeit** des Patienten. Diese wird erfasst über die Stärke physiologischer Stressreaktionen in standardisierten Testsituationen, z. B. bei Verabreichung von Hitzestimuli (vgl. Bisgaard et al., 2001; Granot et al., 2003; Werner, Duun & Kehlet, 2004).

Kehlet, Jensen und Woolf (2006) weisen auf eine mögliche genetische Bedingtheit individueller Unterschiede der Schmerzempfindlichkeit hin (vgl. hierzu Diatchenko et al., 2005). Eine wichtige Rolle scheint hierbei das Enzym Catechol-O-Methyltranferase (COMT) zu spielen, das beim Menschen in zwei unterschiedlichen Formen vorkommt, die durch einen einzelnen nukleotiden Polymorphismus im entsprechenden Gen bedingt sind (vgl. Zubieta et al., 2003). Dies hat zur Folge, dass eine Nukleotidsequenz, die für die Aminosäure Valin (VAL) codiert, durch die für Methionin (MET) ersetzt wird. COMT hat einen wichtigen Einfluss auf die Modulation von Schmerzreaktionen. Durch den Ersatz von VAL durch MET büßt dieses Enzym jedoch einen großen Teil seiner Wirksamkeit ein. Entsprechend zeigte sich, dass Personen die homozygot für das MET-Allel sind, verglichen mit VAL-Homozygoten, über erhöhte sensorische und affektive Schmerzen und eine generell negativere Befindlichkeit berichten (Zubieta et al., 2003). Dieser Polymorphismus beim Enzym COMT spielt auch eine Rolle bei der Erforschung individueller Unterschiede der Aggressivität. So registrierten Rujescu et al. (2003) bei Personen mit geringer Enzymaktivität (MET) vermehrt gewalttätige Selbstmordversuche sowie eine erhöhte Tendenz zum nach außen gerichteten Ärger (Anger-out). Personen mit hoher Enzymaktivität (VAL) waren dagegen durch vermehrten nach innen gerichteten Ärger (Anger-in) gekennzeichnet (vgl. hierzu auch Krohne & Tausch, 2014).

Bei den protektiven Faktoren, also Variablen, die mit einem verminderten Schmerzerleben verbunden sind, war bereits im Zusammenhang mit Befunden für die unmittelbare postoperative Phase auf

Merkmale wie Kontrollbedürfnis oder wahrgenommene Kontrolle des Patienten hingewiesen worden. So konnte Holl (1995) einen negativen Zusammenhang zwischen dem Kontrollbedürfnis des Patienten sowie seiner wahrgenommenen Kontrolle mit der Menge verabreichter Analgetika auf der Intensivstation registrieren.

Kamolz, Baumann und Pointner (1998) erfassten präoperativ für Patienten mit Darmoperation deren schmerzspezifische Kontrollüberzeugungen und Kompetenzerwartung. An den ersten drei postoperativen Tagen wurden das Schmerzerleben, das Verlangen nach schmerzlindernden Medikamenten und der tatsächliche Verbrauch dieser Analgetika gemessen. Es zeigte sich, dass die Kompetenzerwartung hinsichtlich des Umgangs mit Schmerzen an allen drei postoperativen Tagen bedeutsam negativ mit dem Schmerzerleben und dem Verlangen nach schmerzlindernden Medikamenten assoziiert war (vgl. auch Bachiocco et al., 1993). Der tatsächliche Analgetikaverbrauch war für die postoperativen nach station 1 und 2 in entsprechender Weise mit diesem Merkmal verbunden. Von den Merkmalen der Kontrollüberzeugung zeigte die Internalität ein sehr ähnliches, wenn auch insgesamt weniger ausgeprägtes, Korrelationsmuster. Für die fatalistische Externalität, also die Überzeugung, keinen Einfluss auf Ereignisse nehmen zu können, die einen selbst betreffen, fanden sich sehr ausgeprägte positive Zusammenhänge mit den beschriebenen Schmerzvariablen.

Allerdings scheinen diese Zusammenhänge durch das Geschlecht der Patienten moderiert zu werden. So fand Slangen (1994), dass der für Internalität berichtete Zusammenhang nur für internale Männer gilt, während für Frauen mit hoher internaler Kontrollüberzeugung eine erhöhte Wahrscheinlichkeit besteht, peripher wirkende Analgetika zu erhalten. Bei einer Interpretation dieses Befundmusters müsste allerdings zunächst geklärt werden, welche Funktion die postoperative Nachfrage nach Analgetika für die einzelnen Patienten hat. Es könnte sich hier zum einen, wie man ja zunächst annehmen wird, um den Wunsch nach Linderung bestehender starker Schmerzen handeln. Es könnte aber auch der Versuch vorliegen, die Situation bereits im Vorfeld im Hinblick auf das Auftreten derartiger Schmerzen zu kontrollieren. Welche Motive ein Patient mit seinem Wunsch nach Schmerzmedikamenten jeweils

verfolgt, müsste also in diesem Kontext gesondert erhoben werden.

Sieht man einmal von der durchgängig registrierten, aber wenig aussagekräftigen Beziehung zwischen selbstberichteter negativer Befindlichkeit und postoperativen Schmerzerleben ab (vgl. auch Munafò & Stevenson, 2001), so lässt sich als **Fazit** aus den dargestellten Untersuchungen zu den psychologischen Prädiktoren des Schmerzerlebens eine gewisse Heterogenität der Befundlage registrieren. Dies gilt insbesondere für das Merkmal Angst, was sicherlich mit der Vielfalt der Ansätze zu seiner Erhebung zu tun hat. Diese Ansätze gehen häufig von einer wenig differenzierten theoretischen Bestimmung dieses Konstrukts aus (Munafò, 1998). So wird oft relativ arbiträr entweder ein Test der Disposition Ängstlichkeit oder der Zustandsangst eingesetzt. Ebenso willkürlich (wohl in erster Linie den praktischen Notwendigkeiten folgend) wird in vielen Fällen der Zeitpunkt der Erhebung des Zustands festgelegt, obwohl dieser, wie erwähnt, ganz entscheidend für die Vorhersagekraft dieser Variable ist. Wenn dieser Zustand über Fremdbeurteilung bestimmt wird, so wird in den seltensten Fällen die psychometrische Qualität des dabei eingesetzten Instruments geprüft. Ähnliches gilt auch für die vielfach vom Untersucher selbst zusammengestellten Kurzformen von Tests. Ganz selten wird ein Test zur Messung bereichsspezifischer (in diesem Fall operationsbezogener) Angst eingesetzt, und noch seltener findet sich eine Differenzierung nach den inzwischen in der Angstforschung etablierten Komponenten affektiv und kognitiv.

Aber auch bei Ansätzen, die das Schmerzerleben über objektive Indikatoren wie den postoperativen Schmerzmittelverbrauch erfassen, müsste gründlicher kontrolliert werden, welcher Anteil an der Varianz dieses Verbrauchs auf nichtpsychologische Faktoren zurückgeht. Dabei müsste als erstes natürlich die Art des medizinischen Eingriffs beachtet werden. Häufig handelt es sich um Stichproben mit Eingriffen unterschiedlicher Schwere, selbst wenn der Operationstyp derselbe ist. Als nächstes wäre die Stationsroutine bei der Verabreichung von Schmerzmedikamenten zu kontrollieren. Derartige Routinen verringern natürlich die interindividuelle Varianz in dem betreffenden Merkmal und damit die Chance, signifikante Zusammenhänge zu registrieren. Auch bei der Erfassung des Schmerzmittelverbrauchs über PCA müsste genauer analysiert werden, welche Faktoren im Einzelnen die Nachfrage des Patienten steuern. Bei den psychologischen Faktoren könnten hier, mehr noch als Variablen der negativen Befindlichkeit, Dispositionen wie schmerzbezogene Kompetenzerwartungen sowie Kontrollbedürfnisse und -überzeugungen eine Rolle spielen. Da gerade bei der Nachfrage nach Schmerzmedikamenten auch das Geschlecht eine Rolle zu spielen scheint, sollte diese Variable in jedem Falle in die Analyse entsprechender Zusammenhänge einbezogen werden.

Zum Zusammenhang zwischen präoperativer Stressbelastung und postoperativen **kognitive Dysfunktionen** (Delir, POCD) wurden, wie erwähnt, nur wenige Untersuchungen publiziert. Der Schwerpunkt der Arbeiten liegt hier stattdessen auf der Erhebung biografischer Merkmale (Alter, Geschlecht, Bildungsgrad) sowie einer eventuellen Vorgeschichte kognitiver Dysfunktionen (etwa beginnende Demenz). Auf diese Weise sollen Risikopatienten identifiziert werden, für die im Hinblick auf eine mögliche Entwicklung postoperativer kognitiver Dysfunktionen spezifische präventive Maßnahmen indiziert sind. Tatsächlich haben sich insbesondere das Alter, der Bildungsgrad, eine Depression und eine bestehende Vorgeschichte kognitiver Dysfunktionen (etwa auch als Folge eines Schlaganfalls) als starke Prädiktoren für das Auftreten von POCD erwiesen (Übersicht u. a. in Monk et al., 2008). Von den stressbezogenen Variablen scheinen ein vermehrtes perioperatives Schmerzerleben (Kosar et al., 2014; Lynch et al., 1998; Robinson & Vollmer, 2010) sowie eine verstärkte Konzentration des Stresshormons Cortisol (O'Brien, 1997) mit einer erhöhten Wahrscheinlichkeit für die Ausbildung von POCD assoziiert zu sein.

Was das Cortisol betrifft, so ist hier möglicherweise der Verlust von Nervenzellen im Hypothalamus und Hippocampus bei älteren Personen ausschlaggebend. Wie bereits dargestellt (▶ Abschn. 2.4), ist der Hypothalamus Ausgangspunkt der an die Aktivierung der HPA-Achse gebundenen Stressreaktion. Er steuert über das Corticotropin-Releasinghormon (CRH) die Aktivität der Hypophyse. In dieser wird über das CRH das Adrenocorticotrope Hormon (ACTH) ausgestoßen, das in der Nebennierenrinde u. a. Cortisol freisetzt. Dieses bindet u. a. an Rezeptoren im Hippocampus, von wo aus eine

Regulierung der Aktivität der HPA-Achse stattfindet. Der Verlust an Nervenzellen erschwert ein Herunterregulieren der vermehrten Cortisolausschüttung als Folge erhöhter Stressbelastung (sog. Glucocorticoid-Kaskaden-Hypothese; Sapolsky, 2000; Sapolsky, Krey & McEwen, 1986). Dies gilt natürlich in besonderem Maße für den mit chirurgischen Eingriffen verbundenen Stress (Hanning, 2005). In diesem Zusammenhang weisen O'Sullivan, Inouye und Meagher (2014) darauf hin, dass auch die häufig registrierte Assoziation von Depression und kognitiven Dysfunktionen möglicherweise darauf zurückgeführt werden kann, dass beiden Merkmalen der physiologische Mechanismus der Fehlregulation von Stress gemeinsam ist.

Von Monk et al. (2008) stammt eine der wenigen Untersuchungen, in denen systematisch Prädiktoren der POCD aus unterschiedlichen Bereichen analysiert wurden. Von den psychologischen Variablen trennten weder Schmerzerleben, Depressivität (erhoben mit dem BDI; ▶ Abschn. 2.5.2) noch Zustands- und Eigenschaftsangst (STAI) signifikant zwischen den beiden Gruppen mit und ohne diagnostizierter POCD. Als stärkste Prädiktoren erwiesen sich wiederum das Alter, der Bildungsgrad und der allgemeine körperliche Zustand (beschrieben über die ASA-Kategorien[6] I – gut bis IV – schlecht).

In der Variable **postoperative Verweildauer** kumulieren sich die Effekte auf die bisher vorgestellten Kriterien: Komplikationen unmittelbar nach dem Eingriff oder in den ersten Tagen danach, verzögerte Wundheilung, verstärkte Schmerzen und das Auftreten kognitiver Dysfunktionen. Es ist offensichtlich, dass die Verweildauer deshalb in besonders hohem Maße mit denjenigen Faktoren der Stressbelastung des Patienten assoziiert ist, für die ein Einfluss auf diese Kriterien gesichert werden konnte.

Die Entlassung eines Patienten aus der Klinik hängt natürlich nicht direkt vom Einfluss dieser Faktoren ab, sondern in erster Linie von der Entscheidung des verantwortlichen Arztes. Diese Entscheidung wird von dem Eindruck bestimmt, den dieser Arzt vom aktuellen Gesamtzustand des Patienten hat, wobei evtl. auch noch standardisierte Entlassungskriterien (▶ Abschn. 3.1.4) für die Entscheidungsfindung hinzugezogen werden. Die beschriebenen psychologischen Faktoren beeinflussen also die

---

6   ASA = American Society of Anesthesiologists

Verweildauer indirekt über die Entscheidung des verantwortlichen Arztes.

Tatsächlich orientierte sich die Forschung zu den Determinanten der postoperativen Verweildauer, besondere bei komplexeren Operationen (etwa Eingriffe am Herzen wie z. B. Bypassoperationen), lange Zeit vorwiegend an medizinischen Faktoren (etwa dem präoperativen kardialen Status, Vorliegen von Diabetes oder Nierenversagen). So berichten Lazar et al. (1995), dass Patienten mit einer Bypassoperation, die wenigstens einen für diesen Operationstyp spezifischen medizinischen Risikofaktoren aufwiesen, die Verweildauer von sieben Tagen hochsignifikant häufiger überschritten als Patienten ohne ein derartiges Risiko (47 % vs. 17 %).

Ohne Zweifel sind medizinische Faktoren die wesentliche Determinante der postoperativen Verweildauer, zumindest bei komplexeren Operationen. So fanden Oxlad et al. (2006), dass diese Faktoren bei Bypasspatienten 24,5 % der Varianz der Verweildauer aufklärten. Allerdings war auch der Beitrag psychologischer Faktoren, insbesondere individuelle Unterschiede der Depressivität, mit 4,4 % Varianzaufklärung noch bedeutsam. Auch Contrada et al. (2008) registrierten für Bypasspatienten eine positive Beziehung zwischen der präoperativ erfasste Depressivität (Center of Epidemiologic Studies-Depression Scale; CES-D; Radloff & Teri, 1986) und der postoperativen Veweildauer. Depressivität ihrerseits war abhängig von den Merkmalen Alter, Geschlecht und Optimismus (mit geringeren Werten für ältere Patienten und Optimisten und höheren Werten für Frauen). Für das Alter bestand daneben auch eine unabhägige (positive) Beziehung zur Länge des Aufenthalts in der Klinik.

Neben der Depressivität sollte auch die Angst, da sie ja auch, wie berichtet, mit anderen Erholungskriterien assoziiert ist, einen Einfluss auf die Verweildauer haben. So fanden Boeke, Duivenvoorden et al. (1991) bei Patienten mit Entfernung der Gallenblase, die einen Tag vor der Operation eine erhöhte allgemeine sowie operationsbezogene (Sorgen über die Anästhesie und den Eingriff) Zustandsangst berichtet hatten, eine, im Vergleich zu Patienten mit entsprechend niedrigen Werten, bedeutsame Verlängerung der Aufenthaltsdauer. Den stärksten Einfluss auf die Länge des Aufenthalts hatte von den psychologischen Variablen allerdings die am 3.

postoperativen Tag gemessene Zustandsangst (vgl. hierzu auch Boeke, Stronks et al., 1991). In einer weiteren Studie dieser Forschergruppe (Boeke, Jelicic & Bonke, 1992) konnte allerdings kein Einfluss präoperativer Angstvariablen auf die Aufenthaltsdauer gesichert werden.

Bedeutsamer als die Angst scheint aber, insbesondere bei Herzoperationen, für individuelle Unterschiede in der Verweildauer die Depression zu sein. Dieses Merkmal ist generell verbreitet bei Patienten, denen eine Herzoperation (insbesondere Bypass) bevorsteht. Schätzungen gehen davon aus, dass ca. 15–45 % von ihnen vor einer derartigen Operation an einer Depression leiden (vgl. Poole et al., 2014). Die Variabilität innerhalb dieser Schätzungen dürfte in erster Linie auf die Art der Messung der Depression (Fragebogen oder Interview; ▶ Abschn. 2.5.2), den Zeitpunkt der Erhebung sowie die Festsetzung des Trennwertes für eine entsprechende Diagnose zurückzuführen sein. Eine erhöhte Depression ist bei Patienten mit Herzoperationen eine Determinanten der Verweildauer (Oxlad et al., 2006), aber insbesondere auch ein Risikofaktor im Hinblick auf längerfristige postoperative Komplikationen bis hin zur Mortalität (▶ Abschn. 3.2.5).

Für die Verweildauer untersuchten Poole et al. (2014) entsprechende Zusammenhänge bei Bypasspatienten und betrachteten dabei insbesondere auch die vermittelnde Rolle des **C-reaktiven Proteins (CRP)**. CRP ist ein Protein, dessen Konzentration im Blut im Rahmen entzündlicher Prozesse (insbesondere bakterieller Infektionen) ansteigt. CRP ist ein Teil des Immunsystems, seine Bildung (in der Leber) wird besonders durch Interleukin-6 angeregt.

Die Autoren erhoben präoperativ die Depressivität mit Hilfe des BDI und teilten die Patienten anhand des etablierten Trennwerts von 10 Punkten (▶ Abschn. 2.5.2) in die Gruppen „keine Depression" (0–10) und „milde bis schwere Depression". Die CRP-Werte wurden vor der Operation sowie postoperativ über insgesamt acht Tage erhoben und zu zwei Scores zusammengefasst (Tage 1–3= frühe Phase; Tage 4–8= späte Phase). Anhand der Ergebnisse logistischer Regressionen konnten die Autoren zeigen, dass bei Patienten mit milder bis schwerer Depression eine deutlich erhöhte Wahrscheinlichkeit für eine postoperative Verweildauer von mehr als sieben Tagen bestand (odds ratio =3.5). Diese

Beziehung wurde zum Teil vermittelt über den bei diesen Patienten bestehenden stärkeren Anstieg des CRP- Wertes von der Baseline zur **späten** Phase.

In einer umfassenden Erhebung analysierten Scheier et al. (1989) den Einfluss des protektiven Faktors dispositioneller Optimismus auf verschiedene Parameter der Erholung bei Patienten nach einer Bypassoperation. Dieses Persönlichkeitsmerkmal wurde mit Hilfe des bereits beschriebenen LOT gemessen (▶ Abschn. 2.5.2). Außerdem wurden präoperativ Erwartungen zu den Konsequenzen der Operation im Hinblick auf Schmerzen, Müdigkeit oder Erleichterung erfasst. Postoperativ wurde von Fachleuten die Erholung in der unmittelbar der Operation folgenden Phase, die vom Patienten eingeschätzte Erholung nach etwa acht Tagen, das vom behandelnden Arzt nach sechs Wochen beurteilte Auftreten von Komplikationen sowie die generelle Erholung nach sechs Monaten registriert. Unter den zahlreichen analysierten Zusammenhängen, bei denen auch die vom Patienten eingesetzten Bewältigungsstrategien berücksichtigt wurden, sollen hier zunächst nur Befunde für die Anpassung direkt nach der Operation berichtet werden.

Die selbstberichtete körperliche Erholung wurde mit Hilfe von Skalen erhoben, die denen des beschriebenen Genesungsfragebogens (Gf-RI) entsprachen (im Bett sitzen, im Raum herumgehen u. ä.). Optimisten erreichten diese Erholungskriterien signifikant früher als Pessimisten. Eine entsprechende Beurteilung wurde von den Mitarbeitern des Rehabilitationsteams eingeholt. Auch hier zeigten Optimisten die besseren Erholungswerte. Darüber hinaus sollten die Mitarbeiter die positive Gestimmtheit der Patienten einschätzen und eine Prognose über die Geschwindigkeit der Wiederaufnahme der normalen Tätigkeiten nach Entlassung aus der Klinik abgeben. In beiden Merkmalen erreichten Optimisten zwar günstigere Werte als Pessimisten, ohne dass diese Unterschiede aber signifikant wurden.

3.2.5 Die längerfristige Erholung

Bei der Beurteilung des Verlaufs der längerfristigen Erholung werden insbesondere zwei Kriterien herangezogen: die **Erholung und Wiederanpassung an den Alltag**, wie sie etwa in einem **Index** (z. B. dem Gf-RI) zusammengefasst wird, und das **Mortalitätsrisiko**. Dieses spielt insbesondere bei Herzoperationen eine wichtige Rolle, wie bereits im Zusammenhang mit den Befunden zum Projekt „Warten auf ein neues Herz" (▶ Abschn. 3.2.2) aufgezeigt worden war. Dementsprechend nimmt dieses Kriterium auch an dieser Stelle breiteren Raum ein.

Soweit in Untersuchungen keine multiplen Prädiktoren verwendet wurden, gehe ich bei der Vorhersage der verschiedenen Aspekte der längerfristigen Erholung jeweils zunächst auf Studien zur Angst und Stressbelastung ein und berichte sodann über andere Emotionen (Depression oder Ärger), wobei insbesondere die Depression, wie eine Vielzahl von Untersuchungen nachgewiesen hat, bei der längerfristigen Erholung von Herzpatienten eine zentrale Rolle spielt (Lichtman et al., 2014). Danach stelle ich den Einfluss protektiver Faktoren wie positive Erwartungen, erlebte Kontrolle oder Optimismus dar.

Jenkins, Jono und Stanton (1996) erhoben bei Patienten mit Herzoperationen (Bypass und Herzklappen) multiple psychologische Prädiktoren und Kriterien der postoperativen Erholung (nach sechs Monaten). Wegen der umfasseneren Befunderhebung soll diese Untersuchung der Darstellung von Studien mit fokussierter Zielsetzung vorangestellt werden.

Unmittelbar vor dem Eingriff wurde eine Vielzahl medizinischer und psychologischer Variablen erhoben, von denen hier nur die psychologischen Prädiktoren interessieren sollen. Ängstlichkeit wurde mit Hilfe der Trait-Skala des STAI und Depression, Ärger (Feindseligkeit), Müdigkeit sowie Tatendrang über die entsprechenden Skalen des Inventars POMS erhoben. Kritische Lebensereignisse wurden mit einer Skala erfasst, die aus ausgewählten Items verschiedener anderer Inventare bestand. Als protektive Faktoren wurden u. a. Optimismus (Beck et al., 1974) und soziale Unterstützung (mit einer selbstkonstruierten Skala) erhoben. Als Kriterien während des sechsmonatigen postoperativen Abschnitts dienten das Freisein von kardialen Symptomen sowie die Notwendigkeit vermehrter Bettruhe als Folge von Herzproblemen.

Obwohl eine Vielzahl von Einzelmerkmalen mit den beiden genannten Kriterien postoperativer Erholung verbunden war, erwiesen sich in multiplen Regressionen nur die folgenden psychologischen

Variablen als signifikante Prädiktoren. Das Freisein von kardialen Symptomen wurde durch niedrige Scores in Müdigkeit und Depression sowie durch erhöhte Werte in Optimismus und sozialer Unterstützung vorhergesagt. Vermehrte Bettruhe als Folge von Herzproblemen hing mit Depression und Müdigkeit zusammen. Ängstlichkeit und das Ausmaß kritischer Lebensereignisse waren zwar mit vermehrten kardialen Problemen assoziiert, diese Beziehungen wurden aber insignifikant nach Kontrolle des Zusammenhangs dieser Variablen mit anderen psychologischen Prädiktoren. Optimismus und Depression, nicht aber die Angst, haben sich damit als wichtige Prädiktoren der längerfristigen Anpassung an die Folgen einer schwierigen Operation erwiesen. Weitere Befunde, in denen insbesondere Depression bedeutsam mit der längerfristigen Erholung nach Herzoperationen verbunden war, wurden u. a. von Borowicz et al. (2002), Burg et al. (2003) sowie Mallik et al. (2005) vorgelegt.

Strauss et al. (1992) erfassten bei Patienten mit Bypassoperation präoperativ die während eines Interviews registrierte Angst und Depression mit Hilfe der Skalen von Hamilton (1959), die selbstberichtete Ängstlichkeit und Zustandsangst (STAI) sowie die Lebensunzufriedenheit. Die Scores auf diesen Skalen wurden einer Clusteranalyse unterzogen, aus der drei Subgruppen resultierten: Gruppe 1 (42 %) zeigte in allen fünf Variablen mittlere Werte und wurde deshalb als „Durchschnitt" bezeichnet. Gruppe 2 (33 %) hatte in diesen Variablen niedrige Werte und galt damit als „stabil". Gruppe 3 (24 %) wies in allen fünf Merkmalen deutlich erhöhte Werte auf und wurde dementsprechend als „Risikogruppe" klassifiziert.

Die Risikogruppe zeigte bei der ca. zwei Jahren nach der Operation erhobenen Erholung deutlich schlechtere Werte als die Patienten der anderen Gruppen. Ihre Mitglieder manifestierten mehr neurologische Symptome und körperliche Beschwerden, stärkere Depression, vermehrt kognitive Dysfunktionen sowie eine verringerte Wiederaufnahme der beruflichen Tätigkeit. Interessanterweise ließen sich diese Unterschiede unmittelbar postoperativ nicht sichern. Problematisch an einer statistischen Analyse auf der Basis von Clustern ist natürlich, dass damit nicht ausgesagt werden kann, welche Variable (Angst, Depression oder ein dritter, damit

zusammenhängender, Prädiktor) für diese Gruppenunterschiede verantwortlich ist.

Ein wichtiger Anpassungsindikator ist die Stärke der postoperativen Erschöpfung (Fatigue). Pick et al. (1994) fanden für Bypasspatienten, dass dieses Merkmal sowohl physiologische (hohes präoperatives Noradrenalinniveau) als auch psychologische (Angst, Depression) Korrelate aufweist. Verschiedene präoperative Vorbereitungsprogramme (Training in Bewältigungstechniken, emotionale Unterstützung; ▶ Kap. 6) hatten dagegen keinen Einfluss auf den Erschöpfungszustand.

Generell werden Angst und Depression als Prädiktoren der längerfristigen Erholung nach Herzoperationen angesehen (Übersicht u. a. bei Duits et al., 1997). Problematisch an Studien, in denen beide Merkmale erhoben werden, ist die generell starke Assoziation zwischen Angst und Depression. Wenn diese Korrelation bei der Vorhersage eines Kriteriums kontrolliert wird, dann bleibt in der Regel, wie auch die Studie von Jenkins et al. (1996) gezeigt hat, nur die Depression als Prädiktor der Erholung nach Herzoperationen übrig (für eine Übersicht entsprechender Untersuchungen vgl. Pignay-Demaria et al., 2003).

Hiervon abweichende Zusammenhänge finden sich bei anderen Operationstypen. So erhoben Graver et al. (1995) bei 122 Bandscheibenpatienten präoperativ Angst und Depression mittels der HADS (▶ Abschn. 2.5.2) sowie selbstberichtete psychosomatische Symptome und postoperativ nach 12 Monaten die erlebten Schmerzen im Rücken und in den Beinen, das Ergebnis klinischer und neurologischer Prüfungen (mehrere Skalen, deren Ergebnisse zu einem Wert zwischen 0 [keine Auffälligkeiten] und 100 [schwere Auffälligkeiten] zusammengefasst wurden), eine Beurteilung des funktionellen Status (Aktivitäten des täglichen Lebens) sowie den Verbrauch von Schmerzmedikamenten. Von diesen Kriteriumsvariablen wurden die erlebten Schmerzen und der funktionelle Status durch Angst und die psychosomatischen Symptome bedeutsam vorhergesagt. Beim Schmerzmittelverbrauch bestand eine marginal signifikante positive Beziehung zu den psychosomatischen Symptomen. Für die mit Hilfe der HDAS erhobene Depression fanden sich keine bedeutsamen Beziehungen. Ebenso ließ sich das Ergebnis der klinisch-neurologischen

Prüfung nicht von den psychologischen Variablen vorhersagen.

Wie schon erwähnt, ist in vielen Untersuchungen die Mortalität das zentrale Kriterium zur Beurteilung des postoperativen Verlaufs. Tully, Baker und Knight (2008) untersuchten bei Herzpatienten (Bypass) den Zusammenhang zwischen präoperativ erhobener selbstberichteter Angst und Depression und der Überlebensrate für einen Zeitraum von ca. sechs Jahren. Dabei zeigte sich, dass nach Kontrolle einer Reihe möglicher Einflussfaktoren nicht die Depression, wohl aber die Angst mit einem signifikant erhöhten Mortalitätsrisiko verbunden war (**harzard ratio** [HR]: 1.88, $p = .02$). Abweichend davon berichten Blumenthal et al. (2003) von einem erhöhten Mortalitätsrisiko bei depressiven Bypasspatienten.

Die dargestellten Befunde haben die Bedeutung negativer Emotionen für den Verlauf der postoperativen Erholung deutlich gemacht. Eine Anzahl von Untersuchungen hat nun gezeigt, dass die Kombination aus einer derartigen Emotionalität und einer speziellen Form der Emotionsregulation (nämlich das Unterdrücken von Emotionen, speziell im sozialen Kontext, **soziale Inhibition**) besonders negative Konsequenzen für die Gesundheit hat. So fanden Esterling et al. (1993), dass eine hohe Anfälligkeit gegenüber Stress bei gleichzeitiger Unterdrückung von Emotionen mit einer verringerten Immunkompetenz assoziiert ist. Die genannte Kombination (Tendenz zum vermehrten Erleben negativer Emotionen plus soziale Inhibition) wird in neueren gesundheitspsychologischen Forschungen als **Distressed Personality (Typ D)** bezeichnet (Denollet, 2000, 2005; Denollet et al., 2006).

Eine Reihe von Untersuchungen konnte zeigen, dass unter Herzpatienten für Typ D-Personen eine deutlich erhöhte Sterberate in einem Follow-up von 5 bzw. 6–10 Jahren bestand (Denollet et al., 1996, 2008; Denollet, Vaes & Brutsaert, 2000). Als physiologische Mechanismen, die für diesen Zusammenhang verantwortlich sein könnten, wurden Interaktionen mit dem Immunsystem sowie physiologische Hyperreaktivität untersucht (vgl. Pedersen & Denollet, 2003). Es zeigte sich, dass Typ D mit einer erhöhten Konzentration an bestimmten proinflammatorischen Zytokinen verbunden ist, die als starker physiologischer Prädiktor für Mortalität bei KHK-Patienten gelten. Weiterhin korrelierte Emotionsunterdrückung mit erhöhter Blutdruckreagibilität, und beide Typ D-Komponenten waren mit einer stärkeren Cortisolreaktion auf Stress verbunden.

Die Befunde zum prognostischen Wert von Typ D, die zu einem großen Teil aus einer einzigen Forschergruppe stammen, sind nicht unkritisiert geblieben. So fanden Dulfer et al. (2015) in einer prospektiven Studie an über 1.000 Koronarpatienten nur eine schwache Assoziation zwischen Typ D und der Mortalität innerhalb eines Zeitraums von 10 Jahren, die aber weitgehend nach Kontrolle des Merkmals Depression verschwand. Eine neuere Metaanalyse von Grande, Romppel und Barth (2012) konnte zwar signifikante Beziehungen zwischen Typ D und dem Gesundheitsstatus sowie der Mortalität sichern, diese waren aber weniger ausgeprägt als die von Denollet und Mitarbeitern berichteten. In diesem Sinne diskutiert Smith (2011), ob Typ D wirklich über Depression und Ängstlichkeit hinaus etwas zur Prognose des Gesundheitsstatus beiträgt.

Neben physiologischen Faktoren können auch Verhaltensmerkmale Ursache für das erhöhte Mortalitätsrisiko bei depressiven Herzpatienten sein. Zu diesen Verhaltensbedingungen zählen u. a. ein mangelhaftes Einhalten (Compliance) der oft komplexen Verhaltensanweisungen vor und nach der Operation, Rauchen sowie ungesunde Ernährung (Carney et al., 2002). Auch kognitive Dysfunktionen (POCD) waren bereits als mögliche Ursachen eines erhöhten Mortalitätsrisiko nach Operationen erwähnt worden (Monk et al., 2008; ▶ Abschn. 3.1.4).

Wie schon die Studie von Jenkins et al. (1996) gezeigt hat, spielen neben negativer Emotionalität (Depression und Angst) auch protektive Faktoren bei der Vorhersage des Erholungsverlaufs eine wichtige Rolle. So fanden Scheier et al. (1989) in ihrer bereits erwähnten Untersuchung, dass (präoperativ erhobener) dispositioneller Optimismus sechs Monate nach einer Herzoperation mit einer schnelleren Rückkehr zu den normalen Lebensaktivitäten und einer erhöhten Lebensqualität verbunden war (vgl. auch Helgeson, 1999). Powell et al. (2012) registrierten eine negative Beziehung zwischen präoperativem Optimismus und der Intensität postoperativer Schmerzen (bis zu vier Monate nach dem Eingriff). In einer umfassenden Metaanalyse konnten Auer et al. (2015) ebenfalls einen Einfluss positiver Erwartungen (Optimismus) auf die postoperative physische und psychische Lebensqualität registrieren.

Leedham et al. (1995) untersuchten bei Patienten mit einer Herztransplantation speziell den Einfluss positiver Erwartungen hinsichtlich des längerfristigen psychophysischen Zustands nach der Operation und fanden, dass diese Erwartungen insbesondere das Befolgen der medizinischen und verhaltensbezogenen Regeln (Compliance) während der sechsmonatigen Periode der postoperativen Erholung vorhersagten. Korrespondierend mit diesem Zusammenhang zeigte sich, dass für Patienten mit positiven Erwartungen am Ende dieser Periode vom Pflegepersonal eine bessere physische Gesundheit registriert wurde.

Als **Fazit** aus den dargestellten Befunden zur längerfristigen Anpassung (einschließlich Mortalität) nach Operationen lässt sich festhalten, dass tendenziell die Depressivität sowie ihr Gegenpart, der Optimismus, stärkere Prädiktoren der Kriterien in diesem Bereich sind als die Ängstlichkeit. Dies gilt insbesondere für Herzoperationen, während die Befundlage bei anderen Eingriffen nicht ganz so klar ist, was auch an den unterschiedlichen Methoden zur Erfassung der Prädiktoren liegen kann.

Dass Depressivität bzw. Optimismus einen bedeutsamen Einfluss auf die längerfristige postoperative Erholung haben, ist psychologisch gut nachvollziehbar. Bei der längerfristigen Anpassung geht es nicht in erster Linie, wie unmittelbar nach einer Operation, um die Regulation von negativen Emotionen wie Angst, um auf diesem Weg den schädigenden Einfluss verstärkter emotionaler Erregung auf weitere Bereiche, insbesondere das Immunsystem und damit die Wundheilung, zu minimieren. Längerfristig spielen individuelle Erwartungen hinsichtlich der Möglichkeiten einer Überwindung der Krankheit und damit verbunden die variable Bereitschaft, ärztliche Anweisungen zum Umgang mit ihr sorgfältig zu befolgen (Compliance), für eine erfolgreiche Wiederanpassung die größere Rolle. Die Inhalte dieser Erwartungen und das Ausmaß an Compliance sind aber Kernbestandteile der Merkmale Depressivität und Optimismus.

Was das Merkmal Typ D betrifft, so könnte hier insbesondere die Annahme einer Tendenz bei Personen dieses Typs, negative Befindlichkeiten (in diesem Falle insbesondere im Hinblick auf Probleme bei der postoperativen Anpassung) im sozialen Kontext zu unterdrücken und damit auch betreuenden Personen nicht mitzuteilen, wichtig sein. Diese Tendenz könnte zu einer verringerten Beachtung dieser Probleme und damit auch zu einem Mangel an sozialer Unterstützung bei ihrer Behebung beitragen. Zur Abklärung dieser Möglichkeiten müssten aber noch weitere Forschungen hierzu durchgeführt werden.

3.3 Zusammenfassung

Das Ausmaß der Stressbelastung eines Patienten im perioperativen Geschehen sowie der Grad seiner Erholung von einem Eingriff werden über bestimmte Kriterien zur Beurteilung seines jeweiligen Anpassungsstatus bestimmt. Eingeteilt nach den verschiedenen Abschnitten im perioperativen Verlauf, werden präoperative, intraoperative und postoperative Kriterien sowie Merkmale der längerfristigen Erholung beschrieben.

Die Erfassung präoperativer Kriterien erfüllt zwei Funktionen. Zum einen werden hier Variablen erfasst, die als Prädiktoren des Anpassungsstatus in späteren Abschnitten fungieren können. Diese Zielsetzung betrifft insbesondere emotionale Merkmale wie etwa Angst oder, allgemeiner, negative Affekte. Zum anderen dient sie der Registrierung des Ausgangsniveaus verschiedener Parameter. Von diesen Werten aus kann dann später das Ausmaß der postoperativen Erholung bestimmt werden. Dieser Zielsetzung dienen insbesondere Fragebogen zur Erfassung der Güte zentraler Körperfunktionen.

Für intraoperative Kriterien wird vermutet, dass sich in ihnen unterschiedliche Grade der, bereits präoperativ festgestellten, Stressbelastung des Patienten niederschlagen können. Als entsprechende Kriterien dienen kardiovaskuläre Variablen sowie Parameter, die den Verlauf der Anästhesie kennzeichnen. Zur erstgenannten Gruppe zählen insbesondere Herzfrequenz und Blutdruck, zur zweiten die Narkosetiefe bzw. die Menge der jeweiligen Anästhetika, die zur Einleitung der Narkose und zu deren Aufrechterhaltung benötigt werden. Verschiedene Methoden zur Bestimmung des Anästhesieverlaufs werden beschrieben.

Die postoperative Phase gliedert sich in die unmittelbar auf den Eingriff folgende Erholung sowie die Anpassung des Patienten nach dessen Rückkehr auf die Station. Von diesen beiden Abschnitten unterschieden wird noch einmal die längerfristige Erholung nach der Entlassung aus der Klinik. Für jede Phase werden Kriterien zur Erfassung des Anpassungsstatus beschrieben.

Im Anschluss an diese Beschreibung werden Untersuchungen zum Zusammenhang von Stress und Anpassung im perioperativen Zeitraum, wiederum gegliedert nach den genannten Phasen, vorgestellt. Im Zentrum von Studien zur präoperativen Anpassung steht dabei der, über Selbstberichte, Beobachtung oder biologische Daten operationalisierte, Verlauf emotionaler Reaktionen beim Herannahen eines medizinischen Eingriffs. Als ein besonderes, aus dem Rahmen der herkömmlichen präoperativen Situation herausfallendes, Thema werden Analysen zu medizinischen, psychosozialen und verhaltensmäßigen Merkmalen bei Patienten vorgestellt, die auf eine Organtransplantation warten. Hier geht es, im Sinne der erwähnten Prädiktorfunktion von Variablen dieser Phase, um die Frage, welche Patientenmerkmale mit der Prognose des Anpassungsstatus während der Wartezeit, aber auch nach erfolgter Transplantation zusammenhängen.

Untersuchungen zur intraoperativen Anpassung weisen darauf hin, dass eine erhöhte Stressbelastung des Patienten Einfluss auf den Verlauf der Anästhesie haben kann. Die dargestellten bedeutsamen Zusammenhänge lassen hinsichtlich deren Richtung aber noch kein klares Bild erkennen. Hier ist insbesondere auch mit dem Einfluss der stressinduzierten Analgesie (SIA) zu rechnen. SIA impliziert die Aktivierung analgetischer Systeme im Gehirn, die wiederum einen Einfluss auf die Wirkung und damit Dosierung von Anästhetika haben kann.

Den Schwerpunkt empirischer Studien zum operationsbezogenen Stress bildet die postoperative Anpassung. Kriterien dieser Anpassung sind hier Merkmale der unmittelbaren postoperativen Erholung, etwa im Aufwachraum oder auf der Intensivstation, die fremd- oder selbsteingeschätzte Güte der Körperfunktionen, das Auftreten stärkerer Schmerzen, der Verlauf der Wundheilung (einschließlich der Güte der Immunfunktionen), das Auftreten kognitiver Dysfunktionen sowie die Verweildauer in der Klinik. Für die Beurteilung der längerfristigen Anpassung werden Merkmale wie die psychophysische Erholung, die Wiederanpassung an den Alltag, die allgemeine sowie auf die durchgeführte Operation bezogene Lebensqualität und das Mortalitätsrisiko herangezogen. Trotz einer gewissen Heterogenität der Befunde, die insbesondere für das Schmerzerleben deutlich wird, können die dargestellten Befunde doch überwiegend einen Einfluss der präoperativen Stressbelastung des Patienten auf dessen postoperative Anpassung nachweisen.

Stressbewältigung

© Springer-Verlag Berlin Heidelberg 2017
H.W. Krohne, *Stress und Stressbewältigung bei Operationen*,
DOI 10.1007/978-3-662-53000-9_4

4.1   Definition

Im vorangegangenen Kapitel hatte ich bereits darauf hingewiesen, dass Stressbewältigung, neben sozialer Unterstützung und psychologischer Operationsvorbereitung, derzeit das Hauptthema ist, wenn es um Stress bei medizinischen Eingriffen geht. In welchem Ausmaß die in der Situation des medizinischen Eingriffs vorhandenen objektiven Stressoren sowie die hierdurch beim Patienten ausgelösten emotionalen Reaktionen zu Problemen bei der perioperativen Anpassung führen, hängt neben situativen Faktoren wie etwa der Art der psychologischen oder medizinischen Vorbereitung des Patienten (▶ Kap. 6) wesentlich auch von den eingesetzten Handlungen und kognitiven Operationen zur Bewältigung dieser Situation ab (Krohne, 1992; vgl. Benyamini, 2007).

Bei der Stressbewältigung (Coping) geht es darum, externe oder interne Anforderungen, die vom Individuum als die eigenen Ressourcen beanspruchend oder übersteigend bewertet werden, in irgendeiner Weise in den Griff zu bekommen (Lazarus & Folkman, 1984). Gemeint sind mit Bewältigung jene Maßnahmen, die Personen unter problematischen und insbesondere neuartigen Bedingungen ergreifen. Cohen und Lazarus (1979, S. 232) nennen fünf Hauptaufgaben der Bewältigung:
1. Den Einfluss schädigender Umweltbedingungen reduzieren und die Aussicht auf Erholung verbessern.
2. Negative Ereignisse oder Umstände tolerieren bzw. den Organismus an diese anpassen.
3. Ein positives Selbstbild aufrechterhalten.
4. Das emotionale Gleichgewicht sichern.
5. Befriedigende Beziehungen mit anderen Menschen fortsetzen.

Auf der Basis dieser Bestimmung und der zusätzlich angeführten Aufgaben lässt sich folgende Arbeitsdefinition formulieren.

> **Definition Stressbewältigung (nach Krohne, 2010)**
> Stressbewältigung bezeichnet jene (kognitiven oder verhaltensmäßigen) Maßnahmen, die darauf gerichtet sind, die Stressquelle zu kontrollieren und den durch diese Quelle ausgelösten emotionalen Zustand mit seinen verschiedenen Komponenten zu regulieren.

4.2   Klassifikation

Die verschiedenen Begriffe, die Forscher zur Beschreibung von Bewältigungshandlungen verwenden, z. B. instrumentelle oder emotionsbezogene Bewältigung, Konfrontation, Vermeidung, Uminterpretation (▶ Abschn. 2.3), beziehen sich auf Kategorien, die unterschiedlich breit und in ihrem Verhältnis zueinander hierarchisch organisiert sind (◘ Abb. 4.1). Zentral innerhalb dieser Hierarchie ist die Ebene der **Strategien**. Derartige Strategien (z. B. „sich von bedrohlichen Reizen ablenken") manifestieren sich in unterschiedlichen **Akten** (untere Ebene), etwa „sich einen Kopfhörer aufsetzen und mit geschlossenen Augen Musik hören" oder „an einer anregenden Diskussion teilnehmen". Derartige Akte, deren Einsatz von dispositionellen Präferenzen und situativen Gegebenheiten abhängt, sind auf unterschiedliche Teilziele der Bewältigung gerichtet und hinsichtlich ihrer **individuellen Reaktionsmuster** und deren spezifischer Anordnung unterschieden (unterste Ebene).

Während sich ein Großteil der Bewältigungsforschung auf diese drei Ebenen konzentriert, haben einige Forscher angesichts der Komplexität von Akten und Strategien die Auffassung vertreten, dass eine Beschränkung auf diese Ebenen unzureichend ist. Theoretische Überlegungen und die Ergebnisse empirischer Untersuchungen sprechen nämlich dafür, Strategien nochmals zu **Oberstrategien** zusammenzufassen, etwa zu den Kategorien **Vigilanz** und **kognitive Vermeidung** (Krohne, 1993, 2003, 2010).

Je nachdem, auf welcher Hierachieebene die in einem Ansatz zur Stressbewältigung verwendeten Konzepte und deren entsprechende Messverfahren angesiedelt sind, kann man von **makroanalytischen** oder **mikroanalytischen Vorgehensweise**n sprechen. Bei mikroanalytischen Ansätzen wird eine größere Anzahl sehr spezifischer Reaktionsmöglichkeiten (aus den Ebenen 2 und 3) betrachtet, während

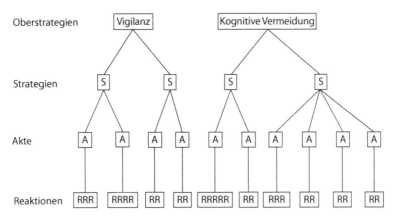

Oberstrategien — Vigilanz — Kognitive Vermeidung

Strategien — S S S S

Akte — A A A A A A A A A A

Reaktionen — RRR RRRR RR RR RRRRR RR RRR RR RR RR

☐ **Abb. 4.1** Hierarchisches Schema zur Organisation unterschiedlicher Konzepte der Stressbewältigung (Krohne, 2010, ☐ Abbildung 3.1)

makroanalytische Konzeptionen auf einem höheren Aggregations- bzw. Abstraktionsniveau (Ebene 4) operieren (Krohne, 2010).

Ein zweiter Gesichtspunkt zur Klassifikation von Bewältigungskonzepten orientiert sich an der bereits ausführlich behandelten Unterscheidung (▶ Kap. 2) nach **dispositionsorientiert** (Trait) versus **aktuell** (State; vgl. auch Cohen, 1987). Diese beiden Konzeptionen und die auf ihrer Grundlage entstandenen Messverfahren verfolgen unterschiedliche Zielsetzungen.

Beim **dispositionsorientierten** Ansatz geht es in erster Linie um eine möglichst frühzeitige Identifizierung von Personen, deren Bewältigungsressourcen oder -präferenzen im Hinblick auf die Anforderungen einer spezifischen Situation inadäquat sind. Empirische Untersuchungen hierzu wurden insbesondere auch für die **Operationssituation** durchgeführt (z. B. Carver & Scheier, 1993, Johnston, 1988; Krohne, 1992; Krohne & El-Giamal, 2008; Krohne et al., 1994; Mathews & Ridgeway, 1981; Miller, Combs & Kruus, 1993; Miller et al., 1989; Ludwick-Rosenthal & Neufeld, 1988; Schröder, Schwarzer & Konertz, 1998; Slangen, Kleemann et al., 1993). Eine frühzeitige Identifizierung von Personen mit Bewältigungsdefiziten würde Möglichkeiten der **person-spezifischen** Gestaltung von Interventionsprogrammen eröffnen (▶ Kap. 6).

Ansätze, bei denen **aktuelle** Bewältigungsreaktionen im Mittelpunkt stehen, verfolgen demgegenüber eine andere Zielsetzung. Sie analysieren die Beziehungen eingesetzter Bewältigungsmaßnahmen zur tatsächlichen bzw. von der betreffenden Person berichteten

Effizienz, zu deren emotionalen Reaktionen sowie zum allgemeinen psychischen und körperlichen Befinden (Folkman & Lazarus, 1985; Folkman, Lazarus, Gruen et al., 1986; Folkman & Moskowitz, 2004). Hierdurch sollen u. a. die Grundlagen für die Erarbeitung eines **allgemeinen** (also nicht auf individuelle Unterschiede zugeschnittenen) Programms zur Verbesserung der Stressbewältigungsfähigkeit gelegt werden.

Wenn man die Aspekte makro- versus mikroanalytisch und dispositionell versus aktuell kreuzklassifiziert, dann lassen sich vier Gruppen von Ansätzen bei der theoretischen Bestimmung wie auch empirischen Erfassung von Bewältigung unterscheiden (☐ Abb. 4.2):

1. Ein Beispiel für einen **makroanalytischen und auf aktuelles Bewältigen** zielenden Ansatz ist die Angstabwehrtheorie Sigmund Freuds (1926/1971). Freud und insbesondere Anna Freud (1936/1964) unterscheiden zwar eine Vielzahl von „Abwehr"-Mechanismen, beziehen diese letztlich aber auf zwei Grundformen: die für Sigmund Freud fundamentale Verdrängung und die speziell von Anna Freud stärker beachtete Intellektualisierung.

2. Die **dispositionelle** Entsprechung dieser Konzeption ist das Persönlichkeitskonstrukt **Repression-Sensitization** (Byrne, 1964; Eriksen, 1966; vgl. auch Krohne, 2010).

3. Ein **mikroanalytischer, am aktuellen Verhalten** orientierter Ansatz ist die Stressbewältigungstheorie von Lazarus (z. B. Lazarus & Launier, 1978, ▶ Kap. 2), die ihren Niederschlag auf der

Konstrukte	Analyseniveau	
	Makroanalytisch	Mikroanalytisch
Aktuelles Verhalten (States)	Coping Responses Inventory (CRI)	Ways of Coping Questionnaire (WOCQ) Stressverarbeitungsfragebogen-aktuell (SVF-ak) Coping mit Operativem Stress Skala (COSS)
Dispositionen (Traits)	Repression-Sensitization-Skala (R-S-Skala) Ansatz von Weinberger et al., 1979 Miller Behavioral Style Scale (MBSS) Angstbewältigungs-Inventar (ABI) Coping Inventory for Stressful Situations (CISS)	Stressverarbeitungsfragebogen (SVF) COPE Fragebogen zur Erhebung von Stress und Stressbewältigung bei Kindern und Jugendlichen (SSKJ 3-8)

▫ Abb. 4.2   Verfahren zur Erfassung von Stressbewältigung

diagnostischen Ebene in der **Ways of Coping Checklist (WOCC**; Folkman & Lazarus, 1980) gefunden hat.

4. Ein Beispiel für einen **mikroanalytischen Ansatz auf dispositioneller Ebene** sind die Bewältigungsdimensionen, wie sie mit Hilfe des **Stressverarbeitungsfragebogens (SVF**; Erdmann & Janke, 2008) operationalisiert werden. Jeweils nach mikro- und makroanalytisch getrennt, werden im Folgenden Verfahren zur Erfassung aktueller und dispositioneller Stressbewältigung dargestellt, soweit diese für Erhebungen innerhalb der perioperativen Situation relevant sind.

4.3   Aktuelle Stressbewältigung

4.3.1   Mikroanalytische Ansätze

In den letzten Jahren wurde eine Vielzahl von Messinstrumenten (im Wesentlichen in Form von Fragebogen) zur Erfassung aktueller Bewältigung entwickelt (Übersicht u. a. bei Folkman & Moskowitz, 2004; Schwarzer & Schwarzer, 1996). Da viele dieser Ansätze nicht über eine für spezielle Forschungsfragen entworfene Fassung hinausgekommen sind, werden an dieser Stelle nur einige Verfahren beschrieben, die entweder weitere Verbreitung gefunden haben oder speziell für die Registrierung der Bewältigung von Belastungen im Zusammenhang mit medizinischen Eingriffen relevant sind.

Das am häufigsten verwendete Instrument zur Erfassung aktueller Stressbewältigung ist zweifellos die von Folkman und Lazarus (1980) entwickelte WOCC, deren Items in Anlehnung an theoretische Überlegungen dieses Arbeitskreises (Lazarus & Launier, 1978) und Skalen anderer Autoren (z. B. Sidle et al., 1969) formuliert wurden (deutsche Fassung von Ferring & Filipp, 1989). Mit diesem Test sollen die beiden nach der Stresstheorie von Lazarus als zentral angesehenen **Funktionen** des **problem**- und des **emotionsbezogenen Bewältigens** (▶ Kap. 2) erfasst werden. Problembezogen meint dabei den Einsatz kognitiver oder verhaltensmäßiger

Strategien, um die Ursache eines Problems zu verändern, während emotionsbezogene Bewältigung Anstrengungen kognitiver oder verhaltensmäßiger Art bezeichnet, die auf eine Reduzierung oder zumindest Kontrolle der durch einen Stressor ausgelösten Emotionen zielen.[1]

Die jüngste Version trägt den Namen **Ways of Coping Questionnaire** (**WOCQ**; Folkman & Lazarus, 1988; vgl. auch Lazarus, 1991). Sie besteht aus 50 vierstufig zu beantwortenden Items, die sich auf acht (quasi-faktorenanalytisch bestimmte) Subskalen verteilen (für eine vollständige Auflistung der Items vgl. auch Folkman, Lazarus, Dunkel-Schetter et al., 1986). Die Interkorrelationen der acht Bewältigungsskalen sind recht niedrig (mehrheitlich deutlich unter .40), was zum Teil auch Konsequenz der geringen Reliabilitäten der Skalen sein dürfte (Werte um .70).

Skalen und Beispielitems des WOCQ (mod. nach Folkman & Lazarus, 1988)

1. Konfrontative Bewältigung: „Ich versuchte, die verantwortliche Person dazu zu bringen, sich anders zu besinnen."
2. Distanzierung: „Ich machte weiter, als ob nichts passiert wäre."
3. Selbstkontrolle: „Ich versuchte, meine Gefühle für mich zu behalten."
4. Suche nach sozialer Unterstützung: „Ich sprach mit jemandem, um mehr über die Situation herauszufinden."
5. Anerkennen von Verantwortlichkeit: „Ich erkannte, dass ich selbst das Problem verursacht hatte."
6. Flucht – Vermeidung: „Ich hoffte auf ein Wunder."
7. Planvolles Problemlösen: „Ich entwarf einen Handlungsplan und zog ihn durch."
8. Positive Neueinschätzung: „Ich stand nach dieser Erfahrung besser da als zuvor."

---

1 Obwohl die Gruppe um Lazarus immer wieder auf die Beziehung der WOCC zu diesen beiden zentralen Funktionen hingewiesen hat, spielen diese jedoch bei der konkreten Interpretation der unterschiedlichen Skalen kaum eine Rolle, so dass eine Klassifikation dieses Ansatzes als mikroanalytisch eher gerechtfertigt ist.

Trotz seiner insgesamt geringen psychometrischen Qualität und bislang nur unzureichender Validitätsnachweise (vgl. Edwards & O'Neill, 1998; Parker & Endler, 1992; Parker, Endler & Bagby, 1993) ist das WOCQ eines der populärsten Instrumente zur Erfassung aktueller Stressbewältigung (vgl. Schwarzer & Schwarzer, 1996). Dies hängt zum einen sicherlich mit dem Bekanntheitsgrad der von Lazarus entwickelten Theorie der Stressbewältigung zusammen (für eine ausführlichere Darstellung der Theorie vgl. Krohne, 2010). Darüber hinaus basiert das Interesse an diesem Inventar wohl auch darauf, dass mit ihm die von Menschen in belastenden Situationen aktuell gezeigte (oder zumindest versuchte) Bewältigung erfasst werden soll, wobei die Anzahl der Unterskalen groß genug ist, um eine differenzierte Beschreibung des Bewältigungsgeschehens zu erreichen, aber nicht zu groß, um nicht noch eine Integration der Werte eines Probanden vornehmen zu können.

Ein dem WOCQ recht ähnliches Instrument ist das Inventar **Daily Coping Assessment** (Porter & Stone; 1996) mit ebenfalls acht Skalen (u. a. Ablenkung, direktes Handeln, Entspannung, Suche nach sozialer Unterstützung, Religion). Der deutschsprachige **Stressverarbeitungsfragebogen-aktuell** (**SVF-ak**) von Erdmann und Janke (2008) besteht aus 20 Subtests und ist damit deutlich mikroanalytisch orientiert. Dieser Test ist eine spezielle Varianten des dispositionsorientierten **Stressverarbeitungsfragebogens** (**SVF**) und wird deshalb im Zusammenhang mit diesem Ansatz dargestellt (▶ Abschn. 4.4.2).

In der perioperativen Situation spielen vor allem kognitive Bewältigungsstrategien eine wichtige Rolle, da diese Situation eine Reihe von Merkmalen aufweist (geringe zeitliche und inhaltliche Vorhersagbarkeit, geringe Kontrollierbarkeit), die diese Art der Bewältigung begünstigen und andere Formen erschweren, wie z. B. ein instrumentelles Eingreifen in die Situation. Erste Ansätze in diesem Feld folgten der vielzitierten Studie von Cohen und Lazarus (1973), in der die Autoren einen Zusammenhang zwischen vigilanter und vermeidender Bewältigung mit dem Verlauf der postoperativen Anpassung sichern konnten.

Davies-Osterkamp und Salm (1980) führten zur Erfassung derartiger Bewältigungsstrategien bei Herzpatienten (Herzoperation oder -katheterisierung) Interviews durch und erhoben Fragebogendaten. Eine Faktorenanalyse der Interviewdaten vor der Herzkatheteruntersuchung erbrachte drei Komponenten: **vigilante Fokussierung** (vs. Vermeidung); **angstvoll-erregte Verfassung** sowie **misstrauische Einstellung**. Die Analyse der Fragebogendaten führte ebenfalls zu drei Faktoren kognitiver Bewältigung:

- (A) Orientierung an der Macht der Medizin (Beispielitem: „Ich denke daran, dass ich von vielen modernen Geräten überwacht werde.")
- (B) Ablenkung durch Konkretisierung („Ich stelle mir Einzelheiten der Untersuchung vor.")
- (C) Hinwendung zu Vertrautem („Ich denke an Personen, die mir nahe stehen.")

Allerdings war die Stichprobe für die Durchführung der Faktorenanalyse sehr klein ($N = 79$). Entsprechend fallen die einzelnen Komponenten hinsichtlich ihres Iteminhalts recht heterogen aus. So gehört z. B. zur Skala A auch eine Aussage wie „Ich beschäftige mich mit religiösen Gedanken", bei B findet sich eine Aussage wie „Ich versuche, den Gedanken wegzuschieben", und in die Skala C scheint ein Item wie „Ich versuche, möglichst viel darüber zu erfahren, wie die Untersuchung vor sich geht" auch nicht recht zu passen.

Der Ansatz von Davies-Osterkamp und Salm wurde in einer Reihe nachfolgender Untersuchungen zu jeweils unterschiedlichen medizinischen Eingriffen aufgegriffen (u. a. Borgert & Schmidt, 1988; Böhm & Dony, 1994; Jordan, 1992). Dabei zeigten sich die in Anlehnung an die Autoren verwendeten Inventare bei erneut durchgeführten Faktorenanalysen (mit zum Teil ebenfalls sehr kleinen Stichproben, u. a. $N = 47$) sowohl hinsichtlich der Anzahl der Komponenten als auch ihrer Inhalte recht heterogen. Entsprechend widersprüchlich fielen zum Teil die berichteten Beziehungen zu Kriteriumsvariablen aus.

Basierend auf Arbeiten von Slangen et al. (1991) zur Erfassung des aktuellen (auf eine bevorstehende Operation bezogenen) Bewältigungsverhaltens entwickelten Krohne, de Bruin et al. (2000) die **Coping mit Operativem Stress Skala (COSS)**. In einer Voruntersuchung wurde an 60 Patienten einer Anästhesiesprechstunde eine Befragung durchgeführt, in der zunächst ein Überblick über die von Patienten vor chirurgischen Eingriffen eingesetzten Bewältigungsstrategien gewonnen werden sollte (de Bruin, 1998). Den Patienten wurden auf einem Bogen verschiedene mögliche Bewältigungsstrategien vorgegeben,

z. B. sich informieren, sich ablenken oder Zuwendung von anderen Menschen suchen. Sie wurden dabei gebeten, ihre Bewältigungsstrategien vor der Operation den vorgegebenen Kategorien zuzuordnen oder, falls diese nicht auf sie zutreffen, in eigenen Worten ihr Verhalten zu beschreiben.

Anhand dieser Aussagen wurde (nach Auswertung verschiedener Analysen) ein Fragebogen mit 30 Items erstellt, der das aktuelle Bewältigungsverhalten möglichst differenziert erfassen sollte. Die Patienten gaben dabei für jedes Item an, ob sie die entsprechende Strategie einsetzen (Beispielitem: „Ich versuche mich möglichst genau zu erinnern, wie frühere Operationen verlaufen sind.").

Eine an den Daten von 409 Patienten mit verschiedenen Eingriffen durchgeführte Hauptkomponentenanalyse mit anschließender Varimax-Rotation ergab fünf inhaltlich gut interpretierbare Faktoren. Diese bilden die Unterskalen **Rumination** (**RU**, 6 Items, $\alpha = .74$), **Optimismus/Vertrauen** (**OV**, 7 Items, $\alpha = .66$), **Suche nach sozialer Unterstützung/Halt in der Religion** (**SU/HR**, $\alpha = .69$), **Informationssuche** (**IS**, 3 Items, $\alpha = .59$) und **Bedrohungsvermeidung** (**BV**, 6 Items, $\alpha = .47$). Da die Reliabilitäten einiger Skalen unbefriedigend ausgefallen waren, wurde der Fragebogen in einer Nachfolgeuntersuchung (Krohne & El-Giamal, 2004) nochmals überarbeitet. Für diese Überarbeitung wurden Items mit Doppelladungen eliminiert und gleichzeitig neue Items generiert. Außerdem wurde der Antwortmodus der nunmehr 47 Items zu einer vierstufigen Skala erweitert. („Dieser Satz trifft für mich … überhaupt nicht zu, … ein wenig zu, … ziemlich zu, … sehr zu.")

Eine Hauptkomponentenanalyse ($N = 100$) mit anschließender Varimax-Rotation ergab sieben gut interpretierbare Komponenten, die folgende Skalen des revidierten Inventars COSS-R bildeten: **Informationssuche (IS)**, **Rumination (RU)**, **Optimismus/Vertrauen (OV)**, **Abwärtsvergleich (AV)**, **Eigene Ressourcen (RE)**, **Glaube/Religion (GR)** sowie **Ablenkung (AB)**. ◘ Tabelle 4.1 (◘ Tab. 4.1) beschreibt die einzelnen Skalen über die ihnen zugeordneten Items genauer. Mit Ausnahme der Skalen OV und ER, bei denen sich keine Geschlechtsunterschiede zeigten, erreichten Frauen auf allen Komponenten der aktuellen Stressbewältigung signifikant höhere Werte als Männer.

◻ **Tab. 4.1** Reliabilitäten und ausgewählte Items des Inventars COSS-R

Informationssuche (IS; 8 Items, a = .85)	„Ich befrage die Ärzte zu den Risiken der Operation."
	„Ich informiere mich über den Ablauf der Operation."
	„Ich informiere mich über den Alltag im Krankenhaus."
Rumination (RU; 9 Items, a = .80)	„Ich sehe die Zeit vor der Narkose vor meine Augen ablaufen."
	„Ich denke viel über den Eingriff nach."
Optimismus/Vertrauen (OV; 7 Items; a = .83)	„Ich sage mir, dass ich mich in guten Händen befinde."
	„Ich denke mir, dass alles gut gehen wird."
Abwärtsvergleich (AV; 5 Items, a = .81)	„Ich sage mir, dass es noch schlimmere Schicksale gibt."
	„Ich sage mir, dass es mir schon schlechter ging als jetzt."
Eigene Ressourcen (RE; 5 Items, a = .72)	„Ich sage mir, dass ich im Vergleich zu anderen schneller wieder fit sein werde."
	„Ich bleibe gelassen."
Glaube/Religion (GR; 3 Items, a = .74)	„Ich suche Halt in meinem Glauben."
Ablenkung (AB; 4 Items, a = .71)	„Ich lenke mich mit anderen Dingen ab, z. B. Zeitschriften, Bücher, Fernsehen, Rätsel."

COSS-R: revidierte Coping mit Operativem Stress Skala

4.3.2 Makroanalytische Ansätze

Ein deutlich makroanalytisch orientiertes Instrument ist das (allerdings nur auf Englisch vorliegende) **Coping Responses Inventory** (**CRI**; Moos, 1993). Der Fragebogen wurde parallel zur WOCC entwickelt, orientiert sich aber stärker als diese an den von Lazarus formulierten theoretischen Annahmen zum Bewältigungsgeschehen. Die insgesamt acht Subskalen des Fragebogens lassen sich zwei Bereichen zuordnen: **Annäherungsorientiertes Bewältigen** (approach, mit den Skalen logische Analyse, positive Neubewertung, Suche nach Rat und Unterstützung sowie Problemlösen) und **vermeidendes Bewältigen** (avoidance, mit den Skalen kognitive Vermeidung, Akzeptieren oder Resignieren, Suche nach alternativen Belohnungen sowie emotionale Entladung). Der Test liegt in Versionen für Erwachsenen und Jugendliche (12–18 Jahre; Ebata & Moss, 1991) vor und soll speziell das Bewältigen alltäglicher Belastungen erfassen. Er wäre damit eher für die Erhebung der längerfristigen Anpassung von Patienten als für die Stressbewältigung in der unmittelbaren perioperativen Situation geeignet.

4.4 Stressbewältigungsdispositionen

4.4.1 Frühe Ansätze

Das Feld der aktuellen Bewältigung und ihrer Messung ist durch eine Vielfalt von Ansätzen charakterisiert, von denen hier nur wenige erwähnt werden konnten (für umfassendere Darstellungen vgl. Krohne, 2010; Parker & Endler, 1992; Schwarzer & Schwarzer, 1996). Tatsächlich lassen die einzelnen Ansätze jedoch eine ziemliche Uniformität erkennen. Die verschiedenen Gliederungen kommen zu sehr ähnlichen Strukturen, wobei die unterschiedliche Anzahl von Skalen eher auf Variationen der statistischen Klassifikationstechnik als auf Unterschiede in den theoretischen Annahmen zurückzuführen ist.

Dieses Bild ändert sich bei Ansätzen, die sich mit der Strukturierung und Erfassung von Bewältigungsdispositionen befassen. Hier zeigt sich nicht nur hinsichtlich der Unterscheidung nach mikro- und makroanalytisch eine größere Variationsbreite. Die verschiedenen Testdesigns lassen auch eine stärkere Eigenständigkeit der Autoren oder zumindest deren Versuch erkennen, sich dem Bereich ihrer Analyse auch theoretisch zu nähern.

Erste Ansätze zur empirischen Erfassung von Bewältigungsdispositionen waren stark an psychodynamischen Vorstellungen zu den Mechanismen der Angstabwehr (z. B. Anna Freud, 1936/1964) orientiert. Typisch hierfür sind etwa der zur Messung der Tendenz zur Verdrängung entwickelte **Rorschach Index of Repressive Style** (Levine & Spivack, 1964) oder das **Defense Mechanism Inventory** (DMI; Gleser & Ihilevich, 1969) zur Erfassung bestimmter „klassischer" Angstabwehrmechanismen wie Projektion, Verleugnung oder Verdrängung. Ganz ähnliche Instrumente sind der **Life Style Index** (Plutchik, Kellerman & Conte, 1979), mit dem acht zentrale Abwehrmechanismen gemessen werden sollen (u. a. Verleugnung, Verdrängung, Regression, Projektion oder Intellektualisierung), sowie die von Haan (1977) vorgelegten Skalen zur Erfassung „defensiver" oder „adaptiver" Bewältigung (Übersicht u. a. in Hentschel et al., 1993).

Diese Messansätze spielen in der heutigen Bewältigungsforschung aus verschiedenen Gründen kaum noch eine Rolle. Zum einen lassen sich viele zentrale Bewältigungsstrategien überhaupt nicht in den Bereich der klassischen Angstabwehrmechanismen einordnen. Dies gilt insbesondere für so wesentliche Bewältigungsformen wie Suche nach sozialer Unterstützung oder Problemlösen. Darüber hinaus wurden hier kaum Vorstellungen darüber entwickelt, wie das Feld der Abwehrmechanismen in sich noch einmal strukturiert werden kann, ein Defizit, das insofern erstaunlich ist, als ja bereits Anna Freud (1936/1964) mit ihren Überlegungen zum antagonistischen Funktionieren von verdrängenden und intellektualisierenden Mechanismen eine mögliche Klassifikation vorgezeichnet hatte.

Wo Strukturierungen vorgelegt wurden (z. B. Haan, 1977), da orientierten sich diese an einer wenig durchdachten Einteilung nach „unreifer" (und damit vermeintlich ineffizienter) „Abwehr" (defense) und „reifer" (angemessener) Bewältigung (Coping). Eine derartige Klassifizierung berücksichtigt nicht, dass sich ein einzelner Mechanismus nicht per se, sondern immer nur im Hinblick auf bestimmte Aspekte der vorliegenden Situation als angemessen einordnen lässt. So kann der in derartigen Ansätzen im allgemeinen als unreif bezeichnete Mechanismus der Verleugnung, durch den die bedrohlichen Aspekte eines bestimmten Sachverhalts nicht zur Kenntnis genommen werden, in bestimmten momentan nicht beeinflussbaren Problemsituationen (z. B. nach einer irreversiblen körperlichen Schädigung als Folge eines Unfalls) zumindest kurzfristig, etwa im Hinblick auf die Bewahrung des emotionalen Gleichgewichts oder eines positiven Selbstbildes, durchaus effektiv sein (vgl. Lazarus, 1983). Unangemessen wäre dieser Mechanismus dagegen in Situationen, die sich dynamisch fortentwickeln und in ihrem weiteren Verlauf durch die betroffene Person im Prinzip beeinflussbar sind (z. B. eine Herzerkrankung).

4.4.2 Mikroanalytisch orientierte Verfahren

Eines der wenigen mittels einer größeren Stichprobe normierten Verfahren zur Messung von Bewältigungsdispositionen ist der von Janke und Mitarbeitern vorgelegte **Stressverarbeitungsfragebogen** (**SVF**); Erdmann & Janke 2008). Dieser Fragebogen besteht aus einem Paket unterschiedlicher Formen. In der Standardform SVF 120 müssen auf die allgemeine Beschreibung einer Belastung („Wenn ich durch irgendetwas oder irgendjemanden beeinträchtigt, innerlich erregt oder aus dem Gleichgewicht gebracht worden bin … ") 120 Items (z. B. „… erwarte ich Hilfe von anderen") auf einer fünfstufigen Skala (von „gar nicht" bis „sehr wahrscheinlich") beantwortet werden. Diese Items verteilen sich auf 20 Subtests, die die in ◘ Tabelle 4.2 (◘ Tab. 4.2) dargestellten Bewältigungsstrategien operationalisieren sollen. Eine Kurzform, der SVF 78, enthält nur 13 dieser 20 Subtests.

Ergänzt wird dieses Instrument durch zwei spezielle Testformen: Der **situative Stressverarbeitungsfragebogen** (**SVF-S**) wurde speziell für den Einsatz in der Verhaltensmodifikation konstruiert. Er gestattet auf ausgewählten Dimensionen wie Bagatellisierung, Ablenkung, Bedürfnis nach sozialer Unterstützung, aktive Bewältigung, Aufgeben, Pharmakaeinnahme einen Vergleich der Bewältigungsbemühungen eines Klienten in einer speziellen modifikationsrelevanten Situation (z. B. beim Umgang mit einer chronischen Erkrankung) mit seinem typischen Bewältigungsverhalten in alltäglichen Stresssituationen. Als situationsspezifischer Fragebogen erscheint dieser Test auch geeignet, dispositionelle

⬛ **Tab. 4.2** Die Bewältigungsstrategien des SVF 120	
1 Bagatellisierung	11 Vermeidungstendenz
2 Herunterspielen durch Vergleich mit Anderen	12 Fluchttendenz
3 Schuldabwehr	13 Soziale Abkapselung
4 Ablenkung von der Situation	14 Gedankliche Weiterbeschäftigung
5 Ersatzbefriedigung	15 Resignation
6 Suche nach Selbstbestätigung	16 Selbstbemitleidung
7 Situationskontrollversuche	17 Selbstbeschuldigung
8 Reaktionskontrollversuche	18 Aggression
9 Positive Selbstinstruktion	19 Pharmakaeinnahme
10 Bedürfnis nach sozialer Unterstützung	20 Entspannung
SVF: Stressverarbeitungsfragebogen	

Bewältigungspräferenzen in der Situation medizinischer Eingriffe zu erheben. Der bereits erwähnte **aktuelle Stressverarbeitungsfragebogen** (**SVF-ak**) erfasst das Ausmaß, in dem in einer aktuellen Situation die Bewältigungsstrategien des SVF (ergänzt um das Merkmal Hilflosigkeit) manifest werden. Außerdem existiert zum SVF eine Form für Kinder und Jugendliche (SVF-KJ; Hampel, Petermann & Dickow, 2001).

Faktorenanalysen der SVF-Skalen an verschiedenen Stichproben ergaben drei gut definierte Faktoren, während sich zwei bis drei weitere Komponenten auf weniger klar bestimmbare Bereiche bezogen. Die drei Hauptfaktoren ließen sich als emotionale Betroffenheit und Aufgeben, aktive Kontrollversuche und kognitive Bewältigung durch Bewertungsveränderung interpretieren und weisen damit eine deutliche Übereinstimmung mit zentralen Dimensionen makroanalytisch orientierter Ansätze auf (z. B. Parker & Endler, 1992).

Die Reliabilitäten der einzelnen Subskalen sind mit Werten von .67 (Pharmakaeinnahme) bis .92 (gedankliche Weiterbeschäftigung) für die interne Konsistenz und .69 (Situationskontrollversuche) bis .86 (Pharmakaeinnahme) für die Testwiederholung (Intervall vier Wochen) weitgehend zufriedenstellend. Was die Validität betrifft, so scheint die Vorhersage aktuellen Bewältigungsverhaltens in realen und vorgestellten Stresssituationen bislang nicht überzeugend gelungen zu sein (vgl. u. a. Kröner-Herwig & Weich, 1990). Der Grund für diese relativ schwache Vorhersage aktuellen Bewältigungsverhaltens dürfte im mangelnden Situationsbezug des SVF liegen. Die Beschreibung einer Situation als erregend oder beeinträchtigend reicht für einen Probanden in der Regel nicht aus, um beurteilen zu können, was er mit einem bestimmten Verhalten in dieser Situation erreicht. Entsprechend werden seine Antworten vermutlich eher unverbindlich bleiben.

Ein dem SVF nach Aufbau und Anzahl der Dimensionen sehr ähnliches Instrument ist das **Inventar COPE** von Carver, Scheier und Weintraub (1989). Wie viele Autoren vor ihnen (u. a. Folkman & Lazarus, 1980) gingen auch Carver et al. von der grundlegenden Unterscheidung zwischen problem- und emotionsbezogener Bewältigung aus. Allerdings hielten die Autoren eine weitere Feingliederung innerhalb dieser beiden Bereiche für notwendig. Diese leiteten sie zum einen aus zentralen Konzepten ihres eigenen Modells der Verhaltensregulation in Belastungssituationen her (Carver & Scheier, 1981, 1998, 1999), zum anderen aus den Ergebnissen empirischer Studien zu weiteren wichtigen Aspekten der Bewältigung. Auf diese Weise konzipierten sie 13 Dimensionen, von denen die ersten fünf problembezogene (z. B. aktive Bewältigung, Suche nach instrumenteller sozialer Unterstützung; ▶ Kap. 5), die nächsten fünf emotionsbezogene Bewältigung (z. B.

Suche nach emotionaler sozialer Unterstützung, positive Umbewertung) und die restlichen drei weitere Aspekte der Bewältigung (z. B. Verleugnung, mentaler Rückzug) erfassen sollen. Diesen Skalen fügten sie später noch die Skalen Alkohol- und Drogenkonsum sowie Humor (Witze über den Stressor machen) hinzu.

Über Faktorenanalysen der Summenscores der 13 Ausgangsskalen konnten vier übergeordnete Dimensionen der Bewältigung gesichert werden: aktives Handeln, Suche nach sozialer Unterstützung, Verleugnung und Rückzug sowie Akzeptieren und positive Umbewertung. Diese vier Komponenten könnten von ihrem Inhalt her den Test auch für einen Einsatz zur Erfassung von Bewältigung im Kontext medizinischer Eingriffe interessant machen.

Der Erfassung von Stress und Stressbewältigung bei Kindern und Jugendlichen (Klassenstufen 3–8) dient der **Fragebogen zur Erhebung von Stress und Stressbewältigung bei Kindern und Jugendlichen** (**SSKJ 3–8**; Lohaus et al., 2006). Neben der Vulnerabilität für Stress und dem Erleben damit verbundener psychischer und physischer Symptome misst der Test auf fünf Skalen die individuelle Präferenz für den Einsatz der Strategien Suche nach sozialer Unterstützung, problemorientiertes Bewältigen, vermeidende Bewältigung, konstruktiv-palliative Emotionsregulation und destruktiv-ärgerbezogene Regulation. Hinsichtlich der Anzahl erfasster Dimensionen steht der Test zwischen mikro- und makroanalytischen Ansätzen.

4.4.3 Makroanalytische Konzepte und Verfahren

Ein in der Vergangenheit vielfach verwendeter Fragebogen zur Erfassung der dispositionellen Bewältigung ist die **Repression-Sensitization-Skala** (**R-S-Skala**; Byrne, 1961, 1964; deutsche Version: Krohne, 1974). Den erwähnten Vorstellungen Anna Freuds folgend, bezieht dieser Ansatz die Vielfalt der Bewältigungsformen auf eine einzige bipolare Dimension. Dabei werden dem einen Pol (**Repression**) Personen zugeordnet, die dazu tendieren, den Bedrohungsgehalt von Situationen bzw. Reizen zu verleugnen oder herunterzuspielen (zu „verdrängen"), während am anderen Pol (**Sensitization**) Individuen lokalisiert

sind, die Bedrohungsreizen eine besonders hohe Aufmerksamkeit schenken.

Die Skala enthält Items, die repressive und sensitive Tendenzen ansprechen. Beispiele für „repressive" Items sind etwa „Ich bin meistens glücklich" oder „Ich bin ein guter Gesellschafter", für „sensitive" Items „Ich fühle mich meist niedergeschlagen" oder „Ich grüble viel". Die Items sind auf einer „Wahr-Falsch"-Skala zu beantworten und werden in Richtung Sensitization ausgewertet. Dabei fällt auf, dass die „sensitiven" Items bei weitem überwiegen. So haben in der deutschen Version nur 17 von 106 Items einen „repressiven" Inhalt. Die Aussagen beziehen sich auch nicht auf **Strategien** der Bewältigung, sondern auf sehr allgemeine (akzentuierende oder herunterspielende) Stellungnahmen zu unangenehmen, evtl. bedrohlichen, Sachverhalten.

Die R-S-Skala korreliert durchgängig sehr hoch ($r = .80$ bis $.90$) mit Tests der Ängstlichkeit, so dass insbesondere die wichtige Frage nicht entschieden werden kann, ob es sich bei Personen mit jeweils niedrigen Werten in der R-S-Skala und einem Ängstlichkeitstest um Individuen mit der Tendenz zur verdrängenden bzw. **vermeidenden Bewältigung** (dies ergäbe sich aus den niedrigen Werten auf der R-S-Skala) oder um wirklich **angstfreie Menschen** (niedrige Werte in einem Angsttest) handelt. Zusätzlich wurde der eindimensional bipolaren Konzeption angelastet, dass der Status von Personen im Mittelbereich der Werteverteilung unbestimmt bleibt. Aus diesen Gründen, und wegen ihrer deutlichen Verankerung in psychodynamische Vorstellungen, wird die Skala heute kaum noch verwendet.

Zur Überwindung dieser Probleme wurde von verschiedenen Autoren eine Operationalisierung von Bewältigungsdispositionen mit Hilfe **mehrerer Variablen** vorgeschlagen. Dabei stand zunächst der Wunsch im Vordergrund, bei Personen mit niedrigen Werten in einem Angsttest zu unterscheiden zwischen wirklich Niedrigängstlichen und denjenigen, die tatsächlich eine höhere dispositionelle Ängstlichkeit aufweisen, diese aber **defensiv** leugnen (vgl. Holroyd, 1972; Kahn & Schill, 1971).

Defensivität wurde dabei meist operationalisiert über Skalen zur Erfassung der Tendenz, sozial erwünscht zu antworten (**soziale Erwünschtheit**, **SE**; für eine deutschsprachige SE-Skala siehe Stöber, 1999). Da viele Skalen zur Erfassung der SE-Tendenz, insbesondere die **Marlowe-Crowne-Skala** (Crowne & Marlowe, 1960), in der Regel nur mäßig mit Angsttests korreliert sind, erhält man nach Medianisierung der Werteverteilungen auf Angst- und SE-Skalen vier annähernd gleich große Personengruppen, die durch unterschiedliche Ausprägungsmuster aus Defensivität und Ängstlichkeit gekennzeichnet sind. Derartige Klassifikationen gehen also über die ursprüngliche Zielsetzung, zwischen Angstleugnern und wirklich Angstfreien zu differenzieren, hinaus. Deshalb wurde es nötig, die Bedeutung der Unterschiede, die mit Ängstlichkeits- bzw. SE-Skalen erfasst werden, genauer zu bestimmen.

Während für Angstskalen übereinstimmend davon ausgegangen wird, dass sie die interindividuell variable Tendenz erfassen, Situationen als bedrohlich zu erleben, bleibt die Interpretation der Bedeutung von Maßen der sozialen Erwünschtheit eher unklar (vgl. hierzu Krohne, 2010). Weinberger, Schwartz und Davidson (1979) gehen in ihrem populär geworden Ansatz davon aus, dass mit SE-Skalen, speziell der Marlowe-Crowne-Skala, so etwas wie **Suche nach sozialer Anerkennung** („search for social approval") erfasst wird. Sie bezeichnen deshalb Personen, die auf Angst- und SE-Skalen niedrige Werte aufweisen, als „wirklich angstfrei". Individuen mit niedrigen Angst-, aber hohen SE-Werten sollen wegen ihres ausgeprägten Wunsches nach sozialer Anerkennung ihre „tatsächlich vorhandene" Angst leugnen. Sie werden „Represser" genannt. Wer viel Angst berichtet, aber nur eine geringe SE-Tendenz aufweist, soll dagegen „wirklich ängstlich" sein, während Personen mit hohen Werten auf beiden Variablen als „defensiv ängstlich" bezeichnet werden.

Die Bestimmung der beiden Gruppen mit **hohen Angstwerten** erscheint bei Weinberger et al. (1979) allerdings wenig überzeugend. Warum sollten Personen mit gleichzeitig niedrigen SE-Werten „wirklich" ängstlich sein? Man könnte genauso gut argumentieren, dass Individuen mit hohen Angst- und hohen SE-Werten die „wirklich" Ängstlichen sein müssen, da bei ihnen der „Leidensdruck" offenbar so groß ist, dass sie trotz der Tendenz zur sozialen Erwünschtheit (die ja eher in Richtung des Angebens einer geringen Angst gehen sollte), im Test noch viele Angstsymptome als für sich zutreffend ankreuzen (Krohne & Rogner, 1985). Und was heißt eigentlich „defensiv ängstlich"? Man könnte auch vermuten, dass von

Personen mit hohen SE-Werten das Angeben von Angst „taktisch" einsetzen, um etwa schlechte Leistungen in Prüfungen zu entschuldigen (vgl. Laux, 2008). Dies ist aber ein eher adaptives Verhalten, das wenig mit Defensivität zu tun hat.

Obwohl die simultane Verwendung von zwei Dimensionen der, in weitestem Sinne, emotionalen Anpassung zur Bestimmung verschiedener **Modi der Stressbewältigung** eine intensive empirische Forschungstätigkeit angeregt hat (Übersichten bei Asendorpf & Wallbott, 1985; Kohlmann, 1990, 1997; Krohne & Rogner, 1985; Singer, 1990), lassen sich gegen dieses Vorgehen doch Vorbehalte formulieren (vgl. Krohne, 2003, 2010). Speziell im Hinblick auf konkrete Belastungssituationen wie etwa den medizinischen Eingriff lässt sich einwenden, dass Angst- oder SE-Skalen nichts aussagen über die von Personen in unterschiedlichen bedrohlichen Situationen jeweils bevorzugt eingesetzten Bewältigungsstrategien, also die **charakteristische Art** der Anpassung des individuellen Bewältigungsverhaltens an die situativen Erfordernisse.

Mit derartigen Skalen können Reaktionen auf Stressoren nur auf indirekte und recht unspezifische Weise erfasst werden. Die Items dieser Skalen (Beispiel für ein Angstitem „Ich schwitze oft", für ein SE-Item „Ich bin immer höflich, auch zu unangenehmen Leuten") beziehen sich in der Regel weder auf konkrete stresserzeugende Situationen, noch veranlassen sie den Probanden dazu, spezifische Bewältigungsreaktionen zu beschreiben. Die Items erfassen weniger Strategien der Bewältigung als vielmehr sehr allgemeine Stellungnahmen zu unangenehmen bzw. bedrohlichen Sachverhalten. Gefordert ist deshalb eine Analyse verschiedener Strategien der Bewältigung (z. B. Vigilanz, kognitive Vermeidung) im Rahmen einer neueren, an der Interaktion von Person und Situation orientierten, Theorie, wie sie etwa von Lazarus (z. B. Lazarus, 1991) für den Bereich der Stressbewältigung entworfen wurde (▶ Kap. 2).

Einen ersten Ansatz zur Erfüllung dieser Forderung stellt die **Miller Behavioral Style Scale** (MBSS) dar (Miller, 1987; deutsche Versionen: Schumacher, 1990; Voss, Müller & Schermelleh-Engel, 2006). In der MBSS werden vier Beschreibungen hypothetischer Stresssituationen (z. B. Opfer einer Geiselnahme sein) vorgegeben, die sich alle durch einen geringen Grad von Kontrollmöglichkeit für die betroffene Person auszeichnen. Jeder Beschreibung folgen acht Aussagen, die (zu gleichen Teilen) zwei Arten von Bewältigungsreaktionen, Monitoring und Blunting, darstellen. Unter **Monitoring** versteht Miller die Tendenz zur Überwachung einer Bedrohung, während **Blunting** sich auf Strategien der Abwendung der Aufmerksamkeit von derartigen Stressoren bezieht (vgl. u. a. Miller et al., 1993). Der Proband soll diejenigen Aussagen markieren, die in der vorgegebenen Situation auf ihn zutreffen. Die Scores für Monitoring und Blunting werden entsprechend aus den über alle Situationen markierten Monitoring- bzw. Blunting-Items ermittelt.

Der Ansatz von Miller stellt im Rahmen der Entwicklung von Instrumenten zur Messung von Stressbewältigung eine interessante Entwicklung dar, ist aber mit einer Reihe von Problemen belastet. So sind die beiden Skalen Monitoring und Blunting substantiell negativ korreliert (vgl. Miller, 1987). Damit wäre zur Bestimmung der individuellen Stressbewältigung eigentlich nur der Differenzwert aus Monitoring und Blunting das angemessene Maß, womit Monitoring/Blunting dann natürlich genau die gleiche eindimensional bipolare Konzeption aufweisen würde wie die bereits beschriebene, und für diese Schwäche kritisierte, R-S-Skala.

Eine weitere Schwierigkeit der MBSS basiert auf dem Umstand, dass in ihr nur fiktive unkontrollierbare Situationen vorgegeben werden. In derartigen Situationen sind jedoch Strategien wie Vermeidung oder Verleugnung, in der Terminologie Millers Blunting, im Prinzip angemessen. Wenn sich eine belastende Situation als in keiner Hinsicht kontrollierbar erweist, dann ist es für die betroffene Person im Sinne der Stressbewältigung zweckmäßig, ihre Aufmerksamkeit von dieser Situation abzuwenden. Damit lässt sich aber für eine Person, die in der MBSS viele Blunting-Aussagen bejaht, nicht bestimmen, ob sie dies in adaptiver Weise tut, nämlich aufgrund der von ihr in der **spezifischen Situation** wahrgenommenen Unkontrollierbarkeit, oder bedingt durch ihre **generelle** (also situationsübergreifende und damit keineswegs immer adaptive) Disposition (die ja eigentlich mit der MBSS erfasst werden soll).

Diese Defizite sollten im **Angstbewältigungs-Inventar** (**ABI**; Krohne & Egloff, 1999; englische Version: **Mainz Coping Inventory, MCI**; Krohne,

Egloff et al., 2000) behoben werden. Das ABI dient der separaten Erfassung der beiden Bewältigungsvariablen **Vigilanz** (**VIG**) und **kognitive Vermeidung** (**KOV**). Der Test beschränkt sich damit also auf die Erfassung ausgewählter, allerdings in der Bewältigungsforschung zentraler Konstrukte (Krohne, 2003; Roth & Cohen, 1986), und verzichtet auf eine möglichst umfassende Registrierung aller in Stresssituationen realisierbaren Strategien (◘ Abb. 4.1).

Im ABI werden acht fiktive Bedrohungsszenarien vorgegeben, in die sich der Proband hineinversetzen soll („Stellen Sie sich vor, … "). Diese Szenarien teilen sich gleichmäßig auf die beiden bereits erwähnten (▸ Kap. 2) großen Gruppen von Bedrohung auf: Selbstwert- bzw. Ego-Bedrohung (Subtest E) und physische Bedrohung (Subtest P, ▸ Übersicht „Die Situationen des ABI"). In umfangreichen Voruntersuchungen (Egloff & Krohne, 1998) wurde gesichert, dass alle Szenarien eine erhöhte Bedrohlichkeit aufweisen, aber zugleich hinsichtlich der zentralen bewältigungsrelevanten Merkmale Vorhersehbarkeit und Kontrollierbarkeit variieren.

Die Situationen des ABI

1. Selbstwertbedrohliche Situationen
   - Stellen Sie sich vor, dass Sie in ca. zehn Minuten einen Bericht vor einer Gruppe von Personen halten sollen.
   - Stellen Sie sich vor, dass Sie einen Fehler bei der Arbeit gemacht haben und eine Aussprache mit Ihrem Chef vor sich haben.
   - Stellen Sie sich vor, dass Sie in drei Wochen eine wichtige Prüfung haben.
   - Stellen Sie sich vor, Sie haben sich um eine Stelle beworben und in wenigen Minuten haben Sie ein Gespräch bei Ihrem eventuellen zukünftigen Vorgesetzten.
2. Physisch bedrohliche Situationen
   - Stellen Sie sich vor, dass Sie längere Zeit nicht beim Zahnarzt waren und jetzt in seinem Wartezimmer sitzen, weil Sie Beschwerden mit den Zähnen haben.

- Stellen Sie sich vor, Sie fahren als Beifahrer mit einem offensichtlich ungeübten Autofahrer. Es herrschen durch Schnee und Glatteis ungünstige Straßenverhältnisse.
- Stellen Sie sich vor, Sie gehen spätabends allein durch die Stadt. Aus einer Seitengasse nähert sich eine Gruppe von Leuten, die Ihnen irgendwie nicht ganz geheuer vorkommt.
- Stellen Sie sich vor, Sie sitzen im Flugzeug. Seit einiger Zeit ist der Flug sehr unruhig, die Lampe „Bitte anschnallen" ist an und Sie haben den Eindruck, „da stimmt was nicht".

Jeder Bedrohung sind fünf vigilante und kognitiv vermeidende Bewältigungsstrategien zugeordnet, die in ihrer konkreten Formulierung an die jeweilige Situation angepasst sind (◻ Tab. 4.3). Beispiele vigilanter Strategien sind Informationssuche oder Antizipation negativer Ereignisse, Beispiele für vermeidende Strategien sind Ablenkung oder Betonung der positiven Aspekte der Situation. Der Proband gibt für jede Strategie an, ob er diese in der konkreten Situation nie bzw. selten („trifft nicht zu") oder häufig („trifft zu") einsetzt. Die Antworten auf die Vigilanz- und Vermeidungsitems werden über die vier Szenarien jedes Subtests getrennt aufsummiert, so dass vier Scores berechnet werden: Vigilanz bei Selbstwertbedrohung (VIG-E) und physischer Bedrohung (VIG-P) sowie kognitive Vermeidung in diesen beiden Bereichen (KOV-E und KOV-P). Die Subtests können auch unabhängig voneinander eingesetzt werden. Bei gemeinsamer Darbietung werden zusätzlich noch die Gesamtscores VIG-T und KOV-T berechnet.

VIG und KOV sind generell nur moderat assoziiert (um -.25). Hauptkomponentenanalysen der über die acht Szenarien getrennt aufsummierten Antworten auf VIG- und KOV-Strategien ergaben eine Zweifaktorenlösung mit eindeutiger Trennung von VIG- und KOV-Items. Die Reliabilitäten liegen zwischen .71 (KOV-P) und .86 (VIG-T), die

Stabilitäten (Intervall 1 Woche) zwischen .88 und 92. Empirische Untersuchungen konnten zeigen, dass Vigilanz positiv mit Ängstlichkeit, gedanklicher Weiterbeschäftigung mit Stressoren (Rumination), vermehrtem Symptomberichten sowie externaler Kontrollüberzeugung korreliert. Kognitive Vermeidung ist dagegen assoziiert mit Extraversion, positiver Affektivität, Optimismus, Kompetenzerwartung und internaler Kontrollüberzeugung. Weitere Belege für die Validität des ABI liefern Ergebnisse experimenteller Studien zur Informationsverarbeitung und Emotionsregulation (zusammenfassend in Egloff & Krohne, 1998; Krohne, 2003; Krohne & Egloff, 2005; Krohne & Hock, 2008, 2011). Über Untersuchungen des Einflusses dieser Bewältigungsdispositionen (in Wechselwirkung mit situativen Merkmalen wie Art der Operationsvorbereitung) auf die perioperative Anpassung wird später (▶ Kap. 7) berichtet.

Theoretische Grundlage des Angstbewältigungs-Inventars (ABI) ist das **Modell der Bewältigungsmodi** (MBM; Krohne, 1993, 2003, 2010). Dieses Modell befasst sich mit individuellen Unterschieden bei der Verhaltensregulation in stressinduzierenden Situationen. Es konzentriert sich dabei auf jene kognitiven Prozesse, die manifest werden, wenn Personen mit Hinweisreizen auf Stress, insbesondere Bedrohungen konfrontiert werden. Grundlage des MBM ist die Annahme, dass Personen nach ihrer **charakteristischen Art** des Reagierens in belastenden Situationen unterschieden werden können. Diese individuellen Unterschiede werden auf den Dimensionen **Vigilanz** (die intensivierte Aufnahme und Verarbeitung bedrohlicher Information) und **kognitive Vermeidung** (die Abwendung der Aufmerksamkeit von bedrohungsbezogenen Hinweisen) abgebildet, wobei es sich hier um **separate Persönlichkeitsvariablen** handelt. Das spezifische Ausprägungsmuster einer Person auf diesen Dimensionen (z. B. hohe Vigilanz und niedrige Vermeidung) wird **Bewältigungsmodus** genannt.

Nach einer Vielzahl theoretischer Ansätze und empirischer Befunde (vgl. Krohne, 2010) lassen sich die meisten angstauslösenden Situationen durch zwei allgemeine Merkmale charakterisieren: die **Anwesenheit von Gefahrenreizen** und ein **hoher Grad von Mehrdeutigkeit**. Die Mehrdeutigkeit spielt in Bedrohungssituationen bei der Auslösung von Angst eine wichtige Rolle, da sie der unmittelbaren Ausübung

◻ **Tab. 4.3** Die Situation „Zahnarzt" aus dem ABI-P mit Reaktionsmöglichkeiten

	Stellen Sie sich vor, dass Sie längere Zeit nicht beim Zahnarzt waren und jetzt in seinem Wartezimmer sitzen, weil Sie Beschwerden mit den Zähnen haben. In dieser Situation …	
1	… stelle ich mir vor, dass es ziemlich unangenehm werden kann.	VIG
2	… sage ich mir, dass der Zahnarzt die Ursachen für die Zahnschmerzen wahrscheinlich gut und schnell behandeln kann.	KOV
3	… bleibe ich ganz entspannt.	KOV
4	… lese ich mir im Wartezimmer aufmerksam die Informationsblätter über Zahnerkrankungen und Behandlungen durch.	VIG
5	… überlege ich, ob bei der Zahnbehandlung (z. B. beim Bohren) vielleicht was schiefgehen kann.	VIG
6	… erinnere ich mich an frühere Zahnbehandlungen.	VIG
7	… sage ich mir: „Bislang waren meine Zähne eigentlich immer ganz in Ordnung, also wird's wohl auch dieses Mal nichts Ernstes sein."	KOV
8	… denke ich möglichst wenig an die bevorstehende Behandlung	KOV
9	… bin ich nicht so leicht aus der Ruhe zu bringen wie viele meiner Bekannten.	KOV
10	… überlege ich, ob wohl eine Behandlung ausreichen wird, oder ob noch eine Reihe von Behandlungen folgt.	VIG

ABI-P: Angstbewältigungs-Inventar, Subtest P, KOV: kognitiv vermeidende Strategie, VIG: vigilante Strategie

offener Reaktionen, die die Bedrohung beseitigen könnten, im Wege steht. Diesen beiden generellen Aspekten entsprechend sollen bei Personen, die mit derartigen Situationen konfrontiert werden, zwei Arten von Reaktionen ausgelöst werden: die **Wahrnehmung körperlicher Erregung** (die durch die Anwesenheit von Gefahrenreizen ausgelöst wird) und das **Erleben von Unsicherheit** (das sich auf die situative Mehrdeutigkeit bezieht).

Vigilanz stellt nun eine Klasse von Bewältigungsstrategien dar, deren Einsatz das Ziel verfolgt, **Unsicherheit zu reduzieren** bzw. deren weiteren Anstieg zu verhindern. Derartiges Verhalten ist also **unsicherheitsmotiviert**. Die betreffende Person strebt den Aufbau eines Schemas der belastenden Situation und ihres weiteren Ablaufs an, um so der Möglichkeit vorzubeugen, negativ überrascht zu werden. **Kognitive Vermeidung** bezeichnet demgegenüber eine Klasse von Bewältigungsmaßnahmen, die das Ziel haben, den Organismus **gegen erregungsinduzierende Stimuli abzuschirmen**. Dieses Verhalten ist also **erregungsmotiviert**. Hiermit soll ein bestehender zu intensiver emotionaler Zustand reduziert oder einem künftigen starken und damit eventuell

unkontrollierbaren Erregungsanstieg vorgebeugt werden.

Individuelle Ausprägungen der Tendenzen zum vorzugsweisen Einsatz vigilanter oder kognitiv vermeidender Formen der Bewältigung werden mit Hilfe des ABI gemessen. Erklärt werden sie durch Einführung der Persönlichkeitskonstrukte **Intoleranz gegenüber Unsicherheit** und **Intoleranz gegenüber emotionaler Erregung**. Menschen, die Unsicherheit in Bedrohungssituationen (z. B. die Möglichkeit, „negativ" überrascht zu werden) besonders schlecht ertragen können (Unsicherheitsintolerante), sollen nach den Annahmen des MBM vermehrt zu einer vigilanten Bewältigung tendieren. Dagegen sollen Personen, die sich in derartigen Situationen besonders durch emotionale (bzw. somatische) Erregung (oder die Antizipation eines Erregungsanstiegs) belastet fühlen (Erregungsintolerante), vermehrt kognitiv vermeidende Strategien der Bewältigung einsetzen.

Sowohl der Einsatz vigilanter als auch kognitiv vermeidender Strategien ist mit einem Vorteil, aber auch einem Preis für die betreffende Person verbunden. Die (vigilante) Zuwendung zu Hinweisreizen in

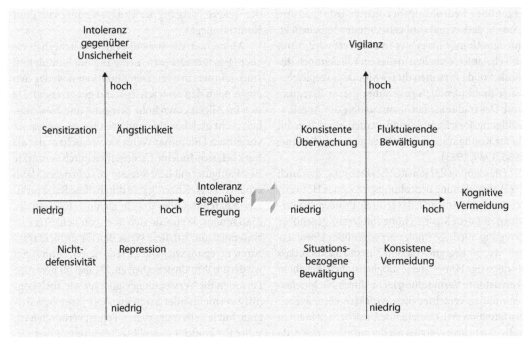

■ Abb. 4.3 Die zentralen Dimensionen des Modells der Bewältigungsmodi (Krohne, 2010, Abbildung 4.5)

einer belastenden Situation hat den Vorteil, möglicherweise Unsicherheit zu reduzieren bzw. „negative Überraschung" zu vermeiden, also sich zumindest subjektiv in der Lage zu fühlen, den weiteren Verlauf dieser Situation vorhersagen zu können. Dieser Vorteil wird jedoch damit erkauft, dass die Person sich mit einem großen Bereich von (auch vergleichsweise entfernten) Hinweisreizen auf Gefahren auseinandersetzen muss, wobei diese Reize vermehrt Angstreaktionen bei ihr auslösen. Die (kognitiv vermeidende) Abwendung von Hinweisreizen hat den Vorteil, dass diese Menschen nur selten mit Hinweisreizen auf Gefahren konfrontiert werden, also über relativ lange Zeit in einem bedrohungs- und damit angstfreien Raum leben. Auf diese Weise vermeiden sie die Belastung durch zu hohe emotionale Erregung. Der Preis hierfür besteht darin, dass auf potenzielle Bedrohungen (z. B. bei Hinweisen auf Erkrankungen) nicht frühzeitig reagiert wird. Derartige Personen werden dann eventuell später mit derart starken und eindeutigen Stressoren konfrontiert, dass sie diese weder instrumentell noch emotionsregulierend bewältigen können. Die Konsequenz wäre dann u. a. ein sehr starker Anstieg emotionaler Erregung.

Diese Konzeption vom „Preis" kognitiv vermeidender Bewältigung entspricht im Prinzip der Auffassung von Janis (1958) über die Bedeutung des work of worrying (▶ Abschn. 3.2.1). Hiernach soll ja eine zu niedrige präoperative emotionale Erregung (evtl. als Resultat einer vermeidenden Angstbewältigung) mit einer verschlechterten postoperativen Anpassung verbunden sein. Auch die Interpretation von Befunden von Slangen, Kleemann et al. (1993a, 1993b) sowie Slangen, Krohne et al. (1993) zum Zusammenhang von Geschlecht der Patienten, präoperativer Angst und intra- sowie postoperativer Anpassung (▶ Abschn. 3.2.3, ▶ Abschn. 3.2.4) entsprechend dieser Konzeption.

Individuen mit dem Muster „hohe Intoleranz gegenüber Unsicherheit, niedrige Intoleranz gegenüber Erregung" (■ Abb. 4.3) fühlen sich besonders durch die den meisten Bedrohungssituationen innewohnende Mehrdeutigkeit belastet. Ihr vordringliches Bestreben ist es also, ein kognitives Schema der zu erwartenden Gefährdung zu konstruieren, um auf diese Weise „negative Überraschung" zu vermeiden. Deshalb manifestieren sie ein vergleichsweise **konsistent überwachendes** (vigilantes) Verhalten gegenüber bedrohungsbezogener Information. Obwohl dadurch, als unbeabsichtigter Nebeneffekt, ihre emotionale Erregung intensiviert wird, kann sich vigilantes Verhalten in diesem Fall dennoch stabilisieren, da Personen dieses Modus ja vergleichsweise unempfindlich gegenüber dieser Erregung sind. Der traditionellen Terminologie der Angstbewältigungsforschung folgend werden Menschen mit dieser Konfiguration **Sensitizer** genannt (Krohne, 1986, 1989, 1993).

Die emotionale (somatische) Erregung, die durch die Wahrnehmung bedrohungsbezogener Hinweisreize erzeugt wird, stellt das zentrale Problem für Personen mit dem Muster „hohe Intoleranz gegenüber Erregung, niedrige Intoleranz gegenüber Unsicherheit" dar. Sie begegnen diesem Zustand dadurch, dass sie derartige Hinweisreize möglichst nicht beachten (**konsistente Vermeidung**). Die durch Nichtbefassen mit den verschiedenen Aspekten einer aversiven Situation evtl. entstehende Unsicherheit können Individuen dieses Modus wiederum gut ertragen, da dieser Zustand für sie nicht besonders belastend ist. Derartige Personen werden **Represser** genannt.

Menschen, die durch niedrige Intoleranzen auf beiden Dimensionen gekennzeichnet sind, werden weder durch Unsicherheit noch durch emotionale Erregung in aversiven Situationen besonders beeinträchtigt. Das MBM bezeichnet Personen mit diesem Muster als **Nichtdefensive**. Wegen ihrer größeren Toleranz für Unsicherheit und Erregung sind sie nicht notwendigerweise darauf ausgerichtet, entweder alle bedrohungsbezogenen Hinweise einer Situation zu analysieren oder derartigen Reizen völlig aus dem Weg zu gehen. Stattdessen können diese Personen in aversiven Situationen jeweils spezifische Bewältigungsstrategien auswählen und lange genug verfolgen, um deren Effektivität zu überprüfen. Sie sollten also ein vergleichsweise umfangreiches Bewältigungsrepertoire besitzen, aus dem sie flexibel das in der jeweiligen Situation passende Verhalten auswählen. So werden sie nur dann instrumentell in eine Belastungssituation eingreifen, wenn auf diese Weise ein gewünschter Effekt erzielt werden kann. Entsprechend sollten sie nur intensiver nach Information suchen, wenn sie dadurch die Situation besser kontrollieren können. Umgekehrt werden sie auf die Verarbeitung bedrohungsbezogener Information vermutlich eher verzichten, wenn

der weitere Fortgang der Situation außerhalb ihrer Kontrolle liegt.

Menschen, die sowohl gegen Unsicherheit als auch gegen emotionale Erregung hoch intolerant sind, können in aversiven Situationen weder den einen noch den anderen Zustand gut ertragen. Da sich im Allgemeinen hohe Erregung und Unsicherheit nicht gleichzeitig regulieren lassen, stehen sie vor einem Dilemma. Wenn sie versuchen, die als stark belastend erlebte Unsicherheit durch verstärkte Beschäftigung mit dem Stressor zu reduzieren, dann erhöhen sie gleichzeitig ihre durch diese Reize induzierte Erregung über das für sie noch tolerierbare Maß hinaus. Wenn sie sich aber von dem Stressor abwenden, um auf diese Weise den für sie nicht tragbaren Erregungszustand zu reduzieren, dann steigt wiederum ihre Unsicherheit an. Da also für derartige Personen die Verwendung vigilanter wie auch kognitiv vermeidender Strategien der Stressbewältigung mit jeweils untragbaren Folgen verbunden ist, sollte ihr konkret ausgeübtes Bewältigungsverhalten jeweils nur zeitlich kurz erstreckt sein, so dass man insgesamt von einer **fluktuierenden Bewältigung** sprechen kann. Weil diese Menschen sich auf die Beseitigung beider Arten von Belastung, negative Überraschung und starke emotionale Erregung, konzentrieren müssen, werden sie häufig nicht in der Lage sein, bei einer bestimmten Strategie lange genug abzuwarten, um prüfen zu können, ob deren Einsatz effektiv war oder nicht. Dies sollte der Ausbildung eines wirksamen Repertoires von insbesondere problembezogenen Strategien im Wege stehen. Dieses Muster soll typisch für **hochängstliche** Personen sein, die im Modell auch als **erfolglose Bewältiger** bezeichnet werden.

Während sich die bisher dargestellten Ansätze Repression-Sensitization, Monitoring/Blunting und Vigilanz/kognitive Vermeidung jeweils auf die Analyse zweier zentraler **kognitiver Reaktionsweisen** in bedrohlichen Situationen konzentrieren (nämlich, vereinfacht gesagt, die Zuwendung versus Abwendung der Aufmerksamkeit von der Bedrohung), geht es Endler und Parker (1999) mit ihrem **Coping Inventory for Stressful Situations** (**CISS**; Kurzform: Cohan, Jang & Stein, 2006) darum, möglichst alle basalen Formen der Bewältigung zu erfassen. Die Autoren nehmen drei globale Bereiche an, die sämtliche Einzelstrategien der Bewältigung umfassen sollen: **problembezogenes Bewältigen**, d. h. die Orientierung an der Aufgabe, **emotionsbezogenes Bewältigen**, die Orientierung hin auf die eigene Person, und **Vermeidung**. Letztere kann sich personenorientiert vollziehen, worunter die Autoren auch die Suche nach sozialer Unterstützung verstehen, oder aufgabenorientiert, was auch dann vorliegen soll, wenn sich die betreffende Person mit dem Ziel der Ablenkung von der aversiven Situation einer anderen „Aufgabe" zuwendet (z. B. liest). Faktorenanalysen der im Hinblick auf diese Bewältigungsformen konstruierten Items konnten drei Komponenten sichern, die inhaltlich den drei genannten globalen Bereichen entsprachen (Cosway et al., 2000).

4.5 Stressbewältigung und perioperative Anpassung

4.5.1 Vorbemerkung

Die Darstellung in diesem Abschnitt orientiert sich in ihrem Aufbau an der Beschreibung entsprechender empirischer Befunde (▶ Kap. 3). Zugrunde gelegt werden also wieder die dort beschriebenen Kriterien der perioperativen Anpassung, wobei ich mich an der eingeführten Trennung der Phasen nach prä-, intra- und postoperativ sowie längerfristiger Erholung orientiere. Als weiterer Gliederungsgesichtspunkt dienen wiederum die vorgestellten unterschiedlichen Anpassungskriterien.

Allerdings wird diese Einteilung an dieser Stelle ergänzt um eine weitere Kategorie, in der Studien zur Anpassung bei invasiven diagnostischen Eingriffen (z. B. Endoskopie oder Herzkatheteruntersuchung), zahnärztlichen Behandlungen sowie belastenden, aber nur in größeren zeitlichen Abständen durchgeführten Behandlungen (z. B. Chemotherapie) vorgestellt werden. Diese gesonderte Kategorisierung ist darin begründet, dass gerade hier besonders viele Untersuchungen zum Einfluss der Stressbewältigung auf die Anpassung (häufig in Wechselwirkung mit spezifischen psychologischen Vorbereitungsmaßnahmen) vorliegen.

Bei der Durchsicht entsprechender Studien fällt auf, dass in vielen Arbeiten die individuelle Bewältigung dieser belastenden Situation eingebettet ist in die Vermittlung einer entsprechenden Vorbereitung

auf den anstehenden Eingriff (z. B. die Darbietung zusätzlicher Informationen oder das Erlernen von Techniken der Entspannung und Ablenkung). Diese Thematik wird genauer in ▶ Kapitel 6 bzw. (soweit auch Interaktionen mit Persönlichkeitsmerkmalen analysiert werden) ▶ Kapitel 7 behandelt (▶ Kap. 6, ▶ Kap. 7). In diesem Abschnitt geht es vornehmlich um den direkten Einfluss der vom Patienten eingesetzten Strategien der Bewältigung auf den Anpassungsstatus. Allenfalls werden auch Studien herangezogen, in denen zusätzlich zur standardmäßigen Information über den bevorstehenden Eingriff noch spezielle Informationen (z. B. sensorischer Art) dargeboten werden. Diese Erweiterung erscheint insofern gerechtfertigt, als Patienten vor einem Eingriff ohnehin über einen sehr unterschiedlichen Informationsstand verfügen, auf den sie ihre individuellen Bewältigungsanstrengungen natürlich dann auch ausrichten.

Im vorangegangenen Kapitel waren allgemein Untersuchungen dargestellt worden, in denen Kriterien der perioperativen Anpassung aus präoperativen Merkmalen des Patienten vorhergesagt worden waren. Dabei wurden Studien, die auf einem reinen Vergleich von subjektiven Merkmalen (Selbstberichten des Patienten) basieren, eher kritisch gesehen. Hier ist, wie erwähnt, nicht auszuschließen (und wurde tatsächlich in sorgfältig kontrollierten Untersuchungen auch empirisch bestätigt), dass eventuelle Zusammenhänge (etwa zwischen dem Prädiktor Angst und dem Kriterium Schmerzerleben) auf eine bloße Berichtstendenz der Person im Sinne einer allgemeinen negativen Affektivität zurückgeführt werden können. Anders liegt der Fall bei der Analyse der Stressbewältigung (und auch der im nächsten Kapitel zu behandeln sozialen Unterstützung). Verglichen mit Indikatoren der Angst und Stressbelastung, stehen Selbstberichtsmaße der Stressbewältigung (und der sozialen Unterstützung) in der Regel in einem größeren theoretischen und auch operationalen Abstand zu Kriterien wie etwa dem Schmerzerleben. Deshalb ist hier ein Vergleich von selbstberichteten Prädiktoren und Kriterien in den meisten Fällen durchaus sinnvoll.

Ein wichtiges Thema im Bereich der Stressbewältigung nach medizinischen Eingriffen ist auch die Anpassung bei Operationen im Zusammenhang mit **schwerwiegenden chronischen Erkrankungen**, insbesondere Krebs. Bei der Analyse der Anpassungskriterien muss man allerdings hier sehr genau unterscheiden, ob es sich um die Erholung nach einer schweren Operation handelt (die sich im Prinzip auch auf eine andere Art von Erkrankung hätte richten können) oder um die Bewältigung der allgemein mit einer chronischen Erkrankung verbundenen Belastungen (unter denen die Operation ja nur ein Aspekt unter vielen ist). Gerade wenn es um den Einfluss von Ressourcen wie Stressbewältigung oder soziale Unterstützung auf die Anpassung geht, ist diese Unterscheidung wichtig. Häufig richten sich diese Ressourcen nämlich eher auf den Umgang mit den allgemeinen Belastungen (bei Krebs etwa auch auf die Angst vor einem Wiederauftreten der Erkrankung) als auf die Bewältigung der Folgen der Operation. Die Bewältigung von Belastungen durch eine chronische Erkrankung ist jedoch nicht Thema dieses Buches, in dem es ja speziell um Stress und Stressbewältigung bei medizinischen Eingriffen geht. Deshalb werden im Folgenden hierzu nur Studien vorgestellt, bei denen auch die Anpassung an den medizinischen Eingriff untersucht wurde.

4.5.2 Invasive Diagnostik, belastende Therapien und zahnärztliche Behandlungen

Obwohl es sich bei **invasiven diagnostischen Eingriffen** wie etwa Gastroskopie, Coloskopie oder Herzkatheterisierung um gut erprobte und sichere Verfahren handelt, sehen die meisten Patienten derartigen Untersuchungen mit großem Unbehagen entgegen und empfinden in der Phase vor dem Eingriff starke Ängste (Gebbensleben & Rohde, 1990). Ähnliches gilt auch für **zahnärztliche Behandlungen** (Muris, 1994). Bei **therapeutischen Interventionen** wird insbesondere die Chemotherapie bei Krebs von den Patienten als sehr belastend erlebt. Hierdurch kann die Motivation, sich einer derartigen Therapie zu unterziehen bzw. diese Behandlung durchzuhalten, reduziert werden. Um diesem Motivationsverlust vorzubeugen, wurden deshalb schon sehr früh Versuche unternommen, einige Auswirkungen dieser Therapie durch gezielte psychologische Vorbereitungen, etwa die Vermittlung von Entspannungs- und Ablenkungstechniken, zu reduzieren (vgl. Burish & Lyles,

1979; Johnson & Leventhal, 1974; Johnson et al., 1978b; Shipley, Butt & Horwitz, 1979; Shipley et al., 1978; Übersicht in Burish & Tope, 1992; Carey & Burish, 1988).

Über Untersuchungen, die sich primär der Überprüfung ausgearbeiteter Vorbereitungsprogramme widmen, wird in ▶ Kapitel 6 berichtet (▶ Kap. 6). Viele Untersuchungen zum Einfluss von Bewältigungsdispositionen (speziell Vigilanz und kognitive Vermeidung) auf das perioperative Anpassungsniveau betrachten die Wechselwirkung verschiedener Formen der psychologischen Operationsvorbereitung (meist Informieren versus Entspannung/Ablenkung) mit diesen Dispositionen. Mit den Ergebnissen dieser Studien (u. a. Gattuso, Litt & Fitzgerald, 1992; Hübel, 1986; Krohne & El-Giamal, 2008; Ludwick-Rosenthal & Neufeld, 1993; Miller & Mangan, 1983; Morgan et al., 1998) befasst sich ▶ Kapitel 7 (▶ Kap. 7). An dieser Stelle konzentriere ich mich auf ausgewählte Studien, in denen Dispositionen der Bewältigung (wenn auch häufig in Wechselwirkung mit ad hoc implementierten Vorbereitungstechniken) im Vordergrund stehen.

Schwenkmezger, Asshoff und Schulz (1996) erhoben bei 70 Patienten eine Woche vor einer geplanten **endoskopischen Untersuchung** (Gastro- und Coloskopie) mit Hilfe des ABI (▶ Abschn. 4.4.3) die Bewältigungsdispositionen Vigilanz und kognitive Vermeidung. Außerdem wurden zu drei Zeitpunkten (eine Woche vor, unmittelbar vor und unmittelbar nach der Untersuchung) die kognitive und affektive Komponente der Zustandsangst über das Inventar STOA (▶ Abschn. 2.5.2) sowie die endokrinologischen Stressindikatoren Cortisol, Prolaktin und Wachstumshormone (GH; ▶ Abschn. 2.5.4) erfasst. Während der Untersuchung wurden zudem noch Herzfrequenz und systolischer und diastolischer Blutdruck gemessen.

Es fanden sich insgesamt nur wenige bedeutsame Zusammenhänge zwischen den interessierenden Variablen. So gaben Patienten mit hoher Vigilanz und niedriger Vermeidung (Sensitizer) zu allen Messzeitpunkten mehr Angst an als Patienten mit anderen Bewältigungsdispositionen. Diese Unterschiede galten insbesondere für den Zeitpunkt unmittelbar vor der Untersuchung und hier speziell für die affektiven Angstsymptome. Bei den hormonellen Belastungsindikatoren konnte nur für GH ein bedeutsamer Einfluss der Vigilanz registriert werden: Hochvigilante hatten hier höhere Werte als Niedrigvigilante. Bei den kardiovaskulären Parametern bestanden keine Unterschiede zwischen den Bewältigungsgruppen. Die vergleichsweise schwachen Zusammenhänge zwischen Bewältigungsdispositionen und biologischen Variablen könnten teilweise in der Inhomogenität der Stichprobe begründet sein. Die Patienten unterschieden sich nicht nur in der Art der Untersuchung (51 Personen mit Gastroskopie, 19 mit Coloskopie), sondern auch im Ausmaß der Vorerfahrung mit derartigen Eingriffen. Nur die Hälfte der Patienten hatte bereits Erfahrungen. Gerade der Umstand, dass eine Person die entsprechende Prozedur bereits mindestens einmal erlebt hat, dürfte jedoch einen wesentlichen Einfluss auf das Stresserleben im Vorfeld der Untersuchung haben.

Phipps und Zinn (1986) untersuchten eine Stichprobe von 40 Schwangeren, die sich einer **Fruchtwasseruntersuchung (Amniozentese)** zur Bestimmung eventueller Fehlbildungen und Chromosomenabweichungen beim Fötus unterzogen. Analysiert wurde der Einfluss der dispositionellen Bewältigungsmerkmale Informationssuche (Monitoring) und Informationsmeidung (Blunting) auf emotionale Reaktionen vor dem Eingriff (nach der genetischen Beratung), unmittelbar danach sowie nach Bekanntgabe des Ergebnisses. Monitoring und Blunting wurden zu Beginn der Untersuchung mit Hilfe der MBSS (▶ Abschn. 4.4.3) und die aktuelle Angst und Depression zu allen drei Messzeitpunkten über das Inventar POMS (▶ Abschn. 2.5.2) erfasst. Diesen Patientinnen gegenübergestellt wurden als Kontrollgruppe Frauen im gleichen Abschnitt ihrer Schwangerschaft, jedoch ohne den beschriebenen Eingriff. Auch bei ihnen wurden die psychologischen Merkmale zu korrespondierenden Messzeitpunkten erhoben.

Während in der Kontrollgruppe keine Unterschiede zwischen Monitors und Blunters in den emotionalen Reaktionen bestanden, zeigten in der Eingriffsgruppe Monitors zu beiden Zeitpunkten vor der Untersuchung bedeutsam mehr Angst und Depression als Blunters. Nach Bekanntgabe des Ergebnisses sanken bei ihnen die entsprechenden Werte deutlich auf das Niveau der Blunters ab.

Bei den **belastenden therapeutischen Interventionen** wurde besonders die **Chemotherapie** bei Krebspatienten im Hinblick auf Einflüsse von Bewältigungsvariablen intensiv untersucht. Die Chemotherapie ist eine Behandlung, die nicht nur auf die Krebszellen wirkt, sondern auf fast alle Körperzellen, speziell solche, bei denen ein konstantes Wachstum vorliegt, z. B. in den Haarwurzeln, im Knochenmark oder im gastrointestinalen Trakt. Dementsprechend erzeugt sie eine Vielzahl von Nebenwirkungen, etwa Haarausfall, Immunsuppression, Entzündungen der Mundschleimhaut, Anorexie, Übelkeit oder Erbrechen. Obwohl die Chemotherapie die Lebenserwartung von Krebspatienten verlängern kann, wird die Lebensqualität durch diese Nebeneffekte vom Patienten als derart beeinträchtigt erlebt, dass hierdurch die Motivation, sich dieser Therapie konsequent zu unterziehen, deutlich reduziert werden kann. Ähnlich belastend wie die Chemotherapie sind etwa Eingriffe am Knochenmark bei Leukämiepatienten (zur Lebensqualität, ▶ Abschn. 3.1.4).

Gemeinsam ist diesen Eingriffen, dass der Behandlungsprozess für den Patienten praktisch nicht kontrollierbar ist. Bei derartigen Stressoren führt eine problembezogene Bewältigung, d. h. der Versuch, aktiv in die Situation einzugreifen, um die Ursache der Belastung zu verändern (▶ Abschn. 4.3.1), kaum zu einer Stressreduktion. Effektiver sollte hier ein emotionsbezogenes Bewältigen sein, also der Einsatz kognitiver Strategien, welche auf eine Reduzierung oder zumindest Kontrolle der durch einen Stressor ausgelösten Emotionen zielen. Entsprechend dieser Erwartung konnten Weisz, McCabe und Dennig (1994) bei Kindern, bei denen während einer Leukämiebehandlung eine emotionsbezogene Bewältigung beobachtet wurde, ein geringeres (fremdeingeschätztes) Stressniveau registrieren als bei Kindern, die eher eine problembezogene (aktive) Bewältigung versuchten. Als problembezogen wurde hier etwa eine stets pünktliche Medikamenteneinnahme eingeordnet, während als emotionsbezogen Aussagen wie „Ich mache mir nicht zu viele Sorgen" galten.

Die Mehrzahl der psychologischen Studien zu den Nebenwirkungen der Chemotherapie konzentriert sich auf Übelkeit und Erbrechen. Schätzungen gehen davon aus, dass etwa 33 % aller Patienten unter diesen Nebenwirkungen leiden (Morrow & Black, 1991). Ein weiteres verbreitetes Symptom sind Erschöpfungszustände (Fatigue; Übersicht hierzu u. a. in Jacobsen et al., 2007). In geringerem

Umfang wurden in diesem Zusammenhang auch affektive Reaktionen wie Angst und Depressionen untersucht. Da Reaktionen wie Übelkeit und Erbrechen auch bereits (antizipatorisch) vor Beginn einer Therapie auftreten können, gehen Burish und Tope (1992) davon aus, dass diese Nebenwirkungen teilweise durch assoziative Lernprozesse erworben wurden. Zunächst wird eine Assoziation zwischen dem pharmakologischen Nebeneffekt (der unkonditionierten Reaktion UR) und der Chemotherapie (dem unkonditionalen Stimulus US) hergestellt. Verschiedene Reize, die vor und während dieser Behandlung wiederholt auf den Patienten einwirken (z. B. die Wahrnehmung bestimmter mit der Therapie verbundener Personen, Objekte oder Gerüche, aber auch mit der Behandlungsprozedur assoziierte Gedanken), fungieren als konditionale Stimuli CS. Diese können dann in der Folge allein, also auch bei Abwesenheit des US, Reaktionen wie Übelkeit, Erbrechen oder negative Affekte auslösen (vgl. Leventhal et al., 1988). Möglich ist sogar eine **konditionierte Immunsuppression** durch Assoziation der CS mit den immunsuppressiven Effekten der Chemotherapie, die dann evtl. das Fortschreiten der Krebserkrankung fördern kann (Lekander et al., 1995).

Da jedoch nicht alle Chemotherapiepatienten diese konditionierten Reaktionen erwerben, nehmen die Autoren an, dass hier bestimmte Persönlichkeitsdispositionen, insbesondere Ängstlichkeit und Vigilanz, eine Rolle spielen. Ängstliche Personen reagieren vor einer Behandlung mit erhöhter Angst, und dieser Zustand erleichtert die Konditionierung von Übelkeit und Erbrechen auf bestimmte Stimuli (Nerenz et al., 1986). Vigilante Personen wiederum zeigen vor einer Behandlung nicht nur verstärkte Angst, sondern auch eine erhöhte Aufmerksamkeit für belastungsbezogene Reize aus ihrer Umgebung (▶ Abschn. 4.4.3). Diese können dadurch leichter zu konditionalen Stimuli (CS) für die Auslösung der beschriebenen Nebeneffekte werden (Dolgin et al., 1985).

In Übereinstimmung mit diesen Erwartungen fanden Lerman et al. (1990) bei 48 Krebspatienten, die sich einer Chemotherapie unterziehen mussten, eine positive Korrelation zwischen der Stressbewältigungsdimension Monitoring (Vigilanz; ▶ Abschn. 4.4.3) und der Stärke der Angst vor sowie der Übelkeit während und nach der Behandlung. Für die Bewältigungsdimension Blunting (kognitive Vermeidung) zeigte sich der entgegengesetzte Zusammenhang, also weniger Angst und Übelkeit mit zunehmender Vermeidung.

Vor der Therapie vermittelte Entspannungstechniken hatten (erwartungsentsprechend) nur bei Vermeidern eine angstreduzierende Wirkung (▶ Kap. 7). Anstelle von Entspannungstechniken setzten Redd et al. (1987) bei Kindern vor einer Chemotherapie Videospiele zur Ablenkung ein. Auch hier zeigte sich wieder, dass Patienten, die sich ablenken konnten, signifikant weniger Angst und Übelkeit manifestierten als Mitglieder einer Kontrollgruppe, denen diese Möglichkeit nicht geboten worden war.

Gard et al. (1988) teilten 70 Krebspatienten mit Chemotherapie vor der nächsten anstehenden Behandlung in zwei Gruppen ein: Eine Experimentalgruppe beantwortete einen Fragebogen über die Schwere der Nebeneffekte der letzten zuvor erhaltenen Behandlung. Eine Kontrollgruppe füllte einen Fragebogen über eine neutrale Situation (Parken auf dem Klinikgelände) aus. Außerdem wurden die Patienten mit Hilfe der MBSS in Monitors und Blunters eingeteilt. Abhängige Variable war die Schwere der nach der Therapie (36–48 Stunden) eingeschätzten Nebenwirkungen. Wie zu erwarten, schätzten Patienten, die durch Beantwortung des Fragebogens zur Chemotherapie für die Nebeneffekte dieser Behandlung sensitiviert worden waren, die erlebten Wirkungen (insbesondere Übelkeit) im Vergleich zur Kontrollgruppe als schwerer ein. Was die dispositionelle Bewältigung betrifft, so berichteten Monitors über ein häufigeres Auftreten und längeres Andauern von Übelkeit als Blunters.

Die Konditionierungshypothese des Erwerbs therapiebezogener Reaktionen wie Übelkeit und Erbrechen entspricht zwar lerntheoretischen Grundannahmen, ist aber nicht voll überzeugend. Damit derartige Reaktionen erworben werden können, müsste der US (die Chemotherapie) in vergleichsweise kurzen Abständen wiederholt dargeboten werden. Das ist aber in der Regel nicht der Fall. Leichter erklären lässt sich dagegen der wiederholt registrierte Befund, dass kognitiver Vermeidung (Blunting) mit weniger aversiven Nebenwirkungen verbunden ist. Da bei derartigen Behandlungen, wie erwähnt, die Ausübung von Kontrolle durch den Patienten kaum möglich ist, stellt der Einsatz von

Ablenkung anstelle von Problemlösen oder Vigilanz in dieser Situation die einzige wirksame Strategie dar.

Eine bevorstehende **zahnärztliche Behandlung** ist für viele Menschen mit Angst verbunden. Etwa 40 % aller Patienten empfinden im Vorfeld eines Zahnarztbesuches Angst, 20 % sogar starke Angst (Stouthard & Hoogstraten, 1990). Diese dispositionell determinierte Angst (vgl. Krohne, 2010; ▶ Abschn. 2.5.2) kann natürlich negative Konsequenzen im Hinblick auf die Effizienz entsprechender Behandlungen haben. So kann erhöhte Angst dazu führen, dass der Patient Anweisungen des Zahnarztes während der Behandlung nicht angemessen folgt. Noch häufiger dürfte allerdings der Fall vorliegen, dass starke Angst zu einer völligen Vermeidung zahnärztlicher Behandlungen (mit entsprechend negativen Konsequenzen für den Gesundheitszustand) führt. Anders als bei den zuvor beschriebenen Eingriffen werden bei Untersuchungen zur Belastung durch eine Zahnbehandlung aus naheliegenden Gründen kaum biologische Parameter herangezogen. Als Anpassungskriterien gelten hier in der Regel die selbstberichtete und fremdbeobachtete Anspannung.

Fox et al. (1989) untersuchten den Einfluss vermeidender (repressiver) Angstbewältigung auf die fremdbeobachtete Angst während einer belastenden Zahnbehandlung (Extraktion eines Weisheitszahns). Die Autoren ließen die Angst der Patienten während des Eingriffs von zwei Zahnärzten auf einer visuellen Analogskala (VAS; ▶ Abschn. 2.5.2) einschätzen. Die dispositionelle Bewältigung wurde über den Ansatz von Weinberger et al. (1979; ▶ Abschn. 4.4.3) erfasst. Dabei interessierte insbesondere der Vergleich von Repressern (niedrige selbstberichtete Ängstlichkeit und hohe soziale Erwünschtheit) mit niedrigängstlichen Personen (niedrige Werte auf beiden Skalen). Es zeigte sich, dass für Represser eine bedeutsam stärkere Angst eingeschätzt wurde als für Niedrigängstliche.

Dieses Ergebnis entspricht der für die Erhebung der Reaktionen von Repressern auf verschiedenen Zugangsebenen formulierten **Diskrepanzhypothese** (u. a. Schwerdtfeger & Kohlmann, 2004; Schwerdtfeger & Rathner, 2016; vgl. Krohne, 2010). Nach ihr sollen sich Represser in subjektiven und objektiven (physiologischen und verhaltensmäßig-expressiven) Stressreaktionen unterscheiden. Während sie im Selbstbericht, verglichen mit nichtrepressiven

Personen, niedrige Werte für Angst und Anspannung angeben, werden für sie bei objektiven Indikatoren stärkere (und meist auch zeitlich länger erstreckte) Reaktionen beobachtet. Für die Situation eines medizinischen Eingriffs lässt sich diese Diskrepanz gut auf das bereits beschriebene Konzept des **work of worrying** beziehen (Janis, 1958; ▶ Abschn. 4.4.3). Hiernach soll, wie dargestellt, eine niedrige präoperative emotionale Erregung (als Resultat einer repressiven Angstbewältigung) mit einer verschlechterten perioperativen Anpassung verbunden sein (vgl. hierzu die Interpretation der Befunde von Slangen, Kleemann et al.,1993, sowie Slangen, Krohne et al., 1993, zum Zusammenhang von Geschlecht der Patienten, präoperativer Angst und intra- sowie postoperativer Anpassung; ▶ Abschn. 3.2.3, ▶ Abschn. 3.2.4).

Muris et al. (1996) untersuchten die auf einen zahnärztlichen Eingriff bezogenen Kognitionen bei Patienten, die aufgrund ihrer Angst dazu tendierten, entsprechende Behandlungen zu meiden. Die Patienten hatten schon für mindestens ein Jahr keinen Zahnarzt mehr aufgesucht (Bereich 1 bis 34 Jahre, $M = 8.5$, $N = 85$) und sich nun zur Behandlung ihrer Angst für eine entsprechende Therapie angemeldet. Erfasst wurden die Bewältigungsdispositionen Monitoring und Blunting mit Hilfe der MBSS, die auf Zahnbehandlungen bezogene Ängstlichkeit über die bereits beschriebene DAS (▶ Abschn. 2.5.2) sowie verschiedene auf die Zahnbehandlung bezogenen Kognitionen. Negative Gedanken (z. B. „Ich bin jemand, der Schmerzen nicht ertragen kann") wurden über 38 Feststellungen registriert und im Hinblick auf deren Häufigkeit und Zutreffen (Glaubwürdigkeit) ausgewertet. Separat erfasst wurde zudem die Möglichkeit, diese negativen Gedanken zu kontrollieren. Dabei sollten sich die Patienten verschiedene Zeitabschnitte beim Besuch eines Zahnarztes (etwa einen Tag vor dem Termin, im Wartezimmer, im Behandlungsstuhl) im Hinblick auf die Möglichkeit vorstellen, diese Gedanken zu kontrollieren.

Die Häufigkeit des Auftretens derartiger negativer Gedanken wurde nur durch die Ängstlichkeit (erfasst über die DAS) vorhergesagt. Diese Variable korrelierte auch signifikant mit dem vermuteten Zutreffen der vorgestellten Inhalte (z. B. Schmerzen nicht auszuhalten) sowie der Selbsteinschätzung, diese Gedanken nicht kontrollieren zu können. Ähnliche Zusammenhänge bestanden zwischen der Disposition Monitoring und der eingeschätzten Glaubwürdigkeit sowie Unkontrollierbarkeit dieser Kognitionen. Blunting war überraschenderweise nicht mit der Häufigkeit negativer Kognitionen assoziiert. Stattdessen ließ sich nur eine negative Korrelation zur Glaubwürdigkeit registrieren. Wenn derartige Personen also schon einmal einen entsprechenden negativen Gedanke hatten, dann hielten sie es doch für wenig wahrscheinlich, dass die betreffende Situation auch tatsächlich eintritt.

Eine spezielle Stichprobe bei der Analyse der stressbezogenen Konsequenzen medizinischer Eingriffe stellen **Kinder** dar. Dies gilt sowohl für invasive Diagnostik, zahnärztliche Behandlungen und belastende Therapien als auch für operative Eingriffe. Die Fähigkeit des Kindes, eine Stresssituation angemessen zu bewerten, und die ihm hier jeweils zur Verfügung stehenden Bewältigungsressourcen hängen ganz wesentlich von seinem sich schnell verändernden Entwicklungsstand ab (Peterson, 1989). Kinder stellen zudem eine sehr inhomogene Stichprobe dar, da bei ihnen die Vorerfahrungen mit derartigen Eingriffen stark variieren dürften. (Viele Kinder sollten kaum relevante Vorerfahrungen haben.) Diese Variable muss in entsprechenden Untersuchungen kontrolliert werden.

Hinzu kommen die jeweils spezifischen Interaktionen mit den Eltern und die dabei durch diese vermittelten Bewältigungsstrategien. Diese Faktoren unterscheiden Kinder von erwachsenen Patienten und müssen bei der Gestaltung von Programmen zur psychologischen Vorbereitung auf medizinische Eingriffe berücksichtigt werden (Melamed, Dearborn & Hermacz, 1983; Peterson, 1989). Angesichts dieser komplexen Zusammenhänge bedürfen Kinder deshalb spezieller, auf die jeweils individuelle Ausprägung dieser unterschiedlichen Faktoren abgestimmter, Programme zur psychologischen Vorbereitung auf den medizinischen Eingriff (vgl. Saile & Schmidt, 1992). Über entsprechende Programme und Untersuchungen wird deshalb auch nicht an dieser Stelle, sondern in ▶ Kapitel 6 (▶ Abschn. 6.7) berichtet.

4.5.3 Anpassung in der präoperativen Phase

Mehrere Studien befassten sich mit dem Einfluss eines informationssuchenden Bewältigungsstils auf die präoperative Anpassung bei Kindern. Da Kinder, wie erwähnt, im Allgemeinen noch über wenig Vorerfahrungen mit medizinischen Eingriffen verfügen und dementsprechend vergleichsweise eingeschränkt sind bei der Bewertung dieses Stressors und dem Einsatz von Bewältigungsressourcen, könnte bei Ihnen die Informationssuche in besonderem Maße adaptiv sein.

Im Sinne dieser Annahme untersuchten Peterson und Toler (1986) den Einfluss dispositioneller Informationssuche auf die prä- und postoperative Anpassung. Die Stichprobe bestand aus 59 Kindern (Alter 5–13 Jahre; $M = 7$ Jahre) mit kleineren Wahleingriffen unter Allgemeinanästhesie (in der Mehrzahl Tonsillenentfernung). Die Autoren fanden dabei u. a. negative Beziehungen der mit Hilfe eines standardisierten Interviews präoperativ erfassten Variable (speziell auf den medizinischen Eingriff bezogene) Informationssuche mit verschiedenen über ein Verhaltensrating erfassten Stressreaktionen (Weinen, Schmerzen ausdrücken, Nähesuchen). Stärkster Prädiktor war allerdings jeweils das Alter, wobei ältere Kinder erwartungsgemäß schwächere Reaktionen manifestierten.

Field et al. (1988) analysierten bei Kindern (Alter 4–10 Jahre; $M = 6.5$) den Einfluss dispositioneller Angstbewältigung (Repression vs. Sensitization) auf die Anpassung im Zusammenhang mit kleineren (in der Mehrzahl orthopädischen) chirurgischen Eingriffen in Allgemeinanästhesie. Die dispositionelle Bewältigung des Kindes wurden präoperativ von der Mutter auf der Kinderform einer Variante der R-S-Skala ▶ Abschn. 4.4.3) beurteilt. In einer anschließend von der Mutter und dem Kind gemeinsam gestalteten Spielsituation mit krankenhausbezogenem Spielzeug wurden beim Kind von einem Beobachter u. a. Verhaltensweisen wie Sprechen, Lachen und allgemeine Aktivität eingeschätzt. Im Anschluss an bestimmte medizinische Voruntersuchungen (Blutentnahme, Injektionen) beurteilte die Mutter auch das aktuelle Bewältigungsverhalten des Kindes mit Hilfe einer aus 15 Items bestehenden Checkliste, in der informationssuchendes (Sensitization) bzw. -vermeidendes (Repression) Verhalten sowie emotionale Reaktionen des Kindes auf die vorangegangenen medizinischen Maßnahmen (Weinen, Nähesuchen, Protest) erfasst wurden. Außerdem wurde der vom Kind selbsteingeschätzte emotionale Zustand auf einer siebenstufigen Skala gemessen. Die Stufen dieser Skala waren dabei durch Gesichter mit einem Ausdruck von glücklich bis sehr ängstlich repräsentiert.

Represser und Sensitizer (gebildet durch Medianisierung der Verteilung der Werte auf der R-S-Skala) unterschieden sich in einer Reihe beobachteter und fremdeingeschätzter Merkmale. In der Beobachtungssituation manifestierten Sensitizer bedeutsam mehr Sprechverhalten, Lachen und eine höhere Aktivität. Bei dem von der Mutter beurteilten Bewältigungsverhalten nach den ersten medizinischen Maßnahmen zeigten sie mehr Informationssuche, aber auch mehr Protest als Represser. Zugleich gaben sie in der Selbsteinschätzung einen stärkeren negativen Affekt an. Postoperativ wurde im Aufwachraum für Represser eine intensivere medizinische Betreuung registriert als für Sensitizer.

Die Befunde legen also nahe, dass Patienten mit vigilanter (sensitivierender) Bewältigung, verglichen mit vermeidenden Personen, emotional und verhaltensmäßig aktiver mit der Belastung eines bevorstehenden medizinischen Eingriffs umgehen. Dies scheint, im Sinne der bereits mehrfach zu Erklärung von Befunden herangezogenen Konzeption von Janis (1958), die adaptivere Strategie zu sein, wie die medizinischen Daten aus dem Aufwachraum belegen.

Schwerdtfeger et al. (2007) untersuchten bei erwachsenen Patienten mit unterschiedlichen operativen Eingriffen und verschiedenen Anästhesieformen den Einfluss der Operationsängstlichkeit (STOA-T) sowie der Bewältigungsdispositionen Vigilanz und kognitive Vermeidung auf verhaltensmäßige Indikatoren der Stressbelastung während der Prämedikationsvisite. Dabei fand sich, dass ängstliche Patienten mehr Rückfragen während des Gesprächs mit dem Anästhesisten stellten, während bei vermeidenden Personen dieses Gespräch vergleichsweise kurz war und sie zudem, verglichen mit Nichtvermeidern, weniger körperfokussierende Handbewegungen zeigten. Wie bereits dargestellt (▶ Abschn. 2.5.3), dienen derartige Bewegungen der Regulierung wahrgenommener Erregung. Vigilante Patienten erhielten tendenziell häufiger ($p < .10$) vor der Operation ein Beruhigungsmedikament.

Bei Patientinnen vor einer gynäkologischen Operation erfassten Steptoe und O'Sullivan (1986) die Bewältigungsdispositionen Monitoring und Blunting mit Hilfe der MBSS (▶ Abschn. 4.4.3). Wie erwartet, wünschten sich Monitors nicht nur stärker

als Blunters die Durchführung von eingriffsbezogenen medizinischen Tests, sondern sie hatten auch ein gründlicheres gynäkologisches Wissen.

Krohne et al. (1989) registrierten in ihrer bereits ▶ Abschn. 3.2.2 dargestellten Untersuchung neben den zu vier Messzeitpunkten präoperativ gemessenen Belastungsindikatoren Zustandsangst (A-State; Selbstbericht und Einschätzung durch den Arzt) sowie Blutzucker (BZ) und freie Fettsäuren (FFS) auch die dispositionelle und aktuelle Bewältigung auf den Dimensionen Vigilanz und kognitive Vermeidung (zum Zeitpunkt 1 nach stationärer Aufnahme mit Hilfe des ABI; ▶ Abschn. 4.4.3).

Die Ergebnisse zeigten einen deutlichen Einfluss dispositioneller wie auch aktueller Bewältigung auf verschiedene Stressparameter. So gaben Patienten, die vor der Operation aktuell vermehrt kognitiv vermeidende Strategien eingesetzt hatten, generell weniger Zustandsangst an als Personen mit geringer Vermeidung ($p < .05$). Für das Dispositionsmaß bestand hier eine tendenziell signifikante Wechselwirkung ($p < .10$): Patienten mit hoher Vigilanz und geringer Vermeidung (Sensitizer) berichteten mehr Zustandsangst als alle anderen Gruppen. In ähnlicher Weise war die vom Arzt beobachtete Angst mit der Bewältigung assoziiert. Bei Personen mit dispositionell hoher Vermeidung wurde hier weniger Angst registriert als bei niedriger Vermeidung ($p < .05$). Für die aktuelle Bewältigung fand sich hier eine höhere beobachtete Angst bei solchen Patienten, die wenig kognitive Vermeidung und zugleich viel Vigilanz einsetzten ($p < .05$).

Für den Parameter FFS bestand eine bedeutsame Interaktion von Messzeitpunkt und kognitiver Vermeidung ($p < .02$). Bei Aufnahme auf die Station (Zeitpunkt 1) zeigten Personen mit der Disposition zur Vermeidung signifikant höhere FFS-Konzentrationen als niedrige Vermeider. Am Nachmittag vor der Operation (2, nach der Visite des Anästhesisten) waren beide Gruppen gleich, während am Morgen der Operation (3) und unmittelbar vor Narkoseeinleitung (4) Personen mit niedriger Vermeidung einen stärkeren Anstieg dieses Parameters aufwiesen als hoher Vermeider. Außerdem ließ sich hier eine bedeutsame Interaktion von aktueller Vermeidung und Vigilanz sichern ($p < .05$). Personen, die präoperativ weder Vigilanz noch vermeidende Bewältigungsmaßnahmen einsetzten, zeigten eine höhere

FFS-Konzentration als Patienten, die eine oder beide Formen der Bewältigung verwendeten. Die BZ-Werte waren bei Patienten, die aktuell viel vermeidende Bewältigung eingesetzt hatten, zu den Zeitpunkten 1 und 2 höher als bei Personen mit wenig Vermeidung ($p < .05$).

Wenn man einmal die physiologischen Parameter, und hier insbesondere die freien Fettsäuren, als Kriterien der präoperativen Anpassung heranzieht, dann lassen sich aus den Befunden folgende Schlussfolgerungen ziehen: Kognitive Vermeidung könnte bei der Vorbereitung auf ein aversives Ereignis eine adaptive Strategie sein, wenn ihr genügend Zeit für ein entsprechendes Wirksamwerden gelassen wird. Im vorliegenden Fall boten offenbar hierfür der Tag vor der Operation und insbesondere auch das Gespräch mit dem Anästhesisten die geeignete Grundlage. Dagegen ist es unadaptiv, wenn Menschen vor einem belastenden Ereignis wie einer Operation weder vigilante noch kognitiv vermeidende Bewältigungsstrategien einsetzen. Es handelt sich bei diesen, präoperativ am stärksten belasteten, Patienten vermutlich jedoch nicht um eine homogene Gruppe. Nichtdefensive, also im Prinzip wenig ängstliche Personen, die ja nach dem **Modell der Bewältigungsmodi** (▶ Abschn. 4.4.3) durch wenig Vigilanz und kognitive Vermeidung gekennzeichnet sind, leiden in der präoperativen Phase offenbar in erster Linie unter der sehr eingeschränkten Möglichkeit zur Ausübung verhaltensmäßiger Kontrolle. Daneben könnte es auch Patienten geben, deren Hauptproblem es ist, dass sie ihre Angstreaktion nicht effizient kontrollieren können. Die Differenzierung in diese beiden Gruppen mit jeweils niedrigen Werten auf den beiden Bewältigungsdimensionen hätte Konsequenzen für eine eventuelle **anxiolytische Prämedikation**. Während die letztgenannte Gruppe wahrscheinlich positiv auf entsprechende Medikamente ansprechen wird, ist zu vermuten, dass eine derartige Behandlung bei niedrigängstlichen Personen eher kontraindiziert ist, da sie deren Gefühl des Kontrollverlusts noch verstärken würde.

In einer weiteren Untersuchung an 40 orthopädischen Patienten konnten Slangen, Kleemann et al. (1993) wesentliche Zusammenhänge aus der Studie von Krohne et al. (1989) bestätigen, aber auch einige abweichende Befunde registrieren. Neben den vier in der beschriebenen Erhebung herangezogenen

präoperativen Messzeitpunkten wurde hier die Anpassung noch zu einem weiteren Zeitpunkt (einen Tag nach dem Eingriff) erfasst. Außerdem wurde zusätzlich Cortisol als Stressparameter (▶ Abschn. 2.5.4) herangezogen.

Die Ergebnisse zeigten einen deutlichen Einfluss des Messzeitpunkts auf die subjektiven und objektiven Stressindikatoren. Die selbstberichtete Zustandsangst stieg vom Zeitpunkt 1 (nach Aufnahme auf die Station) zum Zeitpunkt 2 (nach der Visite des Anästhesisten), blieb bis 3 (am Morgen des Eingriffs) fast auf diesem hohen Niveau, um nach der Operation deutlich (auf das Niveau der Normstichprobe) abzusinken. Demgegenüber stieg Cortisol zwischen den Zeitpunkten 1 und 3 zwar ebenfalls stark an, blieb aber am Tag nach dem Eingriff noch auf diesem hohen Niveau. Diese deutliche Dissoziation bei den Verläufen der subjektiven und der biologischen Stressreaktionen (postoperatives Absinken der subjektiven Angst, Verbleib auf dem hohen Niveau in der biologischen Reaktion) lassen sich über die bereits angesprochene unterschiedliche Bedeutung dieser Komponenten erklären (▶ Kap. 2). Während die subjektive Komponente die erlebte Anspannung und Unsicherheit während der Konfrontation mit einem Stressor reflektiert und deshalb nach erfolgreichem Abschluss der Operation absinken sollte, spiegelt sich in der biologischen (somatischen) Stressreaktion vermutlich auch die postoperativ noch anhaltende psychophysische Belastung einschließlich der erlebten Schmerzen. Dementsprechend sollte sich diese Reaktion erst einige Tage nach dem Eingriff abschwächen.

Die in der Studie von Krohne et al. (1989) registrierten Zusammenhänge zwischen Bewältigungsdispositionen und biologischen Stressreaktionen (dort FFS) konnten in der vorliegenden Untersuchung auch für den Parameter Cortisol gesichert werden, wenn auch mit einigen Modifikationen. Wiederum zeigten Patienten, die dispositionell entweder zur kognitiven Vermeidung oder zur vigilanten Bewältigung tendierten, vergleichsweise niedrige Stressreaktionen. Und wiederum war das Niveau bei Personen mit niedrigen Ausprägungen in Vigilanz und Vermeidung deutlich erhöht. Am höchsten war das Cortisolniveau aber, anders als in der Untersuchung von Krohne et al. (1989), bei Personen mit hohen Werten in Vigilanz und Vermeidung. Diese werden im Modell der Bewältigungsmodi **Hochängstliche** bzw. **erfolglose Bewältiger** genannt (▶ Abschn. 4.4.3). Sie sind gekennzeichnet durch ein instabiles, nicht an den Erfordernissen der Situation orientiertes Bewältigungsverhalten, das damit weitgehend ineffektiv ist und zu erhöhten Stressreaktionen führt.

Wegen der unterschiedlichen Stichproben (Kinder oder Erwachsene) und Messzeitpunkten während der präoperativen Phase fällt es schwer, aus den Ergebnissen der einzelnen Studien ein **Fazit** zu ziehen. Immerhin legen einige Befunde nahe, dass Patienten mit vigilanter Bewältigung emotional und verhaltensmäßig aktiver mit der Belastung eines bevorstehenden medizinischen Eingriffs umgehen als vermeidende Personen. Dies scheint, im Sinne Konzepts des work of worrying (Janis, 1958), eine adaptive Strategie zu sein.

Kognitive Vermeidung könnte bei der Vorbereitung auf ein aversives Ereignis allerdings dann ebenfalls adaptiv sein, wenn man dieser Strategie genügend Zeit für ein entsprechendes Wirksamwerden lässt. Hierfür wäre der Tag vor der Operation und dabei insbesondere das Gespräch mit dem Anästhesisten ein geeigneter Ansatzpunkt. Dagegen scheint es unadaptiv zu sein, wenn Menschen vor einem belastenden Ereignis wie einer Operation weder vigilante noch kognitiv vermeidende Bewältigungsstrategien einsetzen. Derartiger Patienten leiden in der präoperativen Phase offenbar sehr unter der eingeschränkten Möglichkeit zur Ausübung verhaltensmäßiger Kontrolle.

4.5.4 Die intraoperative Phase

Zum Zusammenhang von Bewältigungsvariablen und intraoperativer Anpassung gibt es, wie für den Einfluss von Stress auf diese Phase des Operationsgeschehens allgemein (▶ Abschn. 3.2.3), vergleichsweise wenige Untersuchungen. Slangen, Kleemann et al. (1993) untersuchten die intraoperative Anpassung bei 40 männlichen Patienten mit einem gesichtschirurgischen Wahleingriff in Vollnarkose. Neben der dispositionellen Bewältigung (**Vigilanz** und **kognitive Vermeidung**) wurde in dieser Studie auch die aktuelle Bewältigung anhand dieser beiden Strategien über speziell auf den chirurgischen Eingriff formulierte Items erfasst. Ein Beispiel für **aktuelle Vermeidung** wäre „Ich vermeide alles, was mich an das Operiertwerden erinnert", für **aktuelle Vigilanz**: „Ich möchte am liebsten ganz genau wissen, was bei der Operation/Narkose mit mir gemacht wird". Als Indikatoren der intraoperativen Anpassung wurden dem Narkoseprotokoll die Dosis des Einleitungsmedikaments Thiopental (▶ Abschn. 3.1.3), relativiert am Körpergewicht des Patienten, sowie als indirektes Maß für den Narkotikumverbrauch während des Eingriffs die mittlere alveoläre Konzentration (MAC; ▶ Abschn. 3.1.3) des volatilen Anästhetikum Enfluran registriert. Für beide Parameter zeigte sich ein signifikanter Zusammenhang mit der Bewältigung. Für die Gruppe mit hohen Werten in aktueller Vigilanz und kognitiver Vermeidung (also nach dem MBM die **Hochängstlichen**) fanden sich die jeweils niedrigsten Werte in diesen Kriterien. Relativ niedrige Dosen bzw. Konzentrationen der Narkosemittel ließen sich, verglichen mit den beiden anderen Kombinationen, auch bei Patienten mit niedrigen Werten in den beiden aktuellen Bewältigungsvariablen (also **Nichtdefensive**) registrieren.

In einer Studie an 61 Patienten (28 Männer und 33 Frauen) mit einem Eingriff wegen Bandscheibenvorfalls (lumbale Nukleotomie) analysierten de Bruin et al. (2001) den Einfluss der Stressbewältigung auf den Bedarf an Narkosemitteln genauer, indem sie den EEG-Parameter SEF (▶ Abschn. 3.1.3) zur Kontrolle der Narkosetiefe heranzogen. Gemessen wurden die Dispositionen **Vigilanz (VIG)** und **kognitive Vermeidung (KOV)** mit Hilfe des ABI (▶ Abschn. 4.4.3) und die aktuelle Bewältigung über das Inventar COSS (▶ Abschn. 4.3.1) anhand der Dimensionen **Rumination (RU)**, **Optimismus/Vertrauen (OV)**, **Suche nach sozialer Unterstützung/Halt in der Religion (SU/HR)**, **Informationssuche (IS)** und **Bedrohungsvermeidung (BV)**. Die intraoperative Anpassung der Patienten wurde über die Narkosetiefe bestimmt. Dabei wurde der EEG-Parameter SEF als Kontrollgröße in einem Bereich von 8–12 Hz konstant gehalten und die Dosierung der Anästhetika entsprechend variiert. Zur Narkoseeinleitung erhielten die Patienten eine am Körpergewicht standardisierte Menge des Narkotikums Thiopental. Bei Bedarf wurden zusätzliche Dosen gegeben, bis ein SEF-Wert von 10 Hz als Indikator einer angemessenen Narkosetiefe erreicht war. Während des Eingriffs selbst wurde als Maß für die intraoperative Anpassung die benötigte Menge des Anästhetikums

Isofluran, das zur Aufrechterhaltung der Narkose eingesetzt wird, herangezogen. Als Ziel für die spektrale Eckfrequenz zur Kennzeichnung der Narkosetiefe wurden in diesem Fall 8–12 Hz angesetzt.

Ausgehend vom bereits ausführlich dargestellte Phänomen der **stressinduzierten Analgesie (SIA,** ▶ Abschn. 3.2.3) wurde erwartet, dass präoperativer Stress die Konzentration von analgetisch wirkenden Substanzen im Körper (β-Endorphinen) erhöht. Diese Substanzen vermindern die Schmerzsensitivität und verstärken somit die analgetische Narkosewirkung. Entsprechend geringer müsste die Dosis des zuzuführenden Narkosemittels sein. Zusätzlich wurde am 3. postoperativen Tag die selbstberichtete Schmerzintensität erfasst.

Bei den Ergebnissen zeigte sich, dass die Merkmale Alter und Geschlecht keinen signifikanten Beitrag zur Varianz der intra- und postoperativen Variablen leisteten. Für **Isofluran** als Indikator der Narkosetiefe wurde ein bedeutsamer Einfluss von Vigilanz gefunden: Vigilante Personen hatten hier niedrigere Werte als nichtvigilante. Eine entsprechende negative Beziehung zu diesem Indikator wurde für die aktuelle Bewältigung durch Rumination registriert. Personen, die sich vor einem Eingriff stark mit diesem befassen und sich dabei Sorgen hinsichtlich des Ausgangs machen, gehen offenbar mit einem erhöhten Erregungsniveau in die Operationssituation. Dieser Zustand scheint dann das SIA-Phänomen auszulösen. Für die Intensität des postoperativen **Schmerzerlebens** fand sich ein bedeutsamer interaktiver Einfluss von Vigilanz und kognitiver Vermeidung. In beiden Merkmalen hatten Patienten mit hoher Vigilanz und niedriger kognitiver Vermeidung (im MBM **Sensitizer**) die, verglichen mit allen anderen Modi, höchsten Werte. Dieser Befund entspricht Erwartungen, die sich aus dem MBM ableiten lassen. Hiernach haben Sensitizer eine besonders niedrige Schwelle im Hinblick auf die Registrierung aversiver Vorgänge, zu denen natürlich auch Schmerzen gehören.

Krohne, Slangen und Kleemann (1996) registrierten für Patienten mit gesichtschirurgischen Eingriffen, dass dispositionell vigilante Personen während der Operation ein signifikant höheres Risiko für einen instabilen hämodynamischen Verlauf (▶ Abschn. 3.1.3) hatten als nichtvigilante. Vigilante (und hochängstliche) Patienten haben,

wie schon anhand der zuvor dargestellten Studien erwähnt, zu Beginn der Operation ein höheres Erregungsniveau. Dieses löst einerseits den SIA-Effekt aus, ist aber andererseits mit einer Manifestation biologischer Stressreaktionen verbunden.

Trotz nicht ganz konsistenter Befundlage lässt sich als ein **Fazit** aus den dargestellten Befunden festhalten, dass hohe präoperative Angst intraoperativ mit verstärkten biologischen Reaktionen verbunden ist. Eine Gruppe dieser Reaktionen, die Ausschüttung von β-Endorphinen, geht dabei offenbar mit einem niedrigen Narkosemittelbedarf einher. Dieser Zusammenhang kann über das Phänomen der **stressinduzierten Analgesie (SIA)** erklärt werden. Ob allerdings tatsächlich auch eine entsprechend niedrigere Dosis des Narkosemittels verabreicht wird, hängt eventuell von der Art der Registrierung der Narkosetiefe und damit des Bedarfs ab. Wird hierfür ein objektiver Indikator wie die spektrale Eckfrequenz (SEF) herangezogen, dann dürfte sich der genannte Zusammenhang zeigen. Wenn jedoch die vom Anästhesisten präoperativ beobachtete Angst einen Einfluss auf die Verabreichung des Narkosemittels hat, dann könnte eventuell eine höhere Dosis bei stärkerer Angst gegeben werden.

4.5.5 Befunde zur postoperativen Anpassung

Levine et al. (1987) untersuchten bei männlichen Bypasspatienten den Einfluss vermeidender Angstbewältigung auf die **unmittelbare postoperative Anpassung** sowie die längerfristige Erholung nach Entlassung aus dem Krankenhaus (▶ Abschn. 4.5.6). Die Tendenz zur Vermeidung der Auseinandersetzung mit der Erkrankung wurde präoperativ über ein halbstrukturiertes Interview mit zwei unabhängigen Auswertern erhoben. Anhand des aufgezeichneten Interviews wurden Aussagen des Patienten bestimmten Items mit mehrstufigem Antwortmodus zugeordnet (z. B. Informationsmeidung: „Der Patient zeigt kein Interesse, etwas über seine Erkrankung und die Prognose zu erfahren.").

Obwohl der Vermeidenscore weder mit der Stärke der Erkrankung noch mit der Ausprägung von Risikofaktoren verbunden war, verbrachten Vermeider eine kürzere Zeit auf der Intensivstation und hatten weniger Anzeichen kardialer Dysfunktionen während des Krankenhausaufenthalts als Nichtvermeider. Während des Jahres nach der Entlassung zeigten Vermeider jedoch eine schlechtere Anpassung: Sie befolgten die medizinischen Anweisungen in geringerem Ausmaß als Nichtvermeider und hatten eine höhere Rate von Wiedereinweisungen in die Klinik. Wie bereits dargestellt (▶ Abschn. 4.4.1; vgl. auch Lazarus, 1983), mag ein vermeidender Umgang mit einer Erkrankung unmittelbar nach einem medizinischen Eingriff adaptiv sein, längerfristig scheint er aber negative Konsequenzen für die Erholung zu haben (vgl. auch den Boer et al., 2006).

Böhm (1988) führte an Patienten mit unterschiedlichen Operationen (u. a. Gallenblase, Leistenbruch) präoperativ und am 5. postoperativen Tag ein halbstrukturiertes Interview durch, dessen Aufzeichnung von zwei unabhängigen Beurteilern ausgewertet wurde. Präoperativ wurde das Bedürfnis nach Information über die Krankheit, die Operation und den postoperativen Genesungsverlauf als Indikator einer vigilanten versus vermeidenden Stressbewältigung erfragt. Postoperativ kamen noch Fragen zum Befinden unmittelbar nach dem Aufwachen aus der Anästhesie sowie zur Erfüllung von präoperativ vorhandenen Erwartungen an den Genesungsverlauf hinzu. Es zeigte sich, dass vermeidende Patienten verstärkt berichten, ihr Aufwachen aus der Narkose und die anschließende postoperative Genesung sei schlechter verlaufen (stärkere postoperative Übelkeit, größere Schmerzen, körperliche Beeinträchtigung), als sie vor der Operation erwartet hatten. Bei vigilanten Patienten bestand diese Diskrepanz in sehr viel geringerem Maße. Wie bereits bei vielen anderen dargestellten Zusammenhängen angemerkt, lässt sich auch dieser Einfluss vermeidender Bewältigung auf die postoperative Erholung recht gut über das von Janis (1958) formulierte Konzept des work of worrying erklären.

Im Zentrum der Forschung zum Einfluss der Stressbewältigung auf die postoperative Anpassung steht natürlich, wie bei Untersuchungen zur Erholung von medizinischen Eingriffen allgemein (▶ Abschn. 3.2.4), die **generelle Erholung**, wie sie etwa über das **Recovery Inventory** (Wolfer & Davis, 1970; ▶ Kap. 3) oder ähnliche Verfahren (u. a. den **Genesungsfragebogen Gf-RI**; Krohne et al., 2003)

gemessen wird. Eine frühe Arbeit zu dieser Thematik stammt von Cohen und Lazarus (1973).

Die Autoren erhoben bei 61 Patienten mit unterschiedlichen Wahleingriffen (mehrheitlich Leistenbruch- oder Gallenblasenoperationen) in einem am Vorabend der Operation durchgeführt Interview u. a. das aktuelle Bewältigungsverhalten auf der Dimension Vermeidung-Vigilanz. Als Indikator für Vermeidung galt etwa eine Antwort wie „Alles was ich weiß, ist, dass ich einen Leistenbruch habe … das stört mich aber nicht weiter … darüber mache ich mir keine Gedanken." Für Vigilanz stand z. B. die Aussage „Ich habe jetzt alle Fakten, die ich brauche … es ist ein größerer Eingriff … die Narkose könnte schiefgehen … das Herz könnte versagen." Als Maße der postoperativen Erholung galten kleinere Komplikationen (z. B. Fieber), der Umfang der Schmerzmedikation, negative psychologische Reaktionen (z. B. Klagen über Unwohlsein oder Bitten um Beruhigungsmittel) sowie die Verweildauer.

Es fanden sich nur wenige bedeutsame Zusammenhänge. So wurden für vermeidende, verglichen mit vigilanten, Patienten weniger kleinere Komplikationen und eine kürzere Verweildauer im Krankenhaus registriert. Einen ähnlichen Zusammenhang für postoperative Komplikationen fanden auch Vollmer-Conna et al. (2009) in ihrer bereits dargestellten Studie (▶ Abschn. 3.2.4). Auch ein von Schröder et al. (1998) an herzchirurgischen Patienten registrierter Befund entspricht dieser Beziehung. Patienten, die präoperativ verstärkt nach operationsbezogener Information suchten, waren postoperativ durch eine verzögerte Wiederaufnahme von Aktivitäten wie Aufstehen und Herumgehen gekennzeichnet (vgl. hierzu auch die in der Übersicht von Suls und Fletcher, 1985, dokumentierten Ergebnisse).

In ihrer bereits erwähnten Untersuchung (▶ Abschn. 3.2.4) an 76 Patienten mit unterschiedlichen Wahleingriffen konnte Friedrich (1997) sowohl für aktuelle als auch für dispositionelle Bewältigung Zusammenhänge mit unterschiedlichen Kriterien der postoperativen Anpassung sichern. Zur Messung der aktuellen Bewältigung wurde eine Vorform des Inventars COSS eingesetzt, während die dispositionelle Bewältigung über die beiden mit dem ABI erfassten Dimensionen Vigilanz und kognitive Vermeidung operationalisiert wurde (▶ Abschn. 4.3.1, ▶ Abschn. 4.4.3).

Für die dispositionelle Bewältigung fand sich eine signifikante Interaktion von Vigilanz und kognitiver Vermeidung im Hinblick auf die (am 2. postoperativen Tag) berichtete **Aktiviertheit** (erfasst mit der PANAS; ▶ Abschn. 2.5.2): Represser beschrieben sich am aktiviertesten, während Hochängstliche am wenigsten aktiviert waren. Die aktuellen Bewältigungsvariablen Rumination und Suche nach sozialer Unterstützung/Halt in der Religion korrelierten jeweils negativ mit der **Güte der selbstberichteten Erholung** (operationalisiert über den ebenfalls am 2. postoperativen Tag eingesetzten Genesungsfragebogen Gf-RI; ▶ Abschn. 3.1.2).

Als eine vigilante Form der Stressbewältigung ist Rumination mit einer erhöhten Sensitivität für aversive Ereignisse und Zustände verbunden. Derartige Patienten sollten deshalb ihren Genesungsfortschritt besonders kritisch beobachten und hier eher über einen längeren Zeitraum niedrige Werte angeben. Schwerer ist der (allerdings nur schwach ausgeprägte; $r = -.20, p < .05$) Zusammenhang für die Strategie Suche nach sozialer Unterstützung/Halt in der Religion zu interpretieren, da hierfür eher, wie in den anschließend dargestellten Studien deutlich wird, ein positiver Zusammenhang mit der postoperativen Erholung angenommen wird. Eventuell führt diese Strategie in der speziellen Situation des Krankenhausaufenthalts zu einer vermehrten Kontaktsuche bei Mitpatienten. Durch Gespräche über die jeweilige Befindlichkeit könnte es dabei zu einer besonderen Beachtung negativer körperlicher Zustände als Folge der Operation kommen.

Ein gerade im Hinblick auf die Analyse des Einflusses von Bewältigung auf die postoperative Anpassung wichtiges Kriterium ist das Auftreten von **Schmerzen**. Jacobsen und Butler (1996) untersuchten bei Krebspatientinnen nach Brustoperationen den Einfluss der Strategie **Katastrophisierung** auf das postoperative Schmerzerleben. Bei der Katastrophisierung handelt es sich um eine vigilante Form der Bewältigung, bei der es um die Ausrichtung der Aufmerksamkeit auf mögliche negative Ausgänge einer aversiven Konfrontation geht. Die Autoren konnten hierfür einen positiven Zusammenhang mit der über mehrere Tage berichteten durchschnittlichen Schmerzintensität und dem Verbrauch an Schmerzmedikamenten sichern. Für die vom Patienten berichtete Schmerzintensität fanden Butler et al.

(1989) nicht nur den gleichen Zusammenhang, sondern konnten zudem eine negative Beziehung zwischen dem Einsatz ablenkender Bewältigungsstrategien und der Stärke der Schmerzen registrieren.

Auch Krohne und El-Giamal (2004) fanden sowohl für dispositionelle als auch für aktuelle Bewältigung einen Einfluss auf den Verlauf des postoperativen Schmerzerlebens. In beiden Fällen war Vigilanz mit einer langsameren Abnahme der vom 1. bis zum 4. postoperativen Tag erlebten Schmerzen verbunden. Eine entgegengesetzte Beziehung bestand für die Variable Optimismus/Vertrauen (OV; COSS). Optimistische Patienten hatten ein geringeres Schmerzerleben (Affektivität und Intensität). Diese Patienten gaben auch eine bessere postoperative Erholung an (Gf-RI).

Slangen (1994) konnte ebenfalls einen deutlichen Zusammenhang zwischen vigilanter Bewältigung und postoperativen Schmerzen registrieren. Der dispositionelle Bewältigungsmodus Sensitization (hohe Vigilanz und geringe kognitive Vermeidung) war danach, verglichen mit den anderen Modi, mit einem signifikant erhöhten Schmerzmittelverbrauch verbunden. Für die aktuell vor der Operation gemessene informationssuchende Bewältigung zeigte sich dagegen eine Interaktion mit dem Geschlecht. Bei Männern bestand der bereits für die dispositionelle Bewältigung gesicherte Zusammenhang, also ein vermehrter Verbrauch bei hoher Vigilanz. Für Frauen wurde dagegen der umgekehrte Effekt gesichert, d. h. höhere aktuelle Vigilanz resultierte in verringerten Schmerzen. Diese Divergenz könnte eventuell darauf zurückgeführt werden, dass bei Frauen und Männer die präoperative Informationssuche eine unterschiedliche Funktion hat. Frauen suchen Information eventuell verstärkt im Sinne der Vorbereitung auf eine bevorstehende belastende Situation, während bei Männern hier das oben beschriebene Merkmal Katastrophisierung eine Rolle spielen könnte. Dieser Vermutung müsste allerdings in künftigen Studien noch genauer nachgegangen werden. Wenn die **aktuelle** präoperative Informationssuche tatsächlich bei Männern und Frauen eine unterschiedliche Funktion haben sollte, dann wäre die Validität dieses Merkmals als eines Indikators vigilanter Bewältigung eingeschränkt.

Huber und Lautenbacher (2006) berichten dagegen in ihrer bereits erwähnten Überblicksarbeit zu 90 Studien von Befunden, nach denen informationssuchende Bewältigung (Monitoring) mit einem verringerten und Vermeidung mit verstärktem postoperativen Schmerzerleben assoziiert sind. Die Autoren weisen allerdings darauf hin, dass diese Zusammenhänge in anderen Studien nicht repliziert werden konnten. Darüber hinaus zeigte sich aber auch in den von ihnen analysierten Studien, dass die Erwartung starker postoperativer Schmerzen, verbunden mit der Überzeugung, diesen Zustand nicht selbst kontrollieren zu können (beide Aspekte könnte man dem oben beschriebenen Merkmal Katastrophisierung zuordnen), mit erhöhtem Schmerzerleben verbunden war.

Ein in fast allen Studien zur postoperativen Anpassung herangezogenes Kriterium ist die **Verweildauer**. Dabei muss allerdings drauf hingewiesen werden, dass dieses Kriterium nicht unabhängig ist von anderen Merkmalen postoperative Anpassung. So wird die Länge des Krankenhausaufenthaltes in aller Regel mit dem Auftreten postoperativer Komplikationen, etwa einer schlechten Wundheilung oder einer notwendigen Nachoperation, steigen.

Slangen, Krohne et al. (1993) erhoben in ihrer bereits mehrfach zitierten Studie (▶ Abschn. 3.2.3, ▶ Abschn. 3.2.4) auch die aktuelle präoperative Bewältigung mit Hilfe des Inventars COSS und registrierten eine längere Verweildauer bei Patienten, die die Strategie positive Umbewertung („Ich versuche, die guten Seiten an der Sache zu sehen") einsetzten. Mit dieser Form der Bewältigung sind offenbar unrealistische Erwartungen hinsichtlich der postoperativen Befindlichkeit verbunden, die dann von der Realität (z. B. den auftretenden Schmerzen) widerlegt werden und damit evtl. zu einer schlechteren Genesung führen. Einen günstigen Einfluss auf die Verweildauer hatte dagegen die Strategie Suche nach sozialer Unterstützung. Auf dieses Merkmal und die damit verbundenen Probleme bei der genauen Registrierung der Beziehungen verschiedener Aspekte sozialer Unterstützung zur perioperativen Anpassung wird im anschließenden Kapitel eingegangen.

Die bisher dargestellten Studien zum Einfluss der Stressbewältigung auf die perioperative Anpassung konzentrierten sich im Wesentlichen auf zwei fundamentale, antagonistisch wirkende, Strategien: informationssuchende (vigilante) versus informationsmeidende Orientierung im Hinblick auf eine Stressquelle. Zwar finden sich hierfür in der Literatur auch andere Begrifflichkeiten, ohne dass damit allerdings konzeptuell Neuartiges angesprochen wird. So lässt sich die von Lazarus vorgeschlagene populäre Unterscheidung in emotions- und problembezogene (bzw. instrumentelle und palliative) Bewältigung (Cohen & Lazarus, 1979; Lazarus, 1991; ▶ Abschn. 2.3) ohne Schwierigkeiten diesen beiden fundamentalen Strategien zuordnen. Emotionsbezogenes Bewältigen ist ein Grundmerkmal kognitiver Vermeidung. Während Personen mit dem Muster hohe kognitive Vermeidung/niedrige Vigilanz (im Modell der Bewältigungsmodi, MBM, Represser genannt) dabei im Hinblick auf die Regulierung ihrer Emotionen vergleichsweise erfolgreich sind, sollen Individuen mit dem Muster hohe kognitive Vermeidung/hohe Vigilanz (nach dem MBM Hochängstliche) bei der Regulation ihrer durch aversive Ereignisse ausgelösten Emotionen eher erfolglos sein.

Problembezogenes Bewältigen ist dagegen nach dem MBM nicht generell mit einer informationssuchenden (vigilanten) Orientierung, sondern mit einem spezifischen Muster aus Vigilanz und kognitiver Vermeidung assoziiert. Während Individuen mit dem Muster hohe Vigilanz/niedrige kognitive Vermeidung (Sensitizer) in Stresssituationen generell ein ausgeprägt informationssuchendes Verhalten zeigen, selbst dann, wenn dieses, wie unmittelbar vor einer Operation, eher unadaptiv und damit nicht problembezogen ist, sollten Personen mit dem Muster niedrige Vigilanz/niedrige kognitiver Vermeidung (Nichtdefensive) hier einen variablen, an die Erfordernisse der Situation angepassten, Umgang mit Information manifestieren. Sie suchen nach Information, wenn dadurch eine Kontrolle der Stressquelle möglich ist. Sie konzentrieren sich dagegen eher auf die Regulation ihrer Emotionen, wenn die Situation durch sie selbst kaum steuerbar ist. Die Orientierung der Nichtdefensiven entspricht damit im Wesentlichen dem, was Lazarus unter problembezogener Bewältigung versteht.

Nur schwer in dieses Schema einzuordnen sind zwei in jüngster Zeit verstärkt erforschte Strategien der Stressbewältigung, die Suche nach sozialer Unterstützung und das religiöse Engagement. Während das Thema soziale Unterstützung ausführlich im folgenden Kapitel behandelt wird, soll an dieser Stelle das Merkmal religiöses Engagement im Hinblick auf den Gesundheitsstatus, und hier insbesondere die postoperative Erholung, näher besprochen werden.

Unter den Ressourcen, die Personen bei der Bewältigung gesundheitlicher Probleme und damit auch bei der Anpassung an die Operationssituation zur Verfügung stehen, wird in den letzten Jahren in zunehmendem Maße auch das **religiöse Engagement** diskutiert (vgl. u.a. Powell, Shahabi & Thorensen, 2003; Saudia et al., 1991; Strawbridge et al, 1997). Dabei werden verschiedene Wege, auf denen Religiosität den allgemeinen Gesundheitszustand wie auch Güte der postoperativen Erholung beeinflussen kann, angenommen. Zunächst einmal könnte dieses Merkmal deshalb zu einer erfolgreichen Stressbewältigung beitragen, weil es ein System von Überzeugungen und eine Art des Denkens über Belastungen bereitstellt, welche Menschen befähigen, einen Sinn zu erkennen innerhalb eines belastenden Ereignisses, mit dem sie, wie bei einer Operation, unvermeidbar konfrontiert werden. Hierdurch könnte insbesondere die mit vielen schweren Erkrankungen verbundene Depression reduziert werden, von der ja, wie mehrfach erwähnt, ein deutlich negativer Einfluss auf die körperliche Gesundheit ausgeht (Matthews et al., 1998). Darüber hinaus könnten religiös engagierte Menschen durch ihre Mitgliedschaft in einer entsprechenden Gemeinschaft von Gleichgesinnten über ein größeres soziales Netzwerk verfügen, aus dem ihnen in belastenden Lebenssituationen Unterstützung zuteil wird (▸ Kap. 5). Schließlich könnte es auch sein, dass die Mitgliedschaft in bestimmten religiösen Gemeinschaften zu einem besseren Gesundheitsverhalten führt, da in diesen Gruppen bestimmte gesundheitsschädigende Verhaltensweisen wie z. B. übermäßiger Alkoholkonsum oder Rauchen auf Ablehnung stoßen (vgl. Seybold & Hill, 2001).

Für die Operationssituation untersuchten Contrada et al. (2004) den Einfluss religiösen Engagements auf die postoperativen Kriterien Komplikationen und Verweildauer. Bei 142 herzchirurgischen Patienten (115 Männer und 27 Frauen) erhoben die Autoren über Fragebogen verschiedene Merkmale der Religiosität: religiöse Überzeugungen, Häufigkeit der Teilnahme an Gottesdiensten sowie der Umfang privater Gebete. Das Ausmaß postoperativer Komplikationen wurde über Analysen der Patientenakten bestimmt und bezog sich auf Kriterien wie Nachoperation wegen Blutungen, Nierenversagen, Herzrhythmusstörungen oder Lungenentzündung.

Über multiple Regressionsanalysen konnten die Autoren, nach Kontrolle des Einflusses demographischer, biomedizinischer und psychosozialer Variablen, einen bedeutsamen Einfluss der Merkmale **religiöse Überzeugungen** und **Häufigkeit der Teilnahme an Gottesdiensten** auf die postoperativen Anpassungsparameter sichern. Starke religiöse Überzeugungen waren sehr bedeutsam mit einer geringeren Anzahl von Komplikationen und einer kürzeren Verweildauer assoziiert (zusätzliche Varianzaufklärung jeweils ca. 6 %). Bei Patienten, die eine häufige Teilnahme an Gottesdiensten angegeben hatten, fand sich dagegen eine verlängerte Verweildauer. Bemerkenswerterweise bestand für diesen Anpassungsparameter eine signifikante Wechselwirkung zwischen den religiösen Variablen und dem Geschlecht. Die erwähnten Zusammenhänge waren jeweils für Frauen deutlicher ausgeprägt als für Männer.

Was das Merkmal religiöse Überzeugungen betrifft, so scheint es sich hier also, wie bereits weiter oben diskutiert, um eine für zumindest bestimmte Personen wirksame Strategie der Bewältigung von Stress zu handeln. Der für die Variable Teilnahme an Gottesdiensten gefundene Zusammenhang entspricht dagegen ziemlich genau dem in der Studie von Friedrich (1997) berichteten Befund, nach dem die Bewältigungsstrategie Suche nach sozialer Unterstützung/Halt in der Religion negativ mit der Güte der selbstberichteten Erholung assoziiert war. Offenbar handelt es sich bei diesem Merkmal weniger um einen Indikator religiöser Orientierung als um eine spezifische Komponente sozialer Unterstützung. Über die jeweiligen Zusammenhänge der verschiedenen Aspekte dieser Unterstützung mit der perioperativen Anpassung wird im folgenden Kapitel berichtet. Die gefundenen Wechselwirkungen mit dem Geschlecht weisen auf die Problematik der ausschließlichen Erhebung von Indikatoren religiöser Orientierung über Selbstberichte hin. Offenbar muss hier mit einem starken Einfluss der Tendenz zum Antworten im Sinne der sozialen Erwünschtheit (vgl. Krohne & Hock, 2015) gerechnet werden. Es könnte sein, dass diese Tendenz bei Frauen weniger stark ausgeprägt ist und somit ihre Antworten in derartigen Befragungen valider sind.

In einer nachfolgenden Studie (Contrada et al., 2008) konnten die gefundenen Ergebnisse zum Einfluss religiöser Variablen auf die postoperative Anpassung nicht bestätigt werden. Auch Krohne und El-Giamal (2004) fanden keine Zusammenhänge zwischen der Bewältigungsstrategie Hinwendung zu Glaube und Religion und der Güte der perioperativen Anpassung.

In einer kritischen Stellungnahme zur Arbeit von Contrada et al. (2004) bezweifelt Freedland (2004), dass die Varianz „harter" medizinische Indikatoren, wie sie etwa zur Bestimmung des Merkmals postoperative Komplikationen herangezogen werden, in nennenswertem Ausmaß durch „weiche" Variablen wie etwa die selbstberichtete Teilnahme an Gottesdiensten aufgeklärt werden kann. Tatsächlich sind die bislang vorgelegten Ergebnisse zum Zusammenhang zwischen Religiosität und Gesundheitsstatus ausgesprochen widersprüchlich. Diese Befundlage ist, wie Sloan, Bagiella und Powell (1999; vgl. auch Powell et al., 2003) argumentieren, auf methodische Mängel vieler Studien zurückzuführen. Als Hauptfehler weisen die Autoren dabei auf die mangelnde Kontrolle konfundierender Variablen sowie auf die fehlerhafte statistische Behandlung multipler Vergleiche hin.

Was den Einfluss **konfundierender Variablen** betrifft, so hatte ich ja bereits auf die Größe des sozialen Netzwerkes sowie auf das gesundheitsbezogene Verhalten als mögliche vermittelnde Faktoren hingewiesen (vgl. hierzu auch McCullough et al., 2000). Wenn also eine positive Beziehung zwischen Religiosität und dem Gesundheitsstatus gefunden wird, so muss natürlich als erstes kontrolliert werden, ob sich die Gruppen der stärker und schwächer religiös orientierten Personen nicht auch in diesen Merkmalen, etwa im Raucherstatus, unterscheiden, und ob die gefundene Beziehung eventuell verschwindet, wenn diese vermittelnden Variablen mit in die statistische Analyse aufgenommen werden. Auch das Geschlecht und das Alter sind in diesem Zusammenhang zu berücksichtigen. So scheinen viele gefundene Beziehungen zwischen Religiosität und dem Gesundheitsstatus, wie auch der dargestellte Befund von Contrada et al. (2004) nahelegt, eher für Frauen zu gelten (vgl. McCullough et al., 2000; Strawbridge et al., 1997). Beim Alter ist zu berücksichtigen, dass viele ältere Personen funktionell eingeschränkt sind

und deshalb nur noch selten religiöse Veranstaltungen besuchen können. Ihr altersbedingt schlechterer Gesundheitszustand lässt sich damit kaum auf mangelndes religiöses Engagement, sondern schlicht auf diese Einschränkungen beziehen.

Viele Studien in diesem Bereich verwenden eine Vielzahl von Variablen sowohl für die religiöse Orientierung als auch für den Gesundheitsstatus. Dementsprechend wird eine **große Zahl statistischer Vergleiche** durchgeführt, ohne dass dabei jedoch eine Anpassung im Hinblick auf die damit verbundene größere Wahrscheinlichkeit für die Registrierung signifikanter Befunde vorgenommen wird. Sloan et al. (1999) vermuten, dass viele der berichteten Befunde bei entsprechender Adjustierung des α-Niveaus insignifikant würden.

Als **Fazit** ihrer umfangreichen Analysen zur Beziehung zwischen Religiosität und körperlicher Gesundheit weisen Powell et al. (2003) zunächst einmal auf die bereits erwähnten vielfältigen methodischen Mängel einer großen Zahl von Studien hin. In methodisch elaborierteren Untersuchungen fanden sich kaum Zusammenhänge zwischen Religiosität und dem Verlauf von Erkrankungen. Wenn überhaupt, dann scheint dieses Merkmal nur bei gesunden Personen (negativ) mit der Mortalitätsrate (▶ Abschn. 4.5.6) verbunden zu sein.

4.5.6 Bewältigung und längerfristige Konsequenzen medizinischer Eingriffe

Bei der Analyse der längerfristigen Konsequenzen medizinischer Eingriffe werden zwei Gruppen von Kriterien herangezogen. Zum einen wird über Kriterien wie länger anhaltende Schmerzen und dem entsprechenden Verbrauch von schmerzlindernden Medikamenten, Komplikationen und erneute Einweisung in die Klinik oder Probleme bei der Wiederaufnahme alltäglicher Tätigkeiten die Güte der postoperativen Erholung bestimmt. Hierfür wird in der Regel ein Zeitraum von mindestens sechs Monaten betrachtet. Zum anderen wird der Einfluss bestimmter Prädiktoren (z. B. der Einsatz von Bewältigungsstrategien) auf die postoperativen Konsequenzen über das Versterben eines Patienten innerhalb eines bestimmten Zeitraums nach einer Operation erfasst

(Mortalität). Hierfür werden unterschiedlich lange Zeiträume (bis zu zehn Jahren) zugrunde gelegt. Viele Studien stützen sich auf beide Arten von Kriterien. Im Folgenden soll zunächst über Studien berichtet werden, bei denen die Güte der postoperativen Erholung im Mittelpunkt steht. Daran anschließend werden Untersuchungen zur Mortalität dargestellt.

Fulde, Junge und Ahrens (1995) bestimmten die Erholung nach einer Bandscheibenoperation über das Ausmaß der während eines Zeitraums von sechs Monate nach diesem Eingriff anhaltenden Schmerzen. Als Kriterien für Schmerzen registrierten sie den selbstberichteten Verbrauch von Schmerzmedikamenten, die Häufigkeit von Arztbesuchen sowie Schwierigkeiten bei der Wiederaufnahme alltäglicher Tätigkeiten als Folge dieser Schmerzen. Präoperativ waren u. a. über Fragebogen verschiedene dispositionelle Bewältigungsstrategien erfasst worden. Es zeigte sich, dass die Gruppe mit schlechter postoperativer Erholung (also anhaltenden Schmerzen und damit verbundenen Konsequenzen) im Vergleich zu Patienten mit guter Erholung durch Bewältigungsformen wie Passivität, starke Gefühlskontrolle, Verleugnung sowie Vermeidung sozialer Kontakte gekennzeichnet war. Insgesamt kann man hier im Sinne von Lazarus (1991; ► Abschn. 2.3) von einem Fehlen **problembezogener Bewältigung** sprechen.

Denollet et al. (2008) analysierten bei Herzpatienten (mehrheitlich Bypassoperationen) den Einfluss der Persönlichkeitsmerkmale **repressive Bewältigung** und **Typ-D-Persönlichkeit** auf die Kriterien Auftreten kardialer Ereignisse und Mortalität innerhalb eines Zeitraums von 5–10 Jahren. Unter repressiven Bewältigern verstehen die Autoren im Sinne des Ansatzes von Weinberger et al. (1979; ► Abschn. 4.4.3) Personen, die durch hohe Werte in sozialer Erwünschtheit (also u. a. dem Leugnen von eigenen Schwächen und negativen Emotionen) und geringer selbstberichteter Angst gekennzeichnet sind. Typ-D-Personen weisen demgegenüber, wie bereits dargestellt (► Abschn. 3.2.5), eine hohe Anfälligkeit gegenüber Stress auf und unterdrücken gleichzeitig ihre Emotionen, speziell im sozialen Kontext (**soziale Inhibition**). Diese **Distressed Personality** soll durch besonders negative Konsequenzen für die Gesundheit gekennzeichnet sein. Im Sinne dieser Überlegungen fanden die Autoren, dass sowohl repressive Bewältigung als auch die Typ-D-Persönlichkeit unabhängig voneinander mit dem vermehrten Auftreten kardialer Ereignisse und einer erhöhten Mortalitätsrate während des genannten Zeitabschnitts verbunden waren.

Harris et al. (1995) untersuchten den Einfluss der im vorangegangenen Abschnitt beschriebenen Bewältigung durch religiöse Überzeugungen und Praktiken auf die Erholung bei Patienten mit einer Herztransplantation. In Abständen von 2, 7 und 12 Monaten nach dem Eingriff wurden bei den Patienten über halbstrukturierte Interviews die religiösen Überzeugungen und Praktiken, der wahrgenommene körperliche Zustand, Schwierigkeiten bei der Befolgung der gesundheitsbezogenen Anweisungen sowie Ängste und gesundheitsbezogene Sorgen erfasst. Außerdem wurden vom Pflegepersonal nach einem vorgegebenen Schema funktionelle Beeinträchtigungen registriert.

Von besonderem Interesse ist der Einfluss der nach zwei Monaten gemessenen religiös orientierten Bewältigungsformen auf den Gesundheitsstatus nach 12 Monaten. Insgesamt gesehen waren die Zusammenhänge eher schwach ausgeprägt. So korrelierte der vom Pflegepersonal bestimmte Status mit keiner Variablen religiöser Überzeugungen und Praktiken. Für die wahrgenommene Gesundheit ließ sich nur ein, allerdings schwach ausgeprägter, Zusammenhang registrieren: Personen mit starken Überzeugungen („Der Glaube beeinflusst mein Leben") berichteten über eine bessere Gesundheit. Auch für Ängste und gesundheitsbezogene Sorgen fand sich eine ähnlich ausgeprägte (negative) Beziehung. Deutlicher war der Einfluss auf die Schwierigkeiten bei der Befolgung medizinischer Anweisungen. Je stärker ausgeprägt religiöse Überzeugungen und Praktiken waren, desto weniger Schwierigkeiten wurden vom Patienten berichtet. Bei diesem letzten Befund stellt sich allerdings die Frage nach der Art des Zusammenhangs. Es könnte sehr gut sein, dass eine grundlegende Variable „Güte der postoperativen Erholung" sowohl die Ausübung religiöser Praktiken (etwa die Teilnahme an Gottesdiensten) als auch die Befolgung ärztlicher Anweisungen positiv beeinflusst.

In den vorangegangenen Abschnitten war mehrfach darauf hingewiesen worden, dass eine vermeidende Form der Stressbewältigung kurzfristig mit einer verbesserten postoperativen Erholung verbunden sein kann. Dies gilt etwa für Stresssituationen, die unmittelbar nicht kontrollierbar sind, auf deren weiteren Fortgang die Regulation von Emotionen dann aber durchaus einen positiven Einfluss haben kann. Längerfristig ist diese Bewältigungsform dagegen eher unadaptiv, da sie u. a. die Beachtung medizinischer Empfehlungen, etwa zur Ernährung, Bewegung oder dem Umgang mit Schmerzen, behindert (Denollet et al., 2008; Fulde et al., 1995; Levine et al. 1987). Dieser Zusammenhang gilt auch für die Mortalität.

So registrierten etwa Wolf und Mori (2009) bei Patienten mit Nierenversagen, die auf eine Transplantation warteten, einen signifikanten Zusammenhang zwischen vermeidender Stressbewältigung (erfasst mit dem Inventar COPE; Carver et al., 1989, ▶ Abschn. 4.4.2) und der Wahrscheinlichkeit, während der Wartezeit zu versterben. Eine entsprechende Beziehung der Vermeidung (COPE) zur Mortalität beobachteten Murberg, Furze und Bru (2004) für Herzpatienten über einen Zeitraum von sechs Jahren. Telepak et al. (2014) erhoben bei Patientinnen mit einer Krebserkrankung der Gebärmutterschleimhaut präoperativ psychosoziale Faktoren wie allgemeine Stressbelastung, erkrankungsbezogene Lebensqualität, Depressivität, soziale Unterstützung und (wiederum mit dem COPE) Stressbewältigung. Es zeigte sich, dass außer der Stressbewältigung keine dieser Variablen mit der Mortalität innerhalb eines Zeitraums von vier bis fünf Jahren nach der Diagnose assoziiert war. Patientinnen, die eine aktive, d. h. problembezogene anstatt emotionszentrierte, Bewältigung einsetzten, hatten eine signifikant verringerte Sterbewahrscheinlichkeit (hazard ratio – HR – $= 0.78$, $p < .04$).

Tschuschke et al. (1994) erfassten bei Patienten, denen eine Knochenmarktransplantation bevorstand, mit Hilfe eines halbstrukturierten Interviews das Bewältigungsverhalten. Dieses Interview wurde anschließend von unabhängigen Beurteilern anhand eines Manuals ausgewertet. Es zeigte sich dabei, dass Patienten, die relativ kurze Zeit nach der Operation verstorben waren (Median der Überlebenszeit 229 Tage) im Vergleich zu überlebenden Patienten durch einen vermehrten Einsatz passiver Bewältigungsstrategien (Vermeidung, sozialer Rückzug, Fatalismus oder Resignation) gekennzeichnet waren.

Auch für die Mortalität wird in letzter Zeit in vermehrtem Umfang der Einfluss religiös orientierter Bewältigungsformen untersucht. So registrierten Oxman, Freeman und Manheimer (1995) für ältere Patienten die Mortalität innerhalb eines Zeitraums von sechs Monaten nach einer Herzoperation. Dabei erwiesen sich, neben den biomedizinischen Variablen, die Teilnahme an religiösen Aktivitäten und die Unterstützung aus dem sozialen Netzwerk (▶ Abschn. 5.3) als bedeutsame Prädiktoren der Mortalität. Patienten, die bei diesen Merkmalen geringe Werte aufwiesen, hatten ein erhöhtes Risiko, in dem genannten postoperativen Zeitraum zu versterben.

In einer umfangreichen Metaanalyse mit 42 unabhängigen Stichproben (fast 126.000 Teilnehmer) konnten McCullough et al. (2000) eine negative Assoziation zwischen der Stärke des religiösen Engagements und der Mortalität (ohne spezifischen Bezug zu vorangegangenen Operationen) sichern. Allerdings war dieser Zusammenhang nur sehr schwach ausgeprägt (odds ratio $=1.29$; Konfidenzintervall: 1.20–1.39). Die Autoren weisen darauf hin, dass die Beziehungen schwächer ausfallen, wenn eine Reihe konfundierender Faktoren kontrolliert wird. Wie bereits erwähnt, handelt es sich bei diesen Faktoren u. a. um das Übergewicht (religiös orientierte Menschen sind tendenziell weniger übergewichtig), das Geschlecht (Frauen haben eine höhere Lebenserwartung und sind zugleich stärker religiös orientiert) sowie die Art, in der Religiosität praktiziert und damit auch über entsprechende Testverfahren erfasst wird. Hier ist besonders die Teilnahme an religiösen Veranstaltungen ein Prädiktor der Lebenserwartung. Diese Teilnahme hängt aber ihrerseits vom Gesundheitszustand der betreffenden Person ab. Nach Kontrolle dieser und weiterer Variablen (z. B. soziale Unterstützung; ▶ Kap. 5) sank die odds ratio auf 1.23. Sloan und Bagiella (2001) weisen in ihrer Kritik der Studie von McCullough et al. darauf hin, dass dieser Wert als insignifikant zu betrachten ist.

4.6 Zusammenfassung

Mit Stressbewältigung werden diejenigen (kognitiven oder verhaltensmäßigen) Maßnahmen bezeichnet, die das Ziel haben, die Quelle einer Belastung zu kontrollieren und die durch diese ausgelösten emotionalen Reaktionen zu regulieren. Ausgehend von dieser allgemeinen Definition wird ein Überblick über verschiedene Ansätze zur Beschreibung und Messung unterschiedlicher Maßnahmen der Stressbewältigung gegeben. Als Klassifikationsgesichtspunkte dienen dabei einerseits die Unterscheidung nach mikroanalytischer vs. makroanalytischer Erhebungsebene und andererseits die Einteilung nach dispositionsorientierten vs. aktuellen Ansätzen. Während mikroanalytische Beschreibungen eine größere Zahl sehr spezifischer Reaktionsmöglichkeiten betrachten, konzentrieren sich makroanalytische Ansätze auf wenige weite Klassen von Bewältigung. Da die Einteilungen nach dispositionell vs. aktuell und mikro- vs. makroanalytisch im Prinzip unabhängig voneinander sind, lassen sich die einzelnen Ansätze zur Bestimmung der verschiedenen Formen und Strategien der Bewältigung vier Gruppen zuordnen: aktuell mikro- bzw. makroanalytisch und dispositionell mikro- bzw. makroanalytisch. Die weitere Darstellung folgt im Wesentlichen dieser Klassifikation.

Zunächst werden Ansätze zur Erfassung der aktuellen Stressbewältigung, getrennt nach mikro- und makroanalytischer Orientierung, vorgestellt. Da es jedoch die Zielsetzung von Interventionen zur Prävention der perioperativen Belastung ist, möglichst frühzeitig Patienten zu identifizieren, deren Disposition sie besonders anfällig für Stressbelastungen macht, liegt der Schwerpunkt der Darstellung in diesem Kapitel auf den Stressbewältigungsdispositionen und hier auf makroanalytischen Ansätzen. Von zentraler Bedeutung für das Thema Stressbewältigung bei Operationen ist also die Betrachtung einiger weniger, jedoch zentraler bewältigungsrelevanter Persönlichkeitseigenschaften.

Grundlegende Bewältigungsdispositionen sind nach einer Vielzahl von Analysen die Vigilanz (bzw. Monitoring), d. h. die intensivierte Aufnahme und Verarbeitung bedrohlicher Information, und die kognitive Vermeidung (Blunting), die Abwendung der Aufmerksamkeit von bedrohlichen Hinweisreizen. Als Verfahren zur Messung dieser Dispositionen wird u. a. das Angstbewältigungs-Inventar (ABI) vorgestellt. Theoretische Grundlage dieses Instruments ist das Modell der Bewältigungsmodi, das die kognitiven Prozesse beschreibt, die manifest werden, wenn Menschen mit Hinweisreizen auf Belastungen, insbesondere Bedrohungen, konfrontiert werden.

Im Anschluss an diese theoretisch-methodischen Bestimmungen werden empirische Studien zum Zusammenhang von Stressbewältigung und perioperativer Anpassung besprochen. Der in vorangegangenen Kapiteln vorgenommenen Einteilung folgend, werden die Befunde getrennt dargestellt für invasive Diagnostik, belastende Therapien und zahnärztliche Behandlungen, für die Anpassung in der prä-, intra- und postoperativen Phase sowie die längerfristigen Konsequenzen medizinischer Eingriffe (einschließlich des Mortalitätsrisikos).

Kritisch festhalten lässt sich an Untersuchungen zum Zusammenhang von Stressbewältigung und perioperativer Anpassung die Vielzahl der Inkonsistenzen innerhalb der Befunde trotz formal oft sehr ähnlich aufgebauter Studien. Hierfür dürfte besonders die Heterogenität der Verfahren zur Erhebung der Stressbewältigung verantwortlich sein, wobei in einer Reihe von Untersuchungen diese Verfahren erst speziell für die bevorstehende Erhebung konstruiert wurden, ohne dabei aber die notwendige psychometrische Prüfung der Qualität des Verfahrens vorzunehmen. Weitere Gründe für die inkonsistenten Befunde könnten der nicht kontrollierte Einfluss des Geschlechts oder Alters, die sehr unterschiedliche Schwere der Eingriffe sowie die ebenfalls häufig nicht kontrollierte Vorerfahrung der Patienten mit den entsprechenden medizinischen Situationen sein. Auch die bei der Interpretation der Befunde unterstellte Art der Verursachung, z. B. die Annahme eines direkten Einflusses der Bewältigungsform „religiöse Orientierung" auf den Gesundheitsstatus, ist keineswegs immer überzeugend. Vielfach ist auch die Annahme anderer, komplexerer, Zusammenhänge plausibel, etwa eine Vermittlung über bestimmte gesundheitsförderliche bzw. -schädliche Verhaltensweisen.

Soziale Unterstützung

© Springer-Verlag Berlin Heidelberg 2017
H.W. Krohne, *Stress und Stressbewältigung bei Operationen*,
DOI 10.1007/978-3-662-53000-9_5

5.1   Soziale Unterstützung als Moderator zwischen Belastung und Stressreaktionen

Die Forschung zu Reaktionen auf belastende Ereignisse hat gezeigt, dass nur ein geringer Varianzanteil der in derartigen Situationen beobachtbaren negativen emotionalen Zustände und weiterer damit zusammenhängender Merkmale (etwa Depressionen oder Herz-Kreislaufprobleme) durch das Ausmaß dieser Belastung aufgeklärt werden kann (Brewin, Andrews & Valentine, 2000; Elliott & Eisdorfer, 1982; Koenen, 2006; Ozer et al., 2003). So manifestiert beispielsweise nur ein Teil der Personen, die Stressoren wie stärkeren kritischen Lebensereignissen ausgesetzt waren, auch tatsächlich psychische oder physische Auffälligkeiten (vgl. u. a. Werner & Smith, 1992). Mittlerweile liegen sogar einige Studien vor, die darauf hinweisen, dass Personen aus traumatischen Erlebnissen gestärkt hervorgehen können (z. B. Bonanno & Mancini, 2008; Ong et al., 2006; Peterson et al., 2008). Die Tatsache, dass entgegen der eigentlichen Erwartung häufig nur schwache direkte Zusammenhänge zwischen Stressereignissen und Stressreaktionen registriert werden, wird auf den Einfluss **moderierender Faktoren** zurückgeführt. Derartige Faktoren können in der Person oder in deren Umwelt lokalisiert sein.

Als besonders wirksame Moderatoren der Beziehung zwischen belastendem Ereignis und Stressreaktionen haben sich auf der Personenseite Dispositionen wie Optimismus, Art der Stressbewältigung und Stressresistenz (Resilienz) erwiesen (Übersicht in Krohne & Tausch, 2014). Auf der Umweltseite wurde die **soziale Unterstützung** als wichtiger Moderator identifiziert und vielfach untersucht (Übersichten in Cohen & Syme, 1985; Cohen & Wills, 1985; Klauer & Schwarzer, 2001; Sarason & Sarason, 1985). Bezieht man derartige person- bzw. umweltbezogene Moderatorvariablen in die Analyse des Zusammenhangs zwischen Stressereignis und Stressreaktion mit ein, dann steigt die Güte der Vorhersage interessierender Merkmale wie etwa negative Emotionen oder krankheitsrelevanter Reaktionen, z. B. Komplikationen während der postoperativen Erholung (Johnson & Sarason, 1979a, 1979b). Im Folgenden will ich zunächst das Konzept des Moderators näher erläutern und dabei vom Begriff des Mediators abgrenzen.

Bei einem **Moderator** handelt es sich um eine qualitative (z. B. Geschlecht) oder quantitative Variable (z. B. Grad der Kontrollierbarkeit des Stressors), durch die Richtung und Stärke der Beziehung zwischen einer unabhängigen (Prädiktor) und einer abhängigen Variable (Kriterium) beeinflusst wird. Moderatorvariablen werden häufig dann in eine statistische Analyse einbezogen, wenn Prädiktor und Kriterium entgegen den theoretischen Erwartungen nur schwach oder überhaupt nicht korreliert sind. Bei Einbeziehung eines Moderators kann sich dann zeigen, dass der Zusammenhang zwischen Prädiktor und Kriterium je nach Ausprägung des Moderators stärker oder schwächer ausfällt oder sogar gegenläufig ist. Auf statistischer Ebene äußert sich der Moderatoreffekt einer Variablen darin, dass der **Interaktionsterm** zwischen Prädiktor und Moderator signifikant wird, wobei beide Variablen idealerweise unkorreliert sind.

Im Gegensatz zu Moderation besteht bei einer Mediation ein signifikanter Zusammenhang zwischen Prädiktor und Kriterium. Der **Mediator** wird eingeführt, um diesen Zusammenhang zu erklären. Während also bei einer Moderation untersucht wird, **unter welchen Bedingungen** (Ausprägungen der Moderatorvariable) bestimmte Zusammenhänge zwischen Prädiktor und Kriterium auftreten, versucht die Mediation zu klären, **warum** ein zwischen diesen Variablen beobachteter Zusammenhang besteht. Statistisch zeigt sich ein Mediatoreffekt darin, dass (a) Prädiktor und Mediator korrelieren, (b) Mediator und Kriterium korrelieren und (c) die Stärke der Beziehung zwischen Prädiktor und Kriterium abnimmt oder verschwindet, wenn man die Zusammenhänge zwischen Prädiktor und Mediator sowie zwischen Mediator und Kriterium statistisch kontrolliert.

Zur Illustrierung der unterschiedlichen Funktion von Moderator und Mediator will ich zurückgreifen auf bereits dargestellte Befunde über Zusammenhänge zwischen präoperativen Stressbelastungen (Prädiktoren) und Variablen der intra- und postoperativen Anpassung (Kriterien) unter Berücksichtigung dispositioneller (d. h. zeitlich länger erstreckter) Persönlichkeitsmerkmale (Moderatoren oder Mediatoren).

Für die intraoperative Anpassung waren Befunde vorgestellt worden, nach denen zwischen der Stärke der präoperativ vom Patienten berichteten Angst und der Menge der intraoperativ benötigten Narkosemittel für Männer und Frauen gegenläufige Beziehungen bestanden (Slangen, Krohne et al., 1993; ▶ Abschn. 3.2.3). Diese Gegenläufigkeit war durch den Einfluss des **work of worrying** (▶ Abschn. 3.2.1) in der unmittelbaren präoperativen Phase erklärt worden. Geschlecht (genauer: der mit dem Geschlecht assoziierte Umgang mit präoperativer Stressbelastung, also work of worrying versus Angstleugnung) ist in diesem Fall der **Moderator** der Beziehung zwischen präoperativem Angstbericht und intraoperativer Anpassung.

Beispiel für die Wirkung eines **Mediators** ist die mehrfach erwähnte sehr signifikante Beziehung zwischen der präoperativ selbstberichteten Angst und dem postoperativen Schmerzerleben (▶ Abschn. 3.2.4). Es wurde angenommen, dass dieser Zusammenhang ganz wesentlich vermittelt (mediiert) wird durch die personspezifische (dispositionelle) Art des Erlebens und Berichtens negativer Befindlichkeiten (**negative Affektivität, NA**, wie sie etwa mit der PANAS erfasst wird; ▶ Abschn. 2.5.2). Eine hohe Ausprägung in NA ist sowohl positiv assoziiert mit dem präoperativen Angstbericht (Prädiktor) als auch mit dem postoperativen Schmerzerleben (Kriterium). Kontrolliert man also statistisch die Korrelation zwischen Prädiktor und Kriterium für die jeweiligen Zusammenhänge dieser beiden Variablen mit dem angenommenen Mediator (NA), dann sollte sich diese Korrelation deutlich verringern.

Die mögliche Rolle bestimmter Persönlichkeitsfaktoren bei der Moderation der Beziehung zwischen operativer Stressbelastung und dem perioperativen Anpassungsstatus der Patienten wurde bereits in den beiden vorangegangenen Kapiteln behandelt (für eine allgemeine Darstellung der Rolle der Persönlichkeit als Moderator zwischen Umwelt und emotionalen Reaktionen vgl. auch Krohne und Tausch, 2014). An dieser Stelle will ich mich auf die gerade im Kontext von Krankenhausaufenthalten und Operationen zentrale Rolle der sozialen Unterstützung (SU) konzentrieren.

5.2 Definition und Messung sozialer Unterstützung

Das Erleben von Unterstützung entsteht durch Informationen aus dem sozialen Umfeld einer Person. Diese signalisieren dem Individuum, dass es geachtet und geliebt ist, wertgeschätzt und versorgt wird sowie Teil eines Netzwerks ist, dessen Mitglieder miteinander kommunizieren und sich einander verpflichtet fühlen (Cobb, 1976). Es erscheint plausibel, dass SU die Wirkung von Stress reduzieren kann, wobei auch hier generell von einem Interaktionseffekt ausgegangen wird (**Puffermodell**): Unterstützten Personen soll es nicht generell, sondern vor allem in Krisensituationen besser gehen als nicht unterstützten. Ob auch bei Abwesenheit von Stressoren Unterschiede in der psychischen und physischen Gesundheit von unterstützten und weniger unterstützten Personen zu erwarten sind (**Haupteffektmodell**), wird dagegen in der Forschung kontrovers diskutiert (vgl. Klauer & Schwarzer, 2001).

Hinweise auf einen **direkten** Einfluss der SU auf den Gesundheitszustand (Haupteffekt) zeigen sich insbesondere bei biologischen Parametern wie etwa kardiovaskuläre Reaktionen oder endokrine und immunologische Variablen (Übersichten u. a. in Ditzen & Heinrichs, 2007; Kiecolt-Glaser & Newton, 2001; Uchino, Cacioppo & Kiecolt-Glaser, 1996). Eine große Zahl von Untersuchungen fand aber auch Bestätigungen für einen **Puffereffekt** der SU in Stresssituationen, und zwar in einer Vielzahl von Bereichen, z. B. Geburt, kindliche Entwicklung, Beruf oder Erkrankungen allgemein (u. a. Cobb, 1976; Lidderdale & Walsh, 1998; Sarason & Sarason, 2009; Wilcox, Kasl & Berkman, 1994; White & Frasure-Smith, 1995). Auch die Operation mit ihren zahlreichen Stressoren stellt eine Situation dar, bei der in erster Linie mit einem Puffereffekt zu rechnen ist. Auf entsprechende Befunde wird im nächsten Abschnitt genauer eingegangen

Die anfängliche Forschung fasste SU als eindimensionales Merkmal auf, was zu einer vergleichsweise globalen (diffusen) Konzeption von sozialer Unterstützung mit wenig konsistenten Vorhersagen interessierender Variablen führte (Cobb, 1976). Um genauere Erwartungen hinsichtlich der möglichen Wirkungsweise von SU formulieren zu können, war es zunächst einmal notwendig, verschiedene Aspekte dieses Konzepts zu unterscheiden, um damit zugleich die Basis für eine differenzierte Messung von SU zu legen. Deshalb wurden in nachfolgenden Studien verschiedene Arten von SU unterschieden und deren differentielle Auswirkungen untersucht (vgl. Cohen & McKay, 1984; Cutrona & Russell, 1990; Sarason & Sarason, 2009). Bei Vorschlägen zur Differenzierung von SU muss man zwischen strukturellen und inhaltlichen (funktionellen) Aspekten unterscheiden.

Strukturelle Aspekte sind die quantitativen Parameter einzelner Sozialbeziehungen sowie des sozialen Netzwerkes einer Person. Hierzu gehören etwa die Größe und Dichte dieses Netzwerkes sowie die Häufigkeit der Kontakte zu bestimmten Personen. In einem solchen Ansatz werden Inhalte bzw. die Qualität sozialer Interaktion nicht berücksichtigt. Das Vorhandensein von Sozialkontakten gestattet jedoch keine Aussage darüber, ob von diesen ein stressreduzierender Unterstützungseffekt oder vielleicht die entgegengesetzte Wirkung, nämlich sozialer Konflikt und Einschränkung, ausgehen. Dementsprechend lassen sich aus diesen strukturellen Parametern auch keine Erwartungen hinsichtlich der Auswirkungen von SU auf psychische und physische Merkmale der Zielperson ableiten. Deshalb ist es notwendig, die Inhalte sozialer Interaktionen im Einzelnen genauer zu bestimmen (vgl. Cobb, 1976).

Auf der **inhaltlichen (funktionellen)** Ebene werden emotionale, instrumentelle (materielle) und kognitive (informationelle) Unterstützung unterschieden (Thoits, 1985). Unter **emotionaler** Unterstützung werden Hilfen durch Zuwendung, Trost, Ermutigung, Ablenkung oder Humor zusammengefasst. In der perioperativen Situation würde sich diese Art von Unterstützung etwa als häufige persönliche Anwesenheit von Bezugspersonen sowie Zuwendung, Trost und Beruhigung manifestieren. **Instrumentelle (materielle)** Unterstützung besteht in der Hilfe bei täglichen Aufgaben (z. B. Besorgungen machen, im Haushalt helfen), dem Bereitstellen technischer Hilfsmittel oder auch finanzieller Unterstützung. Beim Patienten im Krankenhaus könnte diese Unterstützung in der zeitweisen Übernahme von Tätigkeiten und Verpflichtungen bestehen, die dieser selbst aufgrund seiner momentanen Situation nicht ausüben kann. **Kognitive (informationelle)** Unterstützung betrifft die Vermittlung von Informationen zur Bewältigung belastender Situationen.

Dem Patienten könnten hier etwa alternative Bewertungen des bedrohlichen Ereignisses sowie eigene Bewältigungsmöglichkeiten in dieser Situation vermittelt werden.

Auf der Basis dieser Differenzierung unterscheiden King et al. (1993) fünf Kategorien sozialer Unterstützung:

- **Appraisal support** bezieht sich auf die Vermittlung von Information und Rat.
- **Tangible support** beinhaltet praktische Unterstützung, wie z. B. finanzielle Hilfe.
- **Esteem support** bedeutet Übermittlung von Wertschätzung und Achtung der anderen Person.
- **Emotional closeness support** bezieht sich auf emotionale Intimität und Vertrauen.
- **Group belonging support** meint die Unterstützung durch eine soziale Gruppe, der man angehört, sowie auf die daraus resultierenden Kontakte.

Weitere Differenzierungen, die zwischen der strukturellen und der inhaltlichen Ebene stehen, unterscheiden nach verschiedenen Unterstützungsressourcen (Quellen) sowie nach wahrgenommener und tatsächlich erhaltener SU. **Unterstützungsressourcen** umfassen alle prinzipiell zur Verfügung stehende Personen, die funktionell jeweils unterschiedliche Arten von Unterstützung anbieten können (z. B. Familienmitglieder, Freunde, enge Arbeitskollegen, Fachleute wie Ärzte oder Juristen), unabhängig davon, ob sie Hilfe anbieten oder nicht. Die **wahrgenommene Unterstützung** wird durch Befragung der Zielperson erhoben und beinhaltet deren Erfahrungen mit sozialer Unterstützung sowie die Erwartung, Hilfe zu erhalten, wenn sie erforderlich ist. Die **tatsächlich erhaltene Unterstützung** ist auf einen aktuellen, eng umgrenzten Zeitraum bezogen. Bei ihrer Erhebung wird nach konkreten, situationsbezogenen Unterstützungshandlungen bestimmter Personen des sozialen Netzwerks gefragt (für den Patienten im Krankenhaus etwa nach konkreter Unterstützung durch Ärzte, Pflegepersonen, Angehörige oder evtl. Mitpatienten).

Neben der Quantität der zum individuellen Netzwerk gehörenden Personen und der Qualität der Hilfe, die diese anbieten, beeinflussen auch **Merkmale der Zielperson** die Nutzung potenziell zur

Verfügung stehender Ressourcen. Dazu zählen u. a. das Bedürfnis nach sozialer Unterstützung (**need of support**), die Suche nach sozialer Unterstützung (**mobilization of support**) und individuelle soziale Kompetenzen.

Unterschiede im **Bedürfnis nach sozialer Unterstützung** wurden etwa im Zusammenhang mit verschiedenen Krankheitsdiagnosen beschrieben. So konnten bestimmte typische Bedürfnisse identifiziert werden, die bei Brustkrebspatientinnen im Zusammenhang mit der Diagnose entstehen (z. B. psychologische, informationsbezogene, kommunikationsbezogene Unterstützung; vgl. Campbell et al., 2009). Gleichzeitig bestehen individuelle Unterschiede darin, welches dieser Bedürfnisse im Einzelfall als besonders wichtig eingeschätzt wird (Girgis et al., 2000; Sanson-Fisher et al., 2000).

Obwohl das Bedürfnis und die Suche nach SU generell hoch korrelieren (vgl. Schulz & Schwarzer, 2003), führt ein hohes Bedürfnis nicht zwangsläufig dazu, dass Hilfe aus dem sozialen Umfeld auch tatsächlich eingefordert wird. Diesem Umstand wird durch die separate Betrachtung des Merkmals **Suche nach sozialer Unterstützung** Rechnung getragen. Darunter werden sowohl verbale Äußerungen als auch nonverbale Verhaltensweisen subsumiert, die auf die Mobilisierung von Hilfen aus der Umwelt zielen (Schulz & Schwarzer, 2003). Somit kann dieses Verhalten auch als eine Strategie zur Bewältigung einer belastenden Situation angesehen werden (▶ Kap. 4).

Unter **sozialer Kompetenz** wird die Gruppe von Fähigkeiten verstanden, in Interaktionen mit anderen Menschen eigene Interessen erfolgreich zu verwirklichen und sich Anderen gegenüber zu öffnen (Kanning, 2002). Diese Fähigkeiten stehen in Wechselwirkung mit der Quantität und Qualität des sozialen Netzwerks und beeinflussen somit das Ausmaß potenziell zur Verfügung stehender Unterstützungsressourcen. So konnten etwa Swickert et al. (2002) zeigen, dass sich Extraversion auf verschiedene Merkmale der SU (wahrgenommene SU, tatsächliche positive Interaktionen oder die Größe des sozialen Netzwerkes) positiv auswirkt. Laireiter und Lager (2006) fanden, dass sich bei Kindern soziale Kompetenz und soziales Netzwerk gegenseitig beeinflussen. Von den Kompetenzen standen vor allem Kontaktfähigkeit, Selbstsicherheit und Wertschätzung im Zusammenhang mit der Größe des kindlichen Netzwerks. Gleichzeitig begünstigte ein funktionierendes Netzwerk seinerseits die Ausbildung dieser Kompetenzvariablen (vgl. auch Sarason & Sarason, 2009).

Die bisherigen Differenzierungen haben deutlich gemacht, dass SU weder ein Konzept ist, dass ausschließlich auf der Seite des Darbieters noch im Erleben des Empfängers verankert werden kann. Ähnlich wie bei der transaktionalen Konzeption von Stress (Lazarus, 1991; ▶ Abschn. 2.3) muss auch bei der SU von einer relationalen Betrachtung ausgegangen werden. Einen vielversprechenden Ansatz für weitere Forschungen zu SU stellt hier die **relationale Regulationstheorie** (**RRT**) dar (Lakey & Orehek, 2011). Die Autoren weisen darauf hin, dass die Darbietung von SU nicht nur von sozialen Faktoren, sondern auch von Personenmerkmalen des Empfängers abhängt. So können bestimmte Eigenschaften oder Verhaltensweisen des Empfängers u. U. dazu führen, dass Personen ihm gegenüber ein Verhalten zeigen, das eigentlich untypisch für sie ist (ihn etwa entweder unterstützen, obwohl sie generell eher auf sich selbst fokussiert sind, oder aber bei eigentlich hoher Unterstützungsbereitschaft im konkreten Fall Unterstützung aufgrund einer Antipathie verweigern). Deshalb ist es nach Auffassung von Lakey und Orehek bei der Analyse von Effekten der SU weniger zweckmäßig, das soziale Umfeld als Ganzes zu betrachten. Vielmehr sollten vorzugsweise Beziehungen zwischen Einzelpersonen untersucht werden. Diese Relationen bedingen eine wechselseitige Regulation des individuellen unterstützenden Verhaltens, das somit nicht nur von Merkmalen des Gebers, sondern auch von Merkmalen und Reaktionen des Empfängers beeinflusst wird.

Für Connell und D'Augelli (1990) ist die Persönlichkeit des Unterstützungsempfängers Ausgangspunkt des Unterstützungsgeschehens. Wichtige in diesem Zusammenhang relevante Persönlichkeitsmerkmale sind Geselligkeit, Hilfsbereitschaft oder Anlehnungsbedürfnis, wie sie etwa mit der **Personality Research Form** (**PRF**; Jackson, 1967; dt. Form: Stumpf et al., 1985) erfasst werden. Diese Merkmale bestimmen den Empfang unterstützenden Verhaltens, die Größe des sozialen Netzwerkes sowie die Wahrnehmung der Verfügbarkeit von Unterstützung. Die wahrgenommene Verfügbarkeit von Unterstützung wird auch durch das soziale

Netzwerk und den Empfang von Unterstützung determiniert und beeinflusst ihrerseits, als einziger Faktor aus diesem Netzwerk, den wahrgenommenen Gesundheitsstatus.

Die Vielzahl der vorgeschlagenen Möglichkeiten zur Strukturierung von SU spiegelt sich auch in einer großen Anzahl von **Messinstrumenten** wider (vgl. u. a. Cohen, Underwood & Gottlieb, 2000; Knoll & Kienle, 2007; Pfingstmann & Baumann, 1987; Vaux, 1991). Im Folgenden will ich nur auf einige mehrdimensionale Verfahren eingehen.

Der **Fragebogen zur Sozialen Unterstützung (F-SozU**; Fydrich, Sommer & Brähler, 2007) erfasst mit 54 Items die von der Zielperson berichteten Ausprägungen auf den vier Dimensionen

- emotionale Unterstützung (von Anderen gemocht und akzeptiert werden; Anteilnahme erleben),
- praktische Unterstützung (praktische Hilfen und Entlastungen bei alltäglichen Problemen und Aufgaben),
- soziale Integration (Zugehörigkeit zu einem Freundeskreis) und
- Belastung aus dem sozialen Netzwerk (Wahrnehmung negativer oder belastender Verhaltensweisen von Personen des sozialen Umfelds).

Aus der Summe aus den Antworten zu den Items der Skalen emotionale und praktische Unterstützung sowie soziale Integration wird ein Gesamtwert zur Erfassung der wahrgenommenen sozialen Unterstützung ermittelt. Hinzu kommen die drei Zusatzskalen

- Reziprozität (Ausmaß, mit dem der Proband um soziale Unterstützung gebeten wird bzw. selbst solche leistet),
- Verfügbarkeit einer Vertrauensperson (Einschätzung der Verfügbarkeit von Personen, zu denen eine vertrauensvolle Beziehung besteht) sowie
- Zufriedenheit mit sozialer Unterstützung.

Die Items dieser Skalen wurden z. T. den Basisskalen entnommen, teilweise auch neu formuliert. Außerdem stehen zwei faktorenanalytisch bestimmte Kurzformen mit 14 bzw. 22 Items zur Verfügung.

Die Probanden berichten auf einer fünfstufigen Skala („trifft nicht zu" bis „trifft genau zu") den Grad ihrer Zustimmung zu einer Aussage (Beispiel: „Es gibt Menschen, die Freude und Leid mit mir teilen"). In einem ergänzenden Teil können auch strukturelle Aspekte des sozialen Netzwerkes erhoben werden. Die internen Konsistenzen der vier Basisskalen liegen zwischen .81 ist und .93.

Speziell für das Feld der Krankheitsbewältigung wurden die **Berliner Social Support Skalen** (BSSS; Schulz & Schwarzer, 2003) entwickelt. Sie unterscheiden nicht nur zwischen wahrgenommener und erhaltener Unterstützung, sondern differenzieren innerhalb dieser Aspekte, ähnlich wie der F-SozU, noch einmal zwischen

- emotionaler („Diese Person hat mich getröstet, wenn es mir schlecht ging"),
- instrumenteller („Diese Person hat viel für mich erledigt") und
- informationeller Unterstützung („Diese Person schlug mir eine Tätigkeit vor, die mich etwas ablenken könnte").

Zusätzlich werden die Persönlichkeitsvariablen Bedürfnis nach Unterstützung („Wenn ich niedergeschlagen bin, dann brauche ich jemanden, der mich wieder aufbaut") und Suche nach Unterstützung („Wenn es kritisch wird, hole ich mir gern Rat von Anderen") erhoben.

Wie schon in einigen Beispielen angedeutet, wird für SU auch ein deutlicher Einfluss auf das Stresserleben bei Operationen erwartet. Ein Ansatzpunkt für SU ist dabei die vom Patienten erlebte geringe Kontrollmöglichkeit in einer derartigen Situation. Von den unterschiedlichen Arten der SU sollten dabei insbesondere die informationelle und emotionale Unterstützung bedeutsam sein, während instrumentelle Unterstützung bei größerer zeitlicher Nähe des Eingriffs (kurz davor, während oder unmittelbar danach) eine geringere Rolle spielen dürfte. Informationelle und emotionale Unterstützung sind daher auch Hauptgegenstand der meisten Untersuchungen in diesem Bereich (Helgeson & Cohen, 1996; Wills, 1991).

Auf der Basis dieser Überlegungen entwickelten Krohne und El-Giamal (1999, 2004) einen Fragebogen, mit dem unterschiedliche Arten sozialer Unterstützung im Zusammenhang mit der Stressbelastung bei Operationen erhoben werden können (**Emotionale und Informationelle Unterstützung bei**

Operationen, EISOP). Ausgangspunkt der Konstruktion war die Erfassung der von den Patienten erlebten sozialen Unterstützung auf den Dimensionen emotionale Unterstützung, informationelle Unterstützung und Zufriedenheit mit der erfahrenen Unterstützung (vgl. Slangen, 1994). Befragungen chirurgischer Patienten machten jedoch deutlich, dass diese nicht nur nach der **Art** der erlebten sozialen Unterstützung differenzieren, sondern auch nach den **Quellen**, aus denen diese Unterstützung stammt. Dabei scheint besonders die Differenzierung nach Fachleuten (Ärzte, Schwestern oder Pfleger) und sozialem Netz (Familie, Freunde, Bekannte) relevant zu sein.

Basierend auf einer Reihe von Voruntersuchungen an Klinikpatienten wurden 32 Items zur Erfassung der emotionalen und informationellen Unterstützung durch Fachleute und das soziale Netzwerk formuliert (jeweils acht für die kreuzklassifizierten Arten und Quellen der Unterstützung).[1] Die Patienten sollten auf einer vierstufigen Skala (von „überhaupt nicht" bis „sehr") angeben, wieweit die betreffende Aussage auf sie zutrifft. Zusätzlich wurden je zwei Items zur Messung der Zufriedenheit mit der (emotionalen bzw. informationellen) Unterstützung durch Fachleute bzw. das soziale Netz formuliert. Diese waren ebenfalls auf einer vierstufigen Skala zu beantworten („Mit der Unterstützung, die ich zur Zeit von meinen Angehörigen/Freunden/vom Pflegepersonal/von ärztlicher Seite erhalte, bin ich … unzufrieden … zufrieden").

Diese Items wurden im Einzelversuch 152 Teilnehmern (85 Männer und 67 Frauen) vorgelegt. Zur Prüfung der Faktorenstruktur innerhalb der 32 Unterstützungsitems wurde eine Hauptkomponentenanalyse mit Varimax-Rotation durchgeführt. Für die vier Zufriedenheitsitems wurden nur die interne Konsistenz und die Itemtrennschärfe berechnet. Die Analyse legte eine Dreikomponentenlösung nahe, die damit auch Grundlage der Rotation bildete. Diese klärte 60 % der Gesamtvarianz auf und resultierte in der Trennung dreier eindeutig interpretierbarer Faktoren. Die erste Komponente vereinte alle 16 Items auf sich, die den Aspekt „Unterstützung durch Fachleute" thematisierten. Die zweite Komponente war durch neun Items markiert, die sich auf die „emotionale Unterstützung durch das soziale Netz" bezogen. Die dritte Komponente wurde durch sechs Aussagen bestimmt, deren Thema „informationelle Unterstützung durch das soziale Netz" war. Der EISOP besteht somit aus den faktoriell bestimmten Skalen

- Unterstützung durch Fachleute (SU-FL),
- emotionale Unterstützung durch das soziale Netz (EU-SN) und
- informationelle Unterstützung durch das soziale Netz (IU-SN) sowie
- der Zusatzskala Zufriedenheit mit der erhaltenen Unterstützung (ZU-SU; 4 Items; interne Konsistenz: $\alpha = .66$; ◘ Tab. 5.1).

Auf den vier Skalen des EISOP fanden sich keine bedeutsamen Geschlechtsdifferenzen. Die Interkorrelationen der Skalen fielen vergleichsweise niedrig aus. Am stärksten war der Zusammenhang zwischen den beiden Skalen der Unterstützung aus dem sozialen Netz ($r = .41$). Zufriedenheit korrelierte mit den beiden Skalen der sozialen Unterstützung aus dem sozialen Netz eher niedrig (Werten um $r = .25$), während ihre Assoziation mit der Unterstützung durch Fachleute deutlich höher ausfiel ($r = .40$). Für die Beziehung zwischen emotionaler Unterstützung (EU-SN) und Zufriedenheit (ZU-SU) fand sich eine statistisch signifikante Geschlechtsdifferenz ($p < .05$): Während Frauen, die über viel emotionale Unterstützung berichten, zugleich auch hohe Zufriedenheit äußern ($r = .48$, $p < .001$), besteht bei Männern kein Zusammenhang zwischen diesen beiden Unterstützungsmerkmalen ($r = .16$, ns).

5.3 Soziale Unterstützung und Gesundheitsstatus

5.3.1 Vorbemerkung

Nach den Ergebnissen einer Vielzahl von Untersuchungen haben zumindest bestimmte Aspekte der SU einen positiven Einfluss auf den Gesundheitsstatus (vgl. u. a. Schwarzer, Knoll & Rieckmann,

---

1 Auf die Erfassung der instrumentellen Unterstützung, obwohl auch im Kontext von Krankenhausaufenthalten nicht ganz unwichtig (z. B. „Wer kümmert sich um die Wohnung?"), wurde verzichtet, um den Umfang der Belastung für die Patienten durch die Befragungssituation möglichst gering zu halten.

◻ **Tab. 5.1** Reliabilitäten und ausgewählte Items des Inventars EISOP

Unterstützung durch Fachleute (SU-FL; 16 Items, $a = .95$)	„Wenn ich Fragen zu meinem Klinikaufenthalt habe, gibt es hier in der Klinik Ärzte, Schwestern oder Pfleger, die mir alles erklären."
	„Hier in der Klinik gibt es Ärzte, Schwestern oder Pfleger, die mir helfen, die Operation ruhiger und gelassener anzugehen."
Emotionale Unterstützung durch das soziale Netz (EU-SN; 9 Items, $a = .88$)	„Ich habe Angehörige, Freunde oder Bekannte, mit denen ich jederzeit über meine Operation reden kann."
	„In meinem Familien- oder Bekanntenkreis gibt es Menschen, die mich wieder aufrichten, wenn ich mir Sorgen wegen der Operation mache."
Informationelle Unterstützung durch das soziale Netz (IU-SN; 6 Items, $a = .88$)	„Wenn ich mehr über meine Operation erfahren will, gibt es Menschen in meinem Familien- oder Bekanntenkreis, an die ich mich wenden kann."
	„Es gibt in meinem Familien- oder Bekanntenkreis Menschen, die mir sagen können, welche Nachsorgemöglichkeiten ich nach der Operation habe (z. B. Kur)."
Zufriedenheit mit erhaltener sozialer Unterstützung (ZU-SU; 4 Items, $a = .66$)	„Mit der Unterstützung, die ich zur Zeit von meinen Angehörigen/Freunden/vom Pflegepersonal/von ärztlicher Seite erhalte, bin ich … unzufrieden … zufrieden."

EISOP: Emotionale und Informationelle Unterstützung bei Operationen

2004). Grundlage dieses Einflusses ist die Aktivierung bestimmter biologischer (speziell kardiovaskulärer, endokriner und immunologischer) Prozesse. Als mögliche Variablen, die zwischen SU und der Gesundheit vermitteln, wurden **soziale** (z. B. Bewertung der Stresssituation, Hilfe bei der Bewältigung), **psychologische** (etwa Beeinflussung emotionaler Reaktionen) und **verhaltensbezogene** Faktoren (u. a. Unterstützung gesundheitsfördernder Verhaltensweisen) diskutiert (vgl. Cohen, 1988). Nach einer Metaanalyse von Uchino et al. (1996) zu Zusammenhängen zwischen SU, den genannten drei vermittelnden Faktoren und Parametern kardiovaskulärer, endokriner und immunologischer Reaktionen ist die Befundlage hierzu allerdings gemischt.

Im Hinblick auf die **kardiovaskulären Funktionen** fanden die Autoren deutliche Zusammenhänge zwischen SU und ambulatorischem Blutdruck sowie der Blutdruckreaktivität im Labor. Diese Ergebnisse belegen einen direkten Einfluss der SU auf kardiovaskuläre Reaktionen. Darüber hinaus konnte ein mediierender Effekt sozialer Variablen nachgewiesen werden. So zeigten Probanden während einer Diskussion mit zwei Konföderierten des Versuchsleiters dann einen deutlich geringeren Anstieg des Blutdrucks, wenn eine dritte anwesende Person die Meinung der Probanden unterstützte anstatt einfach nur anwesend zu sein (Gerin et al., 1992). Darüber hinaus scheinen nichtbewertende sowie nonverbale Unterstützung am wirksamsten zu sein (Überblick bei Ditzen & Heinrichs, 2007). In einer größeren Populationsstudie fanden Bland et al. (1991), dass ein ausgedehnteres soziales Netzwerk (Größe der Familie, Mitgliedschaft in Vereinen oder religiösen Gemeinschaften) mit einem niedrigeren Blutdruck assoziiert war.

Für den **vermittelnden** Einfluss psychologischer Faktoren wie Depression, wahrgenommene Stressbelastung und andere affektive Reaktionen im Hinblick auf kardiovaskuläre Funktionen lagen Uchino et al. (1996) zum Zeitpunkt ihrer Metaanalyse keine ausreichenden Daten vor, so dass deren Bedeutung noch nicht ausreichend bewertet werden konnte. Die statistische Kontrolle gesundheitsfördernder Verhaltensweisen führte allerdings **nicht** zu einer Reduktion des Zusammenhangs zwischen SU und kardiovaskulären Reaktionen. Dies spricht gegen eine mediierende Funktion zumindest dieser Verhaltensweisen.

In einer neueren Literaturübersicht konnten Uchino et al. (2012) ebenfalls keine Belege dafür finden, dass der Zusammenhang zwischen SU und dem Gesundheitszustand allgemein und kardiovaskulären Reaktionen im Besonderen durch die genannten psychologischen Prozesse vermittelt wird. Die Autoren weisen allerdings auch darauf hin, dass derzeit alle umfassenderen theoretischen Modelle, in denen SU mit dem Gesundheitsstatus assoziiert ist, derartige vermittelnde Prozesse annehmen. Als mögliche Gründe dafür, dass dieser Vermittlungsprozess trotzdem in bisherigen empirischen Untersuchungen überwiegend nicht gesichert werden konnte, nennen sie u. a. folgende Gründen:

Als erstes vermuten sie, dass die statistischen Tests in derartigen Analysen eventuell nicht sensitiv genug sind, um Mediationseffekte zu entdecken. Die Mehrzahl der Untersuchungen zieht den Ansatz von Baron und Kenny (1986) zur Mediationsanalyse heran. Dieser Ansatz ist sehr konservativ, indem er die Erfüllung einer Vielzahl von Kriterien fordert, damit eine Mediation als gesichert angesehen werden kann. Die Autoren weisen auf mögliche alternative statistische Ansätze hin, etwa eine Mediationsanalyse mittel **Bootstrapping** (vgl. Zhao, Lynch & Chen, 2010).

Ein weiteres Problem vieler Studien besteht darin, dass SU, psychologische Faktoren und Gesundheitsstatus nur zu jeweils **einem** Zeitpunkt erhoben wurden, um dann auf der Basis dieser Daten Zusammenhänge zu berechnen. Bei allen drei genannten Merkmalen handelt es sich aber um dynamische Prozesse, die sich kontinuierlich, etwa im Sinne des Transaktionskonzepts von Lazarus (1991), gegenseitig beeinflussen. Die Feststellung derartiger gegenseitiger Beeinflussungen verlangt ein anderes methodisches Vorgehen als es in den meisten bisherigen Studien, die querschnitthaft angelegt sind, realisiert wurde. Gefordert ist die **wiederholte** Erfassung aller relevanten Indikatoren, verbunden mit einem multiplen Mediatoransatz (vgl. Evans & Kim (2010).

Uchino et al. (2011) weisen schließlich noch darauf hin, dass bei der Erfassung von SU zwischen **empfangener** und **wahrgenommener** Unterstützung unterschieden werden muss. Während vom Empfang von Unterstützung nicht notwendigerweise ein günstiger Effekt auf psychologische Prozesse und den Gesundheitsstatus ausgehen muss, sind die Befunde zur Wirkung wahrgenommene Unterstützung hier deutlich positiver. Die meisten Laborstudien operationalisieren SU als empfangene Unterstützung, während in naturalistischen Untersuchungen die wahrgenommene Unterstützung dominiert. Diese unterschiedliche Verwendung der beiden Komponenten der SU könnte eine Erklärung für die beobachteten Inkonsistenzen in den Befunden sein.

Im Bereich **endokriner Parameter** wurde vor allem der Einfluss von SU auf Katecholamine und die Cortisolausschüttung untersucht. In der Mehrzahl der von Uchino et al. (1996) herangezogenen Untersuchungen wurden signifikante Zusammenhänge zwischen SU und der Konzentration von Katecholaminen im Blut registriert. So fanden sich bei Personen mit geringer SU höhere Noradrenalinwerte im Urin als bei Personen mit hoher SU. Die Ergebnisse für Adrenalin gingen in die gleiche Richtung, wurden jedoch nicht signifikant (Fleming et al., 1982). Die Befunde zur Cortisolausschüttung fielen dagegen uneinheitlich aus. In einer Untersuchung zum aktuellen Stresserleben (Kirschbaum et al., 1995) wiesen beispielsweise männliche Probanden, die von ihren Partnerinnen unterstützt wurden, geringere Cortisolwerte auf als nicht oder von Fremden unterstützte Personen. Bei Frauen, die angegeben hatten, sich von ihrem Partner unterstützt zu fühlen, zeigte sich entgegen den Erwartungen ein umgekehrtes Reaktionsmuster, d. h höhere Cortisolausschüttung bei Unterstützung. Diese Ergebnisse sprechen für einen möglichen Moderatoreinfluss sozialer Variablen. Im Hinblick auf die Rolle psychologischer Prozesse bei der Vermittlung zwischen SU und endokrinen Parametern wurden, wie bei kardiovaskulären Reaktionen, insbesondere die Variablen Depressivität und Angst betrachtet. Es ergaben sich hierzu bislang jedoch keine eindeutigen Belege.

Für **immunologische Parameter** stellen Uchino et al. (1996) ebenfalls einen direkten Effekt von SU fest (vgl. auch Kiecolt-Glaser & Newton, 2001). Dieser bestand beispielsweise in einer positiven Korrelation zwischen SU und der Aktivität Natürlicher Killerzellen, die, wie erwähnt, eine wichtige Rolle bei der Bekämpfung viraler Infektionen (aber auch von Krebszellen) spielen (z. B. Baron et al., 1990; Levy et al., 1990). Da in den berichteten Untersuchungen auch verschiedene Arten der Unterstützung betrachtet wurden, konnten die Autoren zeigen, dass sich vor allem die emotionale Unterstützung positiv auf die Immunfunktion auswirkt. Als Variablen, die möglicherweise zwischen SU und diesen physiologischen Parametern vermitteln, standen Depressivität (psychologische Variable) und Gesundheitsverhalten (verhaltensmäßige Variablen) im Blickpunkt. Hierbei konnten zwar direkte Einflüsse dieser Variablen auf die Immunfunktion gesichert werden (vgl. Dowlati et al., 2010; Herbert & Cohen, 1993; ▸ Abschn. 3.2.4), eine vermittelnde Funktion war dagegen nicht nachzuweisen.

Uchino et al. (1996) kommen in ihrer Übersicht zu dem Schluss, dass Beziehungen zwischen SU und verschiedenen physiologischen Parametern nachgewiesen werden können, die dabei vermittelnden Prozesse jedoch noch weitgehend ungeklärt sind. Nur wenige Studien versuchten bisher, diese Prozesse mit angemessenen Methoden zu untersuchen (vgl. die Übersichten bei Ditzen & Heinrichs, 2007; Kiecolt-Glaser & Newton, 2001). Insbesondere fehlen Gesamtmodelle, die den Varianzanteil der einzelnen (direkten und vermittelnden) Einflussgrößen überprüfen.

Für den von diesen biologischen Prozessen abhängigen **Gesundheitsstatus** konnte ebenfalls in einer Vielzahl von empirischen Arbeiten nachgewiesen werden, dass SU die Erholung von körperlichen Erkrankungen bzw. die Anpassung an sie erleichtert (Broadhead et al., 1983; Cassell, 1976; Cobb, 1976; Cohen, 1988; Cohen & Syme, 1985; Schwarzer et al., 2004; Seeman & McEwen, 1996; Wallston et al., 1983; Vogt et al., 1992). Zusammenhänge von Variablen der SU mit Indikatoren des Gesundheitsstatus wurden u. a. registriert für Patientengruppen mit verschiedenen Erkrankungen des Herz-Kreislaufsystems wie Schlaganfall oder Herzinfarkt (Davidson, 1987; Fontana et al., 1989; Helgeson, 1991; Stephens et al., 1987; Winefield, 1982; Yates, 1995), Krebs (Aymanns, Filipp & Klauer, 1995; Dakof & Taylor, 1990; Dunkel-Schetter, 1984; Glanz & Lerman, 1992; Helgeson, Cohen & Fritz, 1998; Schulz & Schwarzer, 2004; Wortman, 1984), Niereninsuffizienz (Christensen et al., 1989, 1994; Thong et al., 2007) oder Funktionsstörungen des Immunsystems (Kennedy, Kiecolt-Glaser & Glaser, 1990; Thomas, Goodwin & Goodwin, 1985).

Nach diesen Befunden ist zu erwarten, dass SU auch ein zentraler Prädiktor bei der Güte der perioperativen Anpassung chirurgischer Patienten ist (Bunzel & Wollenek, 1994; Craven, Bright & Dear, 1990; King et al., 1993). Dabei sollten, wie erwähnt, insbesondere **emotionale** und **informationelle** Unterstützung einen bedeutsamen Einfluss auf den Anpassungsstatus eines Patienten vor, nach und vielleicht sogar während der Operation haben (Cohen & Wills, 1985; Helgeson & Cohen, 1996; Kulik & Mahler, 1993; Thoits et al., 2000; Wills, 1991), während instrumentelle Unterstützung vermutlich während des Aufenthalts eines chirurgischen Patienten in der Klinik eine weniger zentrale Variable ist.

Die meisten Studien zur Beziehung zwischen sozialer Unterstützung und postoperativer Erholung konzentrierten sich bislang auf den Zustand der Patienten nach ihrer Entlassung aus der Klinik (vgl. u. a. Bunzel & Wollenek, 1994; Fontana et al. 1989; Jenkins, Stanton & Jono, 1994; King et al., 1993; Kober et al., 1990; Kulik & Mahler, 1989, 1993; Neuling & Winefield, 1988). Diese Beschränkung hängt vermutlich damit zusammen, dass SU als ein längerfristig wirkender Prozess angesehen wird, dessen Einfluss erst über einen größeren Zeitraum, also eher nach der Operation, zum Tragen kommt. Wenn der Anpassungsstatus im Zusammenhang mit SU schon einmal bereits im Krankenhaus analysiert wurde, dann dominierten bei den Kriterien psychologische Variablen (insbesondere Schmerz- und Depressionsmaße). Vergleichsweise selten wurden hier biologisch-medizinische Maße herangezogen. Generell wurden diese Indikatoren **prä**- oder (wesentlich häufiger) **postoperativ** erhoben (siehe u. a. Elsass et al., 1987; Gil et al., 1990; Linn et al., 1988). Ganz selten fanden bislang **intraoperative** Variablen Berücksichtigung. Gerade diese Merkmale, z. B. die für die Einleitung und Aufrechterhaltung der Anästhesie benötigte Menge an Narkotika, können jedoch, wie in den beiden vorangegangenen Kapiteln dargestellt, die Qualität und Schnelligkeit der postoperativen Erholung wesentlich beeinflussen.

In diesem Abschnitt will ich beispielhaft über Einflüsse der verschiedenen Dimensionen sozialer Unterstützung auf die Anpassung in den unterschiedlichen Phasen des operativen Geschehens berichten. Ich orientiere mich dabei wieder an der eingeführten Trennung der Phasen nach prä-, intra- und postoperativer sowie längerfristiger Erholung. Als weiterer Gliederungsgesichtspunkt dienen die bereits ausführlich beschriebenen unterschiedlichen Anpassungskriterien (▸ Kap. 3). Bei der Darstellung der Befunde ist allerdings zu berücksichtigen, dass die meisten Untersuchungen Daten aus mehreren Phasen sowie jeweils unterschiedliche Anpassungskriterien heranziehen.

5.3.2 Soziale Unterstützung und perioperative Anpassung

Elsass et al. (1987) untersuchten bei Patienten mit unterschiedlichen Wahleingriffen unter Vollnarkose den Einfluss informationeller und emotionaler Unterstützung durch Fachleute (eine Schwester aus dem Anästhesieteam) auf die perioperative Angst und die erlebte Belastung durch die Anästhesie. Im Zentrum der Erhebung stand dabei der präoperative Angstverlauf. Nach der Visite des Anästhesisten am Vortag der Operation (t1), bei der alle wesentlichen Einzelheiten des bevorstehenden Eingriff besprochen wurden, erhielten die Mitglieder der Unterstützungsgruppe den Besuch einer als Kontaktperson angekündigten Anästhesieschwester (t2). Mitglieder der Kontrollgruppe hatten keinen entsprechenden Kontakt.

Ziel des etwa 30-minütigen Gesprächs der Kontaktperson mit dem Patienten war der Aufbau von Vertrauen und die Reduzierung von Unsicherheit beim Patienten. Die Schwester versicherte, dass sie während der ganzen Zeit im OP-Vorbereitungsraum anwesend ist und sich um die Anästhesievorbereitung bis zum Eintritt in die OP-Einheit kümmert. Darüber hinaus informierte sie den Patienten, dass sie nach der Operation auch im Aufwachraum bei ihm ist. Der Patient wurde zudem ermutigt, alle Fragen zu äußern, die ihn zum bevorstehenden Eingriff bewegten.

Die Zustandsangst wurde mit Hilfe der A-State-Skala des STAI (▸ Abschn. 2.5.2) nach der Visite des Anästhesisten (t1), unmittelbar nach dem Besuch der Kontaktperson (t2; für die Kontrollgruppe zum gleichen Zeitpunkt), im Vorbereitungsraum vor Einleitung der Anästhesie (t3) sowie am Tag nach der Operation (t4) gemessen. Zu t4 wurde auch Ratings hinsichtlich der Stärke des Missbehagen bei der Einleitung der Anästhesie und dem Aufwachen nach dem Eingriff, des Wunsches nach Schmerz- und Beruhigungsmitteln sowie des Ausmaßes von Nebeneffekten der Anästhesie (Schwindelgefühle, Übelkeit, Erbrechen) erhoben.

Der präoperative Angstverlauf zeigte deutliche Unterschiede in Abhängigkeit von der Verfügbarkeit sozialer Unterstützung. Während die Angst in der Kontrollgruppe (ohne Kontaktperson) von t1 zu t3 kontinuierlich anstieg, fand sich in der unterstützten Gruppe ein Abfall der Angst von t1 (Visite des Anästhesisten) zu t2 (Gespräch mit der Kontaktperson). Auch unmittelbar vor dem Eingriff (t3) verblieb die Angst hier auf diesem niedrigen Niveau. Entsprechend bestanden für die beiden Gruppen auch signifikante Unterschiede in den Angstniveaus zu t2 und t3. Postoperativ (t4) blieben das Niveau im Vergleich mit t3 in beiden Gruppen und damit auch der Gruppenunterschied konstant. Hier zeigte sich ferner, dass die Gruppe ohne SU ein stärkeres **Missbehagen** bei der Vorbereitung der Anästhesie und dem Aufwachen nach dem Eingriff erlebte sowie vermehrte **postoperative Nebeneffekte** berichtete als die Gruppe mit Unterstützung.

Neben der Tatsache, dass die Gruppenunterschiede nur auf Selbstberichten beruhen, lässt sich zu der Studie kritisch anmerken, dass dem relativ komplexen Programm zur Vermittlung von SU nur eine einzige Kontrollgruppe ohne jede Behandlung gegenüberstand. Damit lässt sich natürlich nicht genau bestimmen, welche Aspekte der bereitgestellten Unterstützung (emotionale Unterstützung im Gespräch, Abbau von Unsicherheit durch Information, Anwesenheit einer Vertrauensperson während der Vorbereitung) in welchem Umfang zur Reduzierung des Angstniveaus beigetragen haben.

Ebenso wie Elsass et al. gingen auch Kulik und Mahler (1987) nicht von Unterschieden in der **berichteten** (erlebten) SU aus, sondern bestimmten deren Art und Ausmaß über experimentelle Gruppenzuordnungen. Patienten erhielten auf dem Stationszimmer einen Mitpatienten, dem in der einen Gruppe der Eingriff noch bevorstand (**präoperativer Status**). In der anderen Gruppe hatte er ihn bereits hinter sich (**postoperativer Status**). Hinter dieser Bedingungsvariation stand die Überlegung, dass ein Mitpatient, dem ein Eingriff ebenfalls noch bevorsteht, und der damit im Durchschnitt das gleiche Ausmaß an Unsicherheit und emotionaler Erregung manifestieren dürfte wie der Zielpatient, nur wenig emotionale und informationelle Unterstützung bieten kann. Demgegenüber sollte ein Mitpatient, der die Operation bereits hinter sich hat, wertvolle Unterstützung vermitteln. Diese Unterstützung dürfte insbesondere informationeller Natur sein, d. h. Hinweise auf postoperative Empfindungen bis hin zu Schmerzen und möglichen Nebenwirkungen enthalten. Durch diese Information kann der Patient also genauere (realistischere) Erwartungen hinsichtlich des Verlaufs seines postoperativen Zustands ausbilden als ohne diese Unterstützung. Auf diese Weise lernt er auch, wie er mit den Empfindungen, Schmerzen und eventuellen Nebenwirkungen besser umgehen kann. Folgt man den Überlegungen der Autoren, dann kann man die Bedingung mit dem postoperativen Mitpatienten also auch als „SU durch Information" bezeichnen. Die Bedingung „präoperativer Mitpatient" bildete dementsprechend die Kontrollgruppe.

Als Anpassungskriterien dienten präoperativ die Zustandsangst am Vorabend des Eingriffs (Kurzform der STAI-Skala), die vom Pflegepersonal beobachtete Angst („vorhanden vs. nicht vorhanden") sowie das Ausmaß anxiolytischer Medikamente (u. a. Diazepam, Loratrazepam). Die Werte dieser unterschiedlichen Maße wurden z-transformiert und bildeten so einen Gesamtwert für präoperative Angst. Postoperativ wurden das Ausmaß der Schmerzmedikation, das Gelingen des Aufstehen und Herumgehens ab dem 4. Tag (beobachtet und selbstberichtet) sowie die Verweildauer auf der Intensivstation und in der Klinik insgesamt registriert.

Für die präoperative Anpassung zeigte sich, dass der Gesamtindex der Angst signifikant durch den Status des Mitpatienten beeinflusst wurde. Wie erwartet, war die Angst des Patienten dann geringer, wenn der Mitpatient die Operation bereits hinter sich hatte und damit informationelle Unterstützung liefern konnte. Postoperativ wurde registriert, dass Patienten in dieser Bedingung tendenziell weniger schwache Schmerzmedikamente zu sich nahmen als Patienten der Kontrollgruppe ($p < .10$). Bei stärkeren Medikamenten, deren Verabreichung offenbar eher von der Stationsroutine abhängt, bestand kein Unterschied. Für das Kriterium Aufstehen und Herumgehen fand sich für die objektiven wie auch für die subjektiven Daten eine bessere Anpassung der Patienten aus der Unterstützungsbedingung. Bei der Verweildauer zeigte diese Patientengruppe ebenfalls

eine bessere Anpassung (kürzerer Aufenthalt in der Klinik). Kein Unterschied bestand dagegen hinsichtlich des Aufenthalts auf der Intensivstation.

In den beiden dargestellten Untersuchungen wurden Unterschiede der SU nicht über den psychometrischen Ansatz operationalisiert, also etwa mittels der bereits beschriebenen Instrumente (▶ Abschn. 5.2), sondern durch Variation der experimentellen Bedingung. Dabei wurde SU in der eigentlichen Experimentalbedingung (Kontaktperson bzw. postoperativer Mitpatient) nur **indirekt** eingeführt, indem die Autoren von der Erwartung ausgingen, dass in dieser Bedingung dem Patienten in jedem Fall mehr SU vermittelt werde als in der Kontrollbedingung. Nicht geprüft wurde also, ob die Experimentalbedingung vom Patienten auch als (informationelle oder emotionale) Unterstützung **erlebt** wurde. So ist es etwa keineswegs ausgemacht, dass dargeboten Unterstützung vom Empfänger auch als hilfreich erlebt wird. Ganz im Gegenteil können hier auch negative Reaktionen auftreten (Newson & Schulz, 1998).

Daneben hätte in der Untersuchung von Kulik und Mahler auch der Fall vorliegen können, dass Patienten von einem Mitpatienten mit ebenfalls noch bevorstehender Operation (Kontrollgruppe) hinsichtlich Unsicherheit und Nervosität sozusagen „angesteckt" und dadurch stärker belastet wurden als Patienten der Experimentalgruppe. In diesem Falle wären die registrierten Gruppenunterschiede nicht auf einen (positiven) Unterstützungseffekt im Sinne der oben gegebenen Bestimmung von SU zurückzuführen (▶ Abschn. 5.2), sondern auf den (negativen) Einfluss eines zusätzlichen Stressors. Diese Hypothese hätte einmal dadurch geprüft werden können, dass man Verlaufsanalysen der Zustandsangst durchführt, und zwar mit einem Zeitpunkt vor der Zuweisung des jeweiligen Mitpatienten und dann möglichst noch mehrfach in der präoperativen Phase. Daneben hätte man weitere Kontrollbedingungen realisieren müssen, etwa ein Mitpatient ohne bevorstehende Operation oder eine Bedingung ohne einen Mitpatienten. (Auf ähnliche Schwächen in der Studie von Elsass et al. wurde bereits hingewiesen.)

Einige dieser Vorbehalte wurden in einer Anschlussstudie von Kulik, Mahler und Moore (1996) berücksichtigt. Neben der Bedingung präoperativer vs. postoperativer Status wurde bei den

Mitpatienten auch noch der Operationstyp variiert (Herzoperation wie beim Zielpatienten vs. andere Operationsarten). Außerdem wurde als weitere Bedingung die Situation ohne einen Mitpatienten auf dem Zimmer eingeführt. Für das Anpassungskriterien **präoperative Angst** zeigte sich, dass die vom Pflegepersonal beobachtete Angst sowie das Ausmaß **anxiolytischer Medikamente**, nicht aber die selbstberichtete Angst, bei Patienten mit einem postoperativen Mitpatienten signifikant erniedrigt waren. Teilnehmer der Bedingung ohne Mitpatienten lagen in ihren Werten zwischen diesen beiden Gruppen. Für das postoperative Kriterium **Gelingen des Aufstehen und Herumgehens** fanden sich Haupteffekte der Bedingungen Status und Operationstyp. Diese Aktivitäten gelangen besser bei Patienten mit einem postoperativen Mitpatienten sowie bei einem Mitpatienten mit Herzoperation. Ebenso war die **Verweildauer** in der Klinik insgesamt in diesen beiden Bedingungen verkürzt. Wie schon in der Untersuchung von Kulik und Mahler (1987) ließen sich für den Aufenthalt auf der Intensivstation keine bedeutsamen Gruppendifferenzen sichern.

In zwei weiteren Studien dieses Arbeitskreises (Kulik & Mahler, 1989, 1993) wurde der Einfluss der vom Partner ausgehenden SU auf die **längerfristige postoperative Anpassung** bei Herzpatienten untersucht. Generell fand sich, dass Patienten mit hoher SU medizinische Anweisungen besser befolgten (Compliance), weniger schmerzlindernde Medikamente benötigten und sich insgesamt schneller erholten als Patienten mit geringer sozialer Unterstützung. Dabei war das Ausmaß der vom Partner tatsächlich erhaltenen (speziell emotionalen) Unterstützung wichtiger als der bloße Familienstand (verheiratet vs. unverheiratet). Das postoperative Auftreten von auf die Erkrankung bezogenen Problemen ließ sich nicht durch Unterschiede der SU vorhersagen.

Die vom Patienten **erlebte** soziale Unterstützung war Ausgangspunkt einer Untersuchung von Krohne und Slangen (2005). Die Stichprobe bestand aus jeweils 42 Frauen und Männern, die sich einer gesichts- bzw. kieferchirurgischen Operation unterziehen mussten (u. a. Progenien, Metallplattenentfernungen, Kieferhöhlenrevisionen). Keiner der Patienten erhielt eine anxiolytische Prämedikation. Das Ausmaß der vom Patienten wahrgenommenen emotionalen und informationellen SU wurde nach der Aufnahme auf die Station (am Vortag der Operation, t1) mit Hilfe einer Vorform des beschriebenen EISOP erfasst (▶ Abschn. 5.2). Diese Vorform unterscheidet noch nicht zwischen Unterstützung durch Fachleute und durch Freunde oder Verwandte. Die **Zustandsangst** wurde über die in ▶ Kapitel 2 beschriebene STOA (▶ Kap. 2; nur der Gesamtwert, also ohne Trennung nach kognitiver und emotionaler Komponente) zu fünf Zeitpunkten gemessen: t1, t2 (nach der Visite des Anästhesisten am Vorabend des Eingriffs), t3 (am Morgen der Operation, etwa 1 Stunde vor der Anästhesieeinleitung), t4 (im Narkoseeinleitungsraum), t5 (einen Tag nach der Operation).

Darüber hinaus wurden als Maß der **intraoperativen Anpassungen** die Dosis des Einleitungsmedikaments **Thiopental** sowie als postoperativer Parameter die **Verweildauer** (relativiert an der vom Chirurgen vorweg eingeschätzten Verweildauer für den jeweiligen Operationstyp) registriert. Bei der Ergebnisdarstellung konzentriere ich mich auf jeweils ein für die verschiedenen Phasen typisches Kriterium perioperativer Anpassung. Für die präoperative Phase ist dies die Zustandsangst, intraoperativ werden Befunde zum Einleitungsmedikament Thiopental und für die postoperative Phase die Verweildauer berichtet.

Für die Unterstützungsvariablen fanden sich deutliche Geschlechtsunterschiede. Frauen hatten jeweils sehr signifikant höhere Werte als Männer ($p < .001$). Auch hinsichtlich des Zusammenhangs zwischen beiden Variablen bestand ein bedeutsamer Unterschied zwischen den Geschlechtern. Während bei Männern beide Unterstützungsmerkmale hoch korreliert waren ($r = .71, p < .001$), fiel der Zusammenhang für Frauen nur moderat aus ($r = .24, ns;$ Differenz: $p < .01$). Hinsichtlich der Kriterien bestätigten die Ergebnisse generell die Hypothese, dass SU einen deutlichen Einfluss auf das Stresserleben im Zusammenhang mit Operationen ausübt. So war hohe informationelle Unterstützung mit verringerter präoperativer Angst verbunden. Für emotionale Unterstützung fand sich eine Wechselwirkung mit dem Geschlecht. Weibliche Patienten mit hoher emotionaler Unterstützung gaben vor der Operation vergleichsweise wenig Angst an, während bei Männern die präoperative Angst mit dem Ausmaß emotionaler Unterstützung stieg. Betrachtet man nur die Gruppen mit jeweils niedriger emotionale Unterstützung, dann hatten Frauen hier signifikant höhere Angstwerte als Männer (M =31.6 vs. 21.0, $p < .001$).

Für das Medikament **Thiopental** zeigte sich eine tendenziell signifikante Interaktion ($p < .10$) von Geschlecht und informationeller Unterstützung. Während für weibliche Patienten eine negative Assoziation zwischen Unterstützung und der Thiopentaldosis registriert wurde ($r = -.35$, $p < .05$), waren bei männlichen Patienten beide Variablen unkorreliert ($r = -.03$, *ns*). Für die **postoperative Verweildauer** bestand ein direkter Einfluss der erlebten emotionalen Unterstützung ($p < .05$). Patienten mit Werten oberhalb des Medians der entsprechenden Skala hatten einen kürzeren Aufenthalt als ursprünglich erwartet (M =-0.72), während dieser bei Patienten unterhalb des Medians länger als erwartet ausfiel (M =0.70). Für Patienten mit niedriger emotionaler Unterstützung war der Klinikaufenthalt beim gleichen Operationstyp also im Schnitt fast 1,5 Tage länger als bei unterstützten Patienten. Eine weitere Studie fand ebenfalls Belege für den unterschiedlichen Einfluss der verschiedenen Arten von Unterstützung auf das Stresserleben vor, während und nach einer Operation (Krohne et al., 2003). Da hier auch Persönlichkeitsmerkmale der Patienten in Interaktion mit verschiedenen Programmen der Operationsvorbereitung eine Rolle spielten, werden diese Befunde ausführlicher in ▶ Kapitel 7 (▶ Kap. 7) dargestellt.

Die Mehrzahl der zum Thema SU und perioperative Anpassung durchgeführten Studien zieht, wie erwähnt, ausschließlich postoperative Kriterien heran. Mutran et al. (1995) untersuchten den Einfluss sozialer Unterstützung (Häufigkeit des Kontakts mit Familienangehörigen) auf die Erholung älterer Patientinnen nach einer Hüftoperation. Ein positiver Einfluss auf das Kriterium (Gehfähigkeit) zeigte sich nur zwei Monate nach der Operation, nicht zu späteren Messzeitpunkten. Die Autoren folgern daraus, dass SU möglichst früh nach einer Operation dargeboten werden muss, wenn sie die postoperative Anpassung positiv beeinflussen soll.

DiMatteo (2004) hat eine Metaanalyse vorgelegt, in der anhand von 122 Studien der Zusammenhang zwischen unterschiedlichen Aspekten der SU und der Befolgung medizinischer Anweisungen (**Compliance**) als einer der zentralen postoperativen Anpassungsvariablen bestimmt wurde. In 27 Untersuchungen, in denen SU **eindimensional** (also ohne weitere Differenzierung nach Unteraspekten) erhoben wurde, fand sich ein mittlerer Zusammenhang von $r = .21$ ($p < .001$). Das Risiko (ausgedrückt als **relatives Risiko, RR**), zur Gruppe der Patienten mit niedriger Compliance zu gehören, war um den Faktor 1.53 höher, wenn auch die SU gering war. Ein etwas schwächer ausgeprägter Zusammenhang fand sich in 11 Studien, in denen die **emotionale Unterstützung** erfasst wurde (RR =1.35; $r = .15$, $p < .01$). Deutlicher fiel dagegen die Assoziation für den mit der emotionalen SU zusammenhängenden Aspekt **Familienzusammenhalt** (Nähe, Wärme, Akzeptanz) aus (14 Studien; RR =1.74; $r = .27$, $p < .001$). Für das entgegengesetzte Merkmal Familienkonflikt ergab sich eine etwas schwächere negative Beziehung (6 Studien; RR =1.53; $r = -.21$; $p < .05$). Erwartungsgemäß war auch der **Status verheiratet** positiv mit der Compliance assoziiert (51 Studien; RR =1.13; $r = .06$, $p < .001$). Der mit Abstand stärkste Zusammenhang wurde jedoch zwischen **instrumenteller (materieller) Unterstützung** und der Compliance gefunden. Je stärker die Patienten in dieser Beziehung unterstützt wurden, desto eher waren sie bereit, medizinische Anweisungen im Hinblick auf ihre Genesung zu befolgen (29 Studien; RR =1.90; r =31, $p < .001$).

Dass die Beziehung zwischen Stress und dem Gesundheitsstatus auch über Reaktionen des **Immunsystems** vermittelt wird, wurde bereits an anderer Stelle ausführlich dargestellt (▶ Kap. 2; vgl. auch Yang & Glaser, 2005). Dabei war auch die positive Rolle der SU betont worden (▶ Abschn. 5.3.1; vgl. auch Graham, Christian & Kiecolt-Glaser 2007; Kiecolt-Glaser & Newton, 2001). Für den engeren Bereich der Erholung nach Operationen spielt hier insbesondere der Einfluss verschiedener Immunparameter auf die Wundheilung (bzw. das Auftreten entzündlicher Prozesse) die zentrale Rolle (Kiecolt-Glaser et al., 1998; ▶ Kap. 3, ◻ Abb. 3.1). Es ist also naheliegend, SU als einen möglichen Puffer innerhalb dieser Beziehung näher zu untersuchen.

Kiecolt-Glaser, Gouin und Hantsoo (2010) betrachten in ihrer Übersicht den Einfluss dreier sozialer Faktoren (**Integration, Unterstützung, Konflikt**) auf Entstehung und Ablauf entzündlicher Prozesse (und damit auch auf die Wundheilung). Wichtige Indikatoren für das Vorliegen entzündlicher Prozesse sind das Auftreten proinflammatorischer

Zytokine, etwa Interleukin-6 (IL-6), der Tumornekrosefaktor α (TNF-α) oder die Konzentration des C-reaktiven Proteins (CRP) im Blut (▶ Abschn. 2.5, ▶ Abschn. 3.2.4). Dabei fanden die Autoren deutliche Belege (wenn auch für jeweils unterschiedliche Indikatoren) für einen erwartungsentsprechenden Einfluss der genannten sozialen Faktoren auf diese Indikatoren entzündlicher Prozesse.

Levy et al. (1990) untersuchten bei Brustkrebspatientinnen den Einfluss klinischer und psychologischer Faktoren auf die Aktivität der **Natürlichen Killerzellen (NK-Zellen)**. Wie in Kapitel 2 (▶ Abschn. 2.5.4) dargestellt, ist die Aktivität der NK-Zellen einer der zentralen Indikatoren für die Funktionstüchtigkeit des Immunsystems. Klinische Faktoren waren u. a. die Art des operativen Eingriffs, die Anzahl tumorpositiver axillärer Lymphknoten oder der Status der Östrogen- und Progesteronrezeptoren. Auf psychologischer Seite erhoben die Autoren Ängstlichkeit (STAI), die dispositionelle und aktuelle Emotionalität (POMS), die aktuelle Stressbewältigung (WOCC) sowie die wahrgenommene emotionale SU, differenziert nach den Quellen Partner, Familienmitglieder und Freunde sowie betreuender Arzt. Dieses Instrument wurde speziell im Hinblick auf die Situation der Krebspatientin konstruiert (für die Beschreibung der übrigen Instrumente ▶ Abschn. 2.5.2).

Über eine schrittweise multiple Regressionsanalyse konnten die Autoren fünf Prädiktoren der Aktivität der NK-Zellen identifizieren. Neben den klinischen Variablen Art des Eingriffs und Status der Östrogenrezeptoren waren dies das Ausmaß der durch den Partner und den Arzt erlebten sozialen Unterstützung sowie die Stressbewältigungsstrategie Suche nach sozialer Unterstützung. Dabei zeigte sich, dass die beiden Variablen wahrgenommener SU (Partner und Arzt) deutlich stärkere Prädiktoren der NK-Aktivität waren als die klinischen Faktoren.

Den Zusammenhang zwischen SU und dem postoperativen **Schmerzerleben** untersuchten Gil et al. (1990) bei Patienten, die sich einer orthopädischen Operation unterzogen hatten und im Anschluss daran die Menge ihrer Schmerzmittel selbst regulieren konnten. Diese variable Schmerzmittelgabe zogen die Autoren als Indikator für die individuelle emotionale Belastung (speziell das Schmerzerleben) der Patienten heran. Sie stellten fest, dass auch bei Kontrolle von Alter, Schmerzintensität und Art der Medikation die Variable SU zusätzliche Varianz aufklären konnte: Je mehr die Patienten mit ihrem vorhandenen sozialen Netzwerk zufrieden waren, desto weniger Schmerzmittel verabreichten sie sich. Einen ähnlichen Zusammenhang konnten Kulik und Mahler (1989) auch für objektive SU-Parameter zeigen. In ihrer Untersuchung an Patienten mit einer Bypassoperation beobachteten sie, dass Personen, die verheiratet waren und häufig Besuch von ihren Partnern bekamen, schneller genasen und weniger Schmerzmittel benötigten als Verheiratete mit seltenem Besuch und als Unverheiratete.

Contrada et al. (2008) fanden für Bypasspatienten eine verkürzte postoperative **Verweildauer** bei höherer präoperativ erfasster SU (gemessen mit einer eindimensionalen 12-Item-Skala). Soziale Unterstützung ihrerseits war abhängig von den Merkmalen Geschlecht, Familienstand, dispositioneller Optimismus und religiöse Orientierung (mit höheren SU-Werten für Frauen, Verheiratete, Optimisten und religiöse Personen).

King et al. (1993) untersuchten bei Herzpatienten (Bypass) zu mehreren postoperativen Zeitpunkten (ein Monat, vier Monate, ein Jahr) den Einfluss verschiedener Variablen der SU auf die **längerfristige emotionale und funktionelle Anpassung**. Die vier SU-Faktoren informationelle SU (appraisal support), materielle SU (tangible support), emotionale SU (esteem support) und soziale Integration (group-belongingness support) wurden mit Hilfe eines Inventars von Cohen und Hoberman (1983) erfasst. Ein weiterer Aspekt (emotionale Nähe, d. h. der gegenseitige Austausch zwischen Partnern über emotionale Befindlichkeiten) wurde mittels einer neu konstruierten Skala gemessen. Als Kriterien der Anpassung dienten u. a. das Ausmaß positiver und negativer Emotionen, erfasst mit dem Inventar POMS, sowie die vom Patienten eingeschätzte Güte bestimmter Körperfunktionen (u. a. Schlaf, Erledigung alltäglicher Aufgaben, soziale Interaktionen, intellektuelle Prozesse), gemessen mit dem **Sickness Impact Profile** (SIP; Bergner et al., 1981).

Von den verschiedenen SU-Variablen standen nur die präoperativ erfasste emotionale SU in signifikanter Beziehung zu den Indikatoren emotionaler und funktioneller postoperativer Anpassung. Wie nicht anders zu erwarten, korrelierte die wahrgenommene emotionale SU zu allen drei

Messzeitpunkten sehr signifikant mit Merkmalen der emotionalen Anpassung (POMS). Weniger ausgeprägt, aber immer noch bedeutsam, waren die Beziehungen zwischen SU und der funktionellen Anpassung. Für die späteren Zeitpunkte (vier und zwölf Monate) bestanden signifikante ($p < .05$) Korrelationen zwischen emotionaler SU und der Güte körperlicher Funktionen. Dass diese Assoziation einen Monat nach der Operation nicht bedeutsam ausfiel, überrascht nicht. Die kurzfristige Erholung ist offenbar eher von der Wirksamkeit medizinischer Maßnahmen als von sozialer Unterstützung durch den Partner abhängig. Erst wenn diese Maßnahmen „gegriffen" haben, kommen Unterschiede im Ausmaß erlebter Unterstützung zum Tragen.

Ähnliche Zusammenhänge wie von King et al. registriert werden auch von Jenkins et al. (1994) für die Erholung von Bypasspatienten sechs Monate nach dem Eingriff berichtet. Erholung wurde dabei über das Auftreten allgemeiner sowie speziell auf die Herzerkrankung bezogener Symptome operationalisiert. Die Erfassung von SU war allerdings weniger elaboriert. Erfasst wurden über Einzelitems soziale Aktivitäten oder Kontakte mit Freunden und Verwandten. (Für einen weiteren entsprechenden Befund vgl. Schröder, Schwarzer und Endler, 1997.)

Ein zentrales Kriterium für den postoperativen Verlauf ist die **Mortalität** nach schweren operativen Eingriffen (z. B. Transplantationen). Kober et al. (1990) fanden, dass Patienten mit einer Lebertransplantation, die innerhalb eines postoperativen Zeitraums von 36 Monaten verstarben, u. a. durch erhöhte Depression, den vermehrten Einsatz verleugnender Bewältigungsstrategien sowie eine geringe soziale Unterstützung durch die Familie gekennzeichnet waren. In ihrer bereits erwähnten Studie (▶ Abschn. 4.5.6) untersuchten Oxman et al. (1995) den Zusammenhang zwischen sozialer Unterstützung und der Mortalität innerhalb eines Zeitraums von sechs Monaten nach einer Herzoperation. Zu den Variablen der SU gehörten die Unterstützung durch das soziale Netzwerk, Art und Stärke dieser Unterstützung, deren wahrgenommene Angemessenheit sowie die Teilnahme an religiösen Aktivitäten. Diese Variablen wurden, zusammen mit biographischen und medizinischen Indikatoren (Alter, Geschlecht, kardialer Zustand), einer schrittweisen logistischen Regression

unterzogen. Dabei erwiesen sich, neben den biomedizinischen Variablen, die Unterstützung aus dem sozialen Netzwerk und, wie bereits erwähnt, die Teilnahme an religiösen Aktivitäten als bedeutsame Prädiktoren der Mortalität. Patienten, die bei diesen Merkmalen geringe Werte aufwiesen, hatten ein erhöhtes Risiko, in dem genannten postoperativen Zeitraum zu versterben.

5.4   Bewertung des Forschungsstands

Viele Belege, von denen einige in diesem Kapitel dargestellt wurden, sprechen für einen günstigen Einfluss der sozialen Unterstützung (SU) auf den allgemeinen Gesundheitsstatus wie auch speziell auf die Güte der perioperativen Anpassung (vgl. u. a. Schwarzer et al., 2004). Dennoch kann eine Anzahl von Befunden, die dieser Beziehung widersprechen, nicht übersehen werden. Während ein **direkter** Einfluss der SU auf den Gesundheitsstatus noch vergleichsweise häufig gesichert werden konnte, ist die Bestätigung der Hypothese, dass dieser Zusammenhang über psychologische Faktoren wie Depression, wahrgenommene Stressbelastung oder weitere affektive Reaktionen vermittelt wird, bislang nicht überzeugend gelungen. Gründe für diesen Fehlschlag wurden im Zusammenhang mit der Darstellung der Übersichtsarbeiten von Uchino et al. (1996, 2011, 2012) besprochen.

Daneben existiert auch eine Anzahl von Befunden, nach denen eine vermehrte Unterstützung mit einer erhöhten Stressbelastung des Empfängers verbunden ist (u. a. Dunbar, Ford & Hunt, 1998; Martire et al., 2002; Rook, 1984; Seeman, 2000). Für die Anpassung bei medizinischen Eingriffen fand beispielsweise Neuser (1990), dass bei Patienten mit Knochenmarktransplantation vermehrte wahrgenommene Unterstützung mit stärkerer psychischer Belastung während der intensivmedizinischen Behandlung verbunden war. Diese hohe Belastung hatte wiederum einen negativen Einfluss auf den Verlauf dieser Behandlung. Zur Erklärung dieses der allgemeinen Erwartung widersprechenden Zusammenhangs wurden verschiedene Hypothesen formuliert (u. a. Dunbar et al., 1998; Uchino et al., 2011, 2012):

1. Da abweichende Befunde besonders dann vermehrt auftreten, wenn soziale Unterstützung nicht über deren Wahrnehmung durch den Empfänger, sondern mit Hilfe objektiver Parameter (etwa die verfügbaren Unterstützungsressourcen) erfasst wird (vgl. hierzu Uchino et al., 2012), soll es in erster Linie von der **wahrgenommene Qualität** der sozialen Unterstützung abhängen, ob diese einen günstigen Einfluss ausübt. Deshalb wird generell gefordert, dass die Art der sozialen Interaktion zwischen Empfänger und Geber verstärkt analysiert wird (Lakey & Orehek, 2011).

2. Gesundheitsbezogene Unterstützung wird in erster Linie in belastenden Situationen gegeben. Derartige Situationen mobilisieren also Unterstützung, führen aber gleichzeitig auch zu erhöhter psychischer Belastung beim Empfänger. Tatsächlich könnte es sogar sein, dass Patienten, denen es nach einer Operation physisch und psychisch besonders schlecht geht, vermehrt soziale Unterstützung erhalten. Daraus würde sich dann ein **positiver** Zusammenhang zwischen dem Ausmaß sozialer Unterstützung und Problemen bei der postoperativen Erholung ergeben. In diese Richtung deutet auch der für die Untersuchung von Krohne und Slangen (2005) berichtete Befund, dass bei männlichen Patienten das Ausmaß präoperativer Angst und erlebter emotionaler Unterstützung positiv korreliert sind. Hier könnte eventuell eine der allgemeinen Erwartung entgegenlaufende Einflussrichtung vorliegen: Die Wahrnehmung hoher emotionaler Belastung durch eine andere Personen aktiviert deren unterstützendes Verhalten. In jedem Fall muss die Möglichkeit einer prozesshaft verlaufenden gegenseitigen Beeinflussung (Transaktion) von emotionaler Belastung, sozialer Unterstützung und Gesundheitsstatus bei der Ausarbeitung theoretischer Modelle und deren empirischer Überprüfung (Untersuchungsplan und statistische Analysemethoden) vermehrt beachtet werden.

3. Situationen, in denen Unterstützung dargeboten wird, können aber nicht nur den Empfänger belasten, sondern auch den Unterstützer. Diese erhöhte Belastung des Gebers könnte vom Empfänger auch als solche wahrgenommen werden und wiederum dessen psychisches Befinden beeinträchtigen.

4. Die dargebotene soziale Unterstützung kann aber auch ganz unmittelbar vom Empfänger als belastend erlebt werden, da sie dessen Bestreben behindert, eine problematische Situation eigenständig zu kontrollieren. Dieser Kontrollverlust könnte beim Empfänger Reaktionen wie Ärger, Hilflosigkeit oder eine Verminderung des Selbstwertgefühls auslösen (Lewis & Rook, 1999; Martire et al,. 2002).

5. Schließlich darf, gerade bei der Analyse der perioperativen Situation, nicht vergessen werden, dass SU nicht nur ein mehrdimensionales Merkmal ist, sondern dass dessen einzelne Aspekte auch eine unterschiedliche Bedeutung haben können, je nachdem, in welchen Kontext sie eingebettet sind. So dürften etwa die Aspekte emotionale, instrumentelle und informationelle Unterstützung (▶ Abschn. 5.2) in ihrer Beziehung zu Kriterien der perioperativen Anpassung differieren, je nachdem, ob eine spezifische Unterstützungsart eher längere Zeit vor einer Operation, unmittelbar vor dem Eingriff im Krankenhaus, nach der Operation auf der Station oder Zuhause während der Erholung und der Wiederaufnahme der gewohnten Tätigkeiten dargeboten wird.

5.5 Zusammenfassung

Nur ein Teil der Menschen, die einer Stressbelastung ausgesetzt sind, zeigt auch stärkere psychische und physische Belastungsreaktionen. Diese individuellen Unterschiede in der Stärke des Zusammenhangs von Stressereignissen und Stressreaktionen werden auf den Einfluss moderierender Faktoren zurückgeführt. Einer der wichtigsten unter diesen Faktoren ist die soziale Unterstützung (SU).

Nach einer Darstellung des Konzepts des Moderators und seiner Abgrenzung vom Begriff Mediator werden zwei Modelle des Einflusses einer Moderatorvariablen unterschieden. Nach dem Puffermodell geht es sozial unterstützten Personen hinsichtlich ihres psychophysischen Zustands nicht generell besser als weniger unterstützten Individuen, sondern nur dann, wenn sie einer aktuellen Stressbelastung ausgesetzt sind. Nach dem Haupteffektmodell ist dieser Zustand bei Menschen mit hoher SU auch bei Abwesenheit derartiger Belastungen besser als bei Personen mit niedriger SU. Daran anschließend werden Definitionen von SU vorgestellt und Verfahren zur Messung dieses Merkmals besprochen. Wesentliche Grundlage der Definition und Messung von SU ist die Unterscheidung zwischen strukturellen (Art und Größe des sozialen Netzwerks, aus dem einer Person Unterstützung zur Verfügung gestellt werden kann) und inhaltlichen (funktionellen) Aspekten (Art der dargebotenen und vom Empfänger wahrgenommenen Unterstützung).

Im Anschluss daran werden Studien vorgestellt, in denen der Zusammenhang zwischen SU und dem Gesundheitsstatus analysiert wird. Dabei wird zunächst der generelle Einfluss auf gesundheitsbezogene Merkmale betrachtet, u. a. auf kardiovaskuläre Funktionen, endokrine Parameter, immunologische Variablen und den allgemeinen Gesundheitszustand. Auf der Basis der hier registrierten Befundlage werden sodann Untersuchungen zum Einfluss von SU auf die perioperative Anpassung von Patienten besprochen.

Obwohl viele der in diesem Kapitel vorgestellten Studien für einen günstigen Einfluss der sozialen Unterstützung auf den Gesundheitsstatus allgemein und die perioperative Anpassung im Besonderen sprechen, ist eine gewisse Inkonsistenz in der Befundlage nicht zu übersehen. Im abschließenden Abschnitt werden Überlegungen zu möglichen Ursachen dieser Inkonsistenz vorgetragen.

Interventionen zur Prävention und Verringerung der Stressbelastung

© Springer-Verlag Berlin Heidelberg 2017
H.W. Krohne, *Stress und Stressbewältigung bei Operationen*,
DOI 10.1007/978-3-662-53000-9_6

6.1   Allgemeine Übersicht

Die Ergebnisse zahlreicher Studien zeigen, dass sich die im Vorfeld von medizinischen Eingriffen (Operationen und invasiven diagnostischen Verfahren) entstehenden Belastungen von Patienten durch verschiedene psychologisch-medizinische Interventionsmaßnahmen reduzieren lassen (Übersicht u. a. in Kendall & Epps, 1990; Krohne & de Bruin, 1998). Neben den eher medizinisch-medikamentös orientierten Vorbereitungen auf einen Eingriff lassen sich innerhalb der psychologischen Interventionen Informations-, Bewältigungs-(Coping-) und Kontrollverfahren sowie kombinierte Maßnahmen unterscheiden (Krohne & de Bruin, 1998; Mathews & Ridgeway, 1984; Miller et al., 1989).

Bei den **Informationsverfahren** existieren zwei Ansätze. Über **prozedurale Informationen** werden den Patienten objektive Informationen über den zeitlichen Ablauf des Eingriffs, den Eingriff selbst und die verwendeten Instrumente vermittelt. Dagegen beschreiben **sensorische Informationen** die Empfindungen, die vor, während und nach dem Eingriff auftreten können. **Bewältigungsverfahren** versuchen, den Patienten Strategien zum belastungsreduzierenden Umgang mit dem aversiven Ereignis zu vermitteln. Neben **Entspannungsverfahren** werden insbesondere **kognitive Strategien zur Ablenkung** oder **Neubewertung** sowie beruhigende und positive **Selbstinstruktionen** zu diesen Verfahren gezählt. Das Ziel von **Kontrollverfahren** ist es, den Patienten durch eine entsprechende Vorbereitung die Möglichkeit oder zumindest das Gefühl zu vermitteln, die Situation wenigstens teilweise steuern zu können. Hierzu werden die Patienten angeleitet, bestimmte für die Durchführung des Eingriffs sinnvolle Verhaltensweisen anzuwenden (z. B. eine spezifische Atemtechnik bei einer Gastroskopie). Unter Umständen können sie auch die Abfolge verschiedener diagnostischer Untersuchungen selbst bestimmen.

Innerhalb der **kombinierten Maßnahmen** werden zwei Typen von Programmen unterschieden. Bei **Modelingverfahren** werden den Patienten, meist im Rahmen eines Films, andere Personen gezeigt, die den Eingriff gut bewältigt haben. Durch diese Darbietung werden zum einen Informationen über die perioperative Situation vermittelt, zum anderen kann der Patient an der Modellperson die erfolgreiche

Bewältigung beobachten. Dieser Programmtyp wird besonders häufig bei Kindern eingesetzt (siehe u. a. Melamed & Siegel, 1983; Saile, Burgmeier & Schmidt, 1988) und ist hier inzwischen soweit elaboriert, dass man durchaus von einem eigenständigen Verfahrenstyp sprechen kann (▶ Abschn. 6.7). Bei Erwachsenen stehen dagegen nach wie vor **Kombinationen verschiedener Informations- und Bewältigungsverfahren** im Vordergrund. Eine weitere kombinierte Vorgehensweise setzt insbesondere auf die Verbesserung der **Interaktion von Arzt und Patient**.

Das Feld medizinischer Eingriffe, bei denen psychologische Vorbereitungsmaßnahmen implementiert wurden, ist sehr heterogen. Um unter der Zielsetzung einer Evaluierung derartiger Interventionen einzelne Studien und die in ihnen registrierten Befunde besser vergleichen zu können, wird in den folgenden Abschnitten, soweit Informationen vorliegen, jeweils festgehalten, ob es sich um Operationen in Vollnarkose, um chirurgische Maßnahmen unter Teilnarkose bzw. lokaler Anästhesie oder um invasive diagnostische Eingriffe mit und ohne Anästhesie handelt. Besonders die Unterscheidung zwischen psychologischen Interventionen bei Operationen und invasiven diagnostischen Eingriffen ist wichtig, da viele objektive Parameter, die als Kriterien für die Anpassung der Patienten und damit die Wirksamkeit der psychologischen Vorbereitung herangezogen werden (z. B. Parameter des Immunsystems[1]), wie erwähnt (▶ Kap. 3), nicht nur auf die Stressbelastung, sondern auch auf die körperliche Verletzung durch den chirurgischen Eingriff ansprechen. Auch der Grad der Invasivität des Eingriffs hat durchaus Einfluss auf das Angstniveau und sollte deshalb bei der Interventionsplanung berücksichtigt werden (vgl. Weller & Hener, 1993).

Eine gesonderte Gruppe bilden Studien zu den Effekten psychologischer Interventionen im Zusammenhang mit der Behandlung chronischer Erkrankungen nach Operationen (z. B. Strahlen- oder Chemotherapie bei Krebs). Bei diesen Eingriffen sind oft verschiedene Einflüsse (aus der chronischen

---

1   Wie eine umfangreicher Metaanalyse von Miller und Cohen (2001) zeigte, findet die Erwartung, dass einzelne Formen psychologischer Vorbereitung einen positiven Einfluss auf die Immunfunktion haben, bislang nur wenig empirische Unterstützung.

Erkrankung, der vorausgegangenen Operation sowie der eigentlichen medizinischen Therapie) konfundiert.

Untersuchungen an Kindern werden aus dieser allgemeinen Darstellung herausgenommen und in einem eigenen Abschnitt behandelt. Zwar sind die in dieser Gruppe realisierten psychologischen Vorbereitungsmaßnahmen formal den bei Erwachsenen verwendeten sehr ähnlich (für Übersichten vgl. u. a. Melamed et al., 1983; Melamed & Siegel, 1983; Saile & Schmidt, 1992), dafür grenzen aber die Einflüsse entwicklungspsychologischer Faktoren (etwa der sich herausbildenden Körper- und Krankheitskonzepte; vgl. u. a. Seiffge-Krenke, 1996) sowie sozialer Bedingungen (insbesondere die Art der Involviertheit der Eltern bei der Vorbereitung der Patienten) Interventionen bei Kindern von denen bei Erwachsenen ab.

Das vorliegende Kapitel befasst sich mit Untersuchungen über den **generellen** Einfluss verschiedener Maßnahmen der Vorbereitung von Patienten auf einen medizinischen Eingriff. Nun spielen aber, wie bereits mehrfach erwähnt, **individuelle Unterschiede** eine erhebliche Rolle bei der Nutzung dieser Maßnahmen im Hinblick auf eine Verbesserung der perioperativen Anpassung. Eine bestimmte Art der psychologischen Vorbereitung auf einen medizinischen Eingriff (z. B. das detaillierte Informieren über dessen Art, Ablauf und Konsequenzen) kann bei einer auf eine bestimmte Art disponierten Person günstig sein im Hinblick auf eine Reduzierung der Stressbelastung. Bei einer Person mit anderen Dispositionen bleibt sie dagegen eher wirkungslos oder ist eventuell sogar kontraindiziert. Untersuchungen, die derartige **Wechselwirkungen** zwischen der Persönlichkeit des Patienten und verschiedenen Arten der psychologischen Vorbereitung im Hinblick auf die Stärke der resultierenden Belastung analysieren, werden in ▸ Kapitel 7 vorgestellt (▸ Kap. 7).

6.2 Medizinisch-medikamentöse Stressbehandlung

Bereits in ▸ Kapitel 1 (▸ Abschn. 1.2) ist erwähnt worden, dass die Reaktion der medizinischen Praxis auf die Stressbelastung von Patienten in erster Linie im sog. **biomedizinischen Interventionsmodell** (◘ Tab. 1.1) verankert ist. Für die Gestaltung

von Programmen zur Vorbereitung von Patienten auf medizinische Eingriffe bedeutet dies, dass der Schwerpunkt hier auf medizinisch fundierten Interventionen liegt und psychosoziale Maßnahmen nur eine untergeordnete Rolle spielen. Im Fokus der Intervention stehen hier die durch den Eingriff ausgelösten physischen Traumata („surgical stress response"; Cuthbertson, 1930), denen in erster Linie durch medizinische Maßnahmen begegnet wird. Hierzu gehören u. a. die Verbesserung der Anästhesietechniken, minimalinvasive Chirurgie, Maßnahmen gegen den bei Operationen häufig auftretenden Kältestress sowie eine Erweiterung der postoperativen Behandlung (z. B. durch Schmerzkontrolle und Prophylaxe im Hinblick auf Übelkeit und Erbrechen; vgl. Kehlet & Dahl, 2003; Kehlet & Wilmore, 2002). Allerdings schließt diese vorwiegend medizinische Orientierung die Aufnahme psychologischer Elemente im Sinne einer **multimodalen** Intervention nicht aus. So beschreibt Kehlet (1997, S. 614) einen Ansatz, in dem neben medizinischen Maßnahmen auch die präoperative Darbietung von Informationen (etwa über ein Videoprogramm) enthalten ist (zu Informationsprogrammen ▸ Abschn. 6.3).

Ein typisches medizinisch-medikamentöses Programm zur Reduzierung der postoperativen Stressbelastung ist die **fast-track surgery** („Schnellspur"-Chirurgie; vgl. u. a. Wilmore, 2002). Dieses Programm besteht aus speziellen Maßnahmen der Regionalanästhesie, minimalinvasiven Operationstechniken, etwa Laparoskopie (Bauchspiegelung), einer optimalen Schmerzkontrolle sowie einer sehr strikten postoperativen Rehabilitation, die sich besonders auf die frühe Ernährung und Bewegung konzentriert. Hierdurch soll eine Reduzierung postoperativer (insbesondere biologischer) Stressreaktionen und hiermit verbundener Dysfunktionen verschiedener Organe sowie eine beschleunigte Erholung und damit eine verkürzte Verweildauer im Krankenhaus erreicht werden.

Eine zentrale Rolle bei der medizinisch-medikamentösen Stressbehandlung spielt die **Schmerzprävention**. Akute postoperative Schmerzen führen bei 10–50 % der operierten Patienten zur Ausbildung chronischer Schmerzen (Kehlet et al., 2006). Medizinisch-medikamentöse Maßnahmen zur Prävention derartiger Schmerzen konzentrieren sich auf Operationstechniken, die eine Beschädigung von Nerven so weit wie möglich vermeiden, auf eine multimodale und zeitlich differenzierte (bereits vor der Operation beginnende) Verabreichung von Analgetika sowie auf die Berücksichtigung genetischer Faktoren bei der Schmerzsensibilität. Analgetika sollen dabei spezifisch im Hinblick auf die Bekämpfung entzündungsbedingter wie auch neuropathischer Schmerzen eingesetzt werden. Dass die Intensität des Schmerzerlebens auch eine genetische Basis hat, wurde bereits an anderer Stelle im Zusammenhang mit der Wirkung des Enzyms COMT erwähnt (▶ Abschn. 3.2.4). Entsprechende Risikopatienten müssen identifiziert und gezielt pharmakologisch behandelt werden (Kehlet et al., 2006).

Weitere medizinisch-medikamentöse Programme zielen auf die Behandlung **perioperativer Angst** bzw. **Stressbelastung** (vgl. Tolksdorf, 1985) sowie die Prävention postoperativer **kognitiver Dysfunktionen** (POCD). Hier sind die Interventionen durchweg multimodal orientiert, d. h. sie enthalten medizinische und psychologische Anteile. Für die Prämedikation im Hinblick auf die Angstreduktion bei ambulanten chirurgischen Patienten sind dabei insbesondere Medikamente notwendig, deren Wirkung schnell einsetzt, aber nur eine kurze Zeit anhält. (Benzodiazepine sind in dieser Hinsicht ungeeignet.) Als psychologische Maßnahme wird bei derartigen Patienten häufig die Vermittlung von Ablenkungsstrategien (▶ Abschn. 6.4) eingesetzt (vgl. Mitchell, 2003). Ein Programm zur Prävention von POCD könnte etwa ein perioperatives kognitives Training, die vorzugsweise Verwendung minimalinvasiver Operationstechniken sowie eine sparsame anxiolytische Prämedikation und die intraoperative Verwendung kurzwirksamer Anästhetika enthalten (Rundshagen, 2014).

6.3   Informationsverfahren

Die angestrebte generelle Verkürzung der perioperativen Verweildauer chirurgischer Patienten reduziert zugleich die Zeit, die dem Krankenhauspersonal zur informativen Begleitung ihrer Patienten zur Verfügung steht. Damit erhöht sich der Bedarf an ausgearbeiteten Programmen, die den Patienten in die Lage versetzen, wirksam mit seiner perioperativen Befindlichkeit, bis hin zur Erholung zuhause, umzugehen (vgl. Suhonen & Leino-Kilpi, 2006).

Eine Bewertung der Ergebnisse von Studien zur Effektivität einer Vorbereitung durch Information fällt ausgesprochen schwer, da der aktuelle Inhalt der dargebotenen Informationen häufig nicht berichtet wird. Somit ist nicht auszuschließen, dass manche Interventionen nicht wie intendiert über die Reduktion von Unsicherheit, sondern durch die in ihnen enthaltenen Verhaltensanweisungen einen Effekt erzielt haben (vgl. auch Schröder & Schumacher, 1992).

Ein mögliches Problem bei der Verwendung von Informationen sind die relativ kurzen Zeitabschnitte, in denen diese den Patienten oftmals vermittelt werden. Unter Umständen könnte diese Spanne nicht lang genug sein, um die angebotenen Informationen in angemessener Weise kognitiv zu verarbeiten (Johnston, 1980). Allerdings konnten Mavrias, Peck und Coleman (1991) beim Vergleich von drei Patientengruppen mit **Gallenblasenentfernung**, die zwei Wochen, einen Tag bzw. nicht informativ auf die Operation vorbereitet worden waren, keine bedeutsamen Unterschiede im Hinblick auf Angst, Schmerzratings, Stimmung, körperliche Erholung, Dauer des Aufenthalts oder Verbrauch von Schmerzmitteln sichern. Tendenziell zeigte sogar die Gruppe mit späterer informativer Vorbereitung eine bessere Anpassung. Die Autoren führen das Fehlen signifikanter Unterschiede auf das in den letzten Jahren in den Kliniken für alle Patienten stark erhöhte Informationsniveau zurück. Der erwartungswidrig eher ungünstige Anpassungsstatus früh informierter Patienten könnte darauf zurückzuführen sein, dass frühes Informieren die Aufmerksamkeit verstärkt auf die aversive Situation lenkt und so dem bei vielen Patienten bestehenden Bemühen um eine vermeidende Stressbewältigung entgegenläuft (▶ Kap. 7).

Daraus leitet sich für die praktische Gestaltung von Informationsverfahren die Folgerung ab, diese während des präoperativen Aufenthalts sukzessiv darzubieten. Dadurch müssen Patienten weniger Stressoren auf einmal bewältigen. Deshalb sollten sich Informationen zu einem frühen präoperativen Zeitpunkt auf den Prozess der Hospitalisierung und eventuell damit verbundene Schwierigkeiten konzentrieren. Erst kurz vor der Operation erscheinen Informationen als angemessen, die sich mit postoperativen Empfindungen beschäftigen. Auch die Vermittlung bestimmter Strategien zur Bewältigung der postoperativen Situation sollte erst relativ spät erfolgen.

Krohne und El-Giamal (2004) entwickelten für Patienten mit einem Wahleingriff unter Vollnarkose (Nasennebenhöhlen und Septum) ein Informationsprogramm (vgl. auch El-Giamal et al., 1997). Die Vorbereitung fand am Vortag der Operation **vor** dem durch den Anästhesisten durchgeführten Aufklärungsgespräch statt und dauerte 45 Minuten. Sie war hinsichtlich der behandelten Elemente für alle Patienten standardisiert. Lediglich die systematische Erhebung von Befürchtungen und Unklarheiten orientierte sich an den individuellen Reaktionen der Patienten.

Zunächst erhielten die Patienten den Hinweis, dass es hilfreich ist, sich mit dem bevorstehenden Ereignis auseinanderzusetzen und etwas genauer zu wissen, was während einer Narkose geschieht (**prozedurale Information**). Danach wurde ein 15-minütiger Film über die Hauptschritte vor, während und nach einer Anästhesie gezeigt. Dabei wurden insbesondere Informationen darüber gegeben, wie eine Narkose eingeleitet wird, welche Präparate zum Einsatz kommen, was diese bewirken, wie die Narkosetiefe kontrolliert wird und die Narkoseausleitung verläuft. Im Anschluss daran erfolgte eine Auflistung der speziell für Patienten des jeweiligen Operationstyps relevanten **sensorischen Informationen** zu möglichen postoperativen Symptomen und Beschwerden.

Sensorische Informationen für Patienten mit Nasennebenhöhlenoperation

„Manche Patienten haben kaum Schmerzen nach der Operation, aber folgende Gefühle können nach Nasenoperationen auftreten":

- Übelkeit nach der Narkose
- Kopfschmerzen
- Druckgefühl im Kopf
- Keine Luft durch die Nase bekommen (Mundatmung!)
- Unangenehmes Gefühl durch Tamponaden in der Nase (die notwendig sind, um Nachblutungen zu beherrschen; Nase bleibt einige Tage tamponiert)
- Unangenehmes Gefühl beim Entfernen der Splints (bei Nasenscheidewandoperationen), erst danach wieder unbehindertes Atmen möglich
- Schleimbildung
- Borkenbildung
- Wundes/trockenes Gefühl in der Nasengegend
- Schwellung im Nasen- und Augenbereich
- Gefühlsstörungen an Oberlippe, Wange, Zahnfleisch und Zähnen
- Halsschmerzen
- Durstgefühle
- Kein Geschmacksempfinden
- Gestörter Schlaf

Durch diese detaillierten prozeduralen und sensorischen Informationen wurde den Patienten eine **kognitive Landkarte** vermittelt, die die Antizipation zukünftiger Ereignisse erleichtert und zur Reduktion von Unsicherheit beiträgt. Alle Fragen, die der Patient äußerte, wurden gesammelt und notiert. Es wurde dabei mit den Patienten auch besprochen, wie diese Fragen den behandelnden Ärzten im Prämedikationsgespräch am besten gestellt werden sollten. Ziele dieser Intervention war die Strukturierung von Informationen und die Beantwortung offener Fragen, im weitesten Sinne also die Unsicherheitsreduktion.

Vergleicht man unter den Interventionsformen als erstes die Effekte sensorischer und prozeduraler Informationen, so zeigt sich eine widersprüchliche Befundlage. Untersuchungen, in denen eine bessere Wirksamkeit sensorischer Information nachgewiesen wurde (z. B. Johnson et al., 1978b), stehen Studien ohne signifikante Unterschiede zwischen den Behandlungseffekten gegenüber (z. B. Ziemer, 1983). Allerdings spricht die Tendenz für eine bessere Wirksamkeit der sensorischen Information.

So verglichen Suls und Wan (1989) für **invasive diagnostische Verfahren** in einer Metaanalyse ausschließlich verschiedene Informationsverfahren. Dabei zeigten sensorische Informationen für sich allein sowie in Kombination mit prozeduralen Informationen starke und über die verschiedenen Studien hinweg konsistente positive Effekte im

Bereich selbstberichteter negativer Gefühlszustände und Schmerzen, bei fremdeingeschätzten Schmerzen und Stressanzeichen sowie bei einer Reihe physiologischer Indikatoren. Ausschließlich prozedurale Informationen erbrachten dagegen keine bedeutsame Wirkung. Die Autoren interpretieren dieses Ergebnis im Sinne ihrer Zweiprozesshypothese: Über prozedurale Informationen kann der Patient zunächst seine Erwartungen an das Ereignis anpassen. Sie liefern ihm die erwähnte kognitive Landkarte des spezifischen Ereignisses „medizinischer Eingriff", auf der die sensorischen Informationen dann organisiert werden können. Erst diese Einordnung ermöglicht es dem Patienten, die Situation als weniger aversiv zu bewerten. (Für ähnliche Überlegungen siehe Johnson, 1975, sowie Schröder & Schumacher, 1992.)

Auch der Vergleich der verschiedenen Informationsverfahren mit anderen Vorbereitungsmaßnahmen zeigt keine klare Befundlage. So fanden Johnson und Leventhal (1974), allerdings nur bei Patienten unter 50 Jahren und für den invasiven Eingriff der **Endoskopie**, eine bessere Wirksamkeit sensorischer Information verglichen mit Anleitungen zur Stressreduktion (Indikatoren einer besseren Anpassung waren u. a. weniger Beruhigungsmittel und kardiovaskuläre Parameter). Dagegen berichteten Langer, Janis und Wolfer (1975) für verschiedene Operationsarten von ungünstigen Effekten sensorischer Informationen. Patienten, die zur Vorbereitung auf den Eingriff derartige Informationen gehört hatten, zeigten im Vergleich zu einer Kontrollgruppe sowie zu Patienten, die Bewältigungsmaßnahmen gelernt hatten, höhere Angstwerte, benötigten mehr Schmerzmittel und wurden vom Pflegepersonal hinsichtlich ihrer Fähigkeit zur Stressbewältigung als ineffektiver bewertet.

Mahler und Kulik (1998) fanden dagegen, dass sich drei verschiedene informative Vorbereitungen nicht untereinander, sondern nur von einer Kontrollbedingung unterschieden. Die Autoren teilten 258 Bypasspatienten vier Gruppen zu, drei mit Informationsdarbietung über ein Videoband am Vorabend des Eingriffs und eine Kontrollbedingung mit routinemäßiger Vorbereitung. In den drei Videobedingungen wurden unterschiedliche Informationen geliefert. Das erste Band enthielt nur von einem Experten dargebotenen Informationen über

den Eingriff, während die beiden anderen Bänder zusätzlich noch ein Interview mit Patienten enthielt, die sich bereits in der postoperativen Phase befanden. Im ersten dieser beiden Interviews stellte der Patient dabei die postoperative Phase als einen Prozess stetig zunehmender Erholung dar (optimistische Orientierung), während der Patient des anderen Interviews den Prozess als ein „Auf und Nieder" beschrieb. Verglichen mit den Mitgliedern der Kontrollgruppe fühlten sich die informativ vorbereiteten Personen besser für den Eingriff vorbereitet, hatten höhere Selbstwirksamkeitserwartungen in Hinblick auf ihren Beitrag zur Beschleunigung der Erholung sowie der Nutzung des **incentive Spirometers** zum postoperativen Lungentraining. Sie setzten diesen Spirometer auch tatsächlich effizienter ein und hatten zudem kürzerer Verweilzeiten auf der Intensivstation und im Krankenaus insgesamt. In einer weiteren Studie boten Mahler und Kulik (2002) diese Informationen nicht den Patienten, sondern den Partnern von Bypasspatientinnen dar. In diesem Fall fand sich nur für das Interview mit der optimistischen Orientierung des Patienten ein positiver Effekt auf die genannten Anpassungskriterien.

Johnson, Lauver und Nail (1989) verglichen für Patienten mit Prostatakrebs, die sich einer **Strahlentherapie** unterziehen mussten, die Wirksamkeit der routinemäßigen Information zu dieser Therapie mit einem speziellen Informationsprogramm im Hinblick auf die Befindlichkeit der Patienten. Dieses Programm enthielt vier Einheiten, die aus Interviews mit Patienten zusammengestellt worden waren, die sich einer Strahlentherapie unterzogen hatten. Einheit 1 stellte die Planung der Behandlung dar (prozedurale Information). In Einheit 2 wurden die Erfahrungen während der Durchführung der Therapie wiedergeben, während Einheit 3 das Befinden während des gesamten Therapiezeitraumes, einschließlich möglicher Nebeneffekte, beschrieb (sensorische Information). Einheit 4 gab einen Ausblick auf mögliche Erfahrungen nach Abschluss der Behandlung. Als wesentliches Ergebnis fand sich, dass Patienten, die dieses Informationsprogramm erhalten hatten, ihre wesentlichen täglichen Aktivitäten während der Strahlentherapie und danach besser ausführen konnten als Patienten der Routinebedingung.

Die über zahlreiche Untersuchungen registrierte Inkonsistenz der Befunde lässt sich auf mehrere

Faktoren zurückführen (vgl. auch Schultheis, Peterson & Selby, 1987): Zum einen hatten die Informationen, die den Patienten in den einzelnen Studien dargeboten wurden, wie erwähnt offenbar verschiedenartige Inhalte. Die genaue Kenntnis der Formulierung von Informationen ist aber natürlich für die Bewertung des Effekts ausschlaggebend. So können sensorische Informationen dann hilfreich sein, wenn sie sehr genau und positiv formuliert sind (z. B. „sehr warm, fast schon heiß" statt „brennend"; vgl. Höfling & Dworzak, 1989). Des Weiteren könnte das Ausmaß an persönlicher Zuwendung durch das Klinikpersonal bei Darbietung der verschiedenen Informationsarten unterschiedlich gewesen sein. Während die sensorische Information dem Patienten meist persönlich übermittelt wird, werden prozedurale Informationen oft unpersönlich über Videodemonstration dargeboten (vgl. Johnson et al., 1978b).

Ferner muss auch die Art des medizinischen Eingriffs berücksichtigt werden. So scheinen sensorische Informationen vor einer **Operation** die Zustandsangst eher zu erhöhen, zumindest aber keine positiveren Effekte zu zeigen als andere Verfahren. Dagegen haben sie sich vor bestimmten **invasiven diagnostischen Eingriffen** in mehreren Studien als belastungsreduzierend erwiesen. Diese differentielle Wirksamkeit dürfte auf die unterschiedliche Kontrollierbarkeit dieser Eingriffe zurückzuführen sein. Informieren sollte nur dann einen stressreduzierenden Effekt haben, wenn die Situation dadurch für den Betroffenen (zumindest kognitiv) kontrollierbarer wird (vgl. Krohne, 2010). Operative Eingriffe werden vom Patienten aber natürlich als weit weniger kontrollierbar erlebt als diagnostische Maßnahmen wie etwa eine Endoskopie. Schließlich ist daran zu erinnern, dass alle Patienten standardmäßig vor jedem Eingriff gründlich informiert werden, so dass den Informationsverfahren eigentlich nie eine nichtinformierende Bedingung gegenüber steht.

6.4 Bewältigungsorientierte Verfahren

Wie erwähnt (▶ Kap. 2, ▶ Kap. 4) werden unter Stressbewältigung (Coping) jene kognitiven oder verhaltensmäßigen Maßnahmen verstanden, die auf eine Kontrolle der Bedrohungsquelle und des durch diese Quelle ausgelösten emotionalen Zustands gerichtet sind (Krohne, 2010). Bei der Beschreibung und Bewertung von Bewältigungsverfahren steht man allerdings vor dem Problem, dass der Begriff Bewältigung (Coping) in den einzelnen Arbeiten für sehr verschiedenartige Interventionen verwendet wird: für die Vermittlung von Verhaltensweisen, spezifischen kognitiven Strategien oder das Einüben von Entspannung (vgl. Schultheis et al., 1987). In diesem Abschnitt will ich aus praktischen Gründen und unter Berücksichtigung der etablierten Unterscheidung von Bewältigungs- und Kontrollverfahren nur Verfahren zum Aufbau spezifischer kognitiver Strategien sowie zum Einüben von Entspannung behandeln. Maßnahmen zur Vermittlung bestimmter Verhaltensweisen werden dagegen bei den Kontrollverfahren (▶ Abschn. 6.5) diskutiert.

Bewältigungsverfahren sollen generell den Patienten befähigen, mit dem aversiven Ereignis in selektiver, insgesamt weniger negativer Weise umzugehen, wodurch die Aversivität der Situation und damit die Belastung reduziert werden können (Miller et al., 1989). Durch die **Vermittlung kognitiver Strategien,** wie etwa Lenkung der Aufmerksamkeit auf eigene Ressourcen zur Stressbewältigung, Betonung der positiven Aspekte der Situation oder Ablenkung von stressbezogenen Hinweisreizen, soll der Patient zu einer für ihn günstigen Bewertung der Situation gelangen. Es ist offensichtlich, dass die Vermittlung derartiger Techniken besonders auf die Reduzierung der Stressbelastung vor und während eines invasiven diagnostischen Eingriffs, der ja in der Regel nicht unter Vollnarkose abläuft, zielt. So leiteten Kaplan, Atkins und Lenhard (1982) Patienten vor einer Darmuntersuchung (Sigmoidoskopie) an, ihre Aufmerksamkeit während der Untersuchung auf positive Selbstinstruktionen und positive Gedanken über den behandelnden Arzt zu lenken. Sie konnten so eine verminderte Zustandsangst und verbesserte Kooperation während der Untersuchung registrieren.

Gerade bei diagnostischen Eingriffen wird die Vermittlung kognitiver Techniken häufig mit der Darbietung sensorischer und prozeduraler Informationen verbunden. Dadurch sollen die Patienten befähigt werden, diese kognitiven Strategien zum richtigen Zeitpunkt einzusetzen. So kombinierte Wallace (1984) die Vermittlung von Strategien zur positiven Bewertung der Situation mit der

Darbietung sensorischer und prozeduraler Information und konnte nachweisen, dass Patientinnen, die mit diesem Verfahren auf eine invasive Untersuchung im Abdominalbereich vorbereitet wurden, vor und nach dem Eingriff geringere Zustandsangst sowie einen besseren Erholungsverlauf zeigten. Miller et al. (1989) fassen als Ergebnis ihrer Literaturübersicht zusammen, dass Reinterpretationen, bei denen die Aufmerksamkeit des Patienten selektiv auf die positiven Aspekte des Eingriffs gelenkt wird, bei alleiniger Anwendung bzw. in Kombination mit Entspannungsverfahren oder anderen Bewältigungstechniken günstige Effekte haben. Weitere Kombinationen aus Information, Entspannungsübungen, Vermittlung von Bewältigungstechniken und Beobachtung einer Modellperson werden im Abschnitt über die kombinierten Verfahren dargestellt.

Ridgeway und Mathews (1982) verglichen Verfahren, in denen Strategien zur positiven Neubewertung der Situation vermittelt wurden, mit Informationsverfahren (Kombination von sensorischer und prozeduraler sowie allgemeiner Information). Dabei zeigten sich Bewältigungsverfahren den anderen Interventionen bei Verwendung subjektiver und objektiver Stressindikatoren überlegen. Zu ähnlichen Ergebnissen kommen auch Miller et al. (1989) in ihrer Übersicht. Weitere Befunde werden von Kendall et al. (1979) für Herzkatheterisierungen sowie von Langer et al. (1975) für verschiedene Wahleingriffe unter Vollnarkose berichtet. Allerdings könnten diese Ergebnisse auch aufgrund der unterschiedlichen Vorbereitungsintensität zustande gekommen sein. Während die meisten Informationsgruppen nämlich relativ kurze, standardisierte Interventionen erhielten, wurden die Patienten in den Bewältigungsgruppen in einer auf die Person abgestimmten Weise angeleitet und zur weiteren Fortführung der Maßnahmen aufgefordert.

Wells (1982) verglich (für eine allerdings sehr kleine Stichprobe chirurgischer Patienten) ein Entspannungstraining mit der kombinierten Vermittlung von sensorischer und prozeduraler Information sowie Kontrolltechniken und konnte dabei eine Überlegenheit der Entspannungsintervention (geringere emotionale Beeinträchtigung durch Schmerzen) registrieren. Dagegen wiesen Kaplan, Metzger und Jablecki (1983) bei Patienten, die sich einer schmerzhaften Untersuchung unterzogen, für Entspannung

nur die gleichen positiven Effekte nach wie für ein aus Entspannung und kognitiver Umstrukturierung bestehendes kombiniertes Verfahren (vgl. auch Miller et al., 1989). Die Ergebnisse einer Studie von Gattuso et al. (1992) deuten sogar in die entgegengesetzte Richtung. Die Autoren verglichen bei Endoskopiepatienten die Wirksamkeit eines Entspannungstrainings mit der Darbietung prozeduraler Information sowie einer kombinierten Intervention aus Entspannung und einem Selbstwirksamkeitstraining (▶ Abschn. 2.5.2 zur Selbstwirksamkeit). Sie konnten dabei für die kombinierte Vorbereitung die geringste Stressbelastung registrieren.

Über welche Mechanismen **Entspannungsverfahren** bei alleiniger Darbietung zur Stressreduktion führen, ist nicht ganz klar. Nach Überlegungen und Befunden von Borkovec (1985) muss nämlich auch mit dem Effekt der **entspannungsinduzierten Angst** gerechnet werden. Entspannung hat ja u. a. die Funktion, die Aufmerksamkeit von Umweltvorgängen ab- und auf bestimmte Aspekte des Selbst hinzulenken. Dies sollte insbesondere bei Personen mit der starken Tendenz zu Besorgniskognitionen zu einem vermehrten Auftreten derartiger Gedankeninhalte führen (**Rumination**), wodurch nicht nur ein insgesamt höherer Angstzustand ausgelöst, sondern auch die Ausführung von Bewältigungsreaktionen behindert wird.

Trotz dieser Unklarheit zeigt sich in vielen Studien die positive Wirkung eines (häufig über Tonband vermittelten) Entspannungstrainings. Entspannung wird dabei meist über die (weiter unten genauer beschriebene) Technik der **progressiven Muskelrelaxation** (PMR) nach Jacobson vermittelt (Bernstein & Borkovec, 1982; Jacobson, 1964). Markland und Hardy (1993) verglichen für Patienten mit ambulanten Operationen in Vollnarkose (u. a. Vasektomien) den Einfluss dieser (über ein Tonband von ca. 20 Minuten Dauer dargebotenen) Vorbereitung mit den Effekten von zwei Kontrollgruppen (Routinevorbereitung sowie ein Tonband mit einer Kurzgeschichte) auf verschiedene Merkmale des Anästhesieverlaufs. Verglichen mit Patienten der Kontrollgruppe mit Routinevorbereitung fanden sich für die beiden Gruppen, denen vor dem Eingriff ein Tonband vorgespielt worden war, eine kürzere Zeit bis zur Erreichung der notwendigen Narkosetiefe, eine geringere Dosis des Anästhetikums Isofluran, das zur Aufrechterhaltung der Narkose eingesetzt wird, sowie weniger vom Anästhesisten eingeschätzte Schwierigkeiten bei der Aufrechterhaltung der Narkose.

Bemerkenswert ist an diesen Ergebnissen, dass die Gruppe, der ein Tonband mit einer Kurzgeschichte vorgespielt worden war, genauso gut abschnitt wie die Entspannungsgruppe. Vermutlich wurden durch diese Vorbereitung Bemühungen des Patienten um Ablenkung von der aversiven Situation erleichtert, und diese Ablenkung war ebenso hilfreich wie die über PMR induzierte Entspannung.

Der positive Effekt von Entspannung könnte sich tatsächlich dadurch verstärken, dass hierdurch der Einsatz **ablenkender Strategien** unterstützt wird. So spielte Binnings (1987) Patienten, die sich unterschiedlichen chirurgischen Eingriffen in Regionalanästhesie unterziehen mussten, Tonbänder mit Naturgeräuschen vor und konnte dabei eine größere Angstreduktion und einen geringeren intraoperativen Bedarf an Sedativa und Anästhetika registrieren als in einer unbehandelten Kontrollgruppe. In ähnlicher Weise fanden Daub und Kirschner-Hermanns (1988) bei der Darbietung von Musik zur Operationsvorbereitung eine signifikant niedrigere Angst vor der Operation sowie ein geringeres Schmerzempfinden und eine bessere postoperative Erholung als in einer nur mit Routineinformation vorbereiteten Gruppe.

Imaginationsverfahren sind eine systematische Kombination aus der Anwendung von Entspannungstechniken und, meist (aber nicht notwendigerweise) der Ablenkung dienenden sog. **geleiteten Phantasiereisen** („guided imagery"; Holden-Lund, 1988; vgl. Krohne & El-Giamal, 2004). Ein derartiges Verfahren kann kurz vor, aber auch unmittelbar nach einer Operation eingesetzt werden.

Holden-Lund (1988) führte bei Patienten mit Gallenblasenentfernung eine entsprechende Intervention durch, indem sie prä- und postoperativ vier Tonbänder von je 20 Minuten Dauer darbot. Postoperativ wurde am Vorabend der Operation ein Band vorgespielt, in dem zunächst das Konzept der Entspannung vorgestellt und der Verlauf einer positiven Erholung von der Operation einschließlich einer erfolgreichen Wundheilung beschrieben wurden. Anschließend folgte eine zehnminütige Entspannungsübung, die sich auf alle wesentlichen Muskelgruppen vom Kopf

bis zu den Füßen bezog. Die restlichen drei Bänder wurden an jeweils einem der ersten drei postoperativen Tage dargeboten. Sie enthielten zunächst eine fünfminütige Entspannungsübung und befassten sich sodann mit den jeweils aktuellen Stadien der Wundheilung. Bei jedem Band wurde der Patient aufgefordert, eine Phantasiereise durch den Körper bis zu dem jeweiligen Ort der Heilung vorzunehmen und sich dabei die jeweils normale Phase einer erfolgreichen Wundheilung vorzustellen. Eine Kontrollgruppe erhielt anstelle jeder dieser Übungen eine entsprechend lange Ruheperiode. Verglichen mit der Kontrollgruppe, zeigten sich für die Behandlungsgruppe bedeutsam niedrigere Werte der postoperativen Zustandsangst, ein geringeres Cortisolniveau am 1. postoperativen Tag sowie eine tendenziell ($p < .09$) verbesserte Wundheilung.

Die Ergebnisse dieser Studie deuten zwar in die erwartete Richtung, sind aber insgesamt nicht sonderlich überzeugend. Dies mag zum einen an der vergleichsweise kurzen Darbietungszeit für das Entspannungstraining liegen. Zum anderen könnte die geleitete Phantasiereise mit ihrer Fokussierung auf den Prozess der Wundheilung das eigentliche Ziel dieses Verfahrens, eine Ablenkung der Aufmerksamkeit von der bevorstehenden aversiven Situation zu erreichen, verfehlt haben. Mit diesem Programmteil scheint weniger eine Ablenkung von der Situation als eine positive Umbewertung der postoperativen Belastung erreicht zu werden. Darüber hinaus erschwert die wiederholte prä- und postoperative Darbietung des Verfahrens eine genaue Bestimmung des zeitlichen Einflusses der einzelnen Programmteile.

Krohne und El-Giamal (2004) entwickelten deshalb ein neues Imaginationsverfahren, das nur vor der Operation dargeboten wurde, eine deutlich längere Zeit für die Entspannungsübungen vorsah und eine geleitete Phantasiereise enthielt, die den Patienten eine **innerer Ablenkung** von der stressreichen Situation gestattete. Innerhalb dieser Intervention wurden Kompetenzen zur Stressbewältigung vermittelt, die auf Entspannung sowie auf Ablenkung von dem von den Patienten als bedrohlich erlebten Ereignis der Operation zielten. Diese Vermittlung erfolgte auf drei Ebenen.

Zunächst wurden zur Reduktion möglicher Erregung Entspannungstechniken eingeübt. Dabei

wurden die Patienten in die Technik der **progressiven Muskelrelaxation (PMR)** eingewiesen. In Phasen
körperlicher Anspannung vor (Nervosität, Angst)
und nach der Operation (auftretende Schmerzen) sollten die Patienten versuchen, diese Technik
anzuwenden.

Wie anhand des Effekts der **entspannungsindu-
zierte Angst** beschrieben, garantiert Entspannung
allein noch keine Erregungsreduktion. Um diesen
Effekt aufzufangen, erarbeiteten sich die Patienten
im Anschluss an die PMR in einer **geleiteten Phantasiereise** ein Phantasiebild, das sie als **innere** Ablen-
kungstechnik etwa kurz vor der Operation oder bei
Schmerzen einsetzen konnten (vgl. auch Hübel,
1986). Auf diese Weise sollte einer Hinwendung zu
angsterregenden Gedankeninhalten im Zustand der
Entspannung vorgebeugt werden.

Schließlich wurden mit den Patienten auch
äußere Ablenkungstechniken durch konkrete Aktivitäten eingeübt. Hiermit sollte versucht werden,
angststeigernde Grübelphasen zu vermeiden. Zusätzlich wurden Strategien erarbeitet, die den Umgang
mit möglicherweise angstinduzierenden Kontakten
zu anderen Patienten erleichtern sollten. So lernten
die Patienten etwa, wie sie sich von angsterzeugenden Bemerkungen anderer durch Themenwechsel
oder Rückzug abgrenzen können. Die Intervention
dauerte etwa 45 Minuten.

Instruktion zur geleiteten Phantasiereise
Setzen Sie sich entspannt hin, schließen Sie
die Augen … und atmen Sie ruhig ein und
aus … Versuchen Sie ruhig zu werden …
Konzentrieren Sie sich auf Ihre Atmung, ohne
sie zu verändern … Spüren Sie, wie Sie ein-
und ausatmen, wie sich beim Einatmen die
Bauchdecke hebt und sie sich beim Ausatmen
senkt … Ihre Atmung geht ganz mühelos, Sie
brauchen sich zum Atmen nicht anzustrengen
… Betonen Sie nun leicht das Ausatmen,
geben Sie mit jedem Ausatmen etwas mehr
von der Anspannung ab, so dass Sie sich immer
tiefer entspannen …
Stellen Sie sich jetzt einen Meeresstrand vor.
Sie sehen einen langen Sandstrand, blaues

Meer. Schauen Sie sich dort um und versuchen
Sie all Ihre Eindrücke wahrzunehmen …
Richten Sie Ihren Blick auf den Horizont und
spüren Sie, wie wohltuend diese Weite des
Meeres auf Sie wirkt …
Gehen Sie ein wenig am Ufer herum … Spüren
Sie den weichen Sand unter Ihren Füßen …
Wie sieht es in Ihrer Umgebung aus? … Was
hat die Flut ans Ufer gebracht? … Was riechen
Sie? … Wie ist das Wetter? … Genießen Sie Ihr
Phantasiebild noch eine Weile …

Nach 2 Minuten
Wir beenden nun langsam die Übung. Sagen
Sie sich nun bitte, dass Sie die Übung allmählich
beenden. Ballen Sie Ihre Hände zur Faust,
strecken und räkeln Sie sich. Atmen Sie tief
durch und öffnen dann allmählich die Augen.

Krohne und El-Giamal nutzten dieses Verfahren,
wie auch die weiter oben beschriebene Vorbereitung
durch Information, um die Wechselwirkung zwischen dispositioneller Stressbewältigung und der Art
der psychologischen Vorbereitung auf die perioperative Anpassung zu analysieren. Über die Ergebnisse
dieser Untersuchung wird im folgenden Kapitel, in
dem es um die Darstellung derartiger Wechselwirkungen geht, berichtet (▶ Kap. 7).

Manyande et al. (1995) setzten ein ähnlich struk-
turiertes Programm ein, das am Vorabend der Operation (Abdomen, Vollnarkose) dargeboten wurde.
Hier wurde die geleitete Phantasiereise allerdings
nicht herangezogen, um den Patienten von aversiven Aspekten der Operationssituation abzulenken,
sondern um aktiv bestimmte Bewältigungsformen
einzuüben. Über ein Tonband wurden zunächst
Instruktionen zur Entspannung vermittelt. Diesen
folgten Anleitungen, nach denen der Patient sich
sehr lebhaft bestimmte unangenehme perioperative
Zustände vorstellen sollte, z. B. Hunger und Durst,
einen trockenen Mund, Schmerz und Übelkeit oder
eine allgemeine Schwäche. Danach folgten wiederum Anweisungen, wie der Patient diese Zustände
durch Selbstinstruktionen bewältigen könnte, z.
B. über Kontrolle der Missempfindungen, positive

Gefühle, Hinweis auf die Normalität dieser Prozesse sowie generelle Appelle an die Fähigkeit, derartige Zustände in den Griff zu bekommen.

Verglichen mit einer Kontrollgruppe, die ebenfalls über Tonband und für die gleiche Zeit allgemeine Informationen über das Krankenhaus erhalten hatte, zeigten Patienten mit der speziellen Vorbereitung geringere postoperative Schmerzen, verlangten weniger Schmerzmittel, fühlten sich generell weniger unwohl und hatten unmittelbar vor und nach der Operation geringere Cortisol-, aber höhere Noradrenalinniveaus. Die Ergebnisse zu diesen beiden endokrinen Parametern entsprechen den Erwartungen: Während das niedrigere Cortisolniveau auf eine geringe Stressbelastung der Interventionspatienten verweist, indiziert das höhere Noradrenalinniveau deren vermehrte Anstrengungen bei der Ausübung von Reaktionen zur Bewältigung von Stress (▶ Abschn. 2.4).

Neben diesen Programmen wurde noch eine Reihe spezieller Interventionen entwickelt, die man ebenfalls als im weiteren Sinne bewältigungsorientiert einordnen kann. An erster Stelle wäre hier das **Stress Inoculation Training** („Stressimpfung") zu nennen. Bei diesem auf Meichenbaum (1985) zurückgehenden Verfahren werden Menschen in mehreren Schritten auf eine bevorstehende aversive Situation und deren Bewältigung vorbereitet.

In einem ersten Schritt (**Konzeptualisierung**) wird die Person über das bevorstehende Ereignis informiert. Dessen Belastungspotenzial, die dadurch ausgelösten Gefühle sowie die Möglichkeiten, mit der Situation und diesen Gefühlen umzugehen, werden beschrieben. Für den Fall einer Operation impliziert dieses Vorgehen, dass speziell zwei belastende Gefühle angesprochen werden: präoperative Angst und postoperative Schmerzen. Zugleich wird darauf hingewiesen, dass die Patienten sich auf die aversive Konfrontation vorbereiten können, indem sie lernen, diese beiden Gefühle zu kontrollieren.

Im zweiten Schritt, dem **Fähigkeitserwerb**, wird die Lenkung der Aufmerksamkeit auf innere kognitive und physiologische Hinweisreize auf Stressreaktionen (z. B. negative Gedanken, erhöhte Herzrate) eingeübt. Sodann lernt der Patient, diese Reaktionen über Techniken der Atemkontrolle, Muskelentspannung, Erzeugung positiver Phantasiebilder sowie des Ersetzens negativer Überzeugungen durch positive Selbstbekräftigungen zu kontrollieren.

Im **Anwendungsschritt** schließlich werden diese einzelnen Techniken nochmals verfestigt und anhand aktueller Stressoren eingeübt. Chirurgische Patienten etwa werden angehalten, diese Fähigkeiten wiederholt vor der Operation bei aversiven Hinweisreizen einzusetzen.

Kendall et al. (1979) entwickelten eine **kognitivverhaltensmäßige Intervention**, die man als eine Art Vorform dieses Programms betrachten kann. Zunächst erhielten die Patienten ein Training im Hinblick auf die Diskriminierung angstauslösender Hinweisreize und den Einsatz eigener Bewältigungsstrategien für diese Reize. Sodann wurden Techniken der Entspannung vermittelt. Schließlich beschrieb der Therapeut sein eigenes Stresserleben und die Strategien, die er in den jeweiligen Situationen eingesetzt hatte. Auf diese Weise wurde dem Patienten ein Modell dargeboten, das selbst entsprechende Belastungen erlebt hatte, aber auch über Möglichkeiten verfügt, mit diesen umzugehen. Der Einsatz eines derartigen Modells in einem Vorbereitungsprogramm ist wirkungsvoller als die Darbietung eines Modells, das sich generell gegenüber Stressoren als furchtlos darstellt. In einer Untersuchung an Patienten mit Herzkatheterisierung konnten die Autoren nachweisen, dass dieses Programm die Angst vor dem Eingriff deutlicher reduzierte als andere Vorbereitungen (Informieren über den Anlauf einer Katheterisierung, ein allgemeines nondirektives Gespräch mit einem Therapeuten, Routinevorbereitung).

Weitere Anwendungen dieser Trainingsprogramme bei Operationen bzw. invasiven diagnostischen Eingriffen (u. a. Ross & Berger, 1996; Wells et al., 1986; Übersicht u. a. in Meichenbaum, 2007) konnten ebenfalls in erster Linie einen positiven Einfluss auf subjektive Daten wie die präoperative Angst oder das postoperative Schmerzempfinden nachweisen, während die Befunde für objektive Belastungsindikatoren weniger überzeugend ausfielen. Blumenthal et al. (2006) setzten dieses Programm über einen Zeitraum von 12 Wochen bei Patienten auf einer Warteliste für eine Lungentransplantation ein und fanden ebenfalls, verglichen mit einer Kontrollgruppe, eine verbesserte subjektive Befindlichkeit (negative Affekte, Optimismus, wahrgenommene soziale Unterstützung), aber keinen Einfluss auf die Überlebensrate während der Wartezeit.

Ein sehr spezielles Vorgehen ist die (intraoperative) **Darbietung von Informationen während einer Vollnarkose**. Diese (über Kopfhörer dargebotenen) Informationen können entweder aus Hinweisen (**Suggestionen**) bestehen, die das eigene Wohlbefinden ansprechen, oder aus entspannender Musik. Suggestionen bestehen etwa aus Hinweisen wie „Sie fühlen sich nicht schlecht, Sie werden keine Schmerzen empfinden" oder „Die Operation verläuft sehr gut"; die Musik wird nach persönlichen Vorlieben des Patienten ausgewählt.

Korunka et al. (1992) verglichen die stressreduzierende Wirkung dieser beiden Inhalte mit einer Kontrollgruppe (Geräusch aus dem Operationssaal) bei Patientinnen mit Gebärmutterentfernung. Es fanden sich sowohl in der Suggestions- als auch in der Musikgruppe (die sich bei den Ergebnissen nicht voneinander unterschieden) ein niedrigerer Analgetikaverbrauch in der Aufwachphase und weniger Schmerzen in den ersten fünf postoperativen Tagen als in der Kontrollgruppe. In ähnlicher Weise registrierten Evans und Richardson (1990) ebenfalls für Patientinnen mit Gebärmutterentfernung für eine Suggestions- verglichen mit einer Kontrollgruppe einen nach Einschätzung des Pflegepersonals positiveren Verlauf der postoperativen Erholung.

Schon seit vielen Jahren wird die **Hypnotherapie** als eine belastungsreduzierende Intervention bei medizinischen Eingriffen diskutiert. Bei diesem auf den Psychoanalytiker Milton H. Erickson zurückgehenden Verfahren (vgl. u.a. Erickson & Rossi, 1989) wird der Bewusstseinszustand des Patienten durch Hypnose so verändert, dass dieser in eine Art Trance gerät. Mit Hilfe spezifischer Suggestionen lassen sich dann bei einem medizinischen Eingriff (z. B. einer Operation) Entspannung induzieren, das Schmerzempfinden senken und bestimmte Körperfunktionen günstig beeinflussen, die dann ihrerseits u. a. die Wundheilung fördern.

In einer umfangreichen Metaanalyse aus 34 Studien mit randomisierter Zuordnung der Patienten zu Interventions- und Kontrollgruppen ($N = 2.592$) konnten Tefikow et al. (2013) für verschiedene (chirurgische und diagnostische) Eingriffe einen positiven Einfluss der Hypnotherapie auf eine Vielzahl perioperativer Anpassungsvariablen registrieren, u. a. auf subjektive und physiologische Stressparameter, das Schmerzerleben, intraoperative Variablen wie

die Dauer des Eingriffs sowie die Güte der postoperativen Erholung.

Eine spezielle Kategorie innerhalb der medizinischen Eingriffe stellt, wie erwähnt, die Chemotherapie nach Krebsoperationen dar. Der Einfluss spezifischer psychologischer Interventionen zur besseren Bewältigung dieses Eingriffs wurde besonders intensiv in dem Arbeitskreis um Thomas Burish untersucht (Übersicht in Burish & Tope, 1992). An dieser Stelle will ich mich deshalb auf ausgewählte Studien aus dieser Gruppe konzentrieren.

Besonders wirksam zur Reduktion der Belastungen und Nebenwirkungen einer Chemotherapie sind offenbar Imaginationsverfahren (progressive Muskelentspannung und geleitete Phantasiereisen). So registrierten Lyles et al. (1982) für eine Kombination dieser beiden Verfahren, verglichen mit zwei Kontrollgruppen (unterstützende Anwesenheit eines Therapeuten ohne systematisches Entspannungstraining und eine Gruppe ohne Behandlung), weniger negative Affekte (Angst, Depression), eine geringere physiologische Erregung nach dem Eingriff sowie weniger Übelkeit während und nach Beendigung der Therapie. Dabei scheint eine persönlich vermittelte professionelle Intervention günstigere Effekte zu haben als eine Darbietung über Tonband (Carey & Burish, 1987).

Vasterling et al. (1993) verglichen eine Ablenkungsintervention, die ja auch ein Charakteristikum der geleiteten Phantasiereise ist, mit einem Entspannungstraining und einer Kontrollgruppe ohne spezielle Vorbereitung. Beide Interventionen hatten, verglichen mit der Kontrollgruppe, günstige Einflüsse auf die Belastungen (Blutdruck) und Nebenwirkungen (Übelkeit) einer Chemotherapie. Burish und Jenkins (1992) analysierten den Einfluss zweier Biofeedback-Interventionen (über Elektromyograph und die Hauttemperatur) mit dem eines Entspannungstrainings und fanden, dass die beiden Biofeedback-Ansätze nur die physiologischen Belastungsreaktionen, nicht aber die Nebeneffekte der Chemotherapie günstig beeinflussten. Entspannung hatte dagegen auf alle Variablen eine dämpfende Wirkung. Die Autoren empfehlen deshalb, Biofeedback stets mit Entspannung zu kombinieren.

Burish, Snyder und Jenkins (1991) ergänzten diese Ansätze um ein an einer aktiven Bewältigung orientiertes Vorbereitungsprogramm. Dieses wurde vor der ersten Chemotherapie durchgeführt und bestand aus vier Abschnitten:

1. Informative und prozedurale Vorbereitung durch Demonstration der Abläufe in der Klinik während der Therapie.
2. Videodemonstration einer Chemotherapie. Hierbei wurde auch eine Modellperson gezeigt, die sich zunächst angesichts der Therapie als durchaus belastet darstellte, dann aber zunehmend besser mit der Situation zurechtkam.
3. Gelegenheit zur Besprechung offener Fragen mit dem Therapeuten.
4. Zusammenfassung aller wichtigen in den Punkten 1–3 dargebotenen Inhalte in einem Manual, das dem Patienten zur weiteren Besprechung im Familienkreis mitgegeben wurde.

Die Autoren konnten nachweisen, dass dieses Bewältigungsprogramm günstigere und länger anhaltende Effekte auf die Belastungen und Nebenwirkungen einer Chemotherapie hatte als die oben dargestellten Imaginationsansätze. Syrjala et al. (1995) fanden dagegen, dass ein bewältigungsorientiertes Programm hinsichtlich der Reduktion von Schmerzen bei Krebspatienten mit Knochenmarktransplantation keine positiveren Effekte hatte als ein Imaginationsverfahren.

Burish und Tope (1992) fassen die Befundlage für psychologische Interventionen bei einer Chemotherapie wie folgt zusammen:

1. Die meisten Nebeneffekte, die bei der Chemotherapie auftreten, haben eine psychologische Grundlage und sind deshalb durch Medikamente nur schwer zu kontrollieren.
2. Psychologische Interventionen haben sich dagegen als wirksam bei der Behandlung dieser Nebeneffekte erwiesen.
3. Diese Wirkung ist dann besonders groß, wenn die Intervention bereits vor der ersten Behandlung eingeführt wird.
4. Imaginationsansätze (progressive Muskelentspannung und gelenkte Phantasiereisen) stellen besonders wirksame Ansätze zur Reduzierung der Belastungen einer Chemotherapie dar. Allerdings sind diese Verfahren, da sie professionell dargeboten werden müssen, sehr aufwendig.

5. Alternativen zu dieser Interventionsform könnten stärker an einer Bewältigung orientierte Programme sein, möglichst kombiniert mit der Vermittlung einfacher Ablenkungsstrategien, die während der Chemotherapie eingesetzt werden können.
6. Hinsichtlich der Wirksamkeit einzelner Interventionen bestehen große individuelle Unterschiede, so dass eine genaue Analyse möglicher Wechselwirkungen zwischen Persönlichkeitsmerkmalen und Interventionsformen gefordert ist (▶ Kap. 7).

6.5 Kontrollverfahren

Gemessen an der zentralen Bedeutung des Begriffs Kontrolle in der Angst- und Bewältigungsforschung (vgl. Averill, 1979; Krohne, 2010; Krohne & Tausch, 2014), spielen Kontrollverfahren bei der Vorbereitung auf medizinische Eingriffe nur eine untergeordnete Rolle. Ein Grund hierfür ist sicher die Tatsache, dass zumindest bei Operationen eine sinnvolle direkte Kontrolle kaum möglich ist. Für die Patienten kann es eigentlich nur darum gehen, die Aversivität der (prä- und postoperativen) Situation zu begrenzen, etwa durch bewältigungsorientierte Strategien wie Umdeutung oder Ablenkung (Krohne, 2010; Miller et al., 1989).

Bedeutsamer sind Verfahren dieser Gruppe bei der Beherrschung (insbesondere postoperativer) Schmerzen (**Schmerzmanagementverfahren**). Hier wird versucht, Kontrolle auf dem Wege der Vermittlung von speziellen Verhaltenstechniken (z. B. Husten- oder Atemtechniken) zu erreichen. Johnson et al. (1978a) leiteten ihre Patienten an, zur Reduzierung postoperativer Komplikationen bestimmte Husten- und Beweglichkeitsübungen auszuführen. Zudem wurde den Patienten gezeigt, wie sie sich postoperativ am günstigsten im Bett bewegen können. Die so vorbereiteten Patienten benötigten nach der Operation weniger Medikamente und wiesen eine bessere Beweglichkeit auf als Patienten einer Kontrollgruppe. Mit ähnlichen Übungen konnten Fortin (1984) eine Angstreduktion und ein geringeres Schmerzempfinden sowie Lindeman und van Aernam (1971) einen verkürzten Krankenhausaufenthalt sichern. Für ein Programm der Kombination sensorischer Information über postoperative Schmerzen mit der Vermittlung von Kontrolltechniken zur Schmerzlinderung (vgl. auch Fortin & Kirouag, 1976) fanden Egbert et al. (1964) ähnlich günstige Effekte auf die postoperativen Schmerzen. Auch Schröder und Schumacher (1992) betonen, dass durch umgrenzte situationsbezogene Verhaltensmuster durchaus positive Effekte erzielt werden können. Zunächst einmal ermöglichen diese es dem Patienten, sich auf den Eingriff einzustellen und dessen Vollzug helfend zu unterstützen. Darüber hinaus können Patienten durch die Vermittlung von Verhaltenstechniken Kompetenzgefühle entwickeln (vgl. Höfling & Butollo, 1985).

Positive Effekte von Kontrollverfahren sind insbesondere bei **invasiven diagnostischen Eingriffen**, bei denen eine Mitarbeit des Patienten den Untersuchungsablauf durchaus erleichtern kann, zu erwarten. In der bereits erwähnten Studie von Gattuso et al. (1992) erwies sich bei einer Endoskopie ein Verfahren, das Entspannungsübungen mit Techniken zur Erhöhung der **Selbstwirksamkeit** verband, sowohl einem Entspannungstraining allein als auch einer Vorbereitung mittels prozeduraler Information als deutlich überlegen. Die Patienten erlebten den Eingriff als weniger belastend und konnten ihn besser bewältigen.

Mineka und Kelly (1989) vermuten, dass die Vermittlung eines Gefühls von Kontrolle über die Umwelt bzw. über somatische Ereignisse das vielleicht entscheidende Element derartiger Bemühungen darstellt. Dagegen berichten Johnson und Leventhal (1974) für die Durchführung einer Endoskopie, dass Verhaltensinstruktionen für sich allein keine signifikante Verbesserung der Anpassung brachten. Allerdings erwies sich die Kombination derartiger Instruktionen mit sensorischen Informationen als adaptiv (weniger Beruhigungsmittel, weniger Würgreaktionen, stabilere Herzrate). Ziemer (1983) und Anderson (1987) fanden jedoch für die Kombination von Informationsverfahren mit Verhaltensinstruktionen keine Effekte, die über die bloße Vermittlung von Informationen hinausgingen.

Gewissermaßen zwischen Operationen und invasiven diagnostischen Eingriffen stehen hinsichtlich der Kontrollmöglichkeiten durch den Patienten ambulante Eingriffe, etwa bei schwierigeren **zahnärztlichen Behandlungen**. Litt, Nye und Shafer

(1993) verglichen für einen derartigen Eingriff die Wirksamkeit von vier Vorbereitungsbedingungen: routinemäßige Präsentation der notwendigen Information, anxiolytische Prämedikation, Entspannungstraining, Entspannung plus Selbstwirksamkeitsrückmeldung. Die Selbstwirksamkeit wurde dadurch induziert, dass den Patienten kontinuierlich über einen Polygraphen zur Aufzeichnung der galvanischen Hautreaktion die (falsche) Rückmeldung gegeben wurde, dass ihre Entspannungsbemühungen bislang erfolgreich waren (zur galvanischen Hautreaktion als Stressindikator ► Kap. 2). Kriterien der perioperativen Belastung waren die selbstberichtete Angst sowie die vom Zahnarzt eingeschätzte körperliche Anspannung. Es zeigte sich, dass Patienten mit einer psychologischen Vorbereitung eine geringere perioperative Belastung (Angst und Anspannung) manifestierten als Patienten der beiden medizinisch vorbereiteten Gruppen, mit einem tendenziell größeren Effekt der Vorbereitung durch Erhöhung der Selbstwirksamkeit. (Zur Wechselwirkung von dispositoneller Selbstwirksamkeit und Art der Vorbereitung, ► Abschn. 7.2.3.)

Insgesamt wird die Wirksamkeit von Kontrollverfahren als nicht sehr hoch bewertet (vgl. Anderson, 1987; Miller et al., 1989; Ziemer, 1983), da diese Verfahren die Aufmerksamkeit der Patienten möglicherweise verstärkt auf die eigentlich doch recht geringe Kontrollierbarkeit der Situation lenken. Allerdings ist für den Themenbereich Kontrollverfahren ein deutliches Forschungsdefizit festzustellen. Insbesondere müssten in zukünftigen Arbeiten verstärkt Wechselwirkungen mit solchen dispositionellen Personvariablen berücksichtigt werden, die individuelle Unterschiede hinsichtlich Kontrollerwartungen und -wünschen abbilden (► Kap. 7; vgl. auch Krohne & Tausch, 2014; Wallston et al., 1987).

6.6   Kombinierte (multimodale) Interventionen

Zur Reduzierung (in erster Linie medizinischer) perioperativer Risikofaktoren und postoperativer Komplikationen (► Kap. 3) schlägt Kehlet (1997) ein **multimodales Programm** vor, das vorwiegend medizinische Elemente enthält (► Abschn. 6.2). Vor der Operation wird detaillierte Information, unterstützt durch Videopräsentationen, über die einzelnen perioperativen Abschnitte dargeboten. Zugleich wird eine Stressreduktion durch medizinische und psychologische Interventionen angestrebt. Unmittelbar nach der Operation steht die Schmerzlinderung im Mittelpunkt, wobei hier für Kehlet in erster Linie eine medikamentöse Behandlung infrage kommt. Das anschließende postoperative Programm konzentriert sich auf gezielte Bewegungsübungen, die Ernährung und den Muskelaufbau. Ettema et al. (2014) geben einen Überblick über weitere, vorwiegend medizinisch orientierte, Programme zur Prävention postoperativer Komplikationen bei älteren herzchirurgischen Patienten.

Eine Reihe von Verfahren versucht, Patienten durch **Beobachtungslernen** (Bandura, 1976) auf den bevorstehenden Eingriff vorzubereiten. Meist wird, wie bereits anhand einiger dargestellter Studien erwähnt, ein Videoband vorgeführt, auf dem eine Modellperson während des entsprechenden Eingriffs zu sehen ist. Anhand dieses Modells wird im Prinzip die gleiche Information über einen Eingriff präsentiert, die der Patient sonst über andere Medien erhält. Der Unterschied zwischen beiden Ansätzen besteht darin, dass der Patient sich mit einer Modellperson identifizieren kann und ihm so die Verarbeitung dieser Information und insbesondere die Übernahme von Verhaltensanweisungen erleichtert wird.

Diese **Modelingverfahren** stellen eine Kombination aus Informations- und Bewältigungsverfahren dar. Durch dieses Vorgehen erhöht sich zum einen die Vorhersagbarkeit des Eingriffs, zum anderen erfährt der Patient, dass das Ereignis zumindest teilweise kontrollierbar ist. Ludwick-Rosenthal und Neufeld (1988) berichten in ihrer Übersicht von positiven Auswirkungen dieser Verfahren. Allerdings betonen sie auch, dass aufgrund der Überschneidungen zwischen den Einflüssen der verschiedenen Komponenten unklar bleibt, worauf diese Effekte zurückzuführen sind.

Anderson und Masur (1989) prüften den Einfluss von vier Vorbereitungsprogrammen auf die Stressbelastung bei Patienten mit Herzkatheterisierung: Information, Bewältigungstraining, Modeling sowie Bewältigungstraining plus Modeling. Die Autoren fanden, dass Patienten mit einer psychologischen Vorbereitung während des Eingriffs weniger Erregung zeigten und anschließend weniger Angst

berichteten als Patienten einer Kontrollgruppe. Unter den Programmen erwiesen sich die beiden Vorbereitungen mit Modeling-Elementen als die wirksamsten.

Höfling (1988; vgl. auch Höfling & Dworzak, 1989) stellte ein Operationsvorbereitungsprogramm vor, das eine Kombination verschiedener Techniken beinhaltet. Neben der Vermittlung einer **angstakzeptierenden Grundhaltung** sowie dem Erlernen von **Atemkontrolltechniken** basiert das Programm vor allem auf einer **verbesserten Interaktion zwischen Arzt und Patient**. Höfling beklagt in diesem Zusammenhang erhebliche Defizite bei der Arzt-Patient-Interaktion (siehe auch Wisiak, 1989), die einer positiven Bewältigung der Situation durch den Patienten entgegenstehen. Von besonderer Bedeutung ist dabei die **Prämedikationsvisite** als zentraler Abschnitt einer patientenorientierten Operationsvorbereitung (siehe hierzu auch Krohne et al., 1989; Leigh, Walker & Janaganathan, 1977).

In diesem Programm ist es zunächst die Aufgabe des Anästhesisten, während der Prämedikationsvisite das Vorwissen des Patienten zu erfassen, um dieses anschließend gegebenenfalls zu korrigieren und zu ergänzen. Dabei ist die resultierende anfängliche Unruhe des Patienten in Kauf zu nehmen. Auf diese Weise soll eine angstakzeptierende Grundhaltung vermittelt werden, die auf dem Bewusstsein basiert, dass Angst primär keine schädigende Emotion darstellt. Unter Beachtung interindividuell unterschiedlicher Informationspräferenzen (vermeidend vs. suchend; ▶ Kap. 4) werden den Patienten sodann prozedurale und sensorische Informationen in strukturierter Weise vermittelt. Durch diese Informationen werden die Patienten in die Lage versetzt, kognitiv und emotional besser mit sich selbst und der Gefahrensituation umzugehen.

In dieser Interaktion kommt der **sozialen Unterstützung** (▶ Kap. 5) eine wesentliche Bedeutung zu (vgl. u. a. Elsass et al. 1987). Unterstützende Personen können zunächst einmal Verständnishilfen geben. Außerdem dürfte es für die Personen, die emotionale Unterstützung erhalten, eher möglich sein, die erhaltenen Informationen in einer angstakzeptierenden Weise zu verarbeiten. Auf die Bedeutung individueller Bewältigungsstrategien im Hinblick auf eine Angstreduzierung durch das Prämedikationsgespräch weisen u. a. Löwer, Krier und Henn-Beilharz (1993) hin.

Für die Erfassung des Ablaufs der **Interaktion von Arzt und Patient** steht eine Reihe von Verfahren zu Verfügung. In erster Linie kommt hier natürlich die **Beobachtung** des Arztverhaltens und dessen Registrierung anhand von Beobachtungssystemen infrage (▶ Kap. 2; vgl. auch Krohne & Hock, 2015). Die Beobachtung kann dabei in Echtzeit oder anhand von Video- oder Tonaufzeichnungen erfolgen. Beim Ansatz des **standardisierten Patienten** werden (echte) Patienten trainiert, das Verhalten des Arztes anhand bestimmter Checklisten zu beurteilen (vgl. u. a. Cohen et al., 1996). Schließlich stehen zur Erfassung des Interaktionsverhaltens noch **Selbstberichte,** die beim Patienten, beim Arzt oder bei beiden Partnern erhoben werden, zur Verfügung (vgl. u. a. Cegala, Coleman & Turner, 1998; Cohen et al., 1996). Eine Übersicht über verschiedene Instrumente aus diesen Bereichen geben Boon und Stewart (1998). Stewart (1995) analysierte die Ergebnisse von Studien, in denen Zusammenhänge zwischen der Güte der Kommunikation zwischen Arzt und Patient und dem Gesundheitszustand von Patienten (u. a. erfasst über Schmerzen, Fortbestehen von Symptomen, Funktionsstörungen sowie physiologische Maße) berichtet wurden. Dabei fanden sich in der Mehrzahl dieser Untersuchungen (16 von 21) bedeutsame Beziehungen zwischen diesen Merkmalen.

Eine weitere Komponente des Vorbereitungsprogramms nach Höfling und Kollegen stellt das Einüben von Kontrolltechniken und intrapsychischen Bewältigungsstrategien dar. Neben der Vermittlung von Entspannungs- und Atemkontrolltechniken, die ein Gefühl der Kontrollierbarkeit vermitteln, soll es den Patienten ermöglicht werden, bestimmte Aspekte der Behandlung selbst festzulegen und damit Kontrolle auszuüben. Als Beispiele für eine solche aktive Mitgestaltung nennen die Autoren die Beteiligung der Patienten bei der Entscheidung, ob eine anxiolytische Prämedikation erfolgen oder welche Untersuchung zuerst durchgeführt werden soll. Zudem wird ihnen die Möglichkeit zugestanden, von Personen, die ihnen nahestehen, in kritischen Situationen begleitet zu werden. Als Ergebnis ihres Vorbereitungsprogramms berichten die Autoren von einer verbesserten perioperativen Anpassung hinsichtlich einer Reihe von psychologischen, physiologischen und medizinischen Variablen.

Cohen et al. (2011) setzten bei Patienten, denen eine Prostataentfernung aufgrund einer Krebserkrankung bevorsteht, ein Stressbewältigungsprogramm ein, das dem von Höfling und Kollegen vorgestellten sehr ähnlich ist (Gruppendiskussion belastender Befürchtungen, kontrolliertes Atmen, gelenkte Phantasiereise, intrapsychische Bewältigungsstrategien). Sie konnten dabei für derart vorbereitete Patienten, verglichen mit zwei Kontrollgruppen (aufmerksame Zuwendung, Routinebehandlung) eine deutlich verbesserte postoperative Immunfunktion sichern (erhöhte Aktivität der Natürlichen Killerzellen sowie höhere Konzentration proinflammatorischer Zytokine). Ein entsprechender Zusammenhang wird von Parker et al. (2009) für die längerfristige Erholung nach einem derartigen Eingriff sowie von Larson et al. (2000) für Patientinnen mit Brustkrebsoperation berichtet.

6.7   Interventionen bei Kindern

Anders als bei erwachsenen Patienten wird für Kinder die Notwendigkeit einer gezielten psychologischen Vorbereitung auf medizinische Eingriffe und belastende Therapien nicht nur einhellig anerkannt, sondern in den meisten pädiatrischen Einrichtungen auch praktisch umgesetzt (vgl. u. a. Child Life Council, 2006; LeRoy et al., 2003; O'Byrne, Peterson & Saldana, 1997; Saile & Schmidt, 1992). Für diese verstärkten Bemühungen um kindliche Patienten gibt es eine Reihe von Gründen.

Besonders jüngere Kinder haben hinsichtlich medizinischer Eingriffe kaum Vorerfahrungen, deshalb werden selbst kleinere Maßnahmen wie etwa Impfungen zu einem stark angstbesetzten Ereignis. Wenn sie schon einmal derartige Eingriffe erlebt haben, so ist bei ihnen die Erinnerung daran noch nicht so elaboriert, dass sie von einer seinerzeit gezeigten Bewältigung (z. B durch eine bestimmte Ablenkung) profitieren könnten. Jüngere Kinder erinnern sich eher an furchteinflößende Hinweisreize (z. B. medizinische Objekte), auf die sie dann, im Sinne einer Konditionierung, mit negativen Affekten reagieren. Dies unterscheidet sie von älteren Kindern, die mehr Einzelheiten, auch im eigenen Verhalten, erinnern (Faust & Melamed, 1984) und sich somit auf der Grundlage früherer Erfahrungen an die aktuelle Situation besser anpassen können (Rudolph, Dennig & Weisz, 1995).

Darüber hinaus sind die Fähigkeiten der Kinder zur Kontrolle der durch die perioperative Situation ausgelösten Angst noch wenig entwickelt (Rudolph et al., 1995). Dies gilt besonders für jüngere Kinder (etwa bis sechs Jahre). Die vor, während und nach einem Eingriff erlebten Belastungen werden deshalb vom Kind meist sehr direkt geäußert und von den beteiligten Personen auch zuverlässig registriert. Bei jüngeren Kindern äußert sich die negative Befindlichkeit dabei unmittelbar in entsprechenden Affekten und Verhaltensweisen (Weinen, Fluchttendenzen). Bei älteren Kindern gewinnt dann noch die Sprache als Medium der Vermittlung negativer Affekte zunehmend an Bedeutung. In jedem Fall ist die negative Befindlichkeit bei Kindern – anders als bei Erwachsenen – so offenkundig, dass sie den Einsatz geeigneter erscheinender Maßnahmen aus der Umwelt (Beruhigung, Ermutigung, Ablenkung) geradezu herausfordert.

Was den Einsatz von Bewältigungstechniken betrifft, so ist es wichtig, zwischen der (evtl. über entsprechende Programme vermittelten) **Kenntnis** dieser Techniken und der tatsächlich vorhandenen **Fähigkeit** zu deren Einsatz zu unterscheiden (Rudolph et al., 1995). Im Prinzip gilt diese Unterscheidung natürlich auch für Erwachsene. So wissen etwa viele Menschen, dass Ablenkung in unkontrollierbaren Situationen eine gute Strategie zur Stressminderung ist („Was ich nicht weiß, macht mich nicht heiß"). Gleichzeitig sind sie aber nicht in der Lage, diese Strategie in bedrohlichen Situationen auch erfolgreich einzusetzen. Angesichts dieser Unterscheidung ist es wichtig, die Verwendung bestimmter Bewältigungstechniken nicht nur über den Selbstbericht zu erfassen. Gerade bei Kindern können Verbalfähigkeit, aktueller Kenntnisstand und Handlungskompetenz noch deutlich auseinanderfallen.

Wenn Kinder mit medizinischen Eingriffen konfrontiert werden, so ist bei ihnen das Spektrum dieser Maßnahmen anders geartet als bei Erwachsenen. Es kommt bei ihnen seltener zu Operationen aufgrund von Fehlfunktionen innerer Organe (etwa Herz, Leber, Nieren, Magen oder Darm). Wenn bei ihnen Operationen durchgeführt werden, dann dominiert (evtl. neben Tonsillenentfernung) die Behandlung von Unfallverletzungen, etwa Verbrennungen. Die chirurgische Behandlung von Unfallverletzungen stellt aber eine ganz besondere Klasse von Eingriffen dar, da hier kaum ausreichend Zeit für eine differenzierte psychologische Vorbereitung des Patienten besteht. Wesentlich häufiger als Operationen sind bei Kindern kleinere Eingriffe wie Impfungen, die Verabreichung von Spritzen oder zahnerhaltende Maßnahmen. Einen speziellen – und sehr belastenden – Eingriff stellt die Therapie der bei jüngeren Kindern vergleichsweise häufigen Leukämie dar. Diese Unterschiedlichkeit im Erkrankungsspektrum erschwert die einfache Übernahme von Programmen, die im Kontext von medizinischen Maßnahmen bei Erwachsenen entwickelt wurden.

Der bedeutendste Unterschied zwischen Kindern und Erwachsenen besteht aber darin, dass Kinder bei medizinischen Eingriffen den behandelnden Personen (Ärzte, Schwestern, Pfleger) fast nie allein gegenüberstehen, sondern meistens von Eltern begleitet und von diesen auch im gesamten perioperativen Zeitraum betreut werden. Damit werden Eltern zu einer weiteren Zielgruppe für die Implementierung psychologischer Vorbereitungsprogramme (vgl. Child Life Council, 2006; Manne et al., 1990; Rudolph et al., 1995; Saile & Schmidt, 1992). Diese Verdopplung der Zielgruppe stellt ganz besondere Anforderungen an das pädiatrische Fachpersonal, das damit ebenfalls in die Konzeption von Vorbereitungsprogrammen einbezogen werden muss.

Wir haben es also mit zwei Arten der Beeinflussung des Kindes durch perioperative psychologische Interventionen zu tun (vgl. Saile & Schmidt, 1992): Bei der **direkten** Beeinflussung richtet sich die Intervention unmittelbar auf das Kind, etwa bei der Vermittlung von Atemtechniken. Ein **intermediales** Programm ist dagegen so konzipiert, dass eine verbesserte perioperative Anpassung des Kindes durch eine Intervention bei den Eltern (meist der Mutter) erzielt werden soll. Daneben lassen sich Programme für Kinder und Eltern noch danach unterscheiden, ob sie im Rahmen des perioperativen Verlaufs **extern** angelegt sind (etwa bei einer gemeinsam eingeübten antizipatorischen Bewältigung der Situation durch ein Training effizienter Bewältigungsstrategien; vgl. z. B. Zastowny, Kirschenbaum & Meng, 1986), oder **intern** operieren, d. h. unmittelbar in der Situation des Eingriffs wirken sollen (etwa bei einem Beruhigen des Kindes durch die Mutter).

Was die Rolle der Eltern-Kind-Beziehung im perioperativen Geschehen betrifft, so muss bedacht werden, dass Kinder unmittelbar vor einem Eingriff häufig zwei Arten von Stressoren ausgesetzt sind. Zum einen operieren hier Stressoren aus der medizinischen Prozedur, zum andern wirkt hier aber auch die Belastung aus der (häufig nötigen) kurzzeitigen Trennung von der Bezugsperson (meist der Mutter). Diese beiden Arten und die kindlichen Reaktionen darauf müssen in entsprechenden Programmen berücksichtig werden. Weitere Faktoren, die einen Einfluss auf die Gestaltung von Interventionen haben, die sich sowohl an Kinder als auch an deren Eltern richten, sind Elternmerkmale wie z. B. eine erhöhte Angst bei der Mutter, Temperamentsmerkmale des Kindes (etwa emotionale Stabilität) sowie Übereinstimmungen zwischen Kindern und ihren Eltern in der Präferenz für bestimmte Bewältigungsformen (etwa Vermeidung; ▶ Kap. 4, ▶ Kap. 7; vgl. auch Rudolph et al., 1995).

Wie bereits mehrfach angesprochen, sind das Alter und damit der Entwicklungsstand des Kindes sowie das Ausmaß an Vorerfahrungen mit Eingriffen wesentliche Faktoren, die bei der Gestaltung forschungsbasierter psychologischer Interventionen berücksichtigt werden müssen. Jüngere Kinder äußern ihre Stressbelastung anders als ältere, was wiederum die Auswahl von Indikatoren zur Prüfung der Wirksamkeit von Interventionen bestimmt. Frühere Erfahrungen können negativ, aber auch positiv sein (etwa wenn eine Spritze überhaupt nicht „wehgetan hat"). Generell sollten frühere Erfahrungen die Entwicklung von Fähigkeiten zur Anpassung an die aversive Situation fördern. Es kann aber auch, wie erwähnt, passieren, dass die wiederholte Konfrontation mit bestimmten medizinischen Hinweisreizen die Tendenz zur Manifestation negativer Affekte verstärkt. Diese Affekte können dann mit der Ausübung von Bewältigung, wie sie über ein bestimmtes Programm vermittelt werden soll, interferieren (Rudolph et al., 1995).

Formal orientieren sich die Interventionen zur Vorbereitung von Kindern auf medizinische Eingriffe an den Typen von Programmen, die in den vorangegangenen Abschnitten für Erwachsene vorgestellt wurden, allerdings mit einer deutlichen Präferenz für

Ansätze, die auf dem Modelingkonzept (▶ Abschn. 6.6) basieren (O'Byrne et al., 1997). Inhaltlich müssen die einzelnen Programme aber natürlich an den jeweiligen Entwicklungsstand des Kindes angepasst werden. So werden etwa die bei Erwachsenen zur Unterstützung einer Bewältigung durch Ablenkung häufig eingesetzten geleiteten Phantasiereisen bei jüngeren Kindern meist ersetzt durch die Beschäftigung mit Spielzeug (vor dem Eingriff) oder Musik, die (während des Eingriffs) über Kopfhörer dargeboten wird. Insgesamt erfolgt die Vermittlung der Programme, anders als bei Erwachsenen, nicht primär über verbale oder schriftliche Informationen. Besonders die folgenden Programme werden in pädiatrischen Einrichtungen eingesetzt (vgl. Saile & Schmidt, 1992):

Psychotherapeutische Ansätze, z. B. eine Spieltherapie, unterscheiden sich von allen anderen Methoden u. a. dadurch, dass in ihnen generell ein anderes Kommunikationsmedium als die Sprache dominiert.

Auch beim **Modelllernen** findet eine Vermittlung nicht ausschließlich über die Sprache statt. Mittels einer Kombination der Medien Videodemonstration, Bilderbücher und Puppen wird das Kind mit der realen Situation des Eingriffs, dessen einzelnen Phasen sowie dem Aufenthalt im Krankenhaus vertraut gemacht. Im Videofilm vermittelt ein Modellkind über das von ihm präsentierte Erleben und Verhalten relevante Informationen zur Bewältigung der Situation, die der kindliche Patient, so die Annahme, dann durch Beobachtung übernehmen soll. Wichtig ist dabei, wie bereits mehrfach für Modelingverfahren erwähnt, dass die Modellperson anfangs durchaus Angstreaktionen zeigt, diese dann aber im Verlauf der Demonstration über den Einsatz bestimmter Techniken, z. B. Ablenkung, immer besser beherrscht. Eine in diesem Zusammenhang wirkungsvolle Intervention ist das **paticipant modeling** (u. a. Faust, Olson & Rodriguez, 1991). Hier stellt ein Modellkind in einem Film zunächst seine Befürchtungen dar, gibt dann aber Hinweise auf angemessenes Bewältigungsverhalten, demonstriert dieses auch praktisch und ermutigt den Zuschauer, dieses Verhalten selbst auszuüben. Zu diesen Verhaltensweisen gehören etwa Atemübungen oder (kindgerechte) geleitete Phantasiereisen.

Weitere Vorbereitungen, die sich unmittelbarer an den entsprechenden Erwachsenenprogrammen orientieren und damit eher für ältere Kinder eignen, sind die Vermittlung **sensorischer und prozeduraler Information, Hypnotherapie** sowie das **Einüben von Bewältigungstechniken** wie Muskelentspannung, gedankliche Ablenkung oder Selbstinstruktionen zur Umbewertung der Situation und Erhöhung der Selbstwirksamkeitserwartung. Gelegentlich werden auch Kombinationen verschiedener Programmtypen realisiert, etwa informative Vorbereitung plus Einüben von Bewältigungstechniken, wobei die bewältigungsorientierten Programmteile dann auch bei den Eltern eingesetzt werden können (vgl. u. a. Del Gaudio & Navid, 1991, für Zahnbehandlungen; Manne et al., 1990, für Blutentnahmen; Robinson & Kobayashi, 1991, für Operationen).

Für Kinder besonders wichtig ist die Einführung bestimmter **organisatorischer Maßnahmen** in der Einrichtung. Hierzu gehören die Ausbildung von Fachkräften zur Darbietung von **emotionaler Unterstützung** in allen Phasen des Aufenthalts sowie strukturelle Verbesserungen, etwa das **Rooming-in** für Mutter und Kind. Noch wenig untersucht sind allerdings mögliche Wechselwirkungen dieser Maßnahmen mit anderen psychologischen Programmen.

O'Byrne et al. (1997) ließen die Effektivität verschiedener Programmtypen durch Experten einschätzen. Am besten schnitten danach die Vorbereitung durch das Einüben von Bewältigungstechniken, Entspannungstraining und die Präsentation von Videofilmen ab. Als ungeeignet beurteilt wurden, neben dem Verzicht auf psychologische Interventionen überhaupt, die informative Vorbereitung über schriftliche Materialien oder das Angebot einer „Tour" durch die einzelnen perioperativen Stadien. Im mittleren Bereich wurde die Wirksamkeit der Spieltherapie eingeordnet. Diese stellt jedoch tatsächlich, zusammen mit einer allgemeinen verbalen Vorbereitung, das am häufigsten in pädiatrischen Kliniken realisierte Programm dar. Vergleichsweise selten wurde dagegen die, als wirksam beurteilte, Methode der Videodemonstration eingesetzt.

Die empirische Forschung zu Interventionen bei Kindern konzentriert sich auf **Vergleiche** der Wirksamkeit verschiedener Programmtypen. Relativ selten sind dagegen Untersuchungen, in denen es darum geht, die **Mechanismen** zu analysieren, über die eine bestimmte Intervention auf das Anpassungsniveau des kindlichen Patienten wirkt

(Rudolph et al., 1995). Die Befundlage zu den verschiedenen Studien bietet ein sehr uneinheitliches Bild (vgl. Krohne & de Bruin, 1998; Saile & Schmidt, 1992; Yap, 1988). Diese Inkonsistenzen sind in erster Linie Resultat einer für viele Studien zu registrierenden unzureichenden Berücksichtigung wichtiger Variablen auf der Kindseite, die den Einfluss einer bestimmten Interventionsart auf den Anpassungsstatus des Patienten moderieren. Neben Persönlichkeitsmerkmalen (▶ Kap. 7) gehören zu diesen Variablen in erster Linie, wie erwähnt, das **Alter** (bzw. der Entwicklungsstand) des Kindes und das Ausmaß seiner **Vorerfahrungen** mit medizinischen Eingriffen.

Die Bedeutung der Wechselwirkung von Programmtyp mit Alter und Vorerfahrungen des Kindes wurde u. a. in einer Studie von Melamed et al. (1983) demonstriert. Kindern unterschiedlichen Alters ($N = 58$; jüngere Kinder: 4–7 Jahre; ältere Kinder: 8–17 Jahre), denen ein Wahleingriff unter Vollnarkose bevorstand, wurde am Vorabend der Operation entweder ein vorbereitender oder ein neutraler Film (ein Kind auf einem Ausflug zum Angeln) gezeigt. Die Eltern waren bei diesen Präsentationen nicht anwesend. Der vorbereitende Film thematisierte typische präoperative Belastungen des Kindes wie Ängste, Fasten vor dem Eingriff oder Trennung von den Eltern. Dabei wurde ein Modellkind gezeigt, dass die einzelnen perioperativen Stadien (Operationsvorbereitung, Eingriff, verschiedene postoperative Abschnitte) durchläuft. Der Film war so gestaltet, dass er einerseits relevante Informationen darbot, andererseits aber das Kind auch beruhigte. Abhängige Variablen waren operationsbezogenes Wissen, physiologische Reaktionen (Herzrate, Aktivität der Schweißdrüsen, erfasst über den **Palmar Swet Index**; Malmo, 1995) sowie selbstberichtete und fremdbeobachtete Angst.

Bei den Ergebnissen zeigte sich, dass Kinder, die den vorbereitenden Film gesehen hatten, erwartungsgemäß über mehr operationsbezogenes Wissen verfügten als Kinder der Kontrollgruppe. Sie wiesen auch eine geringe Aktivität der Schweißdrüsen auf, während bei der Herzrate keine Unterschiede zwischen den beiden Bedingungen bestanden. Die wesentlichen signifikanten Befunde ließen sich für die Interaktionen der Vorbereitungsbedingung mit dem Alter und der Vorerfahrungen registrieren.

Jüngere Kinder, die den vorbereitenden Film gesehen hatten, manifestierten deutlich mehr **fremd-beobachtete Angst** als jüngere Kinder der Kontrollbedingung, während für ältere Kinder hier kein Unterschied bestand. Bei Einbeziehung des Faktors Vorerfahrung zeigte sich, dass dieser Unterschied bei jüngeren Kindern nur für die Gruppe **mit chirurgischen Erfahrungen** galt, während ältere Kinder hinsichtlich diese Variablen keine unterschiedlichen Reaktionen zeigten. Bei (älteren und jüngeren) Kindern **ohne Vorerfahrung** war die Angstmanifestation in den beiden Filmbedingungen etwa gleich (mit generell mehr Angstanzeichen bei jüngeren Kindern). Ähnliche Zusammenhänge fanden sich auch für die **selbstberichtete Angst**: Jüngere Kinder mit Vorerfahrung zeigten nach der Darbietung des operationsbezogenen Films einen Angstanstieg, während jüngere Kinder ohne Erfahrung nach Darbietung des neutralen Films mehr Angst berichteten.

Die Ergebnisse belegen zunächst, dass eine weitgehend informationszentrierte Vorbereitung (jedenfalls in der von Melamed et al. realisierten Form) nicht vorteilhafter auf die perioperative Anpassung des Kindes wirkt als eine neutrale Vorbereitung. Bei jüngeren Kindern, welche bereits eine gewisse Vorerfahrung mit Operationen haben, ist sie sogar ausgesprochen kontraindiziert (für ähnliche Befunde vgl. u. a. Grundner et al., 1988). Diese Kinder sind offenbar bis zu einem gewissen Grad für (als aversiv erlebte) Hinweisreize sensiviert, ohne aber über ein effizientes Bewältigungspotenzial im Hinblick auf diese Reize zu verfügen. Die Darbietung operationsrelevanter Information findet hier also einen Ansatzpunkt im Sinne einer Verstärkung der Besorgnis und Angst der Kinder. Bei älteren Kindern hat das Informieren nicht diesen Effekt, da bei ihnen der Grad der operationsbezogenen Angst vermutlich in erster Linie von der Effizienz ihrer Bewältigungsmaßnahmen abhängt.

Wenn schon eine informative Vorbereitung erfolgt, dann ist der Zeitpunkt dar Darbietung entscheidend (vgl. Cohen, 2008). Ein zu frühes Informieren löst Ängste aus, die das Abspeichern der präsentierten Information und die Ausführung eventuell bereits eingeübter Bewältigungsmechanismen (z. B. Ablenkung) stören können. Wenn, wie bei Impfungen oder Blutentnahmen, nur wenig Vorbereitungszeit zur Verfügung steht, dann führt die

Möglichkeit der Ablenkung (etwa durch Musik) zu einer deutlich besseren Anpassung (z. B. hinsichtlich des Schmerzerlebens) als eine auf Beruhigung zielende Vorbereitung (vgl. u. a. Fowler-Kerry & Lander, 1987; Gonzales, Routh & Armstrong, 1993; Vessey, Carlson & McGill, 1994). Aber auch bei belastenden Behandlungen, die sich über längere Zeit erstrecken, hat sich für sehr junge Kindern (2–5 Jahre) Ablenkung als wirksame Intervention erwiesen (Dahlquist et al., 2002).

Wie bei Studien zu Interventionen bei Erwachsenen ist auch bei Kindern die Befundlage zur Effizienz einzelner Programme recht heterogen. Manne et al. (1994) weisen in diesem Zusammenhang auf ein grundsätzliches Problem hin. Ein ausgearbeitetes Vorbereitungsprogramm wird in der Regel über medizinisches oder psychologisches Fachpersonal an die Eltern vermittelt, die dieses dann mit ihrem Kind einüben. Falls es trotz dieser Vorbereitung nicht zu der erwarteten Belastungsreduktion beim Kind kommt, dann kann dieser Fehlschlag allerdings unterschiedliche Ursachen haben, die separat analysiert werden müssen: Dem Fachpersonal (z. B. Schwestern) mag es erstens nicht gelungen sein, das Programm angemessen an die Eltern zu vermitteln. Es könnte aber auch zweitens sein, dass ein im Prinzip angemessen vermitteltes Programm von den Eltern nicht gut mit ihrem Kind eingeübt wurde. Schließlich könnte auch der Fall vorliegen, dass ein Kind das in diesem Programm Gelernte (z. B. Entspannungstechniken) nicht gut umsetzen konnte (weil es etwa während des Übens und späteren Praktizierens des Programms abgelenkt war).

6.8   Bewertung der Befundlage

Die zahlreichen Befunde aus Studien, in denen Effekte psychologischer Operationsvorbereitungen analysiert wurden, bieten ein recht widersprüchliches Bild. Da sich die Arbeiten auf unterschiedliche medizinische Eingriffe beziehen und zur Erfassung der zentralen Variablen sehr verschiedenartige Messverfahren eingesetzt wurden, fällt es auch insgesamt schwer, die Ergebnisse zu vergleichen. Zudem wurden viele Studien weitgehend theoriefrei durchgeführt. Ohne konzeptuellen und theoretischen Rahmen können die einzelnen Ergebnisse jedoch kaum eingeordnet und systematisch relevante Fragestellungen für die zukünftige Forschung abgeleitet werden. Vielfach ist das Untersuchungs- und Auswertungsdesign auch so beschaffen, dass ihm wenig Aussagekraft zukommt. Würde man an die analysierten Erhebungen strikte Gütekriterien anlegen, so wäre der Bereich zu berücksichtigender Untersuchungen vermutlich recht klein.

Der oben gegebenen Einschätzung entsprechend wird in Übersichtsdarstellungen die Qualität vieler Evaluationsstudien kritisch beurteilt (Auerbach, 1989; Krohne & de Bruin, 1998; Miller et al., 1989; Schmidt, 1988; Yap, 1988). Insbesondere wird Kritik am methodischen Vorgehen bei der Untersuchung der Interventionseffekte geübt. Ein zentrales Problem stellt dabei die **inadäquate Bestimmung von Kontrollgruppen** dar. In einigen Studien setzt sich diese Gruppe ausschließlich aus Patienten zusammen, die mit dem auf der Station üblichen Vorgehen auf den Eingriff vorbereitet wurden. Hierbei ist jedoch nicht auszuschließen, dass Unterschiede in der perioperativen Anpassung zwischen Behandlungs- und Kontrollgruppe auf die bloße vermehrte Zuwendung zurückgehen, die die Patienten der Interventionsgruppe erfahren haben. Daher ist es notwendig, den Untersuchungsplan um mindestens eine weitere Kontrollgruppe zu erweitern (**attention control**), in der den Patienten die gleiche Aufmerksamkeit geschenkt wird wie den Probanden in der Interventionsgruppe.

Bei verschiedenen Studien, in denen die Anpassung der Patienten durch Fremdbeobachtungen erfasst wurde, waren die Beobachter darüber unterrichtet, welche Art der Vorbereitung die Patienten erhalten hatten. Ferner wurde in den meisten Erhebungen darauf verzichtet, die Einschätzungen einzelner Beurteiler miteinander zu vergleichen (Yap, 1988). Zukünftige Untersuchungen müssen daher als **Blindstudie** durchgeführt werden und die **Beobachterübereinstimmung** überprüfen.

Ein weiteres Problem zahlreicher Studien besteht in der **Konfundierung verschiedener Interventionseffekte** (Auerbach, 1989). In derartigen Untersuchungen werden Elemente einzelner Interventionsverfahren kombiniert angewendet. Bei der Auswertung wird dann oft in wenig differenzierter Weise lediglich die generelle Wirkung der gesamten Intervention betrachtet (vgl. hierzu Schmidt,

1988). Bei diesem Vorgehen, das ebenfalls Folge des erwähnten Mangels an theoretischer Fundierung ist, kann natürlich nicht geklärt werden, aufgrund welcher spezifischen Intervention bzw. welcher Kombination von einzelnen Interventionen die Effekte aufgetreten sind.

Um diese Probleme zu lösen, müssen als erstes die Ziele der einzelnen Interventionen explizit genannt werden. Anschließend muss der Frage nachgegangen werden, ob die Interventionen ihre intendierten spezifischen Wirkungen auch erreicht haben. So muss bei Informationsverfahren etwa geprüft werden, ob die Informationen auch tatsächlich vermittelt wurden. Danach sollte geklärt werden, welche unmittelbaren Effekte die Interventionen haben. (Wurde etwa die Situationswahrnehmung des Patienten verändert?) Um diese Effekte allerdings überhaupt in den Blick nehmen zu können, bedarf es einer theoretischen Analyse im Hinblick auf die Mechanismen, die durch eine spezifische Intervention aktiviert werden. Im Anschluss an derartige Analysen der einzelnen Interventionen kann dann in vergleichenden Untersuchungen geprüft werden, ob die verschiedenen Maßnahmen differenzielle Auswirkungen bei verschiedenen Patientengruppen aufweisen (▶ Kap. 7).

Ein bislang kaum thematisiertes Defizit vorliegender Studien ist die relative **Beliebigkeit des Zeitpunkts**, zu dem Interventionen durchgeführt wurden. Künftig muss deshalb mehr Aufmerksamkeit auf die Bestimmung der sich zeitlich verändernden situativen Anforderungen an das Bewältigungsverhalten des Patienten und damit auf die zeitliche Abstimmung der Interventionen gerichtet werden. So benötigen etwa vorbereitende Informationen eine angemessene Zeit zur kognitiven Verarbeitung. Häufig sind die Zeitabschnitte der Informationsvermittlung jedoch recht kurz. In diesem Zusammenhang muss natürlich auch, wie besonders für Kinder deutlich wurde, die Vorerfahrung des Patienten mit Eingriffen berücksichtigt werden. Meist fehlen Angaben zu Merkmalen wie Dauer oder Häufigkeit der Vorerfahrung sowie Aussagen darüber, ob die Bewältigung früherer Eingriffe als gelungen zu betrachten ist.

Ein Problem bei den Abschätzungen von Behandlungseffekten resultiert aus der Tatsache, dass vorzugsweise **subjektive Parameter** zur Registrierung des Behandlungserfolges herangezogen werden. Dabei werden nicht nur mögliche differenzielle Effekte übersehen (ein Programm mag vielleicht nur hinsichtlich wichtiger medizinischer Parameter wie etwa intra- und postoperative Komplikationen oder Wundheilung erfolgreich sein), sondern es werden auch Parameter herangezogen, die in ganz besonderem Maße von der (in analoger Weise auch aus der Therapieforschung bekannten) Erwartungshaltung des Patienten beeinflusst werden. Allein die Tatsache, dass ein Patient eine für ihn ungewöhnliche Form der intensivierten Vorbereitung erfährt, dürfte auf die Beantwortung von Fragen nach dem Effekt dieser Intervention bereits einen positiven Einfluss haben. Deshalb ist bei derartigen Interventionsstudien neben der Behandlungsgruppe immer auch die Verwendung gut gematchter Placebo- und Kontrollgruppen notwendig (wobei natürlich noch die Frage zu beantworten ist, wie denn eine Placebobehandlung aussehen soll).

Schließlich sollten generell in der Forschung die **differenziellen Effekte** verschiedener Verfahren auf die Anpassungsparameter genauer analysiert werden. Einzelne Studien, in denen unterschiedliche Parameter erhoben wurden, liefern Belege für derartige Effekte (siehe u. a. Wilson, 1981). So fanden Weinman und Johnston (1988) beim Vergleich der Wirkung einzelner Interventionen auf bestimmte Anpassungskriterien für die Parameter Schmerzen, Angst, Depressivität und Erholung bedeutsame Unterschiede. Entspannungsverfahren, Informationen und Verhaltensinstruktionen haben stärkere unmittelbare Effekte auf körperliche Missempfindungen und Unsicherheit. Demgegenüber wirken kognitive und emotionszentrierte Maßnahmen offenbar eher auf kognitive und emotionale Aspekte, die im Zusammenhang mit diesen Problemen auftreten. Hinsichtlich der Medikation (Analgetika und Sedativa) und der Verweildauer haben sich in bisherigen Untersuchungen alle Interventionen als gleichermaßen erfolgreich erwiesen. In diesem Zusammenhang muss allerdings festgehalten werden, dass in den Indikatoren der beiden letztgenannten Kriterien viele andere Variablen aufgehen. So beeinflussen etwa Stimmungen, Schmerzen, Symptome, verhaltensmäßige und physische Indikatoren die Entscheidungen der Ärzte über Medikation und Verweildauer im Krankenhaus.

Unter der Zielsetzung der Prüfung differenzieller Effekte verglichen Johnston und Vögele (1992) in einer Metaanalyse prozedurale und sensorische Informationen, Verhaltensinstruktionen, Hypnose und Entspannungsverfahren, emotionszentrierte Verfahren, kognitiv-verhaltenstherapeutische Techniken sowie verschiedene Kombinationsformen. Als **prä**operatives Kriterium dienten Zustandsangstwerte, für den **intra**operativen Bereich Narkosedauer und Verhalten des Patienten im Operationsbereich und als **post**operative Parameter Schmerz- und Befindlichkeitsratings, Medikation, auftretende Komplikationen sowie die Dauer der Hospitalisierung. Es zeigte sich, dass alle Vorbereitungsprogramme, verglichen mit keiner speziellen Vorbereitung, bei jedem der genannten Kriterien signifikante Verbesserungen erzielten. Im Einzelnen führten prozedurale Informationen und Verhaltensinstruktionen in allen Indikatorgruppen zu Verbesserungen. Mit Ausnahme der verhaltensbezogenen Kriterien galt dies auch für die Entspannungsverfahren. Während sensorische Informationen, Hypnose und emotionszentrierte Programme vergleichsweise wenig erfolgreich waren, schienen kognitiv-verhaltenstherapeutische Maßnahmen eher spezifische Effekte in den Bereichen Befindlichkeit, Schmerzempfindung und klinische Parameter zu zeigen.

Mögliche Gründe für eine differenzielle Wirkung einzelner Vorbereitungsverfahren werden in einer Untersuchung von Manyande et al. (1992) deutlich. Hier reduzierte ein Entspannungsverfahren zwar die subjektive Angst vor und nach der Operation im Vergleich zu einer Kontrollgruppe, für die erhobenen Stresshormone war jedoch ein verstärkter intraoperativer Anstieg zu verzeichnen. Die Autoren vermuten, dass dieser größere Anstieg in einer stärker passiven und abhängigen Haltung begründet sei, die den Patienten durch bestimmte Vorbereitungsverfahren wie Entspannungstrainings oder Beruhigungstechniken vermittelt wurde. Sie kritisieren die Behauptung, dass präoperative Versuche, die Angst der Patienten zu reduzieren, notwendigerweise im Interesse der Patienten seien. Es sei vielmehr wichtig, zwischen den Effekten der einzelnen Techniken zu differenzieren, um so zu verhindern, dass durch bestimmte Verfahren positive psychologische Prozesse im Patienten, wie das **work of worrying**, gestört werden (vgl. auch Salmon, 1993). Das

Ziel präoperativer psychologischer Interventionen müsste darin bestehen, dem Patienten eine aktive Rolle in der Auseinandersetzung mit der Operation und der Erholung zu vermitteln. Die gegenwärtige Befundlage erlaubt allerdings noch keine verbindlichen Schlüsse im Hinblick auf spezielle Interventionsempfehlungen, da die Validität der postoperativen Erholungskriterien, wie erwähnt, sowohl hinsichtlich subjektiver als auch objektiver Parameter noch nicht ausreichend geklärt ist.

6.9   Zusammenfassung

Eines der zentralen Themen im Bereich perioperativer Stress ist die Prävention stärkerer Stressreaktionen beim Patienten. Unter dieser Zielsetzung wurde eine Vielzahl von Programmen zur psychologischen Vorbereitung von Patienten auf einen Eingriff entwickelt, in der perioperativen Situation eingesetzt und hinsichtlich ihrer Wirksamkeit überprüft. Neben medizinisch-medikamentösen Vorbereitungen, die als erstes kurz behandelt werden, wurden innerhalb der psychologisch orientierten Interventionen Informations-, Bewältigungs- und Kontrollverfahren sowie kombinierte Maßnahmen entwickelt.

Bei den Informationsverfahren kann einmal über den zeitlichen Ablauf und die Art des Eingriffs sowie die verwendeten Instrumente (prozedurale Information), zum anderen über Empfindungen (einschließlich Schmerzen), die vor, während und nach dem Eingriff auftreten können (sensorische Information), informiert werden. Zu den Bewältigungsverfahren zählen Entspannung, Ablenkung, kognitive Umstrukturierung der erlebten Belastung sowie positive Selbstinstruktionen. Durch diese Techniken soll dem Patienten ein belastungsreduzierender Umgang mit dem aversiven Ereignis erleichtert werden. Durch den Einsatz von Kontrollverfahren (z. B. das Erlernen von Atemtechniken) soll dem Patienten die Möglichkeit oder zumindest das Gefühl vermittelt werden, die Situation jedenfalls teilweise positiv beeinflussen zu können. Kombinierte Maßnahmen vereinen mehrere der aufgeführten Programminhalte, wobei diese Inhalte häufig über Filme vermittelt werden. In diesen wird meist eine andere Person bei der Bewältigung der perioperativen Situation gezeigt (Modeling).

Eine besondere Gruppe bei der Implementation von Vorbereitungsprogrammen stellen pädiatrische Patienten dar. Zwar sind die hier eingesetzten Interventionsmaßnahmen formal den bei erwachsenen Patienten verwendeten sehr ähnlich, dafür grenzen aber entwicklungspsychologische Einflüsse sowie die Involviertheit der Eltern in den meisten Abschnitten des perioperativen Geschehens diese Gruppe deutlich von den Erwachsenen ab.

Im Anschluss daran werden zu allen diesen Interventionsformen empirischen Studien vorgestellt, in denen nicht nur die jeweils konkret durchgeführte Vorbereitung beschrieben, sondern auch deren Effizienz im Hinblick auf die verschiedenen Kriterien perioperativer Anpassung geprüft wird. Da die Befundlage zur Wirksamkeit psychologischer Vorbereitungen bei medizinischen Eingriffen ein widersprüchliches Bild bietet, wird abschließend eine Bewertung der bisher durchgeführten Untersuchungen und ihrer Ergebnisse gegeben. Als ein Manko vieler Studien wird die fehlende Analyse differenzieller Effekte verschiedener Verfahren hervorgehoben. Bestimmte Programme, bzw. einzelne Elemente aus ihnen, wirken offenbar nur auf jeweils spezifische Anpassungsparameter (z. B. körperliche Missempfindungen), während sie bei anderen Kriterien (etwa kognitive oder emotionale Belastungsreaktionen) keine Wirkung zeigen.

Persönlichkeit, Art der Intervention und Stressreaktion

© Springer-Verlag Berlin Heidelberg 2017
H.W. Krohne, *Stress und Stressbewältigung bei Operationen*,
DOI 10.1007/978-3-662-53000-9_7

7.1   Theoretische Überlegungen

Bereits relativ früh in der Entwicklung von Programmen zur Vorbereitung von Patienten auf medizinische Eingriffe wurde auf die Bedeutung individueller Unterschiede, speziell hinsichtlich der Ängstlichkeit und Stressbewältigung, bei der Bestimmung der Wirksamkeit einzelner Interventionen hingewiesen (vgl. u. a. Andrew, 1970; Davies-Osterkamp, 1977; Schultheis et al., 1987). Obwohl inzwischen weitgehende Einigkeit darüber besteht, dass psychologische Vorbereitungen derartige **Personvariablen** berücksichtigen und mithin auf das Individuum abgestimmt werden sollten, wurde die Frage der personspezifischen Indikation von Interventionen bislang in der medizinischen Praxis nur unzureichend thematisiert.

Dass dabei auf der Personseite die Merkmale Ängstlichkeit und Stressbewältigung (insbesondere hinsichtlich der Dispositionen Vigilanz und kognitive Vermeidung; ► Kap. 4) von zentraler Bedeutung sind, konnte inzwischen in einer Vielzahl von Studien gut belegt werden (Übersicht u. a. in Krohne & de Bruin, 1998). Darüber hinaus wurde auch der Einfluss weiterer Persönlichkeitsmerkmale speziell aus den Bereichen Optimismus, Selbstwirksamkeit und Kontrollüberzeugungen (u. a. Auerbach et al., 1976; Clum, Scott & Burnside, 1979; Contrada, Leventhal & Anderson, 1994) sowie der sozialen Unterstützung (Gilts et al., 2013) empirisch untersucht. Neben der Beachtung personaler und sozialer Einflussgrößen ist bei der Darbietung von Vorbereitungsprogrammen auch zu berücksichtigen, in welcher Phase der operativen Situation sich der Patient befindet. Dies gilt insbesondere für Kinder mit ihrer noch wenig entwickelten Fähigkeit zur Stressbewältigung. Fundierte Interventionen sollten also dadurch gekennzeichnet sein, dass vor ihrer Anwendung geklärt wird, wie sie implementiert werden und ob sie für diesen Patienten in seiner spezifischen Situation zu diesem Zeitpunkt angezeigt sind.

In der folgenden Darstellung konzentriere ich mich auf die genannten vier Gruppen von Merkmalen, die Patienten in unterschiedlicher Ausprägung in die Situation einer psychologischen Vorbereitung einbringen: Ängstlichkeit, Art der Stressbewältigung, soziale Unterstützung sowie weitere Persönlichkeitsmerkmale wie Selbstwirksamkeit oder

Kontrollüberzeugung. Ein weiteres Merkmal aus diesem Bereich ist der Optimismus. Im Gegensatz zur Befundlage zum **direkten** Einfluss dieses Merkmals auf die perioperative Anpassung (► Kap. 3) liegen jedoch kaum Studien vor, in denen dessen **Wechselwirkung** mit der Vorbereitungsart analysiert wird. Dieser Mangel könnte darin begründet sein, dass sich für derartige Wechselwirkungen kaum stringente Hypothesen formulieren lassen.

Sinnvoll wäre auch eine Analyse des Alterseinflusses, die über die bloße Trennung nach Kindern und Erwachsenen hinausgeht. Die Vorerfahrung mit bestimmten medizinischen Eingriffen steigt mit dem Alter. Es ist daher naheliegend, dass formal gleichartige Interventionen erfahrungsabhängig unterschiedliche Effekte zeigen. Da das Alter der Patienten in den meisten Untersuchungen jedoch über einen weiten Bereich streut und selten Zusammenhänge berichtet werden, die nach unterschiedlichen Altersgruppen differenzieren, wird hier auf diese Unterscheidung verzichtet.

Bei einer Bewertung der jeweiligen Designs von Studien zur Analyse der Wechselwirkung von Personvariablen und Art der Vorbereitung auf den perioperativen Anpassungsstatus ist allerdings ein **forschungsethisches** Problem zu bedenken. Es stellt sich die Frage, ob es ethisch zu rechtfertigen ist, einen Probanden mit einer bestimmten Disposition (beispielsweise hoher Vermeidung) einer Intervention auszusetzen (etwa einer informierenden Vorbereitung), wenn man aufgrund theoretischer Überlegungen und bisheriger empirischer Befunde vermuten muss, dass diese Behandlung für ihn kontrainduziert sein könnte und somit seine (subjektiv oder objektiv messbare) Stressbelastung erhöht, mit der Möglichkeit von Komplikationen während des Eingriffs und der postoperativen Erholung.

7.2   Empirische Befunde

7.2.1   Wechselwirkungen mit Ängstlichkeit und Stressbewältigung

In den drei vorangegangenen Kapiteln hatte ich die verschiedenen Arten von Ressourcen vorgestellt, die Menschen in Belastungssituationen allgemein und beim Umgang mit perioperativem Stress im Besonderen zur Verfügung stehen. Auf der individuellen Ebene setzen Menschen Strategien ein, die sich ihrer persönlichen Zielsetzung entsprechend in der Vergangenheit als wirksam erwiesen haben (▶ Kap. 4). Auf sozialer Ebene stehen ihnen verschiedene Formen sozialer Unterstützung zur Ergänzung dieser persönlichen Bemühungen zur Verfügung (▶ Kap. 5). Auf professioneller Ebene werden wissenschaftlich überprüfte Programme angeboten, die gezielt auf die Reduzierung spezifischer Aspekte der perioperativen Belastung (z. B. Informationsmangel) ausgerichtet sind (▶ Kap. 6).

Die Wirksamkeit der Angebote aus diesen unterschiedlichen Ressourcen hängt von spezifischen **Zielen** ab, die eine Person bei der Bewältigung von Stress verfolgt. So ist die Suche nach sozialer Unterstützung eine von mehreren Strategien der Stressbewältigung (▶ Kap. 4). Dementsprechend unterscheiden sich Menschen in ihrer Präferenz für diese Strategie. Besonders deutlich wird der Einfluss individueller Unterschiede in den Bewältigungszielen bei der Wirksamkeit professioneller Programme zur Belastungsreduzierung. Im Modell der Bewältigungsmodi (MBM; ▶ Abschn. 4.4.3) war herausgearbeitet worden, dass sich Menschen nach mindestens zwei zentralen Zielen bei der Stressbewältigung unterscheiden: der **Reduzierung von Unsicherheit** und der **Kontrolle emotionaler Erregung**. Das erste Ziel sollte mit dem vermehrten Einsatz von Strategien der **Suche nach Information** über verschiedene Aspekte der Belastung verbunden sein (Vigilanz), während das zweite Ziel eher zur vorzugsweisen Verwendung von Strategien der **Abwendung der Aufmerksamkeit** vom Stressor und der Konzentration auf die Reduzierung der eigenen emotionalen Erregung führen sollte (kognitiver Vermeidung).

Es ist offensichtlich, dass die bereits vorgestellten Programme zur Reduzierung der perioperativen Belastung (z. B. Informationverfahren oder die Vermittlung von Techniken der Entspannung und Ablenkung vom Stressor, ▶ Kap. 6) entsprechend diesen jeweiligen dispositionell determinierten Zielsetzungen in sehr unterschiedlicher Weise wirksam sind. Ein Patient mit dem primären Ziel der Reduzierung von Unsicherheit (die durch fehlende oder widersprüchliche Informationen über den bevorstehenden Eingriff bedingt sein kann), wird im Hinblick

auf die Verringerung der perioperativen Belastung kaum von angebotenen Entspannungs- und Ablenkungstechniken profitieren, sondern sich im Gegenteil hierdurch noch stärker belastet fühlen. Dagegen sollten für diesen Patienten Informationsverfahren vorteilhaft sein. Derartige Programme reduzieren Ungewissheit, signalisieren Sicherheitsphasen und bieten die Möglichkeit der Kontaktaufnahme zu Personen, die Kontrolle über die Situation besitzen (Klinikpersonal). Umgekehrt dürfte bei einem Patient, der sich am wohlsten fühlt, wenn er möglichst wenig über die Einzelheiten des bevorstehenden Eingriffs erfährt, die Darbietung von sensorischen und prozeduralen Informationen kontraindiziert sein. Diese Intervention interferiert mit seinen spezifischen Bemühungen, die Aufmerksamkeit von bedrohungsbezogenen Hinweisreizen abzuziehen. Damit ein dargebotenes Programm zum Abbau des perioperativen Stress also auch tatsächlich sein Ziel erreicht, ist es nötig, eine möglichst genaue **Passung** zwischen den spezifischen Inhalten dieses Programms und den dispositionell bedingten Präferenzen der Stressbewältigung des Patienten zu erreichen.

In diesem Abschnitt sollen Studien vorgestellt werden, in denen Wechselwirkungen zwischen der Art der psychologischen Vorbereitung und den Dispositionen Ängstlichkeit bzw. Stressbewältigung auf die perioperative Anpassung des Patienten analysiert werden. Bei der Stressbewältigung stehen die Dispositionen Vigilanz und kognitive Vermeidung im Mittelpunkt. Hohe Ängstlichkeit war im MBM auch als „erfolglose Bewältigung" bestimmt worden. Entsprechend disponierte Personen sollen in unsystematischer (fluktuierender) Weise zwischen dem Einsatz vigilanter und vermeidender Strategien variieren (▶ Abschn. 4.4.3). Demgegenüber werden Niedrigängstliche auch als „Nichtdefensive" bezeichnet. Sie sollen dazu in der Lage sein, sich beim Einsatz von Bewältigungsstrategien flexibel an die situativen Erfordernisse anzupassen.

Während es für vigilant bzw. vermeidend disponierte Personen relativ einfach ist, Hypothesen darüber aufzustellen, welche Art von Vorbereitungsprogramm für sie im Hinblick auf die Belastungsreduktion „passt", ist die Formulierung entsprechender Erwartungen für Hoch- und Niedrigängstliche (erfolglose versus flexible Bewältiger) weniger zwingend. Im Folgenden will ich zunächst Studien zur

Ängstlichkeit vorstellen und mich sodann der dispositionellen Stressbewältigung zuwenden.

Überraschenderweise finden sich für das Merkmal **Ängstlichkeit** in vielen Studien kaum signifikante Wechselwirkungen mit der Art und dem Ausmaß der Vorbereitung (für diesbezüglich negative Befunde siehe u. a. Cade, 1981; Finesilver, 1978; Gaskey, 1987; Hartfield & Cason, 1981; Hartfield, Cason & Cason, 1982; Mavrias et al., 1991; Schwartz-Barcott, Fortin & Kim, 1994.) Zwei Metaanalysen an **Krebspatienten** (Schneider et al., 2010; Sheard & Maguire, 1999) berichten allerdings, dass das vor einer psychologischen Intervention gemessene Niveau der Ängstlichkeit oder, allgemeiner, Stressbelastung die Wirksamkeit dieser Vorbereitung, unabhängig vom Inhalt, moderiert. Nur bei hoher Ängstlichkeit bzw. Belastung zeigten sich positive Interventionseffekte, z. B. eine verbesserte Lebensqualität.

Ein Grund für diese inkonsistente Befundlage könnte in der Operationalisierung von Ängstlichkeit bzw. Angst liegen. Fast in allen diesen Studien wird Ängstlichkeit über das STAI operationalisiert. Mit diesem Test lassen sich jedoch in erster Linie Reaktionsunterschiede in selbstwertbedrohlichen Situationen vorhersagen (vgl. Krohne, 2010; Schwenkmezger, 1985; Spielberger, 1972; ▶ Abschn. 2.5.2). Für die Erfassung der auf medizinische Eingriffe bezogenen Ängstlichkeit müssen spezifische Instrumente herangezogen werden, etwa das bereits beschriebene Inventar STOA (vgl. Krohne, de Bruin et al., 2000; Mavrias et al. 1991). In vielen Untersuchungen wird als Prädiktor allerdings gar nicht die Ängstlichkeit, sondern der, über die unterschiedlichsten Methoden und Zugänge erfasste, **Angstzustand** als Prädiktor verwendet. Dabei wird auch noch der Messzeitpunkt, obwohl bei der Zustandsmessung entscheidend, oft recht beliebig gewählt.

Wilson (1981) analysierte für **chirurgische Patienten** (Gallenblasen- oder Gebärmutterentfernung) die Wirkung eines **Entspannungstrainings** und fand dabei für Patienten, die präoperativ wenig Angst berichtet hatten, einen positiveren Effekt dieses Trainings (kürzere postoperative Verweildauer) als bei Patienten mit hoher präoperativer Angst. Dieses Ergebnis entspricht zum einen dem bereits mehrfach dargestellten Zusammenhang, dass in einer praktisch unkontrollierbaren Situation wie

der präoperativen Phase Entspannung eine zweckmäßige Strategie der Stressbewältigung darstellt. Dies könnte besonders für Niedrigängstliche (bzw. Nichtdefensive) gelten, da sie sich flexibel an die Charakteristika einer Belastungssituation anpassen können, also die unter den gegebenen Umständen jeweils günstigste Strategie wählen (▶ Kap. 4). Zum anderen verweist der Befund Wilsons aber auch auf Probleme, die Ängstliche mit einer gezielt eingeleiteten Entspannung vor einer aversiven Konfrontation haben können. Derartige Personen neigen in bedrohlichen Situationen vermehrt zum Ruminieren im Hinblick auf mögliche negative Weiterentwicklungen dieser Konfrontation. Durch Entspannung wird die Aufmerksamkeit vermehrt auf körperinterne Vorgänge gelenkt. Dadurch könnte die Tendenz zum Ruminieren, wie im Konzept der entspannungsinduzierten Angst angesprochen (Borkovec, 1985; ▶ Kap. 6), noch verstärkt werden.

In die gleiche Richtung deuten auch Befunde von Litt, Kalinowski und Shafer (1999). Die Autoren erhoben die Ängstlichkeit im Hinblick auf **zahnärztliche Eingriffe** mit Hilfe des **Dental Fear Survey** (DFS; Kleinknecht et al., 1984). Dieses Instrument erfasst die Ängstlichkeit auf unterschiedlichen, faktoriell bestimmten, Dimensionen, u. a. Vermeidenstendenz, Neigung zu starken physiologischen Reaktionen oder Ängste, die auf spezifische Reize wie Spritzen oder den Bohrer bezogen sind. Die Belastung während des Eingriffs wurde über Selbstberichte und Verhaltensratings des behandelnden Arztes gemessen. Die insgesamt 150 Patienten wurden nach Zufall fünf Vorbereitungsgruppen zugeordnet:

1. Standardvorbereitung (allgemeine Besprechung mit dem behandelnden Arzt),
2. orale (sedierenden) Prämedikation,
3. Entspannung und Ablenkung über Musikdarbietung,
4. Entspannungstraining mit (falschem) Biofeedback, das dem Patienten signalisieren sollte, dass ihm die Entspannung besonders gut gelingt (Erhöhung der Selbstwirksamkeit),
5. Desensitivierung im Hinblick auf angstauslösende Hinweisreize.

Über eine Clusteranalyse konnten die Autoren drei Typen zahnarztbezogener Ängstlichkeit identifizieren: niedrige Angst, allgemeine hohe Angst und

Angst, die speziell auf bestimmte Hinweisreize wie Spritzen und Bohrer bezogen ist. Hinsichtlich der Belastungsvariablen fanden sich für Patienten mit generell niedriger Angst keine Unterschiede, die auf die Art der Vorbereitung zu beziehen waren. Demgegenüber zeigte die Gruppe mit hoher allgemeiner Angst eine vergleichsweise starke (fremdbeobachtete) Belastung bei einer Vorbereitung durch Entspannung mit Selbstwirksamkeitserhöhung und eine geringe Belastung bei Ablenkung durch Musikdarbietung. Patienten mit einer auf zahnmedizinische Hinweisreize bezogenen Angst profitierten am meisten von der Vorbereitung durch eine spezielle Desensitivierung.

Wie bei Wilson (1981) erwies sich auch hier Entspannung als eine für Hochängstliche kontraindizierte Vorbereitung. Derartige Personen profitieren eher davon, dass man ihnen die Möglichkeit bietet, die Beschäftigung mit bedrohlichen (äußeren oder inneren) Hinweisreizen zu blockieren. Die geschieht am besten durch ein Ablenkungsprogramm, sei es, wie bei Litt et al., mit Hilfe von Musik oder über eine geleitete Phantasiereise (vgl. u. a. El-Giamal et al., 1997).

Die bisher besprochenen Untersuchungen befassten sich mit der differenziellen Wirkung eines präoperativ durchgeführten Entspannungsprogramms auf die perioperative Anpassung des Patienten, wobei sich allerdings die Inhalte der Trainings unterschieden. In einem Fall (Wilson, 1981) wurde Entspannung mit einem Selbstwirksamkeitstraining kombiniert, im anderen Fall (Litt et al., 1999) u. a. mit Ablenkung. Um aber mehr über die Wirkmechanismen einer psychologischen Vorbereitung in Abhängigkeit von der Ängstlichkeit des Patienten zu erfahren, ist es notwendig, gegensätzliche Programme miteinander zu vergleichen. Krohne (2004) verglich deshalb die Effekte eines Entspannung-Ablenkungsprogramms mit denen eines Informationsprogramms, in dem systematisch prozedurale und sensorische Information dargeboten wurde.[1]

An der Studie nahmen 60 Patienten (40 Männer, 20 Frauen; Durchschnittsalter ≈40 Jahre) mit **Wahleingriffen im Nasenraum** teil. Die Patienten wurden nach Zufall der Bedingung **Information** (n =31) oder **Entspannung-Ablenkung** (n =29) zugeteilt. Die an anderer Stelle ausführlich beschriebenen Vorbereitungsprogramme (▶ Abschn. 6.4) wurden am Vortag der Operation vor dem Aufklärungsgespräch mit dem Anästhesisten dargeboten. Die Erhebung der Prädiktoren und Kriterien der perioperativen Anpassung erfolgte zu fünf Zeitpunkten.

Zum Zeitpunkt t1 (nach Aufnahme auf die Station einen Tag vor der Operation und vor der psychologischen Vorbereitung) wurde die aktuelle Angst und die Ängstlichkeit mit Hilfe des Inventars STOA sowie die selbsteingeschätzte Güte der Körperfunktionen über den Gf-RI erfasst.[2] Die Zustandsangst wurde auch zu den vier weiteren Zeitpunkten gemessen: t2 nach der psychologischen Vorbereitung, t3 am Morgen des Operationstages, t4 einen Tag nach der Operation und t5 am 4. postoperativen Tag. Zu t4 und t5 wurde auch nochmals der Gf-RI dargeboten. Zu diesen beiden Zeitpunkten wurde auch das Schmerzerleben mit den Komponenten Stärke und Belastung mit Hilfe eines Schmerztagebuchs erfasst. Zu t5 beurteilte der behandelnde Arzt ferner die Güte der Wundheilung. Die Länge des postoperativen Aufenthalts wurde den Krankenakten entnommen.

Von den Kriteriumsvariablen fand sich für die Zustandsangst und die Güte der Körperfunktionen kein Einfluss des Vorbereitungsprogramms. Für die Zustandsangst erwies sich jedoch die Interaktion von Ängstlichkeit und Messzeitpunkt als hochsignifikant ($p < .001$). Während niedrigängstliche Patienten über die fünf Zeitpunkte ein konstant niedriges Angstniveau angaben, zeigte sich bei Hochängstlichen der bereits angesprochene charakteristische Verlauf (◘ Abb. 2.1): hohe Angst zu t1, ein deutliches Absinken nach der psychologischen Vorbereitung, **unabhängig** vom Inhalt, dann ein erneuter starker Anstieg am Morgen des Operationstages und danach ein kontinuierlicher Angstabfall, der zu t5 das Niveau der Niedrigängstlichen erreichte. Für die Güte der Körperfunktionen berichteten Niedrigängstliche am 1. postoperativen Tag bessere Werte als

---

1 Da es in dieser Analyse um den Vergleich dieser beiden Programmtypen ging, wurde auf eine Kontrollgruppe ohne spezifische Vorbereitung verzichtet. (Umfassendere Vergleiche verschiedener Vorbereitungen werden u. a. in El-Giamal et al., 1997 sowie Krohne und El-Giamal, 2008 beschrieben.)

2 Für Indikatoren der perioperativen Anpassung, ▶ Kap. 3.

Hochängstliche, am vierten Tag nach dem Eingriff wiesen beide Gruppen die gleichen (guten) Werte auf ($p < .01$).

Wechselwirkungen von Ängstlichkeit und Art der psychologischen Vorbereitung konnten für das Schmerzerleben, die Wundheilung und die Verweildauer registriert werden. Für die Schmerzen (Stärke und Belastung) fanden sich Interaktionen von Messzeitpunkt, Ängstlichkeit und Vorbereitung (jeweils $p \approx .05$). Bei Hochängstlichen verringerten sich Stärke und Belastung signifikant von t4 zu t5, unabhängig von der Art der Vorbereitung. Demgegenüber hing bei Niedrigängstlichen der Schmerzverlauf von der Art der Vorbereitung ab. Das Absinken zeigte sich hier nur nach einer Vorbereitung durch Information, während das Schmerzerleben in der Gruppe mit Entspannung und Ablenkung über den postoperativen Zeitraum auf einem mittleren Niveau verharrte.

Bei der Wundheilung hatten niedrigängstliche Patienten, die eine Vorbereitung durch Entspannung und Ablenkung erhalten hatten, den im Vergleich zu allen anderen Gruppen besten Heilungsverlauf ($p = .07$). Die kürzeste postoperative Verweildauer fand sich dagegen bei Niedrigängstlichen mit informativer Vorbereitung ($p < .01$). So war der Aufenthalt dieser Patienten im Durchschnitt um 1,5 Tage kürzer als der von Niedrigängstlich mit einer Vorbereitung durch Entspannung und Ablenkung.

Zusammenfassend lässt sich damit festhalten, dass sich für den **Schmerzverlauf** bei den meisten Patienten kein Unterschied der Vorbereitungsart zeigte. Eine Ausnahme bildeten nur Niedrigängstliche mit entspannend-ablenkender Vorbereitung. Am Tag nach der Operation, wenn die Schmerzen noch relativ stark und wenig kontrollierbar sind, hatte dieses Programm bei ihnen tatsächlich den erstrebten Effekt, d. h. niedrigere Werte als in den anderen Gruppen. Im weiteren Verlauf setzte sich dieser günstige Einfluss aber nicht fort. Dieses Befundmuster ist vermutlich darauf zurückzuführen, dass Niedrigängstliche in der besser kontrollierbaren späteren postoperativen Phase einen Bewältigungsstil präferieren, der auf dem Einsatz aktiv-eingreifender, verhaltensmäßig orientierter anstelle passiver, intrapsychischer Strategien basiert (vgl. Krohne, 2010). Ein Training in der passiven (intrapsychischen) Strategie der Entspannung plus Ablenkung könnte deshalb das generelle Bemühen dieser Personen hemmen,

den Schmerz im weiteren Verlauf der postoperativen Erholung aktiv zu beherrschen, etwa durch das Praktizieren bestimmter Atemtechniken und Körperhaltungen. Unterstützt werden könnten derartige Bemühungen dagegen durch gezielte Informationen.

Eine informative Vorbereitung hatte auch einen günstigen Einfluss auf die **Verweildauer**, insbesondere bei niedrigängstlichen Patienten. Offenbar fühlen sich emotional stabile Personen, wenn sie sensorisch und prozedural auf den Eingriff und die anschließende Erholung vorbereitet worden waren, durch bestimmte Symptome und andere postoperative körperliche Zustände weniger belastet und damit besser imstande, diese Situation zu beherrschen als Patienten der anderen Gruppen. Dies könnte sich in einem verkürzten Aufenthalt in der Klinik niederschlagen.

Der einzige positive Effekt einer Vorbereitung durch Entspannung und Ablenkung fand sich für die **Wundheilung** bei niedrigängstlichen Patienten. Die Wundheilung ist ein Prozess, der, anders als Schmerzen, durch aktiv-eingreifende Bewältigung kaum günstig beeinflusst werden kann. Ganz im Gegenteil könnte ein zu starkes Befassen mit dem Wundstatus, wie es etwa für Patienten nach informativer Vorbereitung zu erwarten ist, den Heilungsprozess eher ungünstig beeinflussen.

Wie bereits mehrfach betont, stellen Kinder für die Untersuchung der Stressbelastung bei medizinischen Eingriffen eine spezielle Patientengruppe dar. Dies gilt ganz besonders für die Analyse der Wechselwirkung von Patientenmerkmalen und Art der Vorbereitung auf die perioperative Anpassung. Eltern haben, wie erwähnt, auf das Erleben und Verhalten ihrer Kinder bei medizinischen Eingriffen einen großen Einfluss. Sie sollten deshalb auch an der Implementierung von Vorbereitungsprogrammen beteiligt werden. Mit der Hinzunahme der Eltern haben wir es nun aber bei der Bestimmung der Passung von Vorbereitungsprogramm und Patientenmerkmalen nicht nur mit zwei, sondern mit mindestens drei Varianzquellen zu tun.

Eltern unterscheiden sich in der Fähigkeit (und vermutlich auch Bereitschaft), ein ihnen für die Weitergabe an ihre Kinder vorgestelltes Programm angemessen umzusetzen bzw. an dessen Umsetzung mitzuwirken. Daneben ist zu berücksichtigen, dass Eltern unabhängig von der Krankenhaussituation und eventuellen Anweisungen durch das klinische Fachpersonal immer schon Strategien entwickelt und eingesetzt haben, mit denen sie ihren Kindern bei der Bewältigung aversiver Situationen wie etwa Schmerzen, Fieber oder Verletzungen helfen. Diese Strategien (z. B. Trösten, Ablenken) werden sie wahrscheinlich auch bei medizinischen Eingriffen einsetzen, unabhängig davon, ob diese zum Inhalt des jeweiligen Programms (etwa Informieren) passen oder nicht. Untersuchungen zur Implementierung von Vorbereitungsprogrammen bei Kindern müssen also mehr berücksichtigen als nur die Persönlichkeitsmerkmale (und aktuellen Zustände) des Patienten und die spezifischen Inhalte der Intervention (vgl. Jacobsen et al., 1990).

Sharon Manne und Kollegen (u. a. Manne et al., 1990, 1992, 1994) analysierten die Wirksamkeit von Programmen, bei denen Eltern trainiert wurden, bei ihren Kindern als **Coach** für die Vermittlung bestimmter Bewältigungsstrategien zu fungieren (▶ Abschn. 6.7). So überprüften Manne et al. (1990) bei Eltern, die ihre Kinder anhand professionell vermittelter Interventionsprogramme auf einen belastenden medizinischen Eingriff (Blutentnahme im Rahmen einer Krebstherapie) vorbereiteten, die Effizienz zweier Strategien: Erklärungen geben oder Ablenkungen erleichtern. Dabei fand sich, dass die Wirksamkeit einer **erklärenden Vorbereitung** im Hinblick auf die Belastungsreduzierung beim Kind abhängig war vom aktuellen Angstzustand des Kindes und vom Zeitpunkt, zu dem die Erklärung vermittelt wurde. So war etwa die Darbietung von Erklärungen bei einem nichtängstlichen Kind **kurz vor dem Eingriff** eher ungünstig (d. h. belastungsverstärkend), da diese Erklärungen offenbar mit dessen Bewältigungsbemühungen (etwa Selbstablenkung) interferierten. Dagegen hatten Erklärungen einen positiven Effekt, wenn sie in einem **größeren Abstand** zum Beginn des Eingriffs einem bereits sehr ängstlichen Kind vermittelt wurden (vgl. auch Jacobsen et al., 1990).

Für die Bewältigung durch **Ablenkung** fanden Manne et al. (1994), dass eine derartige Strategie (z. B. Blasen einer Papiertrompete, „party blower"), wenn sie durch die Eltern möglichst **frühzeitig** vermittelt wird, einen generell belastungsreduzierenden Effekt hat. Allerdings tendierten jüngere und ängstliche Kinder dazu, sich der Vermittlung dieser

Strategie durch die Eltern zu widersetzen, mit negativen Auswirkungen auf ihre Anpassung (Weinen während der Vorbereitung des Eingriffs).

Manne et al. (1992) weisen darauf hin, dass es wichtig ist, **wie** das Vorbereitungsprogramm (etwa Ablenkung oder kontrolliertes Atmen) durch die Eltern an die Kinder weitergegeben wird. Diese Weitergabe kann **indirekt-vage** oder **direkt-spezifisch** ausfallen. Vage wäre etwa eine Instruktion wie „Entspann dich, atme ruhig", spezifisch ist dagegen z. B. ein lautes Zählen während des Atmens. Es ist naheliegend, dass die spezifische Weitergabe eine effizientere Bewältigung beim Kind bewirkt.

Die meisten psychologischen Vorbereitungsprogramme enthalten, wie beschrieben, Elemente (oder bestehen nahezu vollständig aus diesen), die entweder detailliert über den bevorstehenden Eingriff informieren (**sensorische und prozedurale Information**) oder (meist im Rahmen bewältigungsorientierter Interventionen; ▶ Abschn. 6.4) Techniken der **Entspannung** und **Ablenkung** von der aversiven Situation vermitteln. Die Bewältigungskonstrukte **Vigilanz** und **kognitive Vermeidung** sind, wie oben dargestellt, eng auf die Inhalte gerade dieser Vorbereitungsprogramme bezogen. Inhaltsgleiche Konzepte sind hier Sensitization/Repression oder Monitoring/Blunting (▶ Abschn. 4.4.3; vgl. auch Krohne, 2010). Von daher ist es naheliegend, in erster Linie von diesen Dispositionen bedeutsame Wechselwirkungen der Vorbereitung mit bewältigungsbezogenen Persönlichkeitsvariablen zu erwarten. Deshalb konzentriere ich mich an dieser Stelle auf Studien, die speziell den Einfluss dieser beiden **Bewältigungsmerkmale** untersucht haben. Ich beginne dabei mit belastenden zahnärztlichen und diagnostischen Eingriffen (etwa Herzkatheterisierung), stelle sodann Studien zur Chemotherapie vor und befasse mich schließlich mit der Anpassung im perioperativen Verlauf.

Miller und Mangan (1983) analysierten die Stressbewältigung von 40 Patientinnen, die sich einer Untersuchung auf Gebärmutterhalskrebs (**Kolposkopie**) unterziehen mussten. Eine derartige Untersuchung wird in der Regel dann durchgeführt, wenn sich zuvor Auffälligkeiten bei einem Test (Pap-Abstriche) ergeben hatten. Die Autoren teilten ihre Stichprobe in zwei Gruppen ein. Eine Gruppe erhielt umfangreiche **vorbereitende Informationen** über den bevorstehenden Eingriff, die andere Gruppe wurde nur über **standardmäßiges Informieren** vorbereitet. Außerdem erhoben sie die dispositionelle Bewältigung nach den Merkmalen **Monitoring** und **Blunting**. Die Anpassung der Patientinnen wurde über subjektive, physiologische und verhaltensmäßige Indikatoren von Erregung und Belastung vor, während und nach dem Eingriff gemessen.

Generell zeigte sich, dass Informationssucher (Monitors) stärkere subjektive und verhaltensmäßige Anzeichen von Erregung (z. B. Muskelanspannung) manifestierten als Informationsvermeider (Blunters). Sie brauchten auch länger, um sich von dem Eingriff zu erholen, und berichteten auch noch zwei Tage danach über stärkere Schmerzen. Für die physiologischen Erregungsmaße ergab sich eine Wechselwirkung zwischen Bewältigungsdisposition und Vorbereitung. In Übereinstimmung mit der Konzeption von Monitoring/Blunting (u. a. Miller et al., 1993) fanden sich die niedrigsten Werte bei Monitors, wenn sie umfangreich informiert worden waren, und bei Blunters ohne zusätzliche Information. Ein entsprechender Zusammenhang wird von Gattuso et al. (1992) berichtet (für eine Übersicht zu weiteren Befunden, vgl. Krohne & de Bruin, 1998; Miller, 1995).

Morgan et al. (1998) erfassten bei 80 Patienten (je 40 Männer und Frauen), bei denen eine **Coloskopie** durchgeführt wurde, die dispositionelle Bewältigung nicht über einen generellen Persönlichkeitstest wie etwa die MBSS, sondern über den direkten Umgang mit gesundheitsbezogener Information. Gemessen wurde dieser mit Hilfe der Skala-Information aus dem **Krantz Health Opinion Survey** (**KHOS**; Krantz, Baum & Wideman, 1980). Aus Reaktionen auf Items wie „Anstelle abzuwarten, frage ich den Arzt oder die Schwester unmittelbar, nachdem sie die Untersuchung beendet haben, nach meinem Gesundheitszustand" oder „Gewöhnlich warte ich, bis der Arzt oder die Schwester mir die Ergebnisse der Untersuchung mitteilen, anstatt diese unmittelbar zu befragen" wurden Personen der Gruppe der Informationssucher bzw. -vermeider zugeordnet und sodann nach Zufall auf zwei unterschiedliche Informationsgruppen aufgeteilt. Die eine Gruppe erhielt vor dem Eingriff die **Standardinformation** über die Durchführung einer Coloskopie. Diese prozedurale Information bezog sich auf die Vorbereitung für den

Eingriff, seinen Ablauf sowie mögliche Komplikationen. Den Patienten der anderen Gruppe wurde zusätzlich noch **sensorische Information** dargeboten. Diese Information beschrieb, was der Patient in jedem Stadium des Eingriffs sehen, hören oder fühlen würde und wie sich die anschließende Erholung vollzieht.

Im Sinne der dargestellten Konzeption von Vigilanz und Vermeidung erwarteten die Autoren, dass Informationssuchern in der Bedingung sensorische Information und Vermeidern in der Bedingung Standardinformation (**kongruente Bedingungen**) die Anpassung an die Situation des Eingriffs besser gelingen würde als Patienten aus den beiden anderen (**inkongruenten**) Bedingungen. Die Anpassung der Patienten wurde über die selbstberichtete und fremdregistrierte Zustandsangst, beobachtete Schmerzanzeichen während und nach dem Eingriff sowie physiologische Daten (Blutdruck, Herzrate) zu vier Zeitpunkten erfasst: während der Beratung mehrere Tage vor der Aufnahme in die Klinik, nach Aufnahme in die Ambulanz, nach Darbietung der jeweiligen Information, vor der Entlassung.

Verschiedene Wechselwirkungen von Bewältigungsdisposition und Informationsbedingung konnten registriert werden. So zeigten Informationssucher in der Bedingung sensorische Information und Vermeider unter der Standardvorbereitung (kongruente Bedingungen) während der Coloskopie geringere Anzeichen von Schmerzen als Patienten in den inkongruenten Bedingungen. Nach Beendigung des Eingriffs ließen sich keine Gruppendifferenzen mehr sichern. Keine Unterschiede zwischen den Gruppen bestanden hinsichtlich der Dauer des Eingriffs, eventueller technischer Probleme oder der Dosis der sedierenden Medikation. Auch für die Parameter der emotionalen Erregung (Angst, Blutdruck, Herzrate) fanden sich keine Gruppendifferenzen, sondern nur die zu erwartenden Veränderungen über die Zeit, also die höchsten Werte nach Aufnahme in die Ambulanz und danach ein kontinuierliches Absinken bis zur Entlassung (▶ Kap. 3). Die Zeit, die Patienten nach Beendigung des Eingriffs im Erholungsraum verbrachten, ließ sich jedoch von der Wechselwirkung aus Disposition und Vorbereitung vorhersagen: Personen, bei denen hier die genannte Kongruenz bestand, wurden im Schnitt 15 Minuten früher entlassen als Personen aus den inkongruenten Bedingungen.

Für **Herzkatheterpatienten** analysierten Ludwick-Rosenthal und Neufeld (1993) bei je 36 Männer und Frauen die Wechselwirkung von Bewältigungsdisposition und Art der **informativen** Vorbereitung auf objektive und subjektive Anpassungsparameter. Die Dispositionen Monitoring/Informationssuche und Blunting/Informationsvermeidung wurden auf zweifache Weise, mit Hilfe der MBSS und des KHOS, erfasst. Bei der Vorbereitung wurden Bedingungen mit **hohem** bzw. **niedrigem Informationsgehalt** realisiert. In der Bedingung mit hohem Informationsgehalt wurde den Patienten ein Tonband (von 8 Minuten Dauer) und ein geschriebener Text dargeboten, in dem die Gründe für die Durchführung einer Katheteruntersuchung vermittelt und eine Beschreibung der Bestandteile des Eingriffs (z. B. zu einzelnen Untersuchungsgeräten) gegeben wurde. Im Zentrum stand eine schrittweise Vorstellung der auf den Eingriff bezogenen prozeduralen und sensorischen Informationen, beginnend mit der lokalen Anästhesie. Die Bedingung niedriger Information bestand aus einem Tonband (4 Minuten Dauer) und einem schriftlichen Text mit der vorgeschriebenen Standardinformation über den bevorstehenden Eingriff. Als Merkmale der Anpassung dienten u. a. die (wiederholt erhobene) Zustandsangst (STAI), die vom Patienten eingeschätzte Stressbelastung, die von der Schwester während des Eingriffs beobachtete Angst und Anspannung, die Kooperation des Patienten während der Untersuchung, die Dauer des Eingriffs sowie eventuelle Komplikationen.

Für die Stressbelastung fanden sich nur Einflüsse der Vorbereitungsbedingung. Generell war die Darbietung von viel Information mit einer hohen vom Patienten berichteten Stressbelastung vor dem Eingriff verbunden. Besonders niedrig war die Stressbelastung bei Männern, die wenig Information erhalten hatten. Hier scheint eine Korrespondenz mit dem bereits mehrfach vorgestellten Konzept des work of worrying (Janis, 1958) zu bestehen. Wie bereits erwähnt (▶ Abschn. 3.2.3, ▶ Abschn. 3.2.4), scheint gerade bei Männern eine gewisse Tendenz zu bestehen, sich vor einem Eingriff möglichst wenig mit dieser unangenehmen Situation zu befassen. Dieser Tendenz kam offenbar die entsprechende Vorbereitungsbedingung entgegen.

Ähnlich wie in der Studie von Morgan et al. (1998) fand sich auch in der vorliegenden Untersuchung eine Wechselwirkung von dispositioneller Bewältigung (KHOS) und Informationsbedingung. Erwartungsgemäß zeigten Informationssucher in der Bedingung mit niedrigem Informationsgehalt mehr Anzeichen von Angst und Anspannung als Informationsvermeider in dieser Bedingung und als Informationssucher, denen viel Information gegeben worden war. Für das Merkmal Kooperation des Patienten manifestierten weibliche Informationssucher in der Bedingung mit wenig Information die, verglichen mit den anderen Kombinationen, schlechteste Kooperation. Die Dauer der Untersuchung hing nicht von Dispositionsmerkmalen, sondern nur von der zuvor dargebotenen Information ab. Bei Patienten in der Bedingung mit hohem Informationsgehalt war der Eingriff signifikant kürzer als bei geringer Information.

Hübel (1986) verglich für männliche Patienten, die sich einer **Herzkatheterisierung** unterziehen mussten, die für diesen diagnostischen Eingriff vorgeschriebene Standardvorbereitung mit einem jeweils zur Bewältigungsdisposition kongruenten Programm. Kongruent bedeutete in diesem Zusammenhang für vigilante Personen ein Paket aus **Informationen**, die speziell der Reduzierung von Unsicherheit dienen, und für Vermeider das Einüben **ablenkender Bewältigungstechniken.**[3] Erwartungsgemäß fand sich bei einer mit der Bewältigungsdisposition kongruenten Vorbereitung eine bessere Anpassung der Patienten an die Untersuchung als nach der Standardvorbereitung. So waren hier Herzrate, Blutdruck und Nervosität vor dem Eingriff erniedrigt, die Kooperation während des Eingriffs war verbessert und die Durchführung des Eingriffs entsprechend erleichtert.

Ebenso wie Hübel beschränkten sich auch Wilson et al. (1982) bei **Endoskopiepatienten** nicht auf einen Vergleich von Gruppen, denen mehr oder weniger Information dargeboten wurde, sondern betrachteten zusätzlich die Wirkung eines **Entspannungstrainings**. Die Autoren fanden dabei, dass Patienten dann die verglichen mit anderen Kombinationen beste Anpassung an die Untersuchung zeigten, wenn sie zu starker emotionaler Kontrolle

---

3 Auf Versuchsgruppen mit jeweils inkongruenter, also kontraindizierter Passung wurde aus foschungsethischen Gründen verzichtet.

neigten (dies kann als Indikator **vermeidender** Bewältigung angesehen werden) und das Entspannungstraining erhalten hatten. Weiter Befunde zur Bestätigung dieser Kongruenzhypothese bei diagnostischen Eingriffen werden u. a. von Miller et al. (1993) berichtet.

Martelli et al. (1987) verglichen bei 64 Patienten, die sich einem **dentalchirurgischen** Eingriff unter Lokalanästhesie unterziehen mussten, drei Formen der psychologischen Vorbereitung. Eine **problemzentrierte** Intervention bestand aus sensorischer und prozeduraler Information, der Vermittlung von Strategien zur Nutzung dieser Information und praktischen Übungen hierzu. In einer **emotionszentrierten** Vorbereitung wurden Anleitungen zu beruhigenden Selbstinstruktionen, Strategien zur Aufmerksamkeitsverschiebung sowie praktische Vorübungen hierzu vermittelt. Eine **gemischte** Intervention enthielt in verkürzter Form Elemente aus den beiden anderen Methoden. Die dispositionelle Bewältigung nach den Merkmalen Informationssuche und -vermeidung wurde mit dem bereits beschriebenen KHOS erfasst. Kriterien der Anpassung waren die vor und nach dem Eingriff erhobene Zustandsangst (STAI), die vom Zahnarzt während der Behandlung eingeschätzte Anpassung sowie das nach dem Eingriff vom Patienten angegebene Schmerzerleben auf den Dimensionen Intensität und Affektivität (unangenehm).

Auch hier konnte die Kongruenzhypothese bestätigt werden. Die jeweils beste Anpassung zeigten Patienten mit einem hohen Informationsbedürfnis (d. h. **vigilante** Personen) bei problemzentrierter (informierender) und Personen mit niedrigem Informationsbedürfnis (zu denen auch **kognitiv vermeidende** Patienten zu zählen sind) bei emotionszentrierter Intervention. Diese Patienten manifestierten eine geringere Zustandsangst, erlebten weniger intensive und affektiv belastende Schmerzen und wurden auch vom Zahnarzt als während des Eingriffs besser angepasst eingeschätzt. Weitere Befunde zur Wechselwirkung von Bewältigungsdispositionen (Monitoring/Blunting) und Art der psychologischen Vorbereitung auf dentalchirurgische Eingriffe werden u. a. von Litt, Nye und Shafer (1995) berichtet.

Für den belastenden Eingriff der **Chemotherapie** waren bereits in ▶ Kapitel 4 (▶ Abschn. 4.5.2)

Befunde dargestellt worden, bei denen auch Wechselwirkungen von Bewältigungsdispositionen und Vorbereitungsprogrammen eine Rolle spielten. So konnte die Kongruenzhypothese in einer Studie von Lerman et al. (1990), wie erwähnt, teilweise bestätigt werden. Die Autoren fanden, dass vor der Therapie vermittelte Entspannungstechniken nur bei Vermeidern eine angstreduzierende Wirkung hatten. Dieser Zusammenhang ist nach den bisher vorgestellten Überlegungen zur Beziehung der Kontrollierbarkeit eines Stressors mit der Effizienz von Bewältigungshandlungen auch zu erwarten (▶ Kap. 4). Der Behandlungsprozess der Chemotherapie ist für den Patienten nur wenig kontrollierbar. In einer derartigen Situation führt eine problembezogene Bewältigung, d. h. der Versuch, aktiv in die Situation einzugreifen, um die Ursache der Belastung zu verändern, kaum zu einer Stressreduktion. Effektiver ist hier ein emotionsbezogenes Bewältigen, das insbesondere über den Einsatz von Strategien der Ablenkung zu einer Reduzierung der Belastung führen sollte.

In Übereinstimmung mit dieser Erwartung berichten Vida et al. (1995), dass 85 % ihrer pädiatrischen Chemotherapiepatienten ($N = 75$) während der Behandlung emotionsbezogene Strategien wie Ablenkung oder wunscherfüllendes Denken präferierten. Dass diese Strategie im Sinne der Belastungsreduktion wirksam ist, konnten u. a. Redd et al. (1987) nachweisen (▶ Abschn. 4.5.2). Die Autoren registrierten bei Kindern vor einer Chemotherapie, dass diejenigen Patienten, die sich durch Videospiele ablenken konnten, signifikant weniger Angst und Übelkeit manifestierten als Mitglieder einer Kontrollgruppe, denen diese Möglichkeit nicht geboten worden war. Ebenso fanden Weisz et al. (1994), dass Kinder, bei denen während einer Leukämiebehandlung eine emotionsbezogene Bewältigung beobachtet wurde, ein geringeres (fremdeingeschätztes) Stressniveau aufwiesen als Kinder, die eher eine problembezogene (aktive) Bewältigung versuchten. Einen entsprechenden Einfluss auf Angst, Übelkeit und Erbrechen bei erwachsenen Krebspatienten konnten Raghavendra et al. (2007) für ein **Yoga-Training** sichern, einer Kombination aus kontrolliertem Atmen, Meditation, Entspannung und Ablenkung durch eine geleitete Phantasiereise.

Trotz einer Reihe von Inkonsistenzen legen die bisher zu diagnostischen oder zahnärztlichen

Eingriffen sowie belastenden medizinischen Behandlungen wie der Chemotherapie dargestellten Befunde den Schluss nahe, dass offenbar die Passung zwischen Vorbereitung durch Ablenkung und der Disposition kognitive Vermeidung in der Regel mit einer geringeren Belastung verbunden ist als die, nach theoretischen Überlegungen ja ebenfalls als günstig zu beurteilende, Passung von informativer Vorbereitung und Vigilanz. Grund für dieses Ungleichgewicht könnte der Umstand sein, dass bei diesen Eingriffen, anders als bei Operationen, meistens nur eine sehr kurze Zeit für die psychologische Vorbereitung zur Verfügung steht. Wie die Befunde mit Kindern gezeigt haben (vgl. Manne et al., 1990, 1992), benötigt informative Vorbereitung aber, damit sich auf ihrer Grundlage eine effiziente Bewältigung entwickeln kann, einen vergleichsweise langen Vorlauf.

Systematisch analysiert wurde der Einfluss der Passung zwischen verschiedenen Arten der Vorbereitung (informations- oder emotionszentriert) und Bewältigungsdispositionen (Vigilanz vs. kognitive Vermeidung) auf die perioperative Anpassung u. a. in Untersuchungen von El-Giamal et al. (1997) sowie Krohne und El-Giamal (2008). An der letztgenannten Studie nahmen 97 Patienten (66 Männer und 31 Frauen; Alter 17–73 Jahre; $M = 39,7$) mit **Nasen-Wahleingriffen** teil.

Diese Patienten wurden nach Zufall drei verschiedenen Programmen der Operationsvorbereitung zugeteilt: Vorbereitung durch Information ($n = 32$), durch Entspannung und Ablenkung ($n = 30$) und durch die stationsübliche, vorgeschriebene Aufklärung (Kontrollgruppe; $n = 35$). Die psychologische Vorbereitung fand am Vortag der Operation vor dem durch den Anästhesisten durchgeführten Aufklärungsgespräch statt und dauerte ca. 45 Minuten. Die beiden Vorbereitungsprogramme wurden bereits ausführlich in Kapitel 6 beschrieben (▶ Abschn. 6.3 für das Informationsprogramm und ▶ Abschn. 6.4 für Entspannung und Ablenkung). Die dispositionelle Angstbewältigung auf den Dimensionen Vigilanz und kognitive Vermeidung wurde durch das bereits beschriebene ABI erfasst (▶ Abschn. 4.4.3). Die perioperative Anpassung der Patienten wurde über die selbstberichtete Zustandsangst (STOA), die selbsteingeschätzte Güte der Körperfunktionen (Gf-RI), erlebte postoperative Schmerzen (Schmerztagebuch), den Schmerzmittelverbrauch sowie die vom Arzt beurteilte Güte der Wundheilung (WAI) operationalisiert.[4]

Für die registrierten Wechselwirkungen von Bewältigungsdispositionen und Art der Vorbereitung konnte die erwähnte Kongruenzhypothese teilweise bestätigt werden. So manifestierten Vermeider, die durch Information vorbereitet worden waren, am Morgen des Operationstages, verglichen mit dem Vorabend, einen starken **Angstanstieg**, während Nichtvermeider hier keine Fluktuationen zeigten. Spiegelbildlich dazu fand sich für Nichtvermeider aus der Entspannungsgruppe ein starker Angstanstieg unmittelbar vor der Operation, während hier für Vermeider ein durchgängig niedriges Angstniveau registriert wurde. Für die **Schmerzbelastung** kam eine Interaktion mit dem Geschlecht hinzu, die sich auf unterschiedliche Wirkungen der Vorbereitung durch Entspannung und Ablenkung bezog. Während sich bei Männern kein Unterschied in der Schmerzbelastung in Abhängigkeit von der Vermeidung fand, war das Programm Entspannung/Ablenkung bei Frauen mit geringer Tendenz zur Vermeidung (erwartungsentsprechend) mit einer erhöhten Schmerzbelastung verbunden. Die **Wundheilung** verlief besonders schlecht bei Patienten, die informativ vorbereitet worden waren und hohe Werte in Vigilanz und kognitiver Vermeidung hatten. Diese (im Modell der Bewältigungsmodi hochängstlich genannten Personen) zeigten dagegen eine besonders gute Wundheilung in der Kontrollgruppe und bei Vorbereitung durch Entspannung und Ablenkung.

Als **Fazit** aus den in diesem Abschnitt dargestellten Untersuchungen lässt sich festhalten, dass die Befundlage für erwachsene Patienten bei den Bewältigungsdispositionen Vigilanz und kognitive Vermeidung, anders als bei der Ängstlichkeit, relativ einheitlich ist. Die kongruenten Bedingungen Vorbereitung durch Ablenkung/kognitive Vermeidung sowie informative Vorbereitung/Vigilanz waren in der Regel mit einer geringeren Belastung verbunden als die anderen Kombinationen. Dabei waren die Effekte für Vigilanz allerdings weniger ausgeprägt. Ursache für die geringere Effektivität der informativen Vorbereitung bei der Vigilanz könnten zum einen die noch nicht hinreichend genau analysierten

---

4   Für eine Beschreibung des Inventars STOA, ▶ Kap. 2; für die übrigen Indikatoren, ▶ Kap. 3.

Zeitverhältnisse im Hinblick auf eine optimale Darbietung von Informationen sein. Zum anderen müssten auch die Inhalte der dargebotenen Information genauer analysiert werden. Nicht jede Information ist gleichermaßen geeignet, die von vigilanten Personen in der perioperativen Situation als besonders belastend erlebte Unsicherheit zu reduzieren. Die in künftigen Forschungen genauer zu behandelnde Frage ist also hier, welche Information wann und wie lange dargeboten wird.

Für entsprechende Untersuchungen mit Kindern ist die Situation deutlich komplizierter. Hier muss zur Bestimmung der optimalen Passung zwischen Bewältigungsdisposition und Vorbereitungsart nicht nur der kognitive und emotionale Entwicklungsstand der kindlichen Patienten berücksichtigt werden, sondern auch der Grad der Übereinstimmung zwischen der Bewältigungsart des Kindes und der seiner Eltern. Zudem muss gesichert werden, dass Eltern bei der Durchführung einer von Fachleuten als günstig eingeschätzten Intervention auch effizient mithelfen können.

7.2.2 Soziale Unterstützung

Untersuchungen zum interaktiven Einfluss der Art psychologischer Vorbereitung und der Höhe erlebter sozialer Unterstützung auf die perioperative Anpassung liegt eine einfache Erwartung zugrunde. Wenn man davon ausgeht, dass es sich bei der psychologischen Vorbereitung (zunächst einmal unabhängig vom Inhalt) und der sozialen Unterstützung jeweils um Ressourcen handelt, die dem Patienten bei der Bewältigung der Situation des medizinischen Eingriffs helfen, dann sollten diejenigen besonders von einer psychologischen Intervention profitieren, denen nur vergleichsweise wenig soziale Unterstützung zur Verfügung steht. Diese Erwartung konnte u. a. in einer Untersuchung von Gilts et al. (2013) bestätigt werden.

Die Autoren analysierten bei Patienten mit einer **Prostataoperation** den Einfluss eines Stressbewältigungstrainings und der Höhe der wahrgenommenen sozialen Unterstützung auf die postoperative körperliche Funktionsfähigkeit. Die 89 Teilnehmer wurden nach Zufall drei Vorbereitungsgruppen zugeordnet: **Stressbewältigung**

(SB), **aufmerksame Zuwendung (AZ)** und **Standardvorbereitung (SV)**. Das SB-Programm bestand aus zwei 90-minütigen Trainingssitzungen mit einem klinischen Psychologen und konzentrierte sich im Wesentlichen auf die Vermittlung von Entspannungstechniken. Das SA-Programm wurde ebenfalls in zwei Sitzungen gleicher Länge durchgeführt und bestand aus einem strukturierten Interview mit Schwerpunkt auf der psychosozialen und medizinischen Geschichte des Patienten. In ihm ging es um Einfühlung, Ermutigung und Aufmerksamkeit, nicht aber um das Training von Bewältigungstechniken. Kurzfassungen dieser Intervention wurden am Morgen der Operation und 48 Stunden nach dem Eingriff wiederholt. Das SV-Programm enthielt die für die perioperative Betreuung von Patienten üblichen Elemente. Sowohl präoperativ (Baseline) als auch ein Jahr nach dem Eingriff wurden u. a. das (allerdings nicht nach Komponenten aufgeschlüsselte, ▶ Kap. 5) Ausmaß wahrgenommener sozialer Unterstützung, die generelle negative Befindlichkeit (Distress) und die körperliche Funktionstüchtigkeit erfasst.

Die Ergebnisse konnten die erwartete Wechselwirkung von sozialer Unterstützung und Art der psychologischen Vorbereitung sichern. Patienten mit geringer sozialer Unterstützung zum Zeitpunkt der Baselinemessung, die das SB-Programm erhalten hatten, zeigten einen Anstieg ihrer körperlichen Funktionstüchtigkeit im Jahr nach dem Eingriff. Demgegenüber manifestierten gering unterstützte Patienten aus der Gruppe mit Standardvorbereitung einen Abfall bei diesen Funktionen ($p < .01$). Das Bewältigungstraining hatte also, wie erwartet, das Fehlen sozialer Unterstützung (jedenfalls bis zu einem gewissen Ausmaß) kompensiert. Bei Patienten mit hoher präoperativer negativer Befindlichkeit fand sich dagegen für das AZ-Programm ein günstiger Einfluss auf die Funktionstüchtigkeit, wiederum verglichen mit der Standardvorbereitung. Dieser Zusammenhang entspricht bereits berichteten Befunden. Entspannung ist bei Personen mit negativer Befindlichkeit keine gute Interventionsmethode. Die aufmerksame Zuwendung, die ja viele Elemente einer emotionalen Unterstützung enthält, ist hier offenbar wirksamer. Befunde, denen von Gilts et al. sehr ähnlich sind, werden von Helgeson et al. (2000) berichtet.

Bei der sozialen Unterstützung bestehen, wie bereits dargestellt (▶ Kap. 5), deutliche Unterschiede zwischen den Geschlechtern. So gibt es etwa Hinweise darauf, dass Frauen vermehrt Suche nach sozialer Unterstützung als Bewältigungsstil einsetzen (Rosario, Shinn & Huckabee, 1988; Slangen, Krohne et al., 1993). Darüber hinaus berichten Frauen nicht nur allgemein, dass sie mehr soziale Unterstützung erhalten, sie scheinen auch besser als Männer zwischen den Arten dieser Unterstützung (informationell, emotional) zu differenzieren (vgl. Krohne & Slangen 2005; ▶ Abschn. 5.3.2). Diese Unterschiede sollten auch Einfluss auf die Wechselwirkung von Vorbereitungsprogramm und sozialer Unterstützung auf die Anpassung bei medizinischen Eingriffen haben.

Indirekte Belege für diese Erwartung fanden Robertson, Gatchel und Fowler (1991) in einer Untersuchung mit **dentalchirurgischen** Patienten unter Lokalanästhesie. Die Autoren teilten je 30 Männer und Frauen drei Vorbereitungsbedingungen zu. In einem **Modelingfilm** wurden Informationen und Verhaltensinstruktionen gegeben sowie Entspannungs- und Ablenkungstechniken vermittelt. Ein **Placebofilm** enthielt allgemeine Erklärungen zur Operation. In der **Kontrollbedingung** wurden nur die vorgeschriebenen Informationen gegeben. Belastungsindikatoren waren u. a. das Schmerzempfinden während des Eingriffs und die Herzrate als Maß der Erregung.

Es fanden sich deutliche Geschlechtsunterschiede hinsichtlich der Wirksamkeit von Modeling- vs. Placebovorbereitung. So profitierten Männer mehr von dem Modelingfilm, d. h. sie berichteten hier über weniger Schmerzen als Frauen und hatten in dieser Bedingung die niedrigste Herzrate. Frauen erlebten dagegen in der Placebobedingung weniger Schmerzen. Die Autoren sehen eine mögliche Erklärung für diese Unterschiede darin, dass Männer und Frauen unterschiedliche Bewältigungsstile bevorzugen und diese durch die Filme in ungleicher Weise angesprochen wurden. Die Placebobedingung enthielt nach Ansicht der Autoren relativ viel Information über den sozialen Kontext des Eingriffs und könnte somit eine Hilfe bei der Bewältigung dargestellt haben. In diesem Fall wäre der Film natürlich keine Placebobedingung gewesen, sondern hätte prozedurale Information vermittelt.

In den bisher dargestellten Untersuchungen und in vielen anderen Studien wurde soziale Unterstützung nur sehr allgemein (über ein einziges Maß) oder sogar nur indirekt erfasst, etwa über die Annahme, dass Frauen stärker als Männer nach Unterstützung suchen. Um Wechselwirkungen mit unterschiedlichen Arten von Vorbereitungsprogrammen (etwa Informieren vs. Ablenken) genauer analysieren zu können, ist es aber notwendig, bei der sozialen Unterstützung verschiedene Komponenten, mindestens informationelle und emotionale Unterstützung, zu erheben.

In der bereits mehrfach erwähnten Untersuchung von Krohne et al. (2003; vgl. auch Krohne & El-Giamal, 2008)) beantworteten 97 Patienten (66 Männer, 31 Frauen) mit **Nasenoperationen** das Inventar EISOP mit den vier Skalen Unterstützung durch Fachleute, emotionale sowie informationelle Unterstützung durch das soziale Netz und Zufriedenheit mit der erhaltenen Unterstützung (▶ Abschn. 5.2). Die Patienten wurden sodann nach Zufall drei verschiedenen Arten der Operationsvorbereitung zugeteilt (**Information, Entspannung-Ablenkung, standardmäßige Vorbereitung**; vgl. Krohne & El-Giamal, 2008). Als abhängige Variablen wurden zu verschiedenen perioperativen Zeitpunkten u. a. die aktuelle Angst (STOA) und das Schmerzerleben (Intensität und affektive Belastung; Schmerztagebuch) erhoben.

Es ergaben sich mehrere signifikante Interaktionen zwischen der Art der Unterstützung und den drei Formen der Operationsvorbereitung. So war die Belastung durch Angst dann besonders hoch, wenn die Patienten durch Information vorbereitet worden waren und sich zugleich im EISOP bereits als durch Fachleute unterstützt beschrieben hatten. Es scheint, als ob bei Patienten, die bereits viel professionelle Unterstützung erfahren haben, eine ausgearbeitete informationsorientierte Vorbereitung gewissermaßen „zuviel des Guten" ist. Der bevorstehende Eingriff erhält durch diese sozusagen zweifache Vorbereitung für den Patienten eine Bedeutung und damit evtl. auch Bedrohlichkeit, die zu einer verstärkten Ausauslösung von Angst führen kann. Dagegen konnte Entspannung-Ablenkung die Zustandsangst bei hoher Unterstützung durch Fachleute verringern. Diese Art der Vorbereitung hatte auch einen günstigen

Einfluss auf die Schmerzbelastung. In Kombination mit, in diesem Fall hoher emotionaler, Unterstützung zeigte sich hier die geringste Schmerzbelastung. Vorbereitung durch Information ist offenbar eher bei solchen Patienten angezeigt, die über vergleichsweise wenig professionelle Unterstützung berichten. Darüber hinaus wirkte sich informationelle Unterstützung durch Bekannte im späteren postoperativen Verlauf (vier Tage nach dem Eingriff) positiv aus. Über einen längeren Zeitraum betrachtet, sind Informationen vermutlich vor allem dazu geeignet, beim Aufbau eines effizienten Bewältigungsverhaltens mitzuhelfen. Wie schon in einigen anderen Untersuchungen wurden in der vorliegenden Studie signifikante und erwartungskonforme Effekte vor allem für Frauen beobachtet, während die Zusammenhänge für Männer teilweise nicht signifikant waren.

Aus den nicht sehr zahlreichen Studien, in denen Wechselwirkungen von sozialer Unterstützung und psychologischer Vorbereitung analysiert wurden, ergibt sich immerhin eine Befundlage, die mit allgemeineren Erwartungen zur Funktion dieser beiden Ressourcen vereinbar ist. Eine psychologische Vorbereitung ist besonders bei solchen Patienten indiziert, die über vergleichsweise wenig soziale Unterstützung berichten. Hier vermag sie offenbar den Ausfall des Puffereffekts, der ja der wesentliche protektive Faktor bei der sozialen Unterstützung sein soll (▶ Kap. 6), jedenfalls bis zu einem gewissen Grad zu kompensieren.

Differenziert man die soziale Unterstützung nach unterschiedlichen Arten, so zeigt sich zudem, dass Patienten, die sich insbesondere als informationell gut unterstützt beschreiben, von einer informationsorientierten Vorbereitung nur wenig profitieren. Ganz im Gegenteil könnte bei ihnen diese Intervention kontraindiziert sein. Will man bereits gut unterstützte Patienten noch psychologisch vorbereiten, dann ist eher Entspannung und Ablenkung angezeigt. Hinsichtlich der Enge des Zusammenhangs zwischen sozialer Unterstützung, psychologischer Vorbereitung und perioperativer Anpassung bestehen deutliche Geschlechtsunterschiede, die offenbar mit der bei Frauen stärker ausgeprägten Suche und Nutzung von Unterstützung zusammenhängen. Die genauen Mechanismen, die diesem Zusammenhang zugrunde liegen, müssen allerdings noch weiter erforscht werden.

7.2.3   Einfluss weiterer Persönlichkeitsvariablen

Hinsichtlich der weiteren Persönlichkeitsvariablen, bei denen eine Wechselwirkung mit derpsychologischen Vorbereitung auf die Anpassung von Patienten zu erwarten ist, interessieren hier, wie eingangs dieses Kapitels erwähnt, besonders die speziell auf die **wahrgenommene Kontrolle** über belastende Situationen bezogenen Merkmale Kontrollüberzeugung und Kompetenz- bzw. Selbstwirksamkeitserwartung.

Wie bereits im Zusammenhang mit der Darstellung von Kontrollverfahren beschrieben (▶ Abschn. 6.5), sind positive Effekte derartiger Verfahren besonders bei invasiven diagnostischen Eingriffen zu erwarten, bei denen eine Mitarbeit des Patienten den Untersuchungsablauf u. U. erleichtern kann. Wenn ein solches Programm dann auch noch Techniken zur Erhöhung der Selbstwirksamkeit einbezieht, sollten für die Anpassung der Patienten besonders günstige Wirkungen zu erwarten sein (vgl. Gattuso et al., 1992). Die Vermittlung eines Gefühls von Kontrolle über einzelne Aspekte eines medizinischen Eingriffs scheint das entscheidende Element derartiger Interventionen zu sein (vgl. Mineka & Kelly, 1989).

Auerbach er al. (1976) analysierten die Wechselwirkung von Kontrollüberzeugung und Vorbereitungsart auf die perioperative Zustandsangst bei **dentalchirurgischen** Patienten ($N =63$; 32 Frauen). Die Patienten erhielten entweder spezifische prozedurale und sensorische Informationen zum Eingriff (Extraktion von Weisheitszähnen) und zum Verhalten danach oder eine allgemeine Beschreibung der Klinik und der für den Eingriff notwendigen Vorkehrungen. Die Kontrollüberzeugung wurde eindimensional (internal-external) mit Hilfe der I-E-Skala von Rotter (1966; ▶ Abschn. 2.5.2) und die Angst während des Eingriffs u. a. über ein Rating des behandelnden Arztes erfasst.

Eine signifikante Interaktion von Kontrollüberzeugung und Informationsbedingung zeigte, dass Personen mit internaler Kontrollüberzeugung während des Eingriffs dann am besten angepasst waren, wenn sie zuvor spezifisch informiert worden waren. Bei externalen Patienten bestand die entgegengesetzte Beziehung. Internale erwarten generell, dass sie Situationen kontrollieren können, die sie selbst betreffen. Um diese Kontrolle aber auch ausüben zu können, benötigen sie Informationen über die betreffende Situation. Fehlt ihnen diese, wie in der Bedingung der allgemeinen Beschreibung, dann fühlen sie sich, insbesondere bei bedrohlichen Konfrontationen, stark belastet. Externale werden dagegen durch detaillierte Informationen über die Situation des bevorstehenden Eingriffs, dessen Ergebnisse sie ja ohnehin als unbeeinflussbar einschätzen, noch zusätzlich belastet. Für sie wäre vermutlich ein Programm aus Entspannung und Ablenkung, das aber in der vorliegenden Studie nicht explizit angeboten wurde, die angemessenere Vorbereitung.

Pickett und Clum (1982) realisierten bei Patienten mit **Gallenblasenentfernung** ($N = 59$; 43 Frauen) drei Varianten eines Entspannungs-Ablenkungsprogramms (plus Standardvorbereitung). In Variante 1 wurde nur Entspannung nach der PMR-Technik (▶ Abschn. 6.4) eingeübt, in Variante 2 zusätzlich Informationen zur Entspannung gegeben, wobei besonders die Wichtigkeit der Selbstkontrolle bei der Entspannung betont wurde, in Variante 3 wurden kognitive Ablenkungsstrategien vermittelt (über geleitete Phantasien sollte eine Verschiebung der Aufmerksamkeit von operationsbezogenen auf angenehme Vorstellungen erreicht werden). Es zeigte sich, dass Patienten mit internaler Kontrollüberzeugung (I-E-Skala), gemessen an der postoperativen Angst, wenig von reiner Entspannung profitierten. Günstig waren dagegen für sie die Ablenkung durch Aufmerksamkeitsverschiebung sowie die stärker informationsgestützte (die Selbstkontrolle betonende) Entspannung. Eine reine Entspannung verträgt sich bei Personen mit internaler Kontrollüberzeugung offenbar nur schlecht mit ihrem Bedürfnis, eine Situation aktiv kontrollieren zu können.

In einer umfangreichen Studie analysierten Shelley und Pakenham (2007) bei 80 Patienten mit **Bypassoperation** (davon 16 Frauen) die Wechselwirkung der Vorbereitungsart mit den Persönlichkeitsmerkmalen Kontrollüberzeugung und Selbstwirksamkeitserwartung auf die Anpassungsparameter negative Emotionen (Distress), Schmerzen, Cortisol und Tumornekrosefaktor α (TNF-α). Die beiden biologischen Variablen sind insofern bedeutsam, als sie an der Pathogenese von Arteriosklerose durch entzündliche Prozesse beteiligt sind (Gidron et al., 2002). Bei der Kontrollüberzeugung (LOC) wurden, wie auch in den beiden zuvor

dargestellten Untersuchungen, nicht deren verschiedene Komponenten erfasst, sondern nur die gesundheitsbezogene soziale Externalität (Powerful Others P; MHLC Scales; Wallston et al., 1978; ▶ Abschn. 2.5.2). Die Selbstwirksamkeit (SE) im Hinblick auf die Beherrschung kardialer Probleme wurde mit einer Skala von Sherer et al. (1982) gemessen. Das am Vorabend der Operation dargebotene Vorbereitungsprogramm bestand aus einer Kombination von prozeduraler Information, der Beantwortung von Fragen zum Eingriff und dem perioperativen Prozess sowie der Vermittlung von Strategien des Umgangs mit Besorgniskognitionen. Die Kontrollgruppe erhielt die übliche Standardvorbereitung.

Hinsichtlich der erwähnten Wechselwirkungen lagen der Studie zwei Hypothesen zugrunde. Verglichen mit anderen Kombinationen aus LOC und SE sollte das Vorbereitungsprogramm dann mit einer besonders guten postoperativen Anpassung assoziiert sein, wenn die Patienten entweder **hohe Externalität und Selbstwirksamkeit** oder jeweils **niedrige Externalität und Selbstwirksamkeit** aufweisen. Die erstgenannte Erwartung ist gut begründet. Wer medizinischen Fachleuten einen starken Einfluss auf seinen Gesundheitsstatus zumisst (hohe P-Externalität) und sich zugleich in der Lage sieht, deren Anweisungen auch umzusetzen (hohe SE), sollte in besonderem Maße von dem angebotenen professionellen Programm profitieren. Warum aber Personen, für die professionelle Hilfe eine geringe Bedeutung hat und die sich zugleich hinsichtlich der Kontrolle ihrer Gesundheit wenig zutrauen, von der Vorbereitung profitieren sollen, ist weniger einsichtig, es sei denn, die Patienten sehen in diesem Programm sozusagen die „letzte Chance", ihre psychische Belastung zu reduzieren.

In den Ergebnissen fanden sich nur schwache Bestätigungen dieser Hypothesen. Lediglich für negative Emotionen ließ sich die erwartete dreifache Interaktionen von Vorbereitung, LOC und SE sichern. Die dargebotene Vorbereitung hatte dann den günstigsten Effekt (geringste affektive Belastung), wenn Externalität mit hoher Selbstwirksamkeit und (hier allerdings weniger ausgeprägt) geringe Externalität mit niedriger Selbstwirksamkeit einhergingen. Für den Parameter TNF-α zeigte sich der gleiche (allerdings nur marginal signifikante) Effekt. Hinsichtlich der Schmerzbelastung wurde jedoch der entgegengesetzte Zusammenhang regis-triert: Am wenigsten belastet waren hier vorbereitete Patienten mit externaler Überzeugung und niedri-gen SE-Werten.

Die Hypothese, dass Personen mit gesundheits-bezogener Externalität und hoher Selbstwirksamkeit im Hinblick auf die Beherrschung gesundheitsbezo-gener Probleme in besonderem Maße von einer psy-chologischen Vorbereitung auf eine Operation pro-fitieren, ist, wie erwähnt, gut nachvollziehbar und sollte in künftigen Studien genauer geprüft werden. Wer medizinischen Fachleuten einen starken Ein-fluss auf seine Gesundheit allgemein zuschreibt und aus seinen bisherigen Erfahrungen weiß, dass er in der Lage ist, Probleme im Zusammenhang mit seiner Erkrankung nach entsprechenden Anweisungen gut zu kontrollieren, sollte in der ihm ja noch recht unbekannten Situation der Operation das Vorberei-tungsprogramm als einen weiteren Einflussfaktor begreifen, auf den er mit seinem eigenen Verhalten entsprechend reagieren muss. Anhand dieser Erwar-tung ergibt sich zugleich die Möglichkeit, ein weiteres Element in entsprechende Vorbereitungsprogramme aufzunehmen. Für Patienten mit geringer gesund-heitsbezogener Selbstwirksamkeit sollten Trainings eingebaut werden, in denen diese Erwartung, zumin-dest kurzfristig, gesteigert werden kann.

Ansonsten sind die drei dargestellten Untersu-chungen insofern defizient, als sie das Konstrukt LOC nur eindimensional erfassen, also Personen mit hoher sozialer Externalität (P-Orientierung) solchen mit niedrigen Werten auf dieser Skala gegenüber-stellt. Wie aber bereits dargestellt (▶ Abschn. 2.5.2), ist die Gruppe mit niedrigen Werten in sozialer Exter-nalität nicht homogen. Sie kann vielmehr Indivi-duen mit hoher fatalistischer Externalität (Chance-Orientierung), aber auch wirklich internale Personen umfassen. Es ist naheliegend, dass Personen dieser beiden Orientierung auf ein Vorbereitungspro-gramm sehr verschieden reagieren und damit auch eine unterschiedliche postoperative Anpassung manifestieren werden.

Helgeson, Lepore und Eton (2006) stellten die Merkmale Selbstwirksamkeit und Selbstwertgefühl (self-esteem) in den Mittelpunkt ihrer Studie an 250 Patienten, die eine Behandlung wegen eines nichtme-tastasierenden **Prostatakarzinoms** erhalten hatten. Die Eingriffe bestanden etwa je zur Hälfte aus einer

Operation oder verschiedenen Formen einer Strah-lentherapie. Die Patienten wurden im Anschluss an diese Eingriffe nach Zufall drei Behandlungsgrup-pen zugeordnet. In einer sog. **Unterrichts-Interven-tion** wurden von Experten in insgesamt sechs ein-stündigen Sitzungen alle Informationen rund um Prostatakrebs (u. a. Nebenwirkungen, Sexualität, Ernährung, Pflege nach dem Eingriff) vermittelt. Die Patienten konnten zu dieser Unterrichtung eine ver-traute Person mitbringen. Eine Intervention **Unter-richtung plus Diskussion** lieferte dieselbe Art von Informationen, diese konnten aber im Anschluss für 45 Minuten unter Mithilfe eines Psychologen in einer Gruppe mit Mitbetroffenen weiter diskutiert werden. Patienten einer **Kontrollgruppe** erhielten die übliche Standardbetreuung.

Die Selbstwirksamkeit hinsichtlich der Fähigkeit, die Nebenwirkungen der Prostatabehandlung (u. a. Inkontinenz) zu beherrschen, wurden über einen von den Autoren selbst konstruierten Fragebogen erfasst. Das Selbstwertgefühl wurde mittels der Skala von Rosenberg (1965) gemessen. Abhängige Variab-len waren Selbstberichte zur allgemeinen körperli-chen (PCS) und psychischen (MCS) Lebensqualität (**General Health Survey**; Ware et al., 1993; ▶ Abschn. 3.1.4) sowie zur Güte der prostataabhängigen Funk-tionen (Sexualität, Wasserlassen, Darmfunktion), die zwei Wochen und zwölf Monate nach der Behand-lung über einen spezifischen Index (**Prostata Cancer Index**; Litwin et al., 1999) erhoben wurden. Es wurde erwartet, dass Personen mit geringer Selbstwirksam-keitserwartung bzw. niedrigem Selbstwertgefühl hinsichtlich der genannten Erholungsmerkmale in besonderem Maße von der psychologischen Vorbe-reitung profitieren sollten.

Die erwarteten Wechselwirkungen von Persön-lichkeitsvariablen und Vorbereitungsart konnten für die körperlichen Anpassungsmerkmale überwiegend statistisch gesichert werden. Bei Patienten mit gerin-ger Selbstwirksamkeit zeigte die Gruppe mit psycho-logischer Behandlung bessere Werte in der körper-lichen Lebensqualität und den prostataabhängigen Funktionen (nach zwei Wochen und 12 Monaten) als die Kontrollgruppe. Bei hoher Selbstwirksamkeit bestanden dagegen keine Unterschiede zwischen den Behandlungsgruppen. Sehr ähnliche Zusammen-hänge fanden sich für das Selbstwertgefühl (bei den prostataabhängigen Funktionen jedoch nur für die

Darmfunktion). Bei der Vorhersage der psychischen Lebensqualität konnten nur schwache Effekte, allerdings in der erwarteten Richtung, registriert werden. Zwischen den beiden Behandlungsgruppen existierten hinsichtlich der genannten Wechselwirkungen nur geringe, und unsystematische, Unterschiede.

Als **Fazit** aus den Darstellungen von Untersuchungen zu Persönlichkeitsmerkmalen außerhalb des Bereichs Ängstlichkeit und Angstbewältigung lässt sich festhalten, dass nur wenige aussagekräftige Befunde zu Wechselwirkungen dieser Merkmale mit verschiedenen Arten der psychologischen Behandlung bei medizinischen Eingriffen existieren. Dies gilt insbesondere für die Kontrollüberzeugung und den, hier nicht weiter behandelten, Optimismus, für die tatsächlich auch kaum überzeugende theoretische Erwartungen zur Art dieser Wechselwirkungen formuliert werden konnten.

Etwas besser sieht die Befundlage beim Merkmal Selbstwirksamkeitserwartung aus. Hier scheinen Personen mit einer niedrigen Ausprägung dieses Merkmals von einer psychologischen Intervention, verglichen mit der Standardversorgung, zu profitieren. Bei hoher Selbstwirksamkeit bietet dagegen das psychologische Programm keinen zusätzlichen Vorteil. Damit erhält das Merkmal Selbstwirksamkeit eine Screeningfunktion im Hinblick auf die Identifizierung von Patienten mit einem erhöhten Risiko für die Entwicklung perioperativer Anpassungsprobleme. Mit diesen Personen könnte dann gezielt eine psychologische Intervention durchgeführt werden. Damit eine derartige Intervention dann aber auch bei einer großen Anzahl entsprechender Patienten erfolgreich ist, müssten jedoch mindestens zwei Bedingungen erfüllt werden: Zum einen müsste die Selbstwirksamkeit mit psychometrisch elaborierten Instrumenten **bereichsspezifisch**, also auf die Gesundheit bezogen, erfasst werden. Besser wäre noch eine operationsspezifische Messung. Zum anderen müsste das psychologische Programm genauer auf die besonderen Defizite einer geringen Selbstwirksamkeit abgestimmt sein. Es genügt also nicht, einfach eine Intervention aus dem Inventar bestehender Programme (z. B. Informieren, Entspannen, Ablenken, Gruppendiskussion) anzubieten.

Hier haben wir es mit einem generellen Defizit vieler Forschungen (und auch praktischer Anwendungen) mit psychologischen Interventionen zu tun, auf das ich noch genau eingehen werde (▶ Kap. 8). Es ist bislang weitgehend versäumt worden, diejenigen Wirkmechanismen genauer zu analysieren, die den Zusammenhang vermitteln zwischen einem komplexen Vorbereitungsprogramm mit seinen einzelnen Elementen (z. B. einem kombinierten Programm, ▶ Abschn. 6.6) und den verschiedenen perioperativen Anpassungsparametern. Da Personen entsprechend ihren Dispositionen aber unterschiedlich auf einzelne Elemente dieser Programme reagieren, muss man gerade bei der Analyse der Interaktion einer bestimmten Persönlichkeitsvariable mit verschiedenen Arten von Interventionen (aber nicht nur hier) wissen, welches Element eines Programms auf welche Art wirksam ist.

7.3 Zusammenfassung

Eine Vielzahl von Untersuchungen hat gezeigt, dass die Wirksamkeit von Programmen zur psychologischen Vorbereitung von Patienten auf medizinische Eingriffe auch von bestimmten Persönlichkeitsmerkmalen dieser Patienten abhängt. Während ein Programmtyp (z. B. die Darbietung prozeduraler und sensorischer Information) bei einem Patienten mit einer bestimmten Disposition günstige Effekte hat, kann dieser Typ bei einem anders disponierten Patienten kontraindiziert sein. Bei diesem könnte dagegen ein andersartiges Programm (z. B. Entspannung und Ablenkung) positiv wirken. Ziel der Forschung in diesem Bereich muss also das Finden einer Passung zwischen Programmtyp und Disposition des Patienten sein.

Vier Gruppen von Merkmalen auf Seiten des Patienten spielen bei der Entwicklung einer derartigen Passung eine wichtige Rolle: Ängstlichkeit, die personspezifische Art der Stressbewältigung, soziale Unterstützung und Selbstwirksamkeit bzw. Kontrollüberzeugung. Zu allen diesen Feldern werden empirische Studien vorgestellt, in denen analysiert wird, bei welcher Art von Übereinstimmung zwischen Merkmalen auf Seiten des Patienten und Programminhalten eine gute perioperative Anpassung erreicht wird. Als besonders einflussreich haben sich in dieser Hinsicht auf der Patientenseite die Stressbewältigungsdispositionen Vigilanz (Monitoring) und kognitive Vermeidung (Blunting) erwiesen.

Bestandsaufnahme und Anregungen

© Springer-Verlag Berlin Heidelberg 2017
H.W. Krohne, *Stress und Stressbewältigung bei Operationen*,
DOI 10.1007/978-3-662-53000-9_8

8.1   Aktueller Stand und künftige Aufgaben

Nach dem in den vorangegangenen Kapiteln dargestellten Forschungsstand (insbesondere ▶ Kap. 3) ist es unbestreitbar, dass psychologischer Stress die perioperative Anpassung von Patienten ungünstig beeinflussen kann. Das betrifft nicht nur, was ja noch naheliegend ist, die im engeren Sinne psychologischen Anpassungskriterien, sondern auch medizinische Parameter, die zur Beurteilung des Verlaufs eines medizinischen Eingriffs und der anschließenden Erholung herangezogen werden. Im Zusammenhang mit einem medizinischen Eingriff (invasive Diagnostik, Operation, spezifische Therapien) können vielfältige psychische Belastungen auftreten, insbesondere Ängste, die sich auf die Anästhesie, den Eingriff oder die Erkrankung selbst beziehen, ferner Unsicherheit als Folge fehlender Information sowie das Erleben von Kontrollverlust. Dieses insgesamt als **psychologischer Stress** zu bezeichnende Muster kann seinerseits zu einer erhöhten negativen Befindlichkeit oder einem vermehrten Schmerzerleben führen, aber auch zu einer Verschlechterung der medizinischen Anpassung, die sich etwa in einem schwierigeren Verlauf der Anästhesie, intra- und postoperativen Komplikationen sowie einer verzögerten Wundheilung manifestieren kann.

Obwohl der Einfluss psychologischer Faktoren auf die perioperative Anpassung schon früh thematisiert wurde (vgl. Janis, 1958), lag der Schwerpunkt der medizinischen Forschung und Praxis zu diesem Thema noch lange Zeit überwiegend auf medizinischen Merkmalen. Dem biomedizinischen Modell folgend, wurde vorzugsweise eine Optimierung der **physiologischen** Anpassung des Patienten angestrebt, und zwar wiederum in erster Linie durch eine Verbesserung der medizinischen Versorgung. Als typisches Beispiel für diesen Ansatz wurde die **fast-track surgery** (sog. Schnellspur-Chirurgie; ▶ Kap. 6) vorgestellt. Mit dem sich in den Gesundheitswissenschaften seit den 80er-Jahren des vorigen Jahrhunderts vollziehenden Wechsel zum biopsychosozialen Modell (Übersicht in Taylor, 2011) wurde auch in der Medizin die Rolle psychologischer Faktoren im perioperativen Prozess stärker beachtet (vgl. Tolksdorf, 1985).

Als Folge dieser Neuorientierung wurden in den letzten 30 Jahren zahlreicher Studien durchgeführt, deren Ergebnisse mehrheitlich belegen, dass der perioperative Anpassungsstatus von Patienten auch in seinen medizinischen Kriterien wesentlich von psychologischen Faktoren, wie etwa der Stressbelastung, beeinflusst wird. Dabei konnte allerdings auch festgestellt werden, dass einzelne Stressoren (z. B. Informationsmangel oder Kontrollverlust) in sehr **unterschiedlichem** Maße auf die Patienten einwirken (u. a. Schröder & Schumacher, 1992). Die Registrierung eines Zusammenhangs von Stress und perioperativer Anpassung führte naturgemäß recht bald zur Entwicklung erster psychologisch orientierter Programme zur Reduzierung der Stressbelastung des Patienten (Übersicht u. a. in Krohne & de Bruin, 1998). Dabei zeigte sich allerdings sehr schnell, dass die Wirksamkeit dieser Interventionen offenbar durch **individuelle Differenzen** bei den Patienten moderiert wird.

Die Registrierung individueller Unterschiede bei der Empfänglichkeit für den Einfluss von Stressoren sowie hinsichtlich der Wirksamkeit psychologischer Interventionen ist Konsequenz der Tatsache, dass Patienten beim Umgang mit operationsbezogenen Belastungen und damit gewissermaßen zur „Abpufferung" des Stresseinflusses auf eine Reihe von Ressourcen zurückgreifen können. Auf **personaler** Ebene beeinflussen individuelle **Strategien der Stressbewältigung** die Wirkung von Stressoren auf die perioperative Anpassung (▶ Kap. 4). Auf **sozialer** Ebene steht dem Patienten, in variablem Ausmaß, **Unterstützung** aus dem sozialen Netz zur Verfügung, mit deren Hilfe der Stresseinfluss ebenfalls gemildert werden kann (▶ Kap. 5). Ein Programm zur psychologischen Vorbereitung von Patienten auf medizinische Eingriffe ist ebenfalls eine Ressource, die dem Patienten auf **institutioneller** Ebene dargeboten wird (▶ Kap. 6). Die Wirksamkeit eines Programms hängt allerdings wesentlich davon ab, in welchem Ausmaß und auf welche Weise der Patient seine personalen und sozialen Ressourcen zur Bewältigung von Stress einsetzt. Im Folgenden will ich mich auf die Zusammenhänge zwischen personaler (Stressbewältigung) und institutioneller Ressource (Vorbereitungsprogramm) konzentrieren, da hier der Forschungsertrag umfassender ist als bei der sozialen Unterstützung.

Bei den kognitiven und verhaltensmäßigen Strategien, die Patienten im perioperativen Zeitraum zur **Bewältigung von Stress** einsetzen, liegt das

Schwergewicht der Forschung (und insbesondere der positiven empirischen Befunde) auf zwei Klassen: **kognitive Vermeidung** (bzw. Blunting oder Repression) und **Vigilanz** (Monitoring, Sensitization). Der Einsatz dieser Strategien hängt einerseits von **situativen** Erfordernissen ab (so ist etwa eine vigilante, überwachende, Bewältigung dann angezeigt, wenn eine Bedrohung, zumindest bis zu einem gewissen Grad, kontrollierbar ist). Zum anderen besteht hier bei vielen Menschen aber auch eine **dispositionelle** Basis. Entsprechend disponierte Personen bevorzugen den Einsatz vigilanter bzw. vermeidender Strategien in einer Vielzahl von Situationen, ohne dabei die jeweiligen situativen Erfordernisse eingehender zu berücksichtigen.

Diese individuellen Unterschiede beim Einsatz von Bewältigungsstrategien stellen natürlich eine Herausforderung dar für die Gestaltung von Programmen zur **psychologischen Vorbereitung** von Patienten auf medizinische Eingriffe. Damit ein derartiges Programm effizient ist, d. h. die Stressbelastung des Patienten deutlich reduziert, sollte es möglichst „passgenau" auf dessen Eigenart beim Umgang mit Bedrohung abgestimmt sein. Um eine derartige Genauigkeit aber zu erreichen, bedarf es grundlegender Kenntnisse der Mechanismen, die hinter dem bevorzugten Einsatz bestimmter (vigilanter oder vermeidender) Strategien in Bedrohungssituationen stehen.

Der derzeitige Forschungsstand ist, was die Einbeziehung individueller Unterschiede in die Analyse des Zusammenhangs zwischen Stressbelastung, Art der psychologischen Intervention und perioperativem Anpassungsstatus betrifft, immer noch ausgesprochen defizient. Es ist bislang in der Mehrzahl der Studien versäumt worden, diejenigen Wirkmechanismen genauer zu analysieren, die den Zusammenhang zwischen einem komplexen Vorbereitungsprogramm mit seinen einzelnen Elementen und den verschiedenen perioperativen Anpassungsparametern vermitteln. Da Personen entsprechend ihren Dispositionen unterschiedlich auf einzelne Element dieser Programme reagieren, muss man gerade bei der Analyse der Interaktion einer bestimmten Persönlichkeitsvariable mit verschiedenen Arten von Interventionen wissen, welches Element eines Programms auf welche Art wirksam war. Dazu muss man beispielsweise bei Patienten mit vigilanter Disposition festlegen, wann genau im präoperativen Abschnitt die Information dargeboten wird und welches Ausmaß an Sicherheit im Hinblick auf das bevorstehende Ereignis hierdurch vermittelt werden soll. Für kognitiv vermeidende Patienten sollte dagegen etwa genauer bestimmt werden, ob und wie ein Entspannungsprogramm mit dem Einsatz von Ablenkungsstrategien kombiniert werden soll.

Was in den meisten Studien bislang fehlt, ist die **theoriegeleitete** Ableitung von Hypothesen darüber, welcher Zusammenhang für eine bestimmte Ausprägung eines Persönlichkeitsmerkmals (z. B. Vigilanz, kognitive Vermeidung) bei Realisierung eines spezifischen Vorbereitungsprogramms (insbesondere im Hinblick auf dessen unterschiedliche Elemente, z. B. prozedurale oder sensorische Information, Entspannung oder Ablenkung) in welcher Phase des perioperativen Prozesses zu erwarten ist. Innerhalb dieses theoriegeleiteten Vorgehens muss dann natürlich auch genau festgelegt werden, welche Anpassungskriterien für die einzelnen Phasen herangezogen werden und wie die Persönlichkeitsmerkmale, von denen ein Einfluss auf diese Kriterien erwartet wird, theoretisch und empirisch bestimmt werden.

So, wie es für die Registrierung des Anpassungsstatus, wie mehrfach erwähnt, selbstverständlich nicht genügt, sich auf Selbstauskünfte des Patienten, etwa zu seiner Befindlichkeit, zu verlassen, ist es auch unzureichend, ein Persönlichkeitsmerkmal (etwa Ängstlichkeit) ohne dessen genauere theoretische Bestimmung (und damit auch theoriegeleitete Messung) in die Analyse einzubeziehen. Was die Stressbewältigung betrifft, so ist es ebenfalls unzulänglich, wenn die den Dispositionen Vigilanz oder kognitive Vermeidung zugrunde liegenden Mechanismen einfach als Hinwendung zu oder Abwendung von vage als bedrohlich erlebten Situationen bestimmt werden. Anhand der Persönlichkeitsdispositionen Vigilanz und kognitive Vermeidung möchte ich im Folgenden skizzieren, wie die Formulierung von deutlicher theoriegeleiteten Erwartungen hinsichtlich des Zusammenhangs von Persönlichkeitsmerkmalen und Effizienz bestimmter Vorbereitungsprogramme aussehen könnte.

Das bereits ausführlich beschriebene **Modell der Bewältigungsmodi** (MBM, ▶ Kap. 4) führt zwei Konstrukte ein, die erklären sollen, warum bestimmte Personen vorzugsweise vigilante und andere Personen eher kognitiv vermeidende Strategien einsetzen. Diese Konstrukte, **Intoleranz gegenüber Unsicherheit** und **Intoleranz gegenüber emotionaler Erregung,** setzen an den zentralen **Zielen** an, die Menschen verfolgen, wenn sie mit Bedrohung konfrontiert werden und in der Folge versuchen, die damit verbundenen Belastungen zu reduzieren.

Für bestimmte Personen ist es in erster Linie die Unsicherheit, die sie in Bedrohungssituationen belastet. Dementsprechend ist es ihr primäres Ziel, alles zu tun, um diese Unsicherheit zu reduzieren. Zur Erreichung dieses Zieles setzen sie vorzugsweise informationssuchende (vigilante) Strategien ein. Beispiele für derartige Strategien wurden in ▶ Kapitel 4 gegeben (▶ Abschn. 4.4.3). Andere Personen erleben insbesondere die emotionale Erregung, die sich bei einer Konfrontation mit Bedrohung quasi automatisch einstellt, als besonders belastend. Ihr Ziel einer Reduzierung dieser Erregung versuchen sie dadurch zu erreichen, dass sie nach Möglichkeit alle Reize aus ihrer Umgebung ausblenden, die auf die Bedrohung hinweisen und damit die belastende Erregung nochmals steigern könnten. Unterstützt wird dieses „Ausblenden" durch eine gleichzeitige Hinwendung zu Reizen, die eine positive Gestimmtheit erzeugen (zumindest aber im Hinblick auf die aktuelle Befindlichkeit „neutral" sind).

Die Diskussion zu den Konstrukten Vigilanz und kognitive Vermeidung wurde lange Zeit beherrscht von der Annahme einer einfachen Dichotomie dieser Bewältigungsformen im Sinne von Hinwendung zu vs. Abwendung von Bedrohungsreizen (vgl. u. a. Roth & Cohen, 1986). Diese Konzeption wurde ergänzt von einer Kontinuitätsannahme, nach der die Tendenz einer Person, Bedrohungsreize kognitiv zu vermeiden bzw. sich ihnen zuzuwenden, über die gesamte Episode der Auseinandersetzung mit einer Belastung zeitlich stabil sein soll (vgl. u. a. Byrne, 1964). Die Einführung des Konzepts personspezifischer Ziele macht jedoch deutlich, dass derartige Annahmen zu kurz greifen und damit insbesondere für die Gestaltung von Programmen zur psychologischen Vorbereitung von Patienten unbrauchbar sind. Dies soll an einigen Beispielen verdeutlicht werden.

Kern **vigilanten** Verhaltens ist die verstärkte Suche nach Information zu verschiedenen Aspekten einer nicht völlig eindeutigen, vage als bedrohlich erlebten Situation. Zuwendung findet also nicht zur Gefahr an sich statt, sondern zu Hinweisreizen, die genauer über verschiedene Umstände einer Gefahr informieren. Bei Gefahren, denen man durch ein gutes Informiertsein über deren Eigenart aus dem Wege gehen kann, führt dieses informationssuchende Verhalten dann tatsächlich dazu, dass es gar erst nicht zur Konfrontation mit der Gefahr kommt. Zugespitzt formuliert: Durch ihre Zuwendung zu gefahrbezogener Information vermeiden vigilante Personen, soweit dies möglich ist, die unmittelbare Konfrontation mit einer Gefahr. Im Gesundheitsbereich findet sich dieser Zusammenhang etwa typischerweise bei der Teilnahme an unterschiedlichen Formen von Vorsorgeuntersuchungen.

Bei medizinischen Eingriffen werden Patienten jedoch (jedenfalls im Allgemeinen) einer Konfrontation nicht aus dem Wege gehen können. Deshalb verfolgt die Informationssuche vigilanter Personen hier in erster Linie das Ziel, **Sicherheit** über den Ablauf der bevorstehenden Situation in allen ihren Phasen zu gewinnen. Damit die zur Erreichung dieses Zieles etwa in Form einer speziellen Vorbereitung dargebotene Information den Zustand der Sicherheit auch tatsächlich herbeiführt, ist es erforderlich, dass die betreffende Information vom Individuum gut abgespeichert und damit behalten werden kann. Dieses Abspeichern ist kein passiver Vorgang, sondern ein aktiver Prozess der Konsolidierung aufgenommener Information. Vigilante Personen setzen verschiedene Strategien ein (u. a. häufiges aktives Wiedererinnern, **rehearsal**), um diese Konsolidierung zu erreichen. Um diesen Prozess der Konsolidierung nicht zu beeinträchtigen, muss die **kognitive Belastung** der betreffenden Person nach der Informationsaufnahme möglichst gering gehalten werden. Kognitive Belastung erschwert das Behalten zuvor aufgenommener Information. Dieser empirisch inzwischen gut belegte Zusammenhang (vgl. Peters, Hock & Krohne, 2012) hat unmittelbare Konsequenzen für die Gestaltung einer informationsorientierten psychologischen Vorbereitung auf einen medizinischen Eingriff. Ein derartiges Programm darf erstens nicht zu viel Information enthalten, weil allein schon dieser Umstand eine zusätzliche kognitive Belastung darstellt, insbesondere muss aber nach der Informationsdarbietung jede weitere stärkere kognitive Belastung vermieden werden. Ob dieses Ziel durch Entspannungsübungen erreicht werden kann, welche Elemente diese

Übungen enthalten sollten (z. B. Yoga; ▶ Abschn. 7.2.1) und wie das Programm insgesamt durchzuführen wäre, müsste in künftigen Forschungen geklärt werden.

Auch für **kognitiv vermeidendes** Verhalten lassen sich theoriegeleitete Überlegungen formulieren, die über eine oberflächliche Bestimmung als Abwendung von bedrohlichen Reizen hinausgehen. Insbesondere machen diese Überlegungen deutlich, dass kognitive Vermeidung nicht einfach als ein zur Vigilanz komplementärer Vorgang aufgefasst werden kann, wie es die angesprochene Dichotomie von Abwendung vs. Zuwendung nahelegt. Tatsächlich muss man sich bei Vermeidern den Prozess der Verarbeitung von Information als in (mindestens) zwei Phasen gegliedert vorstellen. In einer frühen Phase der Verarbeitung von Information sind vermeidende Personen ausgesprochen **sensitiv** gegenüber Hinweisreizen auf Bedrohung. Diese, **wahrnehmungsgetriebene**, Phase wird dann später abgelöst durch **konzeptuelle** Prozesse, bei denen es, wahrscheinlich über Mechanismen der **Schematisierung**, zu einer Abschwächung der Erinnerung an die ursprünglich aufgenommene bedrohungsbezogene Information kommt (vgl. Hock & Krohne, 2004; Krohne, 1978; Krohne & Hock, 2011).

Für Situationen medizinischer Eingriffe wird man davon ausgehen können, dass Patienten mit vermeidender Disposition die frühe Phase der verstärkten Sensitivität gegenüber Informationen, die auf den bevorstehenden Eingriff bezogen sind, bereits hinter sich gelassen haben, wenn sie in die aktuelle perioperative Situation eintreten. Für die Gestaltung einer speziell auf diese Gruppe abgestimmten Intervention mit dem Ziel der Reduzierung der Stressbelastung ergibt sich dadurch eine Reihe von Problemen.

Einerseits kann sowohl prä- als auch postoperativ nicht auf die Darbietung eingriffsbezogener Information verzichtet werden. Präoperativ ist das Informieren des Patienten schon aus rechtlichen Gründen notwendig. Darüber hinaus soll hierdurch aber auch eine möglichst gute Kooperation des Patienten im Vorfeld des Eingriffs erreicht werden. Postoperativ dient die Information natürlich in erster Linie der Sicherung einer angemessenen Befolgung der medizinischen Anweisungen im Hinblick auf das Verhalten während des Erholungsprozesses (Compliance). Andererseits hat eine Reihe der in den vorangegangenen Kapiteln dargestellten Studien gezeigt (▶ Kap. 6, ▶ Kap. 7), dass ein, eventuell durch entsprechende Programme (z. B. Ablenkung) gestützter, informationsmeidender Umgang mit der präoperativen Situation die Anpassung des Patienten verbessern kann. Dabei muss allerdings gesichert werden, dass die zuvor dargebotene relevante Information für den Patienten auch weiterhin zugänglich ist. Damit eine derartige Information von Vermeidern nicht wieder „vergessen" wird, darf diese so wenig wie möglich bedrohliche Hinweise, etwa auf die Durchführung der Operation, auf postoperative Komplikationen oder Schmerzen, enthalten. Stattdessen sollten, etwa im Sinne der beschriebenen Konzepte Optimismus und Selbstwirksamkeit, die positiven Aspekte der Situation (Erholung, Verbesserung der Gesundheit, Lebensqualität) sowie die Kräfte und Kompetenzen des Patienten hervorgehoben werden.

Nicht unproblematisch für Vermeider sind die häufig in Vorbereitungsprogrammen standardmäßig eingearbeiteten Entspannungsübungen. Der Zustand der Entspannung kann, wie im Konzept der **entspannungsinduzierten Angst** (Borkovec, 1985; ▶ Kap. 6) beschrieben, die Empfänglichkeit für verschiedenartige neue (auch bedrohungsbezogene) Informationen erhöhen. Dies gilt auch für kognitiv vermeidende Personen, die ja, wie dargestellt, in einer frühen Phase der Informationsverarbeitung durchaus sensitiv für derartige Hinweise sind. Bei Vermeidern ist Entspannung nur dann angebracht, wenn sie der Unterstützung des Einsatzes von Ablenkungsstrategien dient. Der Einsatz derartiger Strategien kann etwa in Form **geleiteter Phantasiereisen** (Krohne & El-Giamal, 2004) erfolgen. Zusätzlich sollte eine derartige Intervention auch Strategien enthalten, die den Umgang mit möglicherweise angstinduzierenden Kontakten zu anderen Patienten erleichtern. Hier können Patienten etwa lernten, wie sie sich von angsterzeugenden Hinweisen anderer Personen durch Themenwechsel oder Rückzug abschirmen. (Für die ausführliche Darstellung eines derartigen Programms, ▶ Kap. 6.)

Durch theoriegeleitete Überlegungen, wie sie sich etwa aus dem MBM ableiten lassen, kann neben den Dispositionen Vigilanz und kognitive Vermeidung auch das Merkmal **Ängstlichkeit** genauer bestimmt werden. In ▶ Kapitel 2 war Ängstlichkeit eingeführt worden als „die intraindividuell relativ stabile, aber interindividuell variierende Tendenz, Situationen als bedrohlich wahrzunehmen und hierauf mit einem erhöhten Angstzustand zu reagieren" (▶ Kap. 2). Diese auf Spielberger (1972) zurückgehende Definition ist rein beschreibend und sagt wenig aus über die Prozesse, die sich abspielen, wenn eine ängstliche Person mit einer bedrohlichen Situation, etwa einer bevorstehenden Operation, konfrontiert ist. Derartige Prozesse lassen sich evtl. genauer bestimmen, wenn man die dem MBM zugrunde liegenden Konstrukte Intoleranz gegenüber Unsicherheit bzw. emotionaler Erregung heranzieht.

Ängstliche waren in diesem Ansatz als Menschen bestimmt worden, die sowohl gegen Unsicherheit als auch gegen emotionale Erregung intolerant sind, also in bedrohlichen Situationen weder den einen noch den anderen Zustand ertragen können (▶ Kap. 4). Bei ihnen führt damit weder der Einsatz vigilanter noch kognitiv vermeidender Strategien zu einer anhaltenden Belastungsreduktion. Ihr jeweiliges Verhalten der Stressbewältigung ist zeitlich immer nur kurz erstreckt und kann damit als **fluktuierend** bezeichnet werden. Dieses Verhalten behindert die Ausbildung eines wirksamen Repertoires von Strategien der Stressbewältigung, weshalb Ängstliche im MBM auch als „erfolglose Bewältiger" bezeichnet werden. Auf dieses Defizit müssen Programme zur psychologischen Vorbereitung von Patienten Rücksicht nehmen.

Weder die Vermittlung eines informationsorientierten noch eines entspannungsbasierten Programms allein wird ängstliche Patienten in die Lage versetzen, ihre perioperative Stressbelastung merklich zu reduzieren. Als „erfolglose Bewältiger" besitzen sie aufgrund ihrer bisherigen Erfahrungen nur eine geringe **Selbstwirksamkeitserwartung** im Hinblick auf den effizienten Einsatz entsprechender Strategien. Eine gering ausgeprägte derartige Erwartung war im vorangegangenen Kapitel als Ansatzpunkt für Interventionen zur Reduzierung der perioperativen Stressbelastung vorgestellt worden (vgl. u. a. Helgeson et al., 2006; ▶ Abschn. 7.2.3). Dabei hatte ich darauf hingewiesen, dass die Registrierung der Stärke der Selbstwirksamkeitserwartung eine Screeningfunktion im Hinblick auf die Identifizierung von Patienten mit einem erhöhten Risiko für Belastungen durch Stress hat. Diese Überlegung lässt sich nun

anhand der oben gegebenen genaueren Bestimmung von Ängstlichkeit präzisieren.

Es sind die hochängstlichen Personen, bei denen eine geringe Selbstwirksamkeitserwartung eine kritische Rolle spielt. Das bedeutet, dass es zur Ausarbeitung einer Intervention bei derartigen Patienten nicht nur auf das Ausmaß und den genaueren Inhalt dieser Ängstlichkeit ankommt (▶ Abschn. 2.5.2), sondern dass auch der spezifische Inhalt dieser Erwartungen im Hinblick auf den Einsatz von Stressbewältigungsstrategien registriert werden muss. Geringe Selbstwirksamkeitserwartungen könnten sich beispielsweise äußern in Aussagen wie „Ich kann mich in dieser Situation absolut nicht entspannen" oder „Ich komme von meinen Besorgnisgedanken nicht los, was immer ich auch versuche". Ein Programm für ängstliche Patienten müsste damit speziell auch auf diese Inhalte zielen.

Die Realisierung der Vorschläge zu einer starker theoriegeleiteten Analyse des Zusammenhangs von Persönlichkeitsmerkmalen und Effizienz einer psychologischen Vorbereitung setzt allerdings den Einsatz psychometrisch elaborierter Messinstrumente voraus. Gerade in diesem Bereich lassen sich in Forschung und Praxis jedoch noch deutliche Defizite erkennen.

Vielfach werden selbstkonstruierte Instrumente (häufig zur Erhebung subjektiver Daten oder für die Verhaltensbeurteilung) eingesetzt, deren psychometrische Qualität nicht oder nur unzulänglich geprüft wurde. Oft werden nicht einmal derartige Instrumente, sondern nur (mehr oder weniger) unstandardisierte Interviews zur Datengewinnung herangezogen. Dieser Zustand ist sicherlich auch Resultat der Tatsache, dass gerade für die Erhebung relevanter perioperativer Variablen bislang nur wenige psychologische Instrumente zur Verfügung stehen.

Wenn dennoch bei entsprechenden Vorhaben schon einmal auf derartige Instrumente zurückgegriffen wird, dann lassen sich häufig zwei Fehler beobachten. Vielfach werden vom Untersucher eigenständig verkürzte Instrumente eingesetzt (was angesichts des engen zeitlichen Rahmens für psychologische Messungen im perioperativen Zeitraum nachvollziehbar ist). Derartige „Kurzformen" sind aber wiederum hinsichtlich ihrer psychometrischen Qualität nicht ausreichend geprüft. Oder es werden Verfahren herangezogen, bei deren Einsatz man sich in erster Linie am Namen des Tests orientiert (z. B. Angstinventar), ohne genauer zu analysieren, ob dieses spezielle Verfahren für den Einsatz in der Situation des medizinischen Eingriffs wirklich geeignet ist. Als Beispiel für dieses fehlerhafte Vorgehen hatte ich die immer noch häufig zu registrieren Verwendung des STAI von Spielberger et al. (1970) erwähnt, eines Tests, der in erster Linie Angst in Bezug auf selbstwertbedrohliche Situationen (z. B. Prüfungen) erfasst (▶ Abschn. 2.5.2).

8.2 Empfehlungen für Anwendungen in der Praxis

Aus den in den einzelnen Kapiteln dieses Buches dargestellten empirischen Befunden zum perioperativen Stress und seiner möglichen Prävention sowie anhand der im vorangegangenen Abschnitt dargestellten Überlegungen zu einer stärker theoriegeleiteten Gestaltung spezieller psychologischer Interventionen sollen nun abschließend Empfehlungen abgeleitet werden, die bei der Anwendung dieser Programme in der klinischen Praxis hilfreich sein könnten. Dabei versteht es sich natürlich von selbst, dass diese Empfehlungen nicht eins-zu-eins in die Praxis überführt werden können, sondern immer in die jeweils vorliegenden konkreten Bedingungen eingepasst werden müssen. Diese Beschränkung bei der Realisierung an sich wünschenswerter psychologischer Maßnahmen ergibt sich insbesondere aus dem engen zeitlichen Rahmen, dem die Durchführung medizinischer Eingriffe unterliegt, sowie den weiteren vielfältigen Aufgaben des medizinischen Fachpersonals. Bei der Implementierung eines Vorbereitungsprogramms muss zudem auch immer die **klinische Relevanz** der durch diese Intervention erreichten Verbesserungen beurteilt und in diesem Zusammenhang eine Kosten-Nutzen-Analyse bezüglich des organisatorisch-arbeitsmäßigen Aufwands und des erreichten Effekts vorgenommen werden.

Eine **erste Empfehlung** bezieht sich auf die Notwendigkeit, unbedingt **individuelle Unterschiede von Patienten** bei der Entscheidung für eine bestimmte psychologische Intervention zu berücksichtigen. Es gibt kein differenzierteres Programm, das für alle Patienten gleichermaßen (oder

überhaupt) im Hinblick auf die Reduzierung von Stress hilfreich ist. Bei Patienten mit bestimmten Dispositionen können einzelne Programme sogar kontraindiziert sein. So, wie nicht jeder Patient in stärkerem Maße anfällig für psychologische Belastungen im Zusammenhang mit medizinischen Eingriffen ist, setzen Patienten auch nicht, wenn sie denn schon einmal vermehrt Stress erleben, die gleichen Strategien zu dessen Bewältigung ein.

Nicht alle Persönlichkeitsmerkmale, in denen sich Unterschiede im Erleben und Verhalten angesichts perioperativer Belastungen abbilden (▶ Kap. 6), können praktischerweise bei der Konzeption von Vorbereitungsprogrammen berücksichtigt werden. Eine derartige Differenzierung würde ja implizieren, dass für jedes Persönlichkeitsmerkmal, von dem ein Einfluss auf den Anpassungsstatus angenommen wird (etwa fatalistische vs. soziale externale Kontrollüberzeugung, ▶ Abschn. 2.5.2), ein spezielles Programm, das dann evtl. nur sehr selten zum Einsatz käme, entwickelt werden müsste. Die in den vorangegangenen Kapiteln (▶ Kap. 6, ▶ Kap. 7) dargestellte Befundlage zum Einfluss individueller Differenzen auf die perioperative Belastung sowie die Effizienz psychologischer Vorbereitungen legt stattdessen die Konzentration auf drei zentrale Persönlichkeitsmerkmale nahe: Ängstlichkeit sowie vigilante und kognitiv vermeidende Stressbewältigung.

Hieraus leitet sich unmittelbar die **zweite Empfehlung** ab. Vor einer Entscheidung für ein bestimmtes Programm muss diagnostiziert werden, in welchem Ausmaß diese genannten Dispositionen beim betreffenden Patienten ausgeprägt sind. Damit es hier nicht zu falschen Zuordnungen kommt, ist der Einsatz psychometrisch geprüfter Verfahren unverzichtbar. Diese Verfahren sollten möglichst **bereichsspezifisch** angelegt sein, d. h. das Erleben und Verhalten in medizinisch relevanten Situationen erheben. Was die Ängstlichkeit betrifft, so sollte, was bislang kaum geschieht, der Schwerpunkt der Diagnose nicht nur auf der bei ängstlichen Personen erhöhten negativen Befindlichkeit (Distress) liegen, sondern insbesondere auch auf deren Erwartung einer geringen Selbstwirksamkeit im Hinblick auf die Bewältigung von Stressbelastungen.

Die Forderung nach dem Einsatz geprüfter Testverfahren gilt nicht nur für die Erhebung von Persönlichkeitsdispositionen, sondern selbstverständlich auch für die Messung aktueller psychologischer Anpassungskriterien im perioperativen Verlauf. Hieraus leitet sich die **dritte Empfehlung** ab. Unverzichtbar für die Planung psychologischer Interventionen ist die genaue Analyse des mit medizinischen Eingriffen verbundenen Stressgeschehens in allen operativen Phasen bis zur Wiedereingliederung des Patienten in das familiäre oder berufliche Leben. Diese Analyse muss sich beziehen auf die stressauslösenden Merkmale der Situation (z. B. Unsicherheit, Einflusslosigkeit) und die Bestimmung valider Indikatoren für Stressbelastung bzw. Anpassung auf verschiedenen Erhebungsebenen. Bei der Registrierung dieser Merkmale sollte dabei neben dem Selbstbericht vermehrt auch auf andere Datenquellen (physiologische Reaktionen, Ausdruck, Verhalten) zurückgegriffen werden.

In diesem Zusammenhang muss darauf hingewiesen werden, dass Selbstberichte hinsichtlich Stressbelastung und Anpassung bei Patienten mit verschiedenen Bewältigungsdispositionen Unterschiedliches bedeuten können. So muss etwa bei Vermeidern das Berichten einer geringen Belastung, wie mehrfach erwähnt, tatsächlich keineswegs auf eine geringe psychophysische Belastung hindeuten. Hier wären physiologische Daten, die in geringerem Maße der kognitiven Kontrolle unterliegen, aussagekräftiger (vgl. hierzu die für Vermeider formulierte **Diskrepanzhypothese**; u. a. Schwerdtfeger & Kohlmann, 2004; ▶ Abschn. 4.5.2).

Die **vierte Empfehlung** bezieht sich auf die geforderte Passung von Dispositionen des Patienten (Ängstlichkeit, kognitive Vermeidung, Vigilanz) und Inhalt des psychologischen Vorbereitungsprogramms. Aus dieser Forderung leitet sich eine gewisse Vorsicht bei Interventionen ab, die, als kombinierte Programme (▶ Abschn. 6.6), viele verschiedene Elemente enthalten, z. B. sensorische und prozedurale Information, Entspannung, Gruppendiskussion. Bevor man sich für eine derartige Intervention entscheidet, muss darüber nachgedacht werden, ob sich einzelne Elemente dieses Programms nicht bei Patienten mit bestimmten Dispositionen hinsichtlich einer wirksamen Stressreduktion gegenseitig behindern. So stellt etwa eine Gruppendiskussion eine gewisse kognitive Belastung dar, die, insbesondere bei vigilanten Patienten, die Konsolidierung zuvor dargebotener Information beeinträchtigen

könnte, abgesehen davon, dass die Inhalte der Diskussion evtl. auch diskrepant zu den Inhalten dieser Information sein könnten. Bei kognitiv vermeidenden Patienten könnten wiederum dargebotene Informationen die Bemühungen um Entspannung und Ablenkung behindern.

Wie könnte nun eine Vorbereitung aussehen, in der eine möglichst genaue Passung zwischen Dispositionen des Patienten und Inhalten eines Programms erreicht werden soll? Wenn man die drei zentralen Persönlichkeitsmerkmale Vigilanz, kognitive Vermeidung und Ängstlichkeit heranzieht, die einen wesentlichen Einfluss auf die Effizienz eines Vorbereitungsprogramms haben sollen, dann bieten sich drei Inhalte an, die nach der Mehrzahl der dargestellten Befunde zu diesen Dispositionen „passen": informations-, ablenkungs- und selbstwirksamkeitsorientierte Programme.

Informationsorientierte Programme sollten besonders bei vigilanten Personen zur Stressreduktion beitragen. Bei der Implementierung einer derartigen Intervention muss jedoch, wie teilweise bereits im vorangegangenen Abschnitt erwähnt, eine Reihe von Voraussetzungen beachtet werden:

1. Es darf nicht zu viel Information vermittelt werden, da ansonsten das Behalten erschwert wird. Deshalb sollte im Vorfeld eruiert werden, hinsichtlich welcher Umstände der Patient eine stärkere Unsicherheit erlebt. Das Programm muss dann auf die Reduzierung genau dieser Unsicherheit zielen.

2. Es muss zwischen der Darbietung der Information und dem Beginn des Eingriffs eine gewisse Zeitspanne liegen (wenigstens ein Tag), damit Patienten die Information auch angemessen verarbeiten (evtl. auch nachfragen) können.

3. Während dieser Konsolidierung sollte die kognitive Belastung des Patienten möglichst gering gehalten werden. Fachpersonen, die diese Intervention durchführen, müssen also darauf achten, dass in diesem Zeitraum auf den Patienten nicht zu viele neue Informationen (auch aus dem sozialen Umfeld) einwirken. Ob diese Konsolidierung gerade bei vigilanten Personen durch den Einsatz von Entspannung gestärkt werden kann, ist noch nicht erforscht, aber plausibel.

4. Daraus leitet sich insbesondere für vigilante Patienten die Forderung ab, dass geprüft werden muss, ob a) die Information gut behalten wurde und durch diese b) die Unsicherheit im Hinblick auf den bevorstehenden Eingriff reduziert werden konnte.

Ablenkungsorientierte Programme sollten besonders bei kognitiv vermeidenden Personen erfolgreich sein. Ablenkungstechniken (z. B. Phantasiereisen) können vom Patienten in verschiedenen Situationen des perioperativen Prozesses eingesetzt werden und so zu einer vergleichsweise dauerhaften Reduzierung der Stressbelastung beitragen. Derartige Situationen wären etwa körperliche Empfindungen (einschließlich Schmerzen), das Auftreten von Besorgnisgedanken sowie die Steuerung der Interaktion mit anderen Patienten und Personen aus dem sozialen Umfeld.

Häufig folgt das Einüben von Ablenkungstechniken auf ein zuvor durchgeführtes Entspannungstraining. Das kann sinnvoll sein, wenn diese beiden Elemente zeitlich eng gekoppelt sind und somit das Erlernen von Ablenkungsstrategien durch Entspannung gestützt wird. Den Einsatz von Entspannung allein oder in zeitlich größerer Distanz zur Ablenkung halte ich für weniger zweckmäßig. Hierdurch kann, wie mehrfach beschrieben, ehe das Wiederauftauchen von Besorgnisgedanken gefördert werden. Dass die Darbietung von auf den Eingriff bezogener Information, unter Beachtung der gesetzlichen Bestimmungen, bei Vermeidern so gering wie möglich gehalten werden muss, ist durch die bislang dargestellten Befunde deutlich geworden. Zusätzliche Information kann bei ihnen den Einsatz von zuvor gelernten Ablenkungsstrategien beeinträchtigen.

Was das Problem von Personen mit besonders **niedriger Selbstwirksamkeitserwartung** (Hochängstliche) betrifft, so muss eine Intervention hier zwei Ziele verfolgen: Zunächst müssen im Sinne eines Screening Patienten mit geringer Selbstwirksamkeit identifiziert und dabei auch die, speziell auf den Eingriff bezogenen, Inhalte dieser Erwartungen identifiziert werden. Sodann muss ein psychologisches Programm eingesetzt werden, das auf die besonderen Defizite dieser geringen Selbstwirksamkeit abgestimmt ist. Es genügt also nicht, einfach eine Intervention aus dem Inventar bestehender Programme (z. B. Informieren, Entspannen, Ablenken) auszuwählen.

In den meisten Fällen wird sich die Selbstwirksamkeit auf den Einsatz entspannungs- und ablenkungsbezogener Strategien beziehen. Hier genügt es bei entsprechend disponierten Patienten jedoch nicht, ausschließlich diese Techniken zu vermitteln. Vielmehr muss diese Vermittlung eingebettet sein in eine gleichzeitige Erhöhung der Zuversicht des Patienten, diese Strategien auch wirksam einsetzen zu können. In viel stärkerem Maße als etwa bei vermeidenden Patienten muss hier also Rückmeldung darüber gegeben werden, dass der Patient bei der Bewältigung von Problemsituationen durch Einsatz dieser Strategien Fortschritte macht. Hier könnte auch das Merkmal **soziale Unterstützung** (▶ Kap. 5) eine wichtige Rolle spielen. Personen aus dem sozialen Netzwerk, die dem Patienten in der perioperativen Situation zur Seite stehen, sollte gezeigt werden, wie sie die Bewältigungsbemühungen des Patienten durch positive Rückmeldung unterstützen können.

Die Darbietung von (sensorischer und prozeduraler) Information ist bei hochängstlichen Patienten unter der Zielsetzung, die von ihnen als besonders belastend erlebte Unsicherheit zu reduzieren, ebenfalls sinnvoll. Diese Information sollte jedoch erst dann gegeben werden, wenn der Patient bestimmte Strategien beherrscht, mit deren Hilfe er die im Kontext der Informationsvermittlung auftauchenden Besorgnisgedanken reduzieren kann. Würde die Information zuerst gegeben, dann würde dies sehr wahrscheinlich das Erlernen derartiger Bewältigungstechniken und deren späteren Einsatz beeinträchtigen.

Eine **fünfte Empfehlung** bezieht sich auf **pädiatrische Patienten**. Wie bereits beschrieben (▶ Abschn. 6.7), stellen Kinder im Hinblick auf den Einsatz eines bestimmten Vorbereitungsprogramms eine sehr spezielle Patientengruppe dar. Das Alter und damit der kognitive und emotionale Entwicklungsstand des Kindes, das Ausmaß der Vorerfahrungen mit medizinischen Eingriffen sowie der Einfluss der in den meisten Phasen des perioperativen Prozesses praktisch immer beteiligten Eltern sind wesentliche Faktoren, die bei der Diagnostik und Gestaltung psychologischer Interventionen berücksichtigt werden müssen.

Die Diagnostik geht dabei über die oben beschriebene Registrierung der dispositionellen Bewältigung (Vigilanz, kognitive Vermeidung, „erfolglose Bewältigung") hinaus und umfasst im Grunde auch Merkmale der Eltern. Dabei sollten nicht nur Art und Ausmaß der von ihnen gegebenen sozialen Unterstützung festgestellt werden, sondern auch ihr Umgang mit der Stressbelastung des Kindes sowie ihre Bereitschaft und Fähigkeit, Empfehlungen der Fachpersonen, die das Kind betreuen, angemessen umzusetzen. Da die Gestaltung einer psychologischen Vorbereitung diese verschiedenen Merkmale berücksichtigen muss, wird man kaum ohne weiteres auf eines der beschriebenen Standardprogramme (etwa die in pädiatrischen Kliniken beliebte Spieltherapie) zurückgreifen können. Stattdessen ist eine individuell abgestimmte Behandlung gefordert, deren konkrete Gestaltung sich bislang aber nur in einzelnen Aspekten auf gesicherte empirische Befunde stützen kann.

Das Fehlen von Untersuchungsergebnissen, auf die sich die konkrete Ausgestaltung eines psychologischen Vorbereitungsprogramms stützen könnte, ist im Bereich pädiatrischer Patienten besonders auffällig. Empfehlungen zur Behandlung von Kindern im Kontext medizinischer Eingriffe, wie sie etwa vom Child Life Council (2006) vorgelegt wurden, stellen deshalb nur erste Schritte in Richtung der Entwicklung effizienter Interventionen dar.

individueller Unterschiede auf der Patientenseite in vielen Untersuchungen herausgearbeitet. Zwischen den Patienten bestehen erhebliche Unterschiede hinsichtlich der Empfänglichkeit für Stressoren allgemein wie auch der Wirksamkeit einer psychologischen Intervention im Besonderen. Wenn schon einmal individuelle Unterschiede einbezogen werden, so fehlt in vielen Studien doch eine theoriegeleitete Ableitung von Hypothesen darüber, welche Zusammenhänge zwischen einer bestimmten Ausprägung eines Persönlichkeitsmerkmals und den speziellen Inhalten eines Vorbereitungsprogramms hinsichtlich des Einflusses auf einzelne Anpassungsparameter zu erwarten ist. Als Beispiel für eine theoretische Grundlage, aus der heraus sich Hypothesen über die jeweils zu erwartenden Zusammenhänge ableiten lassen, wurden die Konstrukte Vigilanz und kognitive Vermeidung vorgestellt.

Aus der in den einzelnen Kapiteln dargelegten Befundlage zum perioperativen Stress und seiner möglichen Prävention sowie auf der Basis der aufgezeigten Defizite bisheriger Untersuchungen wird abschließend eine Reihe von Empfehlungen abgeleitet. Diese betreffen künftige Forschungen, insbesondere aber die Gestaltung einer präventionsorientierten Praxis im Hinblick auf die Reduzierung der Stressbelastung von Patienten bei medizinischen Eingriffen.

8.3   Zusammenfassung

Eine Vielzahl von Untersuchungen konnte nachweisen, dass psychologischer Stress die perioperative Anpassung des Patienten ungünstig beeinflusst. Dieser Einfluss erstreckt sich nicht nur auf psychologische, sondern auch auf medizinische Kriterien. Dennoch ist eine gewisse Inkonsistenz, was die Stärke und Richtung der registrierten Zusammenhänge betrifft, nicht zu übersehen. Diese Inkonsistenz wird besonders deutlich, wenn psychologische Programme zur Vorbereitung des Patienten auf einen Eingriff mit dem Ziel einer Stressreduktion in die Analyse einbezogen werden.

Als ein wesentlicher Grund für die registrierten Inkonsistenzen innerhalb der Befunde zum perioperativen Stress wurde die Vernachlässigung

Serviceteil

© Springer-Verlag Berlin Heidelberg 2017
H.W. Krohne, *Stress und Stressbewältigung bei Operationen*,
DOI 10.1007/978-3-662-53000-9

Literatur

Aaronson, K. D. et al. (1997). Development and prospective validation of a clinical index to predict survival in ambulatory patients referred for cardiac transplant evaluation. *Circulation, 95,* 2660–2667.

Aldrete, J. A. (1995). The post-anesthetic recovery score revisited. *Journal of Clinical Anesthesia, 7,* 89–91.

Alexander, F. (1939). Emotional factors in essential hypertension: presentation of a tentative hypothesis. *Psychosomatic Medicine, 1,* 175–179.

Anderson, E. A. (1987). Preoperative preparation for cardiac surgery facilitates recovery, reduces psychological distress, and reduces the incidence of acute postoperative hypertension. *Journal of Consulting and Clinical Psychology, 55,* 513–520.

Anderson, K. O. & Masur, F. T. (1989). Psychological preparation for cardiac catheterization. *Advances, 6*(3), 8–10.

Andrew, J. M. (1970). Recovery from surgery with and without preparatory instruction for three coping styles. *Journal of Personality and Social Psychology, 15,* 223–226.

Angermeyer, M. C., Kilian, R. & Matschinger, H. (2000). *WHOQOL und WHOQOL-BREF. Handbuch für die deutschsprachigen Versionen der WHO Instrumente zur Erfassung von Lebensqualität.* Göttingen: Hogrefe.

APA. American Psychiatric Association (2013). *Diagnostic and statistical manual of mental disorders* – DSM-5. Washington, DC: Author.

Appelhans, B. M. & Luecken, L. J. (2006). Heart rate variability as an index of regulated emotional responding. *Review of General Psychology, 10,* 229–240.

Appley, M. H. & Trumbull, R. (Hrsg.). (1986). *Dynamics of stress. Physiological, psychological, and social perspectives.* New York: Plenum.

Arnold, M. B. (1960). *Emotion and personality* (2 Vols.). New York: Columbia University Press.

Asendorpf, J. B. & Wallbott, H. G. (1985). Formen der Angstabwehr: Zweidimensionale Operationalisierung eines Bewältigungsstils. In K. R. Scherer, H. G. Wallbott, F. J. Tolkmitt & G. Bergmann (Hrsg.), *Die Stressreaktion: Physiologie und Verhalten* (pp. 39–49). Göttingen: Hogrefe.

Auer, C. J. et al. (2015). Patients' expectations predict surgery outcomes: a meta-analysis. *International Journal of Behavioral Medicine, 23,* 49–62.

Auerbach, S. M. & Martelli, M. (1985). State-trait anxiety and adjustment to surgery-induced stress: A review of research. *The Southern Psychologist, 2,* 29–34.

Auerbach, S. M. (1989). Stress management and coping research in the health care setting: An overview and methodological commentary. *Journal of Consulting and Clinical Psychology, 57,* 388–395.

Auerbach, S. M. et al. (1976). Anxiety, locus of control, type of preparatory information, and adjustment to dental surgery. *Journal of Consulting and Clinical Psychology, 44,* 809–818.

Averill, J. R. (1979). A selective review of cognitive and behavioral factors involved in the regulation of stress. In R. A. Depue (Hrsg.), *The psychobiology of the depressive disorders* (pp. 366–387). New York: Academic Press.

Aymanns, P., Filipp, S.-H. & Klauer, T. (1995). Family support and coping with cancer: Some determinants and adaptive correlates. *British Journal of Social Psychology, 34,* 107–124.

Bachiocco, V. et al. (1993). Self-control expectancy and postsurgical pain: Relationships to previous pain, behavior in past pain, familial pain tolerance models, and personality. *Journal of Pain and Symptom Management, 8,* 205–214.

Bandura, A. (1976). *Lernen am Modell.* Stuttgart: Klett-Cotta.

Bandura, A. (1997). *Self-efficacy. The exercise of control.* New York: Freeman.

Barnum, D. D. et al. (1998). Hope and social support in psychological adjustment of children who have survived burn injuries and their matched controls. *Children's Health Care, 27,* 15–30.

Baron, R. M. & Kenny, D. A. (1986). The moderator-mediator variable distinction in social psychological research: Conceptual, strategic, and statistical considerations. *Journal of Personality and Social Psychology, 51,* 1173–1182.

Baron, R. S. et al. (1990). Social support and immune function among spouses of cancer patients. *Journal of Personality and Social Psychology, 59,* 344–352.

Baumeister, R. F., Vohs, K. D. & Tice, D. M. (2007). The strength model of self-control. *Current Directions in Psychological Science, 16,* 351–355.

Beck, A. T. et al. (1974). The measurement of pessimism: the hopelessness scale. *Journal of Consulting and Clinical Psychology, 42,* 861–865.

Beck, A. T., Steer, R. A. & Brown, G. K. (1996). *Beck Depression Inventory II - Manual.* San Antonio, TX: Psychological Corporation.

Benedetti, F. (2012). Placebo-induced improvements: How therapeutic rituals affect the patient's brain. *Journal of Acupuncture and Meridian Studies, 5,* 97–103.

Benyamini, Y. (2007). Coping with stressful medical procedures. In S. Ayers et al. (Hrsg.), *Cambridge handbook of psychology, health and medicine* (pp. 59–63). Cambridge, UK: Cambridge University Press.

Berger, M. (1983). Neuroendokrinologie der Angst. In F. Strian (Hrsg.), *Angst – Grundlagen und Klinik* (pp. 71–85). Berlin: Springer.

Bergner, M. et al. (1981). The Sickness Impact Profile: Development and final revision of health status measure. *Medical Care, 14,* 787–795.

Berlin, J. et al. (1982). Die Wirkung des präoperativen psychischen Befindens auf den intra- und postoperativen Verlauf. *Anästhesiologie und Intensivmedizin, 23,* 9–14.

Bernstein, D. A. & Borkovec, T. D. (1982). *Entspannungs-Training. Handbuch der progressiven Muskelentspannung* (3. Auflage). München: Pfeiffer.

Berntson, G. G. et al. (1997). Heart rate variability: origins, methods, and interpretive caveats. *Psychophysiology, 34,* 623–648.

Berth, H. & Suslow, T. (2001). Zur Validität eines automatisierten inhaltsanalytischen Instruments der Angstmessung: das Dresdner Angstwörterbuch. *Zeitschrift für Klinische Psychologie, Psychiatrie und Psychotherapie, 49,* 88–105.

Bingel, U. et al. (2011). The effect of treatment expectation on drug efficacy: Imaging the analgesic benefit of the opioid remifentanil. *Science Translational Medicine, 3 (70),* 70 ra 14.

Binnings, E. B. (1987). The effect of an auditory distraction on anxiety in ambulatory surgical patients experiencing regional anesthesia. *Journal of the American Association of Nurse Anesthetists, 55,* 333–335.

Birbaumer, N. et al. (1973). Ein Gerät zur kontinuierlichen Messung subjektiver Veränderungen. *Zeitschrift für experimentelle und angewandte Psychologie, 20,* 173–181.

Bisgaard, T. et al. (2001). Characteristics and prediction of early pain after laparoscopic cholecystectomy. *Pain, 90,* 261–269.

Bland, S. H. et al. (1991). Social network and blood pressure: a population study. *Psychosomatic Medicine, 53,* 598–607.

Blumenthal, J. A. et al. (2003). Depression as a risk factor for mortality after coronary artery bypass surgery. *The Lancet, 362* (9384), 604–609.

Blumenthal, J. A. et al. (2006). Telephone-based coping skills training for patients awaiting lung transplantation. *Journal of Consulting and Clinical Psychology, 74,* 535–544.

Blunnie, W. P. et al. (1983). Cardiovascular and biochemical evidence of stress during major surgery associated with different techniques of anaesthesia. *British Journal of Anaesthesia, 55,* 611–618.

Boeke, S., Duivenvoorden, H. J. et al. (1991). Prediction of postoperative pain and duration of hospitalization using two anxiety measures. *Pain, 45,* 293–297.

Boeke, S., Jelicic, M. & Bonke, B. (1992). Pre-operative anxiety variables as possible predictors of post-operative stay hospital. *British Journal of Clinical Psychology, 31,* 366–368.

Boeke, S., Stronks, D. et al. (1991). Psychological variables as predictors of the length of post-operative hospitalization. *Journal of Psychosomatic Research, 35,* 281–288.

Böhm, A. (1988). Böses Erwachen – Der chirurgische Eingriff aus postoperativer Sicht. *Psychotherapie und medizinische Psychologie, 38,* 342–346.

Böhm, A. & Dony, M. (1984). Copingverhalten in der präoperativen Phase. *Psychotherapie und medizinische Psychologie, 34,* 296–302.

Bonanno, G. A. & Mancini, A. D. (2008). The human capacity to thrive in the face of potential trauma. *Pediatrics, 121,* 369–375.

Bonke, B., Fitch, W. & Millar, K. (Hrsg.), *Memory and awareness in anaesthesia.* Amsterdam, NL: Swets & Zeitlinger.

Boon, H. & Stewart, M. A. (1998). Patient-physician communication assessment instruments: 1986 to 1996 in review. *Patient Education and Counseling, 35,* 161–176.

Borgert, A. & Schmidt, L. R. (1988). Präoperative Bewältigungsprozesse bei Hysterektomie- Patientinnen. *Psychotherapie und medizinische Psychologie, 38,* 288–293.

Borkovec, T. D. (1985). The role of cognitive and somatic cues in anxiety and anxiety disorders: worry and relaxation-induced anxiety. In A. H. Tuma & J. Maser (Hrsg.), *Anxiety and the anxiety disorders* (pp. 463–478). Hillsdale, NJ.: Erlbaum.

Borowicz. L. et al. (2002). Depression and cardiac morbidity 5 years after coronary artery bypass surgery. *Psychosomatics, 43,* 464–471.

Bosch, J. A. et al. (2007). Depressive symptoms predict mucosal wound healing. *Psychosomatic Medicine, 69,* 597–605.

Bradley, C. (1982). Psychological factors affecting recovery from surgery. In J. Watkins & M. Salo (Hrsg.), *Trauma, stress and immunity in anaesthesia aand surgery* (pp. 335–361). London, UK: Butterworth.

Breme, K., Altmeppen, J. & Taeger, K. (2000). Patientenkontrollierte Analgesie. Psychologische Prädiktoren des postoperativen Schmerzerlebens, des Schmerzmittelverbrauchs und der Patientenzufriedenheit. *Schmerz, 14,* 137–145.

Brewin, C. R., Andrews, B. & Valentine, J. D. (2000). Meta-analysis of risk factors for posttraumatic stress disorder in trauma-exposed adults. *Journal of Consulting and Clinical Psychology, 68,* 748–766.

Broadbent, E. et al. (2003). Psychological stress impairs early wound repair following surgery. *Psychosomatic Medicine, 65,* 865–869.

Broadhead, W. E. et al. (1983). The epidemiologic evidence for a relationship between social support and health. *American Journal of Epidemiology, 117,* 521–537.

Brooks, J. E. et al. (1986). Prolactin and stress: correlates of preoperative anxiety. *Clinical Endocrinology, 24,* 653–656.

Buck, R. & VanLear, C. A. (2002). Verbal and nonverbal communication: Distinguishing symbolic, spontaneous, and pseudo-spontaneous nonverbal behavior. *Journal of Communication, 52,* 522–541.

Bullinger, M. et al. (1990). Skalen zur Erfassung des Wohlbefindens: psychometrische Analysen zum „Profile of Mood States" (POMS) und zum „Psychological General Wellbeing Index" (PGW). *Zeitschrift für Differenzielle und Diagnostische Psychologie, 11,* 56–61.

Bunzel, B. & Wollenek, G. (1993). Heart transplantation: are there psychosocial predictors of clinical success of surgery? *Thoracic and cardiovascular Surgeon, 42,* 103–107.

Burg, M. M. et al. (2003). Presurgical depression predicts medical morbidity at 6-months after coronary artery bypass grafting. *Psychosomatic Medicine, 61,* 111–118.

Burish, T. G. & Jenkins, R. A. (1992). Effectiveness of biofeedback and relaxation training in reducing the side effects of cancer chemotherapy. *Health Psychology, 11,* 17–23.

Burish, T. G. & Lyles, J. N. (1979). Effectiveness of relaxation training in reducing the aversiveness of chemotherapy in the treatment of cancer. *Journal of Behavior Therapy and Experimental Psychiatry, 10,* 357–361.

Burish, T. G. & Tope, D. M. (1992). Psychological techniques for controlling the aversive side effects of cancer chemotherapy: findings from a decade of research. *Journal of Pain and Symptom Management, 7,* 287–301.

Burish, T. G., Snyder, S. L. & Jenkins, R. A. (1991). Preparing patients for cancer chemotherapy: effects of coping preparation and relaxation interventions. *Journal of Consulting and Clinical Psychology, 59*, 518–525.

Buss, A. H. & Durkee, A. (1957). An inventory for assessing different kinds of hostility. *Journal of Consulting Psychology, 21*, 343–349.

Butler, R. K. & Finn, D. P. (2009). Stress-induced analgesia. *Progress in Neurobiology, 88* (3), 184–202.

Butler, R. W. et al. (1989). Assessing cognitive coping strategies for acute postsurgical pain. *Psychological Assessment, 1*, 41–45.

Bylsma, L. M., Morris, B. H. & Rottenberg, J. (2008). A meta-analysis of emotional reactivity in major depressive disorder. *Clinical Psychology Review, 28*, 676–691.

Byrne, D. (1961). The repression-sensitization scale: rationale, reliability, and validity. *Journal of Personality, 29*, 334–349.

Byrne, D. (1964). Repression-sensitization as a dimension of personality. In B. A. Maher (Hrsg.), *Progress in experimental personality research* (Vol. 1, pp. 169–220). New York: Academic Press.

Cade, B. G. (1981). Individual differences, stress relevant information and recovery from surgery (Doctoral dissertation, Iowa State University, 1981). *Dissertation Abstracts International, 42*, 4571E.

Campbell, H. S. et al. (2009). The Cancer Support Person's Unmet Needs Survey. *Cancer, 115*, 3351–3359.

Cannon, W. B. (1914). The interrelations of emotions as suggested by recent physiological researches. *American Journal of Psychology, 25*, 256–282.

Cannon, W. B. (1915). *Bodily changes in pain, hunger, fear and rage.* New York: Appleton.

Cannon, W. B. (1932). *The wisdom of the body.* New York: Norton.

Carey, M. P. & Burish, T. G. (1987). Providing relaxation training to cancer chemotherapy patients: a comparison of three delivery techniques. *Journal of Consulting and Clinical Psychology, 55*, 732–737.

Carey, M. P. & Burish, T. G. (1988). Etiology and treatment of the psychological side effects associated with cancer chemotherapy: a critical review and discussion. *Psychological Bulletin, 104*, 307–325.

Carney, R. M. et al. (2002). Depression as a risk factor for cardiac mortality and mobidity. A review of potential mechanisms. *Journal of Psychosomatic Research, 53*, 897–902.

Carr, E. C. J., Thomas, V. N. & Wilson-Barnet, J. (2005). Patient experiences of anxiety, depression and acute pain after surgery. *International Journal of Nursing Studies, 42*, 521–530.

Carver, C. S. & Scheier, M. F. (1981). *Attention and self-regulation: A control-theory approach to human behavior.* New York: Springer.

Carver, C. S. & Scheier, M. F. (1993). Vigilant and avoidant coping in two patient samples. In H. W. Krohne (Hrsg.), *Attention and avoidance. Strategies in coping with aversiveness* (pp. 295–319). Seattle, Toronto: Hogrefe & Huber.

Carver, C. S. & Scheier, M. F. (1998). *On the self-regulation of behavior.* New York: Cambridge University Press.

Carver, C. S. & Scheier, M. F. (1999). Stress, coping and self-regulatory processes. In L. A. Pervin & O. P. John (Hrsg.),

Handbook of personality: Theory and research (2nd ed., pp. 553–575). New York: Guilford.

Carver, C. S., Scheier, M. F. & Weintraub, J. G. (1989). Assessing coping strategies: A theoretically based approach. *Journal of Personality and Social Psychology, 56*, 267–283.

Cassel, J. (1976). The contribution of the social environment to host resistance. *American Journal of Epidemiology, 104* (2), 107–123.

Cegala, D. J., Coleman, M. T. & Turner, J. W. (1998). The development and partial assessment of the Medical Communication Competence Scale. *Health Communication, 10*, 261–288.

Chapman, C. R. & Cox, G. B. (1977). Anxiety, pain, and depression surrounding elective surgery: A multivariate comparison of abdominal surgery patients with kidney donors and recipients. *Journal of Psychosomatic Research, 21*, 7–15.

Child Life Council (2006). Child life services. *Pediatrics, 118*, 1757–1763.

Christensen, A. J. et al. (1989). Perceived family support as a moderator of psychological well-being in end-stage renal disease. *Journal of Behavioral Medicine, 12*, 249–265.

Christensen, A. J. et al. (1994). Predictors of survival among hemodialysis patients: Effect of perceived family support. *Health Psychology, 13*, 521–525.

Chung, F. (1995). Discharge criteria – A new trend. *Canadian Journal of Anesthesia, 42*, 1056–1058.

Chung, F., Chan, V. W. S. & Ong, D. (1995). A post-anesthetic discharge scoring system for home readiness after ambulatory surgery. *Journal of Clinical Anesthesia, 7*, 500–506.

Cioffi, D. (1991). Beyond attentional strategies: A cognitive-perceptual model of somatic interpretation. *Psychological Bulletin, 109*, 25–41.

Clark, L. A. & Watson, D. (1991). Tripartite model of anxiety and depression: Psychometric evidence and taxonomic implications. *Journal of Abnormal Psychology, 100*, 316–336.

Clum, G. A., Scott, L. & Burnside, J. (1979). Information and locus of control as factors in the outcome of surgery. *Psychological Reports, 45*, 867–873.

Cobb, S. (1976). Social support as a moderator of life stress. *Psychosomatic Medicine, 38*, 300–312.

Cohan, S. L., Jang, K. L. & Stein, M. B. (2006). Confirmatory factor analysis of a short form of the Coping Inventory for Stressful Situations. *Journal of Clinical Psychology, 62*, 273–283.

Cohen, D. S. et al. (1996). Psychometric properties of a standardized-patient checklist and rating-scale form used to assess interpersonal and communication skills. *Academic Medicine, 71* (January Supplement), S87–89.

Cohen, F. (1987). Measurement of coping. In S. V. Kasl & C. L. Cooper (Hrsg.), *Stress and health: Issues in research and methodology* (pp. 283–305). New York: Wiley.

Cohen, F. & Lazarus, R. S. (1973). Active coping processes, coping dispositions, and recovery from surgery. *Psychosomatic Medicine, 35*, 375–389.

Cohen, F. & Lazarus, R. S. (1979). Coping with the stresses of illness. In G. C. Stone, F. Cohen & N. E. Adler (Hrsg.), *Health psychology* (pp. 217–254). San Francisco, CA: Jossey-Bass.

Cohen, L. et al. (2011). Presurgical stress management improves postoperative immune function in men with prostate cancer undergoing radical prostatectomy. *Psychosomatic Medicine, 73*, 218–225.

Cohen, L. L. (2008). Behavioral approaches to anxiety and pain management for pediatric venous access. *Pediatrics, 122*, (Supplement 3), S134–S139.

Cohen, S. (1988). Psychosocial models of the role of social support in the etiology of physical disease. *Health Psychology, 7*, 269–297.

Cohen, S. & Hoberman, H. (1983). Positive events and social supports as buffers of life change stress. *Journal of Applied Social Psychology, 13*, 99–125.

Cohen, S. & McKay, G. (1984). Social support, stress, and the buffering hypothesis: a theoretical analysis. In A. Baum, S. E. Taylor & J. L. Singer (Hrsg.), *Handbook of psychology and health* (Vol. 4, pp. 253–267). Hillsdale, NJ: Erlbaum.

Cohen, S. & Syme, S. L. (1985). Issues in the study and application of social support. In S. Cohen & S. L. Syme (Hrsg.), *Social support and health* (pp. 3–22). Orlando, Fl: Academic Press.

Cohen, S., Underwood, S. & Gottlieb, B. (Hrsg.). (2000). *Social support measurement and intervention: A guide for health and social scientists*. Oxford, UK: Oxford University Press.

Cohen, S. & Wills, T. A. (1985). Stress, social support, and the buffering hypothesis. *Psychological Bulletin, 98*, 310–357.

Colucci, D. G., Puig, N. R. & Hernandez Pando, R. (2013). Influence of anesthetic drugs on immune response: from inflammation to immunosuppression. *AO Anaesthetics, 1*(3), 21.

Connell, C. M. & D'Augelli, A. R. (1990). The contribution of personality characteristics to the relationship between social support and perceived physical health. *Health Psychology, 9*, 192–207.

Contrada, R. J., Leventhal, E. A. & Anderson. J. R. (1994). Psychological preparation for surgery: marshalling individual and social resources to optimize self-regulation. In S. Maes, H. Leventhal & M. Johnston (Hrsg.), *International review of health psychology* (pp. 219–266). Chichester, UK: Wiley.

Contrada, R. J. et al. (2004). Psychosocial factors in outcome of heart surgery: the impact of religious involvement and depressive symptoms. *Health Psychology, 23*, 227–238.

Contrada, R. J. et al. (2008). Psychosocial factors in heart surgery: presurgical vulnerability and postsurgical recovery. *Health Psychology, 27*, 309–319.

Cook, W. W. & Medley, D. M. (1954). Proposed hostility and pharisaic-virtue scales. *Journal of Applied Psychology, 38*, 414–418.

Coombs, W. N. & Schroeder, H. E. (1988). Generalized locus of control: An analysis of factor analytic data. *Personality and Individual Differences, 9*, 79–85.

Corah, N. L., Gale, E. N. & Illig, S. J. (1978). Assessment of a dental anxiety scale. *Journal of the American Dental Association, 97*, 816–819.

Cosway, R. et al. (2000). The Coping Inventory for Stressful Situations: Factorial structure and associations with personality traits and psychological health. *Journal of Applied Biobehavioral Research, 5*(2), 121–143.

Craven, J. L., Bright, J. & Dear, C. L. (1990). Psychiatric, psychosocial, and rehabilitative aspects of lung transplantation. *Clinics in Chest Medicine, 11*, 247–257.

Crowne, D. P. & Marlowe, D. (1960). A new scale of social desirability independent of psychopathology. *Journal of Consulting Psychology, 24*, 349–354.

Cuthbertson, D. P. (1930). The disturbance of metabolism produced by bony and non-bony injury, with notes on certain abnormal conditions of bone. *Biochemical Journal, 24*, 1244–1263.

Cutrona, C. E. & Russel, D. W. (1990). Type of social support and specific stress: Toward a theory of optimal matching. In I. G. Sarason, B. R. Sarason & G. R. Pierce (Hrsg.), *Social support: An interactional view* (pp. 319–366). New York: Wiley.

Dahlquist, L. M. et al. (2002). Distraction intervention for preschoolers undergoing intramuscular injections and subcutaneous port access. *Health Psychology, 21*, 94–99.

Dakof, G. A. & Taylor, S. E. (1990). Victims' perceptions of social support: What is helpful for whom? *Journal of Personality and Social Psychology, 58*, 80–89.

Darwin, C. (1965). *The expression of the emotions in man and animals*. Chicago, IL: University of Chicago Press. (Erstveröffentlichung 1872).

Daub, D. & Kirschner-Hermanns, R. (1988). Verminderung der präoperativen Angst. *Anaesthesist, 37*, 594–597.

Daunderer, M. & Schwender, D. (2001). Messung der Narkosetiefe, Awareness und EEG. *Anaesthesist, 50*, 231–241.

Davidson, D. M. (1987). Social support and cardiac rehabilitation: a review. *Journal of Cardiopulmonary Rehabilitation, 7*, 196–200.

Davies-Osterkamp, S. (1977). Angst und Angstbewältigung bei chirurgischen Patienten. *Medizinische Psychologie, 3*, 169–184.

Davies-Osterkamp, S. & Salm, A. (1980). Ansätze zur Erfassung psychischer Adaptationsprozesse in medizinischen Belastungssituationen. *Medizinische Psychologie, 6*, 66–80.

de Bruin, J. T. (1998). *Angst und Streßbewältigung bei chirurgischen Patienten: Fragebogenentwicklung und Zusammenhänge mit perioperativer Anpassung*. Unveröffentlichte Dissertation, Johannes Gutenberg-Universität, Mainz.

de Bruin, J. T. et al. (2001). Preoperative anxiety, coping, and intraoperative adjustment: Are there mediating effects of stress-induced analgesia? *Psychology and Health, 16*, 253–271.

Del Gaudio, D. & Nevid, J. S. (1991). Training dentally anxious children to cope. Journal of Dentistry for Children, 58, 31–37.

DeLongis, A. et al. (1982). Relationship of daily hassles, uplifts, and major life events to health status. *Health Psychology, 1*, 119–136.

den Boer, J. J. et al. (2006). A systematic review of bio-psychosocial risk factors for an unfavourable outcome after lumbar disc surgery. *European Spine Journal, 15*, 527–536.

Denollet, J. (2000). Type D personality. A potential risk factor refined. *Journal of Psychosomatic Research, 49*, 255–266.

Denollet, J. (2005). DS14: Standard assessment of negative affectivity, social inhibition, and Type D personality. *Psychosomatic Medicine, 67*, 89–97.

Denollet, J., Vaes, J. & Brutsaert, D. L. (2000). Inadequate response to treatment in coronary heart disease: Adverse effects of Type-D personality and younger age on 5-year prognosis and quality of life. *Circulation, 102*, 630–635.

Denollet, J. et al. (1996). Personality as independent predictor of long-term mortality in patients with coronary heart disease. *The Lancet, 347*(8999), 417–421.

Denollet. J. et al. (2006). Social inhibition modulates the effect of negative emotions on cardiac prognosis following percutaneous coronary intervention in the drug-eluting stent era. *European Heart Journal, 27*, 171–177.

Denollet, J. et al. (2008). Clinical events in coronary patients who report low distress: adverse effects of repressive coping. *Health Psychology, 27*, 302–308.

Deutsche Gesellschaft für Anästhesiologie und Intensivmedizin und Berufsverband Deutscher Anästhesisten (2009). Überwachung nach Anästhesieverfahren. Empfehlungen. *Anästhesiologie und Intensivmedizin, 50*, 486–489.

Dewar, A., Scott, J. & Muir, J. (2004). Telephone follow-up for day surgery patients: Patient perceptions and nurses' experiences. *Journal of PeriAnesthesia Nursing, 19*, 234–241.

Diatchenko, L. et al. (2005), Genetic basis for individual variation in pain perception and the development of a chronic pain condition. *Human Molecular Genetics, 14*, 135–143.

Dilling, H., Mombour, W. & Schmidt, M. (Hrsg.). (2015). *Internationale Klassifikation psychischer Störungen. ICD-10 Kapitel V (F) – Klinisch-diagnostische Leitlinien* (10. Aufl.). Göttingen: Hogrefe.

DiMatteo, M. R. (2004). Social support and patient adherence to medical treatment: a meta-analysis. *Health Psychology, 23*, 207–218.

Ditzen, B. & Heinrichs, M. (2007). Psychobiologische Mechanismen sozialer Unterstützung. Ein Überblick. *Zeitschrift für Gesundheitspsychologie, 15*, 143–157.

Dohrenwend, B. S. & Dohrenwend, B. P. (1974). Overview and prospects for research on stressful life events. In B. S. Dohrenwend & B. P. Dohrenwend (Hrsg.), *Stressful life events: Their nature and effects* (pp. 313–331). New York: Wiley.

Dolce, J. J. et al. (1986). The role of self-efficacy expectancies in the prediction of pain tolerance. *Pain, 27*, 261–272.

Dolgin, M. J. et al. (1985). Anticipatory nausea and vomiting in pediatric cancer patients. *Pediatrics, 75*, 547–552.

Dollard, J. & Mowrer, O. H. (1947). A method of measuring tension in written documents. *Journal of Abnormal and Social Psychology, 42*, 3–32.

Dony, M. (1982). Psychologische Aspekte im Bereich der Anästhesie. In D. Beckmann, S. Davies-Osterkamp & J. W. Scheer (Hrsg.), *Medizinische Psychologie* (pp. 168–200). Berlin: Springer.

Dony, M. & Frank, J. (1979). Der Einfluß einiger psychologischer Faktoren auf den Narkoseverlauf. In L. H. Eckensberger (Hrsg.), *Bericht über den 31. Kongreß der Deutschen Gesellschaft für Psychologie in Mannheim 1978* (Band 2, pp. 448–449). Göttingen: Hogrefe.

Dowlati, Y. et al. (2010). A meta-analysis of cytokines in major depression. *Biological Psychiatry, 67*, 446–457.

Duchenne, G. B. (1990). *The mechanism of human facial expression*. New York: Cambridge University Press. (Erstveröffentlichung 1862).

Duits, A. A. et al. (1997). Prediction of quality of life after coronary artery bypass graft surgery: A review and evaluation of multiple, recent studies. *Psychosomatic Medicine, 59*, 257–268.

Dulfer, K. et al. (2015). Prognostic value of type D personality for 10-year mortality and subjective health status in patients treated with percutaneous coronary intervention. *Journal of Psychosomatic Research, 79*, 214–221.

Dunbar, M., Ford, G. & Hunt, K. (1998). Why is the receipt of social support associated with increased psychological distress? An examination of three hypotheses. *Psychology and Health, 13*, 527–544.

Dunkel-Schetter, S. (1984). Social support and cancer: Findings based on patient interviews and their implications. *Journal of Social Issues, 40*, 77–98.

Dyson, M. et al. (2003). Wound healing assessment using 20 MHz ultrasound and photography. *Skin Research and Technology, 9*, 116–121.

Ead, H. (2006). From Aldrete to PADSS: Reviewing discharge criteria after ambulatory surgery. *Journal of PeriAnesthesia Nursing, 21*, 259–267.

Ebata, A. T. & Moos, R. H. (1991). Coping and adjustment in distressed and healthy adolescents. *Journal of Applied Developmental Psychology, 12*, 33–54.

Ebrecht, M. et al. (2004). Perceived stress and cortisol levels predict speed of wound healing in healthy male adults. *Psychoneuroendocrinology, 29*, 798–809.

Edwards, J. R. & O'Neill, R. M. (1998). The construct validity of scores on the Ways of Coping Questionnaire: confirmatory analysis of alternative factor structures. *Educational and Psychological Measurement, 58*, 955–983.

Egbert, L. D. et al. (1964). Reduction of postoperative pain by encouragement and instruction of patients. *New England Journal of Medicine, 270*, 825–827.

Egloff, B. & Krohne, H. W. (1998). Die Messung von Vigilanz und kognitiver Vermeidung: Untersuchungen mit dem Angstbewältigungs-Inventar (ABI). *Diagnostica, 44*, 189–200.

Ekman, P. & Friesen, W. V. (1978). *The Facial Action Coding System*. Palo Alto, CA: Consulting Psychologists Press.

Ekman, P. & Friesen, W. V. (1979). Handbewegungen. In K. R. Scherer & H. G. Wallbott (Hrsg.), *Nonverbale Kommunikation: Forschungsberichte zum Interaktionsverhalten* (pp. 108–123). Weinheim: Beltz.

Ekman, P., Friesen, W. V. & Hager, J. C. (2002). *New version of the Facial Action Coding System*. Salt Lake City, UT: Human Face.

El-Giamal, M. et al. (1997). Psychologische Operationsvorbereitung, Patientenmerkmale und perioperativer Anpassungsstatus. *Zeitschrift für Gesundheitspsychologie, 5*, 217–242.

Ellgring, H. (1996). Verhaltensbeurteilung als Methode in der Differentiellen Psychologie. In K. Pawlik (Hrsg.), *Enzyklopädie der Psychologie: Differentielle Psychologie* und Persönlichkeitsforschung: Band 1. Grundlagen und Methoden der Differentiellen Psychologie (pp. 395–425). Göttingen: Hogrefe.

Elliott, G. R. & Eisdorfer, C. (Hrsg.). (1982). Stress and human health: Analysis and implications of research. New York: Springer.

Elsass, P. et al. (1987). The psychological effects of having a contact person from the anesthetic staff. Acta Anaesthesiologica Scandinavica, 31, 584–586.

Endler, N. S. & Parker, J. D. A. (1999). Coping Inventory for Stressful Situations (CISS): Manual (2. Aufl.). Toronto, Canada: Multi-Health Systems.

Engel, B. T. (1985). Stress is a noun! No, a verb! No, an adjective! In T. M. Field, P. M. McCabe & N. Schneiderman (Hrsg.), Stress and coping (pp. 3–12). Hillsdale, NJ: Erlbaum.

Erdmann, G. & Janke, W. (2008). Der Stressverarbeitungsfragebogen. Handbuch (2. Aufl.). Göttingen: Hogrefe.

Erickson, M. H. & Rossi, E. L. (1989). Hypnotherapie: Aufbau – Beispiele – Forschung. München: Pfeiffer.

Eriksen, C. W. (1966). Cognitive responses to internally cued anxiety. In C. D. Spielberger (Hrsg.), Anxiety and behavior (pp. 327–360). New York: Academic Press.

Ettema, R. G. A. et al. (2014). Preadmission interventions to prevent postoperative complications in older cardiac surgery patients: a systematic review. International Journal of Nursing Studies, 51, 251–260.

Esterling, B. A. et al. (1993). Defensiveness, trait anxiety, and Epstein-Barr viral capsid antigen antibody titers in healthy college students. Health Psychology, 12, 132–139.

Evans, C. & Richardson, P. H. (1990). In B. Bonke, W. Fitch & K. Millar (Hrsg.), Memory and awareness in anaesthesia (pp. 120–130). Amsterdam, NL: Swets & Zeitlinger.

Evans, G. W. & Kim, P. (2010). Multiple risk exposure as a potential explanatory mechanism for the socioeconomic status-health gradient. Annals of the New York Academy of Sciences, 1186, 174–189.

Exline, R. V. & Fehr, B. J. (1982). The assessment of gaze and mutual gaze. In K. R. Scherer & P. Ekman (Hrsg.), Handbook of methods in nonverbal behavior research (pp. 91–135). Cambridge, UK: Cambridge University Press.

Falkai, P. & Wittchen, H.-U. (Hrsg.). (2015). Diagnostisches und Statistisches Manual Psychischer Störungen – DSM-5®. Göttingen: Hogrefe.

Faust, J. & Melamed, B. G. (1984). Influence of arousal, previous experience, and age on surgery preparation of same-day of surgery and in-hospital patients. Journal of Consulting and Clinical Psychology, 52, 359–365.

Faust, J., Olson, R. & Rodriguez, H. (1991). Same-day surgery preparation: Reduction of pediatric patient arousal and distress through participant modeling. Journal of Consulting and Clinical Psychology, 59, 475–478.

Fekrat, F. et al. (2006). Anaesthetists' and surgeons' estimation of preoperative anxiety by patients submitted for elective surgery in a university hospital. European Journal of Anaesthesiology, 23, 227–233.

Ferring, D. & Filipp, S.-H. (1989). Bewältigung kritischer Lebensereignisse: Erste Erfahrungen mit einer deutschsprachigen Version der "Ways of Coping Checklist".

Zeitschrift für Differentielle und Diagnostische Psychologie, 10, 189–199.

Field, T. et al. (1988). Hospitalization stress in children: sensitizer and repressor coping styles. Health Psychology, 7, 433–445.

Finesilver, C. (1978). Preparation of adult patients for cardiac catheterization and coronary cineangiography. International Journal of Nursing Studies, 15, 211–221.

Fleming, R. et al. (1982). Mediating influences of social support on stress at Three Mile Island. Journal of Human Stress, 8(3), 14–22.

Flor, H., Behle, D. B. Birbaumer, N. (1993). Assessment of pain-related cognitions in chronic pain patients. Behaviour Research and Therapy, 31, 63–73.

Folkman, S. & Lazarus, R. S. (1980). An analysis of coping in a middle-aged community sample. Journal of Health and Social Behavior, 21, 219–239.

Folkman, S. & Lazarus, R. S. (1985). If it changes it must be a process: Study of emotion and coping during three stages of a college examination. Journal of Personality and Social Psychology, 48, 150–170.

Folkman, S. & Lazarus, R. S. (1988). Ways of Coping Questionnaire. Manual. Palo Alto, CA: Consulting Psychologists Press.

Folkman, S., Lazarus, R. S., Dunkel-Schetter, C. et al. (1986). Dynamics of a stressful encounter: Cognitive appraisal, coping, and encounter outcomes. Journal of Personality and Social Psychology, 50, 992–1003.

Folkman, S., Lazarus, R. S., Gruen, R. J. et al. (1986). Appraisal, coping, health status, and psychological symptoms. Journal of Personality and Social Psychology, 50, 571–579.

Folkman, S. & Moskowitz, J. T. (2004). Coping: pitfalls and promise. Annual Review of Psychology, 55, 745–774.

Folstein, M. F., Folstein, S. E. & McHugh, P. R. (1975). Mini-Mental State: A practical method for grading the cognitive state of patients for the clinician. Journal of Psychiatric Research, 12, 189–198.

Fontana, A. F. et al. (1989). Support, stress, and recovery from coronary heart disease: a longitudinal causal model. Health Psychology, 8, 175–183.

Fortin, F. & Kirouac, S. (1976). A randomized controlled trial of preoperative patient education. International Journal of Nursing Studies, 13, 11–24.

Fortin, J. D. (1984). An investigation of the effects of a selected coping intervention on pain and anxiety in adult surgical patients (Doctoral dissertation, Boston University, 1984). Dissertation Abstracts International, 44, 3358B.

Foulds, G. A., Caine, T. M. & Creasy, M. A. (1960). Aspects of extra- and intro-punitive expression in mental illness. Journal of Mental Science, 106, 599–609.

Fowler-Kerry, S. & Lander, J. R. (1987). Management of injection pain in children. Pain, 30, 169–175.

Fox, E. et al. (1989). Repressive coping style and anxiety in stressful dental surgery. British Journal of Medical Psychology, 62, 371–380.

Frankenhaeuser, M. (1975). Experimental approaches to the study of catecholamines and emotion. In L. Levi (Hrsg.), Emotions: Their parameters and measurement (pp. 209–234). New York: Raven.

Frankenhaeuser, M. (1979). Psychoneuroendocrine approaches to the study of emotion as related to stress and coping. In H. E. Howe & R. A. Dienstbier (Hrsg.), *Nebraska symposium on motivation, 1978* (pp. 123–161). Lincoln, NE: University of Nebraska Press.

Frankenhaeuser, M. (1986). A psychobiological framework for research on human stress and coping. In M. H. Appley & R. Trumbull (Hrsg.), *Dynamics of stress. Physiological, psychological, and social perspectives* (pp. 101–116). New York: Plenum.

Freedland, K. E. (2004). Religious beliefs shorten hospital stays? Psychology works in mysterious ways: comment on Contrada et al. (2004). *Health Psychology, 23*, 239–242.

Freedman, N. (1972). The analysis of movement behavior during the clinical interview. In A. Siegman & B. Pope (Hrsg.), *Studies in dyadic communication* (pp. 153–176). New York: Pergamon.

Freud, A. (1964). *Das Ich und die Abwehrmechanismen*. München: Kindler. (Erstveröffentlichung 1936).

Freud, S. (1971). Hemmung, Symptom und Angst. In A. Mitscherlich, A. Richards & J. Strachey (Hrsg.), *Sigmund Freud Studienausgabe: Band 6. Hysterie und Angst* (pp. 227–308). Frankfurt a. M.: S. Fischer. (Erstveröffentlichung 1926).

Fridlund, A. J. et al. (1986). Anxiety and striate-muscle activation: Evidence from electromyographic pattern analysis. *Journal of Abnormal Psychology, 95*, 228–236.

Friedman, B. H. (2007). An autonomic flexibility-neurovisceral integration model of anxiety and cardiac vagal tone. *Biological Psychology, 74*, 185–199.

Friedrich, S. (1997). *Der Einfluß von Ängstlichkeit, Zustandsangst und unterschiedlichen Bewältigungsstrategien auf die psychische und physische postoperative Erholung*. Unveröffentlichte Diplomarbeit, Psychologisches Institut, Johannes Gutenberg-Universität, Mainz.

Fulde, E., Junge, A. & Ahrens, S. (1995). Coping strategies and defense mechanisms and their relevance for the recovery after discectomy. *Journal of Psychosomatic Research, 39*, 819–826.

Fydrich, T., Sommer, G. & Brähler, E. (2007). *Fragebogen zur sozialen Unterstützung (F-SozU)*. Göttingen: Hogrefe.

Garcia-Retamero, R. et al. (2014). Factors predicting surgeons' preferred and actual roles in interactions with their patients. *Health Psychology, 33*, 920–928.

Gard, D. et al. (1988). Sensitizing effects of pretreatment measures on cancer chemotherapy nausea and vomiting. *Journal of Consulting and Clinical Psychology, 56*, 80–84.

Gaskey, N. J. (1987). Evaluation of the effect of a pre-operative anesthesia videotape. *Journal of the American Association on Nurse Anesthetists, 55*, 341–345.

Gattuso, S. M., Litt, M. D. & Fitzgerald, T. E. (1992). Coping with gastrointestinal endoscopy: self-efficacy enhancement and coping style. *Journal of Consulting and Clinical Psychology, 60*, 133–139.

Gaudreau, J.-D. et al. (2005). Fast, systematic, and continuous delirium assessment in hospitalized patients: The Nursing Delirium Screening Scale. *Journal of Pain and Symptom Management, 29*, 368–375.

Gebbensleben, B. & Rohde, H. (1990). Angst vor der gastrointestinalen Endoskopie – ein bedeutsames Problem? *Deutsche medizinische Wochenschrift, 115*, 1539–1544.

Geissner, E. (1996). Die *Schmerzempfindungs-Skala (SES)*. Göttingen: Hogrefe.

George, J. M. et al. (1980). The effects of psychological factors and physical trauma on recovery from oral surgery. *Journal of Behavioral Medicine, 3*, 291–318.

Gerin, W. et al. (1992). Social support in social interaction: a moderator of cardiovascular reactivity. *Psychosomatic Medicine, 54*, 324–336.

Gidron, Y. et al. (2002). Molecular and cellular interface between behavior and acute coronary syndromes. *Cardiovascular Research, 56*, 15–21.

Gil, K. M. et al. (1990). Patient-controlled analgesia in postoperative pain: The relation of psychological factors to pain and analgesic use. *The Clinical Journal of Pain, 6*, 137–142.

Gilts, C. D. et al. (2013). Psychosocial moderators of presurgical stress management for men undergoing radical prostatectomy, *Health Psychology, 32*, 1218–1226.

Girgis, A. et al. (2000). Perceived needs of women diagnosed with breast cancer: rural versus urban location. *Australian and New Zealand Journal of Public Health, 24*, 166–173.

Glanz, K. & Lerman, C. (1992). Psychosocial impact of breast cancer: A critical review. *Annals of Behavioral Medicine, 14*, 204–212.

Glaser, R. & Kiecolt-Glaser, J. K. (2005). Stress-induced immune dysfunction: implications for health. *Nature Reviews Immunology, 5*, 243–251.

Glaser, R. et al. (1999). Stress-related changes in proinflammatory cytokine production in wounds. *Archives of General Psychiatry, 56*, 450–456.

Gleser, G. C. & Ihilevich, D. (1969). An objective instrument for measuring defense mechanisms. *Journal of Consulting and Clinical Psychology, 33*, 51–60.

Gonzales, J. C., Routh, D. K. & Armstrong, F. D. (1993). Effects of maternal distraction versus reassurance on children's reactions to injections. *Journal of Pediatric Psychology, 18*, 593–604.

Gottschalk, L. A. & Gleser, G. C. (1969). *The measurement of psychological states through the content-analysis of verbal behavior*. Berkeley, CA: University of California Press.

Gouin, J.-P. & Kiecolt-Glaser, J. K. (2011). The impact of psychological stress on wound healing: methods and mechanisms. *Immunology and Allergy Clinics of North America, 31*, 81–93.

Gouin, J.-P. et al. (2008). The influence of anger expression on wound healing. *Brain, Behavior, and Immunity, 22*, 699–708.

Gower, S. T. et al. (2006). A comparison of patient self-administered and investigator-administered measurement of quality of recovery using the QoR-40. *Anaesthesia and Intensive Care, 34*, 634–638.

Grabow, L. & Buse, R. (1990). Präoperative Angst - Angst vor der Operation, Angst vor der Narkose, Angst vor Schmerzen? *Psychotherapie, Psychosomatik, Medizinische Psychologie, 40*, 255–263.

Graf, P. & Schacter, D. L. (1985). Implicit and explicit memory for new associations in normal and amnesic subjects. *Journal of Experimental Psychology: Learning, Memory, and Cognition, 11,* 5012–5018.

Graham, J. E., Christian, L. M. & Kiecolt-Glaser, J. K. (2007). Close relationships and immunity. In R. Ader (Hrsg.), *Psychoneuroimmunology* (pp. 781–798). Burlington, MA: Elsevier.

Grande, G., Romppel, M. & Barth, J. (2012). Association between type D personality and prognosis in patients with cardiovascular diseases: a systematic review and meta-analysis. *Annals of Behavioral Medicine, 43,* 299–310.

Granot, M. et al. (2003). Postcesarian section pain prediction by preoperative experimental pain assessment. *Anesthesiology, 98,* 1422–1426.

Gras, S. et al. (2010). The effect of preoperative heart rate and anxiety on the propofol dose required for loss of consciousness. *Anesthesia and Analgesia, 110,* 89–93.

Grass, J. A. (2005). Patient-controlled analgesia. *Anesthesia and Analgesia, 101* (Suppl. 5), 44–61.

Graver, V. et al. (1995). Can psychological traits predict the outcome of lumbar disk surgery when anamnestic and physiological risk factors are controlled for? Results of a prospective cohort study. *Journal of Psychosomatic Research, 39,* 465–476.

Greenwald, H. P. (1991). Interethnic differences in pain perception. *Pain, 44,* 157–163.

Grossman, P. & Taylor, E. W. (2007). Toward understanding respiratory sinus arrhythmia: relations to cardiac vagal tone, evolution and biobehavioral functions. *Biological Psychology, 74,* 263–285.

Gruen, R. J., Folkman, S. & Lazarus, R. S. (1988). Centrality and individual differences in the meaning of daily hassles. *Journal of Personality, 56,* 743–762.

Grundner, B. G. & Siegel, L. J. (1975). Reduction of anxiety in children facing hospitalization and surgery by use of filmed modeling. *Journal of Consulting and Clinical Psychology, 43,* 511–521.

Grundner, R. et al. (1988). Psychologische Möglichkeiten einer stationär vorgenommenen Operationsvorbereitung bei vier- bis achtjährigen Kindern: eine empirische Studie. *Praxis der Kinderpsychologie und Kinderpsychiatrie, 37,* 34–38.

Grünzig, H.-J. (1984). Zur Diagnostik psychoanalytischer Angstthemen anhand von Schlüsselwörtern. In R. S. Jäger, A. Mattenklott & R.-D. Schröder (Hrsg.), *Diagnostische Urteilsbildung in der Psychologie. Grundlagen und Anwendungen* (pp. 181–201). Göttingen: Hogrefe.

Gunnar, M. & Quevedo, K. (2007). The neurobiology of stress and development. *Annual Review of Psychology, 58,* 145–173.

Gurlit, S. & Möllmann, M. (2008). How to prevent perioperative delirium in the elderly? *Zeitschrift für Gerontologie und Geriatrie, 41,* 447–452.

Haan, N. (1977). *Coping and defending. Processes of self-environment organization.* New York: Academic Press.

Hamilton, M. (1959). The assessment of anxiety states by rating. *British Journal of Medical Psychology, 32,* 50–59.

Hamm, A. O., Schupp, H. T. & Weike, A. I. (2003). Motivational organization of emotions: Autonomic changes, cortical responses, and reflex modulation. In R. J. Davidson, H. H. Goldsmith & K. R. Scherer (Hrsg.), *Handbook of affective sciences* (pp. 187–211). New York: Oxford University Press.

Hampel, P., Petermann, F. & Dickow, B. (2001). *Stressverarbeitungsfragebogen von Janke und Erdmann angepasst für Kinder und Jugendliche (SVF-KJ).* Göttingen: Hogrefe.

Hampel, R. & Selg, H. (1975). *Fragebogen zur Erfassung von Aggressionsfaktoren (FAF).* Göttingen: Hogrefe.

Hampson, S. E. & Friedman, H. S. (2008). Personality and health. A lifespan perspective. In O. P. John, R. W. Robins & L. A. Pervin (Hrsg.), *Handbook of personality. Theory and research* (3. Aufl., pp. 770–794). New York: Guilford.

Hanning, C. D. (2005). Postoperative cognitive dysfunction. *British Journal of Anaesthesia, 95,* 82–87.

Harris, R. C. et al. (1995). The role of religion in heart-transplant recipients' long-term health and well-being. *Journal of Religion and Health, 34,* 17–32.

Hartfield, M. & Cason, C. L. (1981). Effect of information on emotional response during barium enema. *Nursing Research, 30,* 151–155.

Hartfield, M., Cason, C. L. & Cason, G. J. (1982). Effects of information about a threatening procedure on patient's expectations and emotional distress. Nursing Research, 31, 202–206.

Hautzinger, M., Keller, F. & Kühner, C. (2006). *Beck Depressions-Inventar (BDI-II).* Revision. Frankfurt a. M.: Harcourt Test Services.

Hautzinger, M. et al. (2012). *Allgemeine Depressions Skala ADS.* (2. Aufl.). Göttingen: Hogrefe.

Helgeson, V. S. (1991). The effects of masculinity and social support on recovery from myocardial infarction. *Psychosomatic Medicine, 53,* 621–633.

Helgeson, V. S. (1999). Applicability of cognitive adaptation theory to predicting adjustment to heart disease after coronary angioplasty. *Health Psychology, 18,* 561–569.

Helgeson, V. S. & Cohen, S. (1996). Social support and adjustment to cancer: Reconciling descriptive, correlational, and intervention research. *Health Psychology, 15,* 135–148.

Helgeson, V. S., Cohen, S. & Fritz, H. L. (1998). Social ties and cancer. In J. Holland & W. Breitbart (Hrsg.), *Psycho-oncology* (pp. 99–109). New York: Oxford.

Helgeson, V. S., Lepore, S. J. & Eton, D. T. (2006). Moderators of the benefits of psychoeducational interventions for men with prostate cancer. *Health Psychology, 25,* 348–354.

Helgeson, V. S. et al. (2000). Group support interventions for women with breast cancer: Who benefits from what? *Health Psychology, 19,* 107–114.

Hennig, J. & Netter, P. (Hrsg.). (2005). *Biopsychologische Grundlagen der Persönlichkeit.* München: Spektrum.

Hentschel, U. et al. (Hrsg.). (1993). *The concept of defense mechanims in contemporary psychology: Theoretical, research and clinical perspectives.* New York: Springer.

Herbert, T. B. & Cohen, S. (1993). Depression and immunity: A meta-analytic review. *Psychological Bulletin, 113,* 472–486.

Herrera, F. J., Wong, J, & Chung, F. (2007). A systematic review of postoperative recovery outcomes measurements after ambulatory surgery. *Ambulatory Anesthesiology, 105,* 63–69.

Herrmann-Lingen, C. & Buss, U. & Snaith, R. P. (2011). *HADS-D. Hospital Anxiety and Depression Scale – Deutsche Version* (3. Aufl.). Bern: Huber.

Hobson, C. J. et al. (1998). Stressful life events: a revision and update of the Social Readjustment Rating Scale. *International Journal of Stress Management, 5,* 1–23.

Hock, M. & Krohne, H. W. (1992). Anxiety and coping dispositions as predictors of the visual interaction between mother and child. *Anxiety Research, 4,* 275–286.

Hock, M. & Krohne, H. W. (2004). Coping with threat and memory for ambiguous information: Testing the repressive discontinuity hypothesis. *Emotion, 4,* 65–86.

Hodkinson, H. M. (1972). Evaluation of a mental test score for assessment of mental impairment in the elderly. *Age and Aging, 1,* 233–238.

Höfling, S. (1988). *Psychologische Vorbereitung auf chirurgische Operationen. Untersuchungen bei erwachsenen Patienten mit elektiven Eingriffen.* Berlin: Springer.

Höfling, S. & Butollo, W. (1985). Prospektiven einer psychologischen Operationsvorbereitung. *Anaesthesist, 34,* 273–279.

Höfling, S. & Dworzak, H. (1989). Psychologische Operationsvorbereitung. In I. Florin et al. (Hrsg.), *Perspektive Verhaltensmedizin* (S. 90–99). Berlin: Springer.

Höfling, S. et al. (1983). Der Angstprozeß unter verschieden hohen Thalamonaldosen zur Prämedikation. *Anaesthesist, 32,* 512–518.

Höfling, S. et al. (1988). Subjektiv-verbale Methoden der präoperativen Angstmessung. *Anaesthesist, 37,* 374–380.

Holden-Lund, C. (1988). Effects of relaxation with guided imagery on surgical stress and wound healing. *Research in Nursing & Health, 11,* 235–244.

Holl, R. M. (1995). Surgical cardiac patient characteristics and the amount of analgesics administered in the intensive care unit after extubation. *Intensive and Critical Care Nursing, 11,* 192–197.

Holmes, T. H. & Rahe, R. H. (1967). The Social Readjustment Rating Scale. *Journal of Psychosomatic Research, 11,* 213–218.

Holroyd, K. A. (1972). *Repression-sensitization, Marlowe-Crowne defensiveness, and perceptual defense. Proceedings of the 80th Annual Convention of the American Psychological Association, 7,* 401–402.

Horvath, K. J. (2003). Postoperative recovery at home after ambulatory gynecologic laparoscopic surgery. *Journal of PeriAnesthesia Nursing, 18,* 324–334.

Hübel, M. (1986). *Stressbewältigungsstrategien bei Patienten während Vorbereitung und Durchführung von Herzkatheterisierungen.* Unveröffentlichte Dissertation, Universität Osnabrück, Osnabrück.

Huber, C. & Lautenbacher, S. (2008). Die Bedeutung psychologischer Variablen für den postoperativen Schmerzverlauf. *Anästhesiologie und Intensivmedizin, 49,* 436–454.

Hubert, W. (1988). *Emotionale Reaktionsmuster und Cortisoveränderungen im Speichel.* Frankfurt a. M.: Lang.

Irwin, M. R. (2015). Why sleep us important for health: a psychoneuroimmunology perspective. *Annual Review of Psychology, 66,* 143–172.

Jackson, D. N. (1967). *Manual for the Personality Research Form.* London, Ontario: University of Western Ontario.

Jacobsen, P. B., Bovbjerg, D. H. & Redd, W. H. (1993). Anticipatory anxiety in women receiving chemotherapy for breast cancer. *Health Psychology, 12,* 469–475.

Jacobsen, P. B. & Butler, R. W. (1996). Relation of cognitive coping and catastrophizing to acute pain and analgesic use following breast cancer surgery. *Journal of Behavioral Medicine, 19,* 17–29.

Jacobsen, P. B. et al. (1990). Analysis of child and parent behavior during painful medical procedures. *Health Psychology, 9,* 559–576.

Jacobsen, P. B. et al. (2007). Systematic review and meta-analysis of psychological and activity-based interventions for cancer-related Fatigue. *Health Psychology, 26,* 660–667.

Jacobson, E. (1964). *Anxiety and tension control.* Philadelphia: Lippincott.

Jänig, W. (2003). The autonomic nervous system and its coordination by the brain. In R. J. Davidson, H. H. Goldsmith & K. R. Scherer (Hrsg.), *Handbook of affective sciences* (pp. 135–186). New York: Oxford University Press.

Janis, I. L. (1958). *Psychological stress: Psychoanalytic and behavioral studies of surgical patients.* New York: Wiley.

Janke, W. & Debus, G. (1978). *Die Eigenschaftswörterliste (EWL-K) – Ein Verfahren zur Erfassung der Befindlichkeit.* Göttingen: Hogrefe.

Jantzen, J.-P. (1986). Forene: Inhalationsanästhetikum. Wiesbaden: Deutsche Abbott GmbH.

Jenkins, C. D., Jono, R. T. & Stanton, B.-A. (1996). Predicting completeness of symptom relief after major heart surgery. *Behavioral Medicine, 22,* 45–57.

Jenkins, C. D., Stanton, B.-A. & Jono, R. T. (1994). Quantifying and predicting recovery after heart surgery. *Psychosomatic Medicine, 56,* 203–212.

Johnson, J. E. (1975). Stress reduction through sensation information. In I. G. Sarason & C. D. Spielberger (Hrsg.), *Stress and anxiety* (Vol. 2, pp. 361–378). Washington, DC: Hemisphere.

Johnson, J. E., Lauver, D. R. & Nail, L. M. (1989). Process of coping with radiation therapy. *Journal of Consulting and Clinical Psychology, 57,* 358–364.

Johnson, J. E. & Leventhal, H. (1974). Effects of accurate expectations and behavioral instructions on reactions during a noxious medical examination. *Journal of Personality and Social Psychology, 29,* 710–718.

Johnson, L. R., Magnani, B. et al. (1989). Modifiers of patient-controlled analgesia efficacy. I. Locus of control. *Pain, 39,* 17–22.

Johnson, J. H. & Sarason, I. G. (1979a). Moderator variables in life stress research. In I. G. Sarason & C. D. Spielberger (Hrsg.), *Stress and anxiety* (Vol. 6, pp. 151–167). Washington, DC: Hemisphere.

Johnson, J. H. & Sarason, I. G. (1979b). Recent developments in research on life stress. In V. Hamilton & D. M. Warburton

(Hrsg.), *Human stress and cognition: An information proces-sing approach* (pp. 205–233). London: Wiley.

Johnson, J. E. et al. (1978a). Altering patients' responses to surgery: An extension and replication. *Research in Nursing and Health*, 1, 111–121.

Johnson, J. E. et al. (1978b). Sensory information, instruction in a coping strategy, and recovery from surgery. *Research in Nursing and Health*, 1, 4–17.

Johnston, M. (1980). Anxiety in surgical patients. *Psychological Medicine*, 10, 145–152.

Johnston, M. (1982). Recognition of patients' worries by nurses and by other patients. *British Journal of Clinical Psychology*, 21, 255–261.

Johnston, M. (1984). Dimensions of recovery from surgery. *International Review of Applied Psychology*, 33, 505–520.

Johnston, M. (1986). Pre-operative emotional states and post-operative recovery. In F. G. Guggenheim (Hrsg.), *Advances in psychosomatic medicine: Vol. 15. Psychological aspects of surgery* (pp. 1–22). Basel: Karger.

Johnston, M. (1988). Impending surgery. In S. Fisher & J. Reason (Hrsg.), *Handbook of life stress, cognition and health* (pp. 79–100). Chichester, UK: Wiley.

Johnston, M. & Carpenter, L. (1980). Relationship between pre-operative anxiety and postoperative state. *Psychological Medicine*, 10, 361–367.

Johnston, M. & Vögele, C. (1992). Welchen Nutzen hat psycho-logische Operationsvorbereitung? Eine Metaanalyse der Literatur zur psychologischen Operationsvorbereitung Erwachsener. In L. Schmidt (Hrsg.), *Jahrbuch der Medizini-schen Psychologie: Band 7. Psychologische Aspekte medizi-nischer Maßnahmen* (S. 215–246). Berlin: Springer.

Jones, J. G. (1994). Perception and memory during general anaesthesia. *British Journal of Anaesthesia*, 73, 31–37.

Jordan, J. (1992). Zur psychischen Verarbeitung einer perkuta-nen tranluminalen Koronarangioplastie (PTCA) unmittel-bar vor und nach dem Eingriff. In L. R. Schmidt (Hrsg.), *Jahrbuch der medizinischen Psychologie: Band 7. Psycho-logische Aspekte medizinischer Maßnahmen* (pp. 152–177). Berlin: Springer.

Kahn, M. & Schill, T. (1971). Anxiety report in defensive and nondefensive repressors. *Journal of Consulting and Clini-cal Psychology*, 36, 300.

Kalkman, C. J. et al. (2003). Preoperative prediction of severe postoperative pain. *Pain*, 105, 415–423.

Kamolz, T., Baumann, U. & Pointner, R. (1998). Vorhersage postoperativer Schmerzen nach laparoskopischer Chole-zystektomie. Persönlichkeitskonstrukte Selbstwirksam-keitserwartungen und Kontrollüberzeugungen. *Schmerz*, 12, 118–124.

Kanner, A. D. et al. (1981). Comparisons of two modes of stress measurement: Daily hassles and uplifts versus major life events. *Journal of Behavioral Medicine*, 4, 1–39.

Kanning, U. P. (2002). Soziale Kompetenz - Definition, Struktu-ren und Prozesse. *Zeitschrift für Psychologie*, 210, 154–163.

Kaplan, R. M., Atkins, C. J. & Lenhard, L. (1982). Coping with a stressful sigmoidoscopy: Evaluation of cognitive and relaxation preparations. *Journal of Behavioral Medicine*, 5, 67–82.

Kaplan, R. M., Metzger, G. & Jablecki, C. (1983). Brief cognitive and relaxation training increases tolerance for a painful clinical electromyographic examination. *Psychosomatic Medicine*, 45, 155–162.

Kay, B. & Lehmann, K. A. (1990). Analgetika mit antipyretischer Wirkung. Klinische Erfahrungen. In K. A. Lehmann (Hrsg.), *Der postoperative Schmerz* (pp. 132–142). Berlin: Springer.

Kehlet, H. (1989). Surgical stress: the role of pain and analge-sia. *British Journal of Anaesthesia*, 63, 189–195.

Kehlet, H. (1997). Multimodal approach to control postopera-tive pathophysiology and rehabilitation. *British Journal of Anaesthesia*, 78, 606–617.

Kehlet, H. & Dahl, J. D. (2003). Anaesthesia, surgery, and challenges in postoperative recovery. *The Lancet*, 362, 1921–1928.

Kehlet, H., Jensen, T. S. & Woolf, C. J. (2006). Persistent postsur-gical pain: risk factors and prevention. *The Lancet*, 367, 1618–1625.

Kehlet, H. & Wilmore, D. W. (2002). Multimodal strategies to improve surgical outcome. *The American Journal of Surge-ry*, 183, 630–641.

Kendall, P. C. & Epps, J. (1990). Medical treatments. In M. Johns-ton & L. Wallace (Hrsg.), *Stress and medical procedures* (pp. 101–119). Oxford, UK: Oxford University Press.

Kendall, P. C. et al. (1979). Cognitive-behavioral and patient education interventions in cardiac catheterization proce-dures: The Palo Alto Medical Psychology Project. *Journal of Consulting and Clinical Psychology*, 47, 49–458.

Kennedy, S., Kiecolt-Glaser, J. K. & Glaser, R. (1990). Social sup-port, stress, and the immune system. In B. R. Sarason, I. G. Sarason & G. R. Pierce (Hrsg.), *Social support: An interactio-nal view* (pp. 253–266). New York: John Wiley.

Kessler, J., Denzler, P. & Markowitsch, H. J. (1990). *Mini-Mental-Status-Test (MMST)*. Göttingen: Hogrefe.

Kiecolt-Glaser, J. K., Gouin, J.-P. & Hantsoo, L. (2010). Close relationships, inflammation, and health. *Neuroscience and Biobehavioral Reviews*, 35, 33–38.

Kiecolt-Glaser, J. K. & Newton, T. L. (2001). Marriage and health: His and hers. *Psychological Bulletin*, 127, 472–503.

Kiecolt-Glaser, J. K. et al. (1998). Psychological influences on surgical recovery. Perspectives from psychoneuroimmu-nology. *American Psychologist*, 53, 1209–1218.

Kiecolt-Glaser, J. K. et al. (2005). Hostile marital interactions, proinflammatory cytokine production, and wound hea-ling. *Archives of General Psychiatry*, 62, 1377–1384.

Kihlstrom, J. F. et al. (1990). Implicit and explicit memory following surgical anesthesia. *Psychological Science*, 1, 303–306.

Kincey, J. & Saltmore, S. (1990). Surgical treatments. In M. Johnston & L. Wallace (Hrsg.), *Stress and medical procedures* (pp. 120–137). Oxford, UK: Oxford University Press.

Kindler, C. H. et al. (2005). A quantitative analysis of anesthe-tist-patient communication during the preoperative visit. *Anesthesia*, 60, 53–59.

King, K. B. et al. (1993). Social support and long-term recovery from coronary artery surgery: effects on patients and spouses. *Health Psychology*, 12, 56–63.

Kirschbaum, C. et al. (1995). Sex-specific effects of social support on cortisol and subjective responses to acute psychological stress. *Psychosomatic Medicine, 57*, 23–31.

Klauer, T. & Schwarzer, R. (2001). Soziale Unterstützung und Depression. *Verhaltenstherapie und Verhaltensmedizin, 22*, 333–352.

Kleemann, P. P., Slangen, K. & Krohne, H. W. (1992, Juni). Relationships between perioperative anxiety reactions and plasma concentration of free fatty acids in elective surgery patients. *10th World Congress of Anaesthesiologists*. Den Haag, Niederlande.

Kleemann, P. P. et al. (1986). Präoperativer Anstieg der Plasmakonzentration freie Fettsäuren bei kleinen Wahleingriffen und konventioneller Narkosetechnik mit Enfluran. *Anaesthesist, 35*, 604–608.

Kleinbeck, S. V. M. (2000). Self-reported at-home postoperative recovery. *Research in Nursing & Health, 23*, 461–472.

Kleinknecht, R. A. et al. (1984). Factor analysis of the dental fear survey with cross-validation. *Journal of the American Dental Association, 108*, 59–61.

Knoll, N. & Kienle, R. (2007). Fragebogenverfahren zur Messung verschiedener Komponenten sozialer Unterstützung. Ein Überblick. *Zeitschrift für Medizinische Psychologie, 16*, 57–71.

Kober, B. et al. (1990). A psychological support concept and quality of life research in a liver transplantation program: an interdisciplinary multicenter study. *Psychotherapy and Psychosomatics, 54*, 117–131.

Koenen, K. C. (2006). Developmental epidemiology of PTSD: Self-regulation as central meachanism. *Annals of the New York Academy of Sciences, 1071*, 255–266.

Kohlmann, C.-W. (1990). *Stressbewältigung und Persönlichkeit. Flexibles versus rigides Copingverhalten und seine Auswirkungen auf Angsterleben und physiologische Belastungsreaktionen*. Bern: Huber.

Kohlmann, C.-W. (1997). *Persönlichkeit und Emotionsregulation: Defensive Bewältigung von Angst und Stress*. Bern: Huber.

Kohlmann, C.-W. et al. (1994). *Der IPC-Diabetes-Fragebogen: Ein Inventar zur Erfassung krankheitsspezifischer Kontrollüberzeugungen bei Typ-I-Diabetes mellitus*. Bern: Huber.

Kornadt, H.-J. (1982). *Aggressionsmotiv und Aggressionshemmung*. Band 1. Empirische und theoretische Untersuchungen zu einer Motivationstheorie der Aggression und zur Konstruktvalidierung eines Aggressions-TAT. Bern: Huber.

Korunka, C. et al. (1992). Die Auswirkung von Suggestion und Musik während Vollnarkose auf postoperative Befindlichkeit. *Zeitschrift für Klinische Psychologie, 21*, 272–285.

Kosar, C. M. et al. (2014). Effects of preoperative pain and depressive symptoms on the risk of postoperative delirium: a prospective cohort study. *The Lancet Psychiatry, 1*, 431–436.

Krampen, G. (1981). *IPC-Fragebogen zu Kontrollüberzeugungen*. Göttingen: Hogrefe.

Krampen, G. (2000). *Handlungstheoretische Persönlichkeitspsychologie: konzeptionelle und empirische Beiträge zur Konstrukterhellung* (2. Aufl.). Göttingen: Hogrefe.

Krantz, D. S., Baum, A. & Wideman, M. (1980). Assessment of preferences for self-treatment and information in health care. *Journal of Personality and Social Psychology, 39*, 977–999.

Krohne, H. W. (1974). Untersuchungen mit einer deutschen Form der Repression-Sensitization-Skala. *Zeitschrift für Klinische Psychologie, 3*, 238–260.

Krohne, H. W. (1978). Individual differences in coping with stress and anxiety. In C. D. Spielberger & I. G. Sarason (Hrsg.), *Stress and anxiety* (Vol. 5, pp. 233–260). Washington, DC: Hemisphere.

Krohne, H. W. (1986). Coping with stress: Dispositions, strategies, and the problem of measurement. In M. H. Appley & R. Trumbull (Hrsg.), *Dynamics of stress. Physiological, psychological, and social perspectives* (pp. 207–232). New York: Plenum.

Krohne, H. W. (1989). The concept of coping modes: Relating cognitive person variables to actual coping behavior. *Advances in Behaviour Research and Therapy, 11*, 235–248.

Krohne, H. W. (1992). Stressbewältigung bei Operationen. In L. R. Schmidt (Hrsg.), *Jahrbuch der medizinischen Psychologie*: Band 7. Psychologische Aspekte medizinischer Maßnahmen (pp. 55–73). Berlin: Springer.

Krohne, H. W. (1993). Attention and avoidance. Two central strategies in coping with aversiveness. In H. W. Krohne (Hrsg.), *Attention and avoidance. Strategies in coping with aversiveness* (pp. 3–15). Seattle, Toronto: Hogrefe & Huber.

Krohne, H. W. (2003). Individual differences in emotional reactions and coping. In R. J. Davidson, H. H. Goldsmith & K. R. Scherer (Hrsg.), *Handbook of affective sciences* (pp. 698–725). New York: Oxford University Press.

Krohne, H. W. (2004, August). Psychological preparation for surgery, patient characteristics, and perioperative adaptation. *Eighth International Congress of Behavioral Medicine*. Mainz.

Krohne, H. W. (2010). *Psychologie der Angst. Ein Lehrbuch*. Stuttgart: Kohlhammer.

Krohne, H. W. (2014). Persönlichkeit, Emotionen und Gesundheit. *report psychologie, 39*, 440–452.

Krohne, H. W. & de Bruin, J. T. (1998). Stress bei medizinischen Eingriffen: Kritischer Überblick über verschiedene Interventionsansätze. *Zeitschrift für Medizinische Psychologie, 7*, 3–39.

Krohne, H. W., de Bruin, J. T. et al. (2000). The assessment of surgery-related coping: The Coping with Surgical Stress Scale (COSS). *Psychology and Health, 15*, 135–149.

Krohne, H. W. & Egloff, B. (1999). *Das Angstbewältigungs-Inventar (ABI)*. Frankfurt a. M.: Swets Test Services.

Krohne, H. W. & Egloff, B. (2005). Vigilant and avoidant coping: theory and measurement. In C. D. Spielberger & I. G. Sarason (Hrsg.), *Stress and emotion* (pp. 97–120). Washington, DC: Taylor & Francis.

Krohne, H. W., Egloff, B. et al. (1996). Untersuchungen mit einer deutschen Version der „Positive and Negative Affect Schedule" (PANAS). *Diagnostica, 42*, 139–156.

Krohne, H. W., Egloff, B. et al. (2000). The assessment of dispositional vigilance and cognitive avoidance: Factorial structure, psychometric properties, and validity of the Mainz Coping Inventory. *Cognitive Therapy and Research, 24*, 297–311.

Krohne, H. W. & El-Giamal, M. (1999). *Operativer Streß: Diagnose, Prävention, Intervention. Bericht über ein Forschungsprojekt* (Mainzer Berichte zur Persönlichkeitsforschung No. 54). Mainz: Johannes Gutenberg-Universität, Psychologisches Institut.

Krohne, H. W. & El-Giamal, M. (2004). *Perioperativer Stress: Diagnose, Prävention, Intervention.* Unveröffentlichter Forschungsbericht, Psychologisches Institut, Johannes-Gutenberg-Universität, Mainz.

Krohne, H. W. & El-Giamal, M. (2008). Psychologische Operationsvorbereitung, Stressbewältigung und perioperativer Status. *Zeitschrift für Gesundheitspsychologie, 16,* 183–195.

Krohne, H. W., El-Giamal, M. & Volz, C. (2003). Der Einfluss sozialer Unterstützung auf die prä- und postoperative Anpassung chirurgischer Patienten. *Zeitschrift für Gesundheitspsychologie, 11,* 132–142.

Krohne, H. W. & Hock, M. (1994). *Elterliche Erziehung und Angstentwicklung des Kindes.* Bern: Huber.

Krohne, H. W. & Hock, M. (2008). Vigilante und kognitiv vermeidende Stressbewältigung: Theoretische Weiterentwicklung und experimentelle Überprüfung. In W. Janke, M. Schmidt-Daffy & G. Debus (Hrsg.), *Experimentelle Emotionspsychologie. Methodische Ansätze, Probleme, Ergebnisse* (pp. 809–819). Lengerich: Pabst.

Krohne, H. W., & Hock, M. (2011). Anxiety, coping strategies, and the processing of threatening information: Investigations with cognitive-experimental designs. *Personality and Individual Differences, 50,* 916–925.

Krohne, H. W. & Hock, M. (2015). *Psychologische Diagnostik. Grundlagen und Anwendungsfelder* (2. Aufl.). Stuttgart: Kohlhammer.

Krohne, H. W., Fuchs, J. & Slangen, K. E. (1994). Operativer Stress und seine Bewältigung. *Zeitschrift für Gesundheitspsychologie, 2,* 155–175.

Krohne, H. W. & Rogner, J. (1985). Mehrvariablen-Diagnostik in der Bewältigungsforschung. In H. W. Krohne (Hrsg.), *Angstbewältigung in Leistungssituationen* (pp. 45–62). Weinheim: edition psychologie.

Krohne, H. W., Schäfer, M. et al. (1996, September). Zusammenhänge der präoperativen Angst und Angstbewältigung mit dem Narkosemittelbedarf bei EEG-kontrollierter Narkosetiefe. *40. Kongress der Deutschen Gesellschaft für Psychologie.* München.

Krohne, H. W. & Schmukle, S. C. (2006a). *Das Inventar State-Trait-Operations-Angst (STOA). Manual.* Frankfurt a. M.: Harcourt Test Services.

Krohne, H. W. & Schmukle, S. C. (2006b). The measurement of state and trait anxiety in surgical patients. In P. Buchwald (Hrsg.), *Stress and anxiety – Application to health, work place, community, and education* (S. 106–118). Newcastle, UK: Cambridge Scholars Press.

Krohne, H. W. & Slangen, K. E. (2005). Influence of social support on adaptation to surgery. *Health Psychology, 24,* 101–105.

Krohne, H. W., Slangen, K. E. & Kleemann, P. P. (1996). Coping variables as predictors of perioperative emotional states and adjustment. *Psychology and Health, 11,* 315–330.

Krohne, H. W. & Tausch, A. P. (2014). *Persönlichkeit und Emotionen. Individuelle Unterschiede im emotionalen Erleben und Verhalten.* Stuttgart: Kohlhammer.

Krohne, H. W. et al. (1989). Beziehungen zwischen Bewältigungsstrategien und präoperativen Stressreaktionen. *Zeitschrift für Klinische Psychologie, 18,* 350–364.

Kröner-Herwig, B. & Weich, K.-W. (1990). Erlaubt die Kenntnis habitueller Stressverarbeitungsstrategien (SVF) die Vorhersage von Bewältigungsverhalten in vorgestellten Problemsituationen? *Diagnostica, 36,* 329–339.

Kuhlmann, D. & Straub, H. (1986). *Einführung in die Endokrinologie. Die chemische Signalsprache des Körpers.* Darmstadt: Wissenschaftliche Buchgesellschaft.

Kulik, J. A. & Mahler, H. I. (1987). Effects of preoperative roommate assignment on preoperative anxiety and postoperative recovery from coronary-bypass surgery. *Health Psychology, 6,* 525–543.

Kulik, J. A. & Mahler, H. I. (1989). Social support and recovery from surgery. *Health Psychology, 8,* 221–238.

Kulik, J. A. & Mahler, H. I. (1993). Emotional support as a moderator of adjustment and compliance after artery bypass surgery: a longitudinal study. *Journal of Behavioral Medicine, 16,* 45–63.

Kulik, J. A., Mahler, H. I. & Moore, P. J. (1996). Social comparison and affiliation under threat: effects on recovery from major surgery. *Journal of Personality and Social Psychology, 71,* 967–979.

Kulik, J. A., Moore, P. J. & Mahler, H. I. (1993). Stress and affiliation: Hospital roommate effects on preoperative anxiety and social interaction. *Health Psychology, 12,* 118–124.

Laireiter, A.-R. & Lager, C. (2006). Soziales Netzwerk, soziale Unterstützung und soziale Kompetenz bei Kindern. *Zeitschrift für Entwicklungspsychologie und Pädagogische Psychologie, 38,* 69–78.

Lakey, B. & Orehek, E. (2011). Relational regulation theory: A new approach to explain the link between perceived social support and mental health. *Psychological Review, 118,* 482–495.

Langer, E. J., Janis, I. L. & Wolfer, J. A. (1975). Reduction of psychological stress in surgical patients. *Journal of Experimental Social Psychology, 11,* 155–165.

Larsen, J. T. et al. (2008). The psychophysiology of emotion. In M. Lewis, J. M. Haviland-Jones & L. F. Barrett (Hrsg.), *Handbook of emotions* (3rd ed., pp. 180–195). New York: Guildford.

Larson, M. R. et al. (2000). A presurgical psychological intervention for breast cancer patients: psychological distress and the immune response. *Journal of Psychosomatic Research, 48,* 187–194.

Laufenberg-Feldmann, R. & Kappis, B (2013). Assessing preoperative anxiety using a questionnaire and clinical ratings. *European Journal of Anaesthesiology, 30,* 1–6.

Laux, L. (1983). Psychologische Stresskonzeptionen. In H. Thomae (Hrsg.), *Enzyklopädie der Psychologie: Motivation und Emotion: Band 1. Theorien und Formen der Motivation* (pp. 453–535). Göttingen: Hogrefe.

Laux, L. (2008). *Persönlichkeitspsychologie* (2. Aufl.). Stuttgart: Kohlhammer.

Laux, L. & Glanzmann, P. (1996). Angst und Ängstlichkeit. In M. Amelang (Hrsg.), *Enzyklopädie der Psychologie: Differentielle Psychologie und Persönlichkeitsforschung: Band 3. Temperaments- und Persönlichkeitsunterschiede* (pp. 107–151). Göttingen: Hogrefe.

Laux, L. et al. (1981). *Das State-Trait-Angstinventar (STAI)*. Weinheim: Beltz.

Laux, L. et al. (2013). *Das State-Trait-Angst-Depressions-Inventar (STADI)*. Göttingen: Hogrefe.

Lazar, H. L. et al. (1995). Determinants of length of stay after coronary artery bypass graft surgery. *Circulation, 92*, 20–24.

Lazarus, R. S. (1966). *Psychological stress and the coping process*. New York: McGraw-Hill.

Lazarus, R. S. (1983). The costs and benefits of denial. In S. Breznitz (Hrsg.), *The denial of stress* (pp. 1–30). New York: International Universities Press.

Lazarus, R. S. (1984). Puzzles in the study of daily hassles. *Journal of Behavioral Medicine, 7*, 375–389.

Lazarus, R. S. (1990). Stress, coping, and illness. In H. S. Friedman (Hrsg.), *Personality and disease* (pp. 97–120). New York: Wiley.

Lazarus, R. S. (1991). *Emotion and adaptation*. New York: Oxford University Press.

Lazarus, R. S., Deese, J. & Osler, S. F. (1952). The effects of psychological stress upon performance. *Psychological Bulletin, 49*, 293–317.

Lazarus, R. S. & Folkman, S. (1984). Coping and adaptation. In W. D. Gentry (Hrsg.), *The handbook of behavioral medicine* (pp. 282–325). New York: Guilford.

Lazarus, R. S. & Folkman, S. (1986). Cognitive theories of stress and the issue of circularity. In M. H. Appley & R. Trumbull (Hrsg.), *Dynamics of stress. Physiological, psychological, and social perspectives* (pp. 63–80). New York: Plenum.

Lazarus, R. S. & Launier, R. (1978). Stress-related transactions between person and environment. In L. A. Pervin & M. Lewis (Hrsg.), *Perspectives in interactional psychology* (pp. 287–327). New York: Plenum.

Leedham, B. et al. (1995). Positive expectations predict health after heart transplantation. *Health Psychology, 14*, 74–79.

Leigh, L. M., Walker, J. & Janaganathan, P. (1977). Effect of preoperative anaesthetic visit on anxiety. *British Medical Journal, 2*, 987–989.

Lekander, M. et al. (1995). Anticipatory immune changes in women treated with chemotherapy for ovarian cancer. *International Journal of Behavioral Medicine, 2*, 1–2.

Lerman, C. et al. (1990). Effects of coping style and relaxation on cancer chemotherapy side effects and emotional responses. *Cancer Nursing, 13*, 308–315.

LeRoy, S. et al. (2003). Recommendations for preparing children and adolescents for invasive cardiac procedures. *Circulation, 108*, 2550–2564.

Levenson, H. (1972). Distinctions within the concept of internal-external control: Development of a new scale. *Proceedings of the 80th Annual Convention of the American Psychological Association, 7*, 261–262.

Leventhal, H. et al. (1988). The role of motion sickness in predicting anticipatory nausea. *Journal of Behavioral Medicine, 11*, 117–130.

Levine, J. et al. (1987). The role of denial in recovery from coronary heart disease. *Psychosomatic Medicine, 49*, 109–117.

Levine, M. & Spivack, G. (1964). *The Rorschach index of repressive style*. Springfield, IL: Thomas.

Levy, S. M. et al. (1990). Perceived social support and tumor estrogen/progesterone receptor status as predictors of natural killer cell activity in breast cancer patients. *Psychosomatic Medicine, 52*, 73–85.

Lewis, M. A. & Rook, K. S. (1999). Social control and personal relationships: impact on health behaviors and psychological distress. *Health Psychology, 18*, 63–71.

Lichtman, J. H. et al. (2014). Depression as a risk factor for poor prognosis among patients with acute coronary syndrome: Systematic review and recommendations: a scientific statement from the American Heart Association. *Circulation, 129*, 1350–1369.

Lidderdale, J. M. & Walsh, J. J. (1998). The effects of social support on cardiovascular reactivity and perinatal outcome. *Psychology and Health, 13*, 1061–1070.

Liebert, R. M. & Morris, L. W. (1967). Cognitive and emotional components of test anxiety: A distinction and some initial data. *Psychological Reports, 20*, 975–978.

Lindeman, C. A. & van Aernam, B. V. (1971). Nursing intervention with the presurgical patient: The effects of structured and unstructured preoperative teaching. *Nursing Research, 20*, 319–334.

Linn, B. S., Linn, M. W. & Klimas, N. G. (1988). Effects of psychological stress on surgical outcome. *Psychosomatic Medicine, 50*, 230–244.

Litt, M. D., Kalinowski, L. & Shafer, D. (1999). A dental fears typology of oral surgery patients: matching patients to anxiety interventions. *Health Psychology, 18*, 614–624.

Litt, M. D., Nye, C. & Shafer, D. (1993). Coping with oral surgery by self-efficacy enhancement and perceptions of control. *Journal of Dental Research, 72*, 1237–1243.

Litt, M. D., Nye, C. & Shafer, D. (1995). Preparation for oral surgery: Evaluating elements of coping. *Journal of Behavioral Medicine, 18*, 435–459.

Litwin, M. S. et al. (1999). The National Institutes of Health chronic prostatitis symptom index: Development and validation of a new outcome measure. *The Journal of Urology, 162*, 369–375.

Liu, R., Barry, J. E. S. & Weinman, J. (1994). Effects of background stress and anxiety on postoperative recovery. *Anaesthesia, 49*, 382–386.

Lohaus, A. et al. (2006). *Fragebogen zur Erhebung von Stress und Stressbewältigung im Kindes- und Jugendalter (SSKJ 3–8)*. Göttingen: Hogrefe.

Löwer, T., Krier, C. & Henn-Beilharz, A. (1993). Einfluß des Prämedikationsgesprächs auf das präoperative Angstverhalten des Patienten. *Anästhesiologie und Intensivmedizin, 34*, 121–126.

Lubin, B. & Zuckerman, M. (1999). *Manual for the Multiple Affect Adjective Check List – Revised*. San Diego, CA: Educational and Industrial Testing Service.

Lubin, B. et al. (2001). A comparison of the short and long forms of the Multiple Affect Adjective Check List – Revised (MAACL-R). *Journal of Clinical Psychology, 57*, 411–416.

Ludwick-Rosenthal, R. & Neufeld, R. W. J. (1988). Stress management during noxious medical procedures: An evaluative review of outcome studies. *Psychological Bulletin, 104*, 326–342.

Ludwick-Rosenthal, R. & Neufeld, R. W. J. (1993). Preparation for undergoing an invasive medical procedure: interacting effects of information and coping style. *Journal of Consulting and Clinical Psychology, 61*,156–164.

Lukesch, H. & Kandlbinder, R. (1986). Zeitlicher Verlauf und Bedingungsfaktoren der Prüfungsangstkomponenten Besorgtheit und Aufgeregtheit. *Zeitschrift für Entwicklungspsychologie und Pädagogische Psychologie, 18*, 56–69.

Lyles, J. N. et al. (1982). Efficacy of relaxation training and guided imagery in reducing the aversiveness of cancer chemotherapy. *Journal of Consulting and Clinical Psychology, 50*, 509–524.

Lynch, E. P. et al. (1998). The impact of postoperative pain on the development of postoperative delirium. *Regional Anesthesia and Pain Management, 86*, 781–785.

Mahl, G. F. (1956). Disturbances and silences in the patient's speech in psychotherapy. *Journal of Abnormal and Social Psychology, 53*, 1–15.

Mahler, H. I. & Kulik, J. A. (1998). Effects of preoperative videotapes on self-efficay beliefs and recovery from coronary bypass surgery. *Annals of Behavioral Medicine, 20*, 39–46.

Mahler, H. I. & Kulik, J. A. (2002). Effects of a videotape information intervention for spouses on spouse distress and patient recovery from surgery. *Health Psychology, 21*, 427–437.

Maier, W. et al. (1988). The Hamilton Anxiety Scale: reliability, validity and sensitivity to change in anxiety and depressive disorders. *Journal of Affective Disorders, 14*, 61–68.

Mallik, S. et al. (2005). Patients with depressive symptoms have lower health status benefits after coronary bypass surgery. *Circulation, 111*, 271–277.

Malmo, R. B. (1965). Finger-sweat prints in the differentiation of low and high incentive. *Psychophysiology, 1*, 231–240.

Manne, S. L. et al. (1990). Behavioral intervention to reduce child and parent distress during venipuncture. *Journal of Consulting and Clinical Psychology, 58*, 565–572.

Manne, S. L. et al. (1992). Adult-child interaction during invasive medical procedures. *Health Psychology, 11*, 241–249.

Manne, S. L. et al. (1994). An analysis of a behavioral intervention for children undergoing venipuncture. *Health Psychology, 13*, 556–566.

Manyande, A. et al. (1992). Anxiety and endocrine response to surgery: Paradoxical effects of preoperative relaxation training. *Psychosomatic Medicine, 54*, 275–287.

Manyande, A. et al. (1995). Preoperative rehearsal of active coping imagery influences subjective and hormonal responses to abdominal surgery. *Psychosomatic Medicine, 57*, 177–182.

Maranets, I. & Kain, Z. N. (1999). Preoperative anxiety and intraoperative anesthetic requirements. *Anesthesia & Analgesia, 89*, 1346–1351.

Markland, D. & Hardy, L. (1993). Anxiety, relaxation, and anaesthesia for day-case surgery. *British Journal of Clinical Psychology, 32*, 493–504.

Martelli, M. F. et al. (1987). Stress management in the health care setting: Matching interventions with patient coping styles. *Journal of Consulting and Clinical Psychology, 55*, 201–207.

Martire, L. M. et al. (2002). Negative reactions to received spousal care: predictors and consequences of miscarried support. *Health Psychology, 21*, 167–176.

Mason, J. W. (1975a). Emotion as reflected in patterns of endocrine integration. In L. Levi (Hrsg.), *Emotions: Their parameters and measurement* (pp. 143–181). New York: Raven.

Mason, J. W. (1975b). A historical view of the stress field. Part I. *Journal of Human Stress, 1*(1), 6–12.

Mason, J. W. (1975c). A historical view of the stress field. Part II. *Journal of Human Stress, 1*(2), 22–36.

Mathews, A. & Ridgeway, V. (1981). Personality and surgical recovery: a review. *British Journal of Clinical Psychology, 20*, 243–260.

Mathews, A. & Ridgeway, V. (1984). Psychological preparation for surgery. In A. Steptoe & A. Mathews (Hrsg.), *Health care and human behavior* (pp. 231–259). London: Academic Press.

Matthews, D. A. et al. (1998). Religious commitment and health status. A review of the research and implications for family medicine. *Archives of Family Medicine, 7*, 118–124.

Mavrias, R., Peck, C. & Coleman, G. (1991). The timing of pre-operative preparatory information. *Psychology and Health, 5*, 39–45.

McCleane, G. J. & Cooper, R. (1990). The nature of pre-operative anxiety. *Anaesthesia, 45*, 153–155.

McCullough, M. E. et al. (2000). Religious involvement and mortality: a meta-analytic review. *Health Psychology, 19*, 211–221.

McEwen, B. S. & Seeman, T. (2003). Stress and affect: Applicability of the concepts of allostasis and allostatic load. In R. J. Davidson, H. H. Goldsmith & K. R. Scherer (Hrsg.), *Handbook of affective sciences* (pp. 1117–1137). New York: Oxford University Press.

McNair, D. M., Lorr, M. & Droppleman, L. F. (1971). *Manual: Profile of mood states.* San Diego, CA: Educational and Industrial Testing Services.

McReynolds, P. (1965). On the assessment of anxiety: I. By a behavior checklist. *Psychological Reports, 16*, 805–808.

Meichenbaum, D. (1985). *Stress inoculation training.* New York: Pergamon.

Meichenbaum, D. (2007). Stress inoculation training: a preventive and treatment approach. In P. M. Lehrer, R. L. Woolfolk & W. S. Sinn (Hrsg.), *Principles and practices of stress management* (3. Aufl., pp. 497–516). New York: Guilford.

Melamed, B. G., Dearborn, M. & Hermacz, D. A. (1983). Necessary considerations for surgery preparation: age and previous experience. *Psychosomatic Medicine, 45*, 517–525.

Melamed, B. G. & Siegel, L. J. (1983). *Lehrbuch der Verhaltens-medizin*. Stuttgart: Kohlhammer.

Melzack, R. (1975). The McGill Pain Questionnaire: Major properties and scoring methods. *Pain, 1*, 277–299.

Michaud, K. et al. (2008). Impact of stressors in a natural context on release of cortisol in healthy adult humans: a meta-analysis. *Stress, 11*, 177–197.

Millar, K. et al. (1995). Assessment of preoperative anxiety: comparison of measures in patients awaiting surgery for breast cancer. *British Journal of Anaesthesia, 74*, 180–183.

Miller, G. E. & Cohen, S. (2001). Psychological interventions and the immune system: A meta-analytic review and critique. *Health Psychology, 20*, 47–63.

Miller, S. M. (1987). Monitoring and blunting: Validation of a questionnaire to assess styles of information seeking under threat. *Journal of Personality and Social Psychology, 52*, 345–353.

Miller, S. M. (1995). Monitoring versus blunting styles of coping with cancer influence the information patients want and need about their disease. *Cancer, 76*, 167–177.

Miller, S. M., Combs, C. & Kruus, L. (1993). Tuning in and tuning out: Confronting the effects of confrontation. In H. W. Krohne (Hrsg.), *Attention and avoidance. Strategies in coping with aversiveness* (pp. 51–69). Seattle, Toronto: Hogrefe & Huber.

Miller, S. M., Combs, C. & Stoddard, E. (1989). Information, coping and control in patients undergoing surgery and stressful medical procedures. In A. Steptoe & A. Appels (Hrsg.), *Stress, personal control and health* (pp. 107–130). Chichester, UK: Wiley.

Miller, S. M. & Mangan, C. E. (1983). Interacting effects of information and coping style in adapting to gynecologic stress: Should the doctor tell all? *Journal of Personality and Social Psychology, 45*, 223–236.

Miller, S. M. et al. (1995). Patterns of children's coping with an aversive dental treatment. *Health Psychology, 14*, 236–246.

Mineka, S. & Kelly, K. A. (1989). The relationship between anxiety, lack of control and loss of control. In A. Steptoe & A. Appels (Hrsg.), *Stress, personal control and health* (pp. 163–191). Chichester, UK: Wiley.

Miralles, F. S. et al. (1983). Presurgical stress and plasma endorphin levels. *Anesthesiology, 59*, 366–367.

Mitchell, M. (2003). Patient anxiety and modern elective surgery: a literature review. *Journal of Clinical Nursing, 12*, 806–815.

Mondloch, M. V., Cole, D. C. & Frank, J. W. (2001). Does how you do depend on how you think you'll do? A systematic review of the evidence for a relation between patients' recovery expectations and health outcomes. *Canadian Medical Association Journal, 165*, 174–179.

Monk, T. G. et al. (2008). Predictors of cognitive dysfunction after major noncardiac surgery. *Anesthesiology, 108*, 18–30.

Montgomery, G. H. & Bovbjerg, D. H. (2004). Presurgery distress and specific response expectancies predict post-surgery outcomes in surgery patients confronting breast cancer. *Health Psychology, 23*, 381–387.

Monti, P. M. et al. (1984). Three levels of measurement of social skill and social anxiety. *Journal of Nonverbal Behavior, 8*, 187–194.

Moore, F. D. (1976). La maladie post-opératoire: Is there order in variety? The six stimulus-response sequences. *Surgical Clinics of North America, 56*, 803–815.

Moos, R. H. (1993). *Coping Response Inventory*. Odessa, Fl: Psychological Assessment Resources.

Morgan, J. et al. (1998). Influence of coping style and precolonoscopy information on pain and anxiety in colonoscopy. *Gastrointestinal Endoscopy, 48*, 119–127.

Morris, L. W. & Liebert, R. M. (1973). Effects of negative feedback, threat of shock, and level of trait anxiety on the arousal of two components of anxiety. *Journal of Counseling Psychology, 20*, 321–326.

Morrow, G. R. & Black, G. M. (1991). Anticipatory nausea and vomiting side effects experienced by cancer chemotherapy patients undergoing chemotherapy treatment. In D. Osaba (Hrsg.), *Effects of cancer on quality of life* (pp. 251–268). Boca Raton, Fl: CRC Press.

Mullen, B & Suls, J. (1982). The effectiveness of attention and rejection as coping styles: a meta-analysis of temporal differences. *Journal of Psychosomatic Research, 26*, 43–49.

Munafò, M. R. (1998). Preoperative anxiety and postoperative pain. *Psychology, Health & Medicine, 3*, 429–433.

Munafò, M. R. & Stevenson, J. (2001). Anxiety and surgical recovery. Reinterpreting the literature. *Journal of Psychosomatic Research, 51*, 589–596.

Murberg, T. A., Furze, G. & Bru, E. (2004). Avoidance coping styles predict mortality among patients with congestive heart failure: a 6-year follow-up study. *Personality and Individual Differences, 36*, 757–766.

Muris, P. (1994). *Monitoring and blunting. Coping styles and strategies in threatening situations*. Maastricht, NL: Universitaire Pers.

Muris, P. et al. (1996). Monitoring-blunting coping styles and cognitive symptoms of dental fear. *European Journal of Personality, 10*, 35–44.

Mutran, E. J. et al. (1995). Social support, depression, and recovery of walking ability following hip fracture surgery. *Journal of Gerontology, 50b* (No. 6), S354–S361.

Myles, P. S. et al. (2000). Validity and reliability of a postoperative quality of recovery score: the QoR-40. *British Journal of Anaesthesia, 84*, 11–15.

Nader-Djalal, et al. (1995). The influence of preoperative concentration of beta-endorphin and metenkephalin on the duration of analgesia after transurethral resection of prostate. *Anesthesia and Analgesia, 81*, 591–595.

Nerenz, D. R. et al. (1986). Anxiety and drug taste as predictors of anticipatory nausea in cancer chemotherapy. *Journal of Clinical Oncology, 4*, 224–233.

Netter, P. (2005). Endokrine Systeme und Persönlichkeit. In J. Hennig & P. Netter (Hrsg.), *Biopsychologische Grundlagen der Persönlichkeit* (pp. 291–395). München: Spektrum.

Netter, P. et al. (1991). Emotional and cortisol response to uncontrollable stress. In C. D. Spielberger et al. (Hrsg.), *Stress and anxiety* (Vol. 13, pp. 193–208). Washington, DC: Hemisphere.

Neuling, S. J. & Winefield, H. R. (1988). Social support and recovery after surgery for breast cancer: Frequency and correlates of supportive behaviours by family, friends and surgeon. *Social Science and Medicine, 27,* 385–392.

Neuser, J. (1990). Psychosomatische Forschung zur Belastung unter Knochmarktransplantation. *Psychotherapie, Psychosomatik, Medizinische Psychologie, 40,* 136–142.

Newson, J. T. & Schulz, R. (1998). Caregiving from the recipient's perspective. Negative reactions to being helped. *Health Psychology, 17,* 172–181.

Newton, D. E. et al. (1992). Auditory evoked response and awareness: a study in volunteers at sub-MAC concentrations of isoflurane. *British Journal of Anaesthesia, 69,* 122–129.

Ng, B. et al. (1996). Ethnic differences in analgesic consumption for postoperative pain. *Psychosomatic Medicine, 58,* 125–129.

O'Brian, J. T. (1997). The "glucocorticoid cascade" hypothesis in man. *British Journal of Psychiatry, 70,* 199–201.

O'Byrne, K. K., Peterson, L. & Saldana, L. (1997). Survey of pediatric hospitals' preparation programs: evidence of the impact of health psychology research. *Health Psychology, 16,* 147–154.

O'Hanlon, J. F. & Horvath, S. M. (1973). Interrelationships among performance, circulating concentrations of adrenaline, noradrenaline, glucose, and free fatty acids in men performing a monitoring task. *Psychophysiology, 10,* 251–259.

O'Hara, W. M. et al. (1989). Psychological consequences of surgery. *Psychosomatic Medicine, 51,* 356–370.

O'Sullivan, R., Inouye, S. K. & Meagher, D. (2014). Delirium and depression: inter-relationship and clinical overlap in elderly people. *The Lancet Psychiatry, 1,* 303–311.

Obrist, P. A. (1981). *Cardiovascular psychophysiology: A perspective.* New York: Plenum.

Ong, A. D. et al. (2006). Psychological resilience, positive emotions, and successful adaptation to stress in later life. *Journal of Personality and Social Psychology, 91,* 730–749.

Osler, W. (1910). The Lumleian lectures on angina pectoris. *The Lancet, 175* (No. 4519), 973–977.

Oxlad, M. et al. (2006). Psychological risk factors for increased post-operative length of hospital stay following coronary artery bypass graft surgery. *Journal of Behavioral Medicine, 29,* 179–190.

Oxman, T. E., Freeman & Manheimer (1995). Lack of social participation or religious strength and comfort as risk factors for death after cardiac surgery in the elderly. *Psychosomatic Medicine, 57,* 5–15.

Ozer, E. J. et al. (2003). Predictors of posttraumatic stress disorder and symptoms in adults: A meta-analysis. *Psychological Bulletin, 129,* 52–73.

Parbrook, G. D., Steel, D. F. & Dalrymple, D. G. (1973). Factors predisposing to postoperative pain and pulmonary complications. *British Journal of Anaesthesia, 45,* 21–32.

Parker, J. D. A. & Endler, N. S. (1992). Coping with coping assessment: A critical review. *European Journal of Personality, 6,* 321–344.

Parker, J. D. A., Endler, N. S. & Bagby, R. M. (1993). If it changes, it might be unstable: Examining the factor structure of the Ways of Coping Questionnaire. *Psychological Assessment, 5,* 361–368.

Parker, P. A. et al. (2009). The effects of a presurgical stress management intervention for men with prostate cancer undergoing radical prostatectomy. *Journal of Clinical Oncology, 27,* 3169–3176.

Pedersen, S. S. & Denollet, J. (2003). Type D personality, cardiac events, and impaired quality of life: a review. *European Journal of Cardiovascular Prevention and Rehabilitation, 10,* 241–248.

Pennebaker, J. W. (1982). *The psychology of physical symptoms.* New York: Springer.

Pennebaker, J. W. (1997). Writing about emotional experiences as a therapeutic process. *Psychological Science, 8,* 162–166.

Pennebaker, J. W., Kiecolt-Glaser, J. & Glaser, R. (1988). Disclosure of traumas and immune function: health implications for psychotherapy. *Journal of Consulting and Clinical Psychology, 56,* 239–245.

Peper, M. & Lüken, U. (2002). Persönlichkeitsforschung im Wandel: Neuropsychologie der Emotionalität. In M. Myrtek (Hrsg.), *Die Person im biologischen und sozialen Kontext* (S. 85–114). Göttingen: Hogrefe.

Perrez, M., Wittig, R. & Tschopp, C. (1991). Stimmung und Körperbefinden von Frauen nach Mammakarzinomoperation. *Psychotherapie, Psychosomatik, Medizinische Psychologie, 41,* 6–10.

Peters, J. H., Hock, M. & Krohne, H. W. (2012). Sensitive maintenance: a cognitive process underlying individual differences in memory for threatening information. *Journal of Personality and Social Psychology, 102,* 200–213.

Peterson, C. & Bossio, L. M. (2001). Optimism and physical well-being. In E. C. Chang (Hrsg.), *Optimism and pessimism: Implications for theory, research, and practice* (pp. 127–145). Washington, DC: American Psychological Association.

Peterson, C. et al. (2008). Strengths of character and posttraumatic growth. *Journal of Traumatic Stress, 21,* 214–217.

Peterson, L. (1989). Coping by children undergoing stressful medical procedures: some conceptual, methodological, and therapeutic issues. *Journal of Consulting and Clinical Psychology, 57,* 380–387.

Peterson L. & Toler, S. M. (1986). An information seeking disposition child surgery coping. *Health Psychology, 5,* 343–358.

Peterson, L. et al. (1999). Of needles and skinned knees: Children's coping with medical procedures and minor injuries for self and other. *Health Psychology, 18,* 197–200.

Pfingstmann, G. & Baumann, U. (1987). Untersuchungsverfahren zum sozialen Netzwerk und zur sozialen Unterstützung: ein Überblick. *Zeitschrift für Differentielle und Diagnostische Psychologie, 8,* 75–98.

Phipps, S. & Zinn, A. B. (1986). Psychological responses to amniocentesis: II. Effects of coping style. *American Journal of Medical Genetics, 25,* 143–148.

Pick, B. et al. (1994). Post-operative Fatigue following coronary artery bypass surgery: Relationship to emotional state and the catecholamine response to surgery. *Journal of Psychosomatic Research, 38,* 599–607.

Pickett, C. & Clum, G. A. (1982). Comparative treatment strategies and their interaction with locus of control in the reduction of postsurgical pain and anxiety. *Journal of Consulting and Clinical Psychology, 50,* 439–441.

Pignay-Demaria, V. et al. (2003). Depression and anxiety and outcomes of coronary artery bypass surgery. *The Annals of Thoracic Surgery, 75,* 314–321.

Pioch, E. (2005). *Schmerzdokumentation in der Praxis. Klassifikation, Stadieneinteilung, Schmerzfragebögen.* Heidelberg: Springer.

Pippingsköld, K. et al. (1991). The effect of orally administered diazepam and midazolam on plasma beta-endorphin, ACTH and preoperative anxiety. *Acta Anesthesiologica Scandinavia, 35,* 175–180.

Plutchik, R., Kellerman, H. & Conte, H. R. (1979). A structural theory of ego defenses and emotions. In C. E. Izard (Hrsg.), *Emotions in personality and psychopathology* (pp. 229–257). New York: Plenum.

Poole, L. et al. (2014). Depression, C-reactive protein and length of post-operative hospital stay in coronary artery bypass graft surgery patients. *Brain, Behavior, and Immunity, 37,* 115–121.

Porter, L. S. & Stone, A. A. (1996). An approach to assessing daily coping. In M. Zeidner & N. S. Endler (Hrsg.), *Handbook of coping: Theory, research, applications* (pp. 133–150). New York: Wiley.

Powell, L. H., Shahabi, L. & Thorensen, C. E. (2003). Religion and spirituality. Linkages to physical health. *American Psychologist, 58,* 36–52.

Powell, R. et al. (2012). Psychological risk factors for chronic post-surgical pain after inguinal hernia repair surgery: a prospective cohort study. *European Journal of Pain, 16,* 600–610.

Pritchard, M. J. (2010). Measuring anxiety in surgical patients using a visual analogue scale. *Nursing Standard, 25* (11), 40–44.

Rabkin, J. G. & Struening, E. L. (1976). Life events, stress, and illness. *Science, 194,* 1013–1020.

Radloff, L. S. & Teri, L. (1986). Use of the Center of Epidemiologic Studies-Depression Scale with older adults. *Clinical Gerontologist, 5,* 119–136.

Raghavendra, R. M. et al. (2007). Effects of an integrated yoga programme on chemotherapy-induced nausea and emesis in breast cancer patients. *European Journal of Cancer Care, 16,* 462–474.

Rahmel, A. O. (Hrsg.). (2013). *Annual Report 2012.* Leiden, NL: Eurotransplant International Foundation.

Rampil, I. L. & DiMatteo, R. S. (1987). Changes in spectral edge frequency correlate with the hemodynamic response to laryngoscopy and intubation. *Anesthesiology, 67,* 139–142.

Redd, W. H. et al. (1987). Cognitive/attentional distraction in the control of conditioned nausea in pediatric cancer patients receiving chemotherapy. *Journal of Consulting and Clinical Psychology, 55,* 391–395.

Ridgeway, V. & Mathews, A. (1982). Psychological preparation for surgery: A comparison of methods. *British Journal of Clinical Psychology, 21,* 271–280.

Robbins, A. S., Spence, J. T. & Clark, H. (1991). Psychological determinants of health and performance: The tangled web of desirable and undesirable characteristics. *Journal of Personality and Social Psychology, 61,* 755–765.

Robertson, C., Gatchel, R. J. & Fowler, C. (1991). Effectiveness of a videotaped behavioral intervention in reducing anxiety in emergency oral patients. *Behavioral Medicine, 17,* 77–85.

Robinson, P. J. & Kobayashi, K. (1991). Development and evaluation of a presurgical preparation program. *Journal of Pediatric Psychology, 16,* 193–212.

Robinson, S. & Vollmer, C. (2010). Undermedication for pain and precipitation of delirium. *Medsurg Nursing, 19,* 79–83.

Rohrmann, S. et al. (2013). *Das State-Trait-Ärgerausdrucks-Inventar-2 (STAXI-2).* Deutschsprachige Adaptation des State-Trait Anger Expression Inventory-2 (STAXI-2) von Charles D. Spielberger. Bern: Huber.

Rook, K. S. (1984). The negative side of social interaction: impact on psychological well-being. *Journal of Personality and Social Psychology, 46,* 1097–1108.

Rosario, M., Shinn, M. & Huckabee, C. B. (1988). Gender differences in coping and social support: Testing socialization and role constraint theories. *Journal of Community Psychology, 16,* 55–69.

Rosenberg, M. (1965). *Society and the adolescent self-image.* Princeton, NJ: Princeton University Press.

Ross, M. J. & Berger, R. S. (1996). Effects of stress inoculation training on athletes' postsurgical pain and rehabilitation after orthopedic injury. *Journal of Consulting and Clinical Psychology, 64,* 406–410.

Roth, S. & Cohen, L. J. (1986). Approach, avoidance, and coping with stress. *American Psychologist, 41,* 813–819.

Rotter, J. B. (1966). Generalized expectancies for internal versus external control of reinforcement. *Psychological Monographs: General and Applied, 80* (1, Whole No. 609).

Rotter, J. B. (1990). Internal versus external control of reinforcement: A case history of a variable. *American Psychologist, 45,* 489–493.

Rudolph, J. L. et al. (2010). Measurement of postoperative cognitive dysfunction after cardiac surgery: a systematic review. *Acta Anaestesiolica Scandinavica, 54,* 663–677.

Rudolph, K. D., Dennig, M. D. & Weisz, J. R. (1995). Determinants and consequences of children's coping in the medical setting: conceptualization, review, and critique. *Psychological Bulletin, 118,* 328–357.

Ruggieri, V., Celli, C. & Crescenzi, A. (1982). Self-contact and gesturing in different stimulus situations: Relationship with cerebral dominance. *Perceptual and Motor Skills, 54,* 1003–1010.

Rujescu, D. et al. (2003). Genetic variations in tryptophan hydroxylase in suicidal behavior: analysis and meta-analysis. *Biological Psychiatry, 54,* 465–473.

Rundshagen, I. (2014). Postoperative kognitive Dysfunktion. *Deutsches Ärzteblatt, 111*(8), 119–125.

Russel, D., Peplau, L. A. & Cutrona, C.E. (1980). The revised UCLA loneliness scale: concurrent and discriminant validity evidence. *Journal of Personality and Social Psychology, 39*, 472–480.

Ryan, R. M. & Solky, J. A. (1996). What is supportive about social support? On the psychological needs for autonomy and relatedness. In G. R. Pierce, B. R. Sarason & I. G. Sarason (Hrsg.), *Handbook of social support and family* (pp. 249–267). New York: Plenum.

Saile, H. & Schmidt, L. R. (1992). Psychologische Vorbereitung von Kindern auf medizinische Maßnahmen. In L. R. Schmidt (Hrsg.), *Jahrbuch der Medizinischen Psychologie: Band 7. Psychologische Aspekte medizinischer Maßnahmen* (S. 247–270). Berlin: Springer.

Saile, H., Burgmeier, R. & Schmidt, L. R. (1988). A meta-analysis of studies on psychological preparation of children facing medical procedures. *Psychology and Health, 2*, 107–132.

Salmon, P. (1993). The reduction of anxiety in surgical patients: An important nursing task or the medicalization of preparatory worry? *International Journal of Nursing Studies, 30*, 323–330.

Salmon, P., Evans, R. & Humphrey, D. E. (1986). Anxiety and endocrine changes in surgical patients. *British Journal of Clinical Psychology, 25*, 135–141.

Salo, M. (1992). Effects of anesthesia and surgery on the immune response. *Acta Anaesthesiologica* Scandinavica, 36, 201–220.

Sanson-Fisher, R. W. et al. (2000). The unmet supportive care needs of patients with cancer. *Cancer, 88*, 226–237.

Sapolsky, R. M. (2000). Glucocorticoid and hippocampal atrophy in neuropsychiatric disorders. *Archives of General Psychiatry, 57*, 925–935.

Sapolsky, R. M., Krey, L. C. & McEwen, B. S. (1986). The neuroendocrinology of stress and aging: the glucocorticoid cascade hypothesis. *Endocrine Reviews, 7*, 284–301.

Sarason, I. G. & Sarason, B. R. (Hrsg.). (1985). *Social support: Theory, research, and applications* (pp. 51–72). Dordrecht, NL: Martinus Nijhoff.

Sarason, I. G. & Sarason, B. R. (2009). Social support: Mapping the construct. *Journal of Social and Personal Relationships, 26*, 113–120.

Saudia, T. W. et al (1991). Health locus of control and helpfulness of prayer. *Heart & Lung, 20*, 60–65.

Schäfer, M. K. et al. (1996). Does anaesthetic requirement correlate with preoperative anxiety? In B. Bonke, J. G. Bovill & N. Moerman (Hrsg.), *Memory and awareness in anaesthesia III* (S. 137–142). Assen, NL: Van Gorcum.

Schandry, R. (2003). *Biologische Psychologie. Ein Lehrbuch.* Weinheim: Beltz PVU.

Scheier, M. F. & Carver, C. S. (1985). Optimism, coping, and health: Assessment and implications of generalized outcome expectancies. *Health Psychology, 4*, 219–247.

Scheier, M. F. et al. (1989). Dispositional optimism and recovery from coronary artery bypass surgery: The beneficial effects on physical and psychological well-being. *Journal of Personality and Social Psychology, 57*, 1024–1040.

Scherer, K. R. (1985). Stress und Emotion: Ein Ausblick. In K. R. Scherer, H. G. Wallbott, F. J. Tolkmitt & G. Bergmann (Hrsg.), *Die Stressreaktion: Physiologie und Verhalten* (pp. 195–205). Göttingen: Hogrefe.

Scherer, K. R. (1986). Vocal affect expression: A review and a model for future research. *Psychological Bulletin, 99*, 143–165.

Scherer, K. R. (2001). Appraisal considered as a process of multi-level sequential checking. In K. R. Scherer, A. Schorr & T. Johnstone (Hrsg.), *Appraisal processes in emotion: Theory, methods, research* (pp. 369–391). New York: Oxford University Press.

Scherer, K. R. (2005). What are emotions? And how can they be measured? *Social Science Information, 44*, 695–729.

Scherer, K. R. & Wallbott, H. G. (1990). Ausdruck von Emotionen. In K. R. Scherer (Hrsg.), *Enzyklopädie der Psychologie: Motivation und Emotion: Band 3. Psychologie der Emotion* (pp. 345–422). Göttingen: Hogrefe.

Scheuch, K, & Schröder, H. (1990). *Mensch unter Belastung.* Berlin: Deutscher Verlag der Wissenschaften.

Schmidt, L. R. (1988). Coping with surgical stress: Some results and some problems. In S. Maes et al. (Hrsg.), *Topics in health psychology* (pp. 219–227). Chichester, UK: Wiley.

Schneider, G. (2003). Intraoperative Wachheit. *Anästhesiologie, Intensivmedizin, Notfallmedizin, Schmerztherapie, 38*, 75–84.

Schneider, S. et al. (2010). Pre-intervention distress moderates the efficacy of psychosocial treatment for cancer patients: a meta-analysis. *Journal of Behavioral Medicine, 33*, 1–14.

Schöfer, G. (1980). *Gottschalk-Gleser-Sprachinhaltsanalyse.* Weinheim: Beltz.

Schröder, H. & Schumacher, J. (1992). Bewältigung von chirurgischen Operationsanforderungen in differentieller, subjektorientierter Sicht. In L. R. Schmidt (Hrsg.), *Jahrbuch der Medizinischen Psychologie: Bd. 7: Psychologische Aspekte medizinischer Maßnahmen* (33–54). Berlin: Springer.

Schröder, K. E. E., Schwarzer, R. & Endler, N. S.. (1997). Predicting cardiac patients' quality of life from the characteristics of their spouses. *Journal of Health Psychology, 2*, 231–244.

Schröder, K. E. E., Schwarzer, R. & Konertz, W. (1998). Coping as a mediator in recovery from cardiac surgery. *Psychology and Health, 13*, 83–97.

Schultheis, K., Peterson, L. & Selby, V. (1987). Preparation for stressful medical procedures and person × treatment interactions. *Clinical Psychology Review, 7*, 329–352.

Schulz, U. & Schwarzer, R. (2003). Soziale Unterstützung bei Krankheitsbewältigung. Die Berliner Social Support Skalen (BSSS). *Diagnostica, 49*, 73–82.

Schulz, U. & Schwarzer, R. (2004). Long-term effects of spousal support on coping with cancer after surgery. *Journal of Social and Clinical Psychology, 23*, 716–732.

Schumacher, A. (1990). Die "Miller Behavioral Style Scale" (MBSS) – Erste Überprüfung einer deutschen Fassung. *Zeitschrift für Differentielle und Diagnostische Psychologie, 11*, 243–250.

Schumacher, J. (2002). Belastung und Belastungsbewältigung im Umfeld chirurgischer Eingriffe. In J. Schumacher, K. Reschke & H. Schröder (Hrsg.), *Menschen unter Belastung – Erkenntnisfortschritte und Anwendungsperspektiven der*

Stressforschung (pp. 122–148). Frankfurt a. M.: Verlag für Akademische Schriften (VAS).

Schwartz-Barcott, D., Fortin, J. D. & Kim, H. S. (1994). Client-nurse interaction: Testing for its impact in preoperative instruction. *International Journal of Nursing Studies, 31*, 23–35.

Schwarzer, R. (1994). Optimistische Kompetenzerwartung: Zur Erfassung einer personellen Bewältigungsressource. *Diagnostica, 40*, 105–123.

Schwarzer, R., Knoll, N. & Rieckmann, N. (2004). Social support. In A. Kaptein & J, Weinman (Hrsg.), *Health psychology* (pp. 158–181). Oxford, UK: Blackwell.

Schwarzer, R. & Schwarzer, C. (1996). A critical survey of coping instruments. In M. Zeidner & N. S. Endler (Hrsg.), *Handbook of coping: Theory, research, applications* (pp. 107–132). New York: Wiley.

Schwender, D. et al. (1996). Mid-latency auditory evoked potentials during anaesthesia with increasing endexpiratory concentrations of desflurane. *Acta Anaesthesiologica Scandinavica, 40*, 171–176.

Schwenkmezger, P. (1985). *Modelle der Eigenschafts- und Zustandsangst: Theoretische Analyse und empirische Untersuchungen zur Angsttheorie von Spielberger*. Göttingen: Hogrefe.

Schwenkmezger, P., Asshoff, H. & Schütz, S. (1996). Subjektive, psychophysiologische und endokrinologische Belastungsindikatoren im Verlauf ambulanter gastroenterologischer Untersuchungen. In P. Enck & F. Musial (Hrsg.), *Psychologie und Gastroenterologie* (pp.120–143). Göttingen: Hogrefe.

Schwenkmezger, P. & Hodapp, V. (1993). Theorie und Messung von Ärgerausdruck. In V. Hodapp & P. Schwenkmezger (Hrsg.), *Ärger und Ärgerausdruck* (S. 35–69). Bern: Huber.

Schwerdtfeger, A. R. & Gerteis, A. K. S. (2014). The manifold effects of positive affect on heart rate variability in everyday life: distinguishing within-person and between-person associations. *Health Psychology, 33*, 1065–1073.

Schwerdtfeger, A. R. & Kohlmann, C.-W. (2004). Repressive coping style and the significance of verbal-autonomic response dissociations. In U. Hentschel et al. (Hrsg.), *Defence mechanisms. Theoretical, research and clinical perspectives* (pp. 239–278). Amsterdam: Elsevier.

Schwerdtfeger, A. R. & Rathner, E.-M. (2016). The ecological validity of the autonomic-subjective response dissociation in repressive coping. *Anxiety, Stress & Coping, 29*, 241–258.

Schwerdtfeger, A. R. et al. (2007). Stressbewältigung in der Prämedikationsvisite: Interindividuelle Unterschiede in subjektiven, behavioralen und physiologischen Reaktionen vor einer Operation. In H. Eschenbeck, U. Heim-Dreger & C.-W. Kohlmann (Hrsg.), *Gmünder Hochschulreihe: Band 29. Beiträge zur Gesundheitspsychologie* (p. 17). Schwäbisch Gmünd: Pädagogische Hochschule.

Sechzer, P. H. (1971). Studies in pain with the analgesic-demand system. *Anesthesia and Analgesia, 50*, 1–10.

Seeman, T. E. (2000). Health promoting effects of friends and family on health outcomes in older adults. *American Journal of Health Promotion, 14*, 362–370.

Seeman, T. E. & McEwen, B. S. (1996). Social environment characteristics and neuroendocrine function: The impact of social ties and support on neuroendocrine regulation. *Psychosomatic Medicine, 58*, 459–471.

Segerstrom, S. C. & Miller, G. E. (2004). Psychological stress and the human immune system: a meta-analytic study of 30 years of inquiry. *Psychological Bulletin, 130*, 601–630.

Seiffge-Krenke, I. (1996). Selbstkonzept und Körperkonzept bei chronisch kranken und gesunden Jugendlichen. *Zeitschrift für Gesundheitspsychologie, 4*, 247–269.

Selye, H. (1946). The general adaption syndrome and the diseases of adaption. *Journal of Clinical Endocrinology, 6*, 117–230.

Selye, H. (1976). *The stress of life* (rev. ed.). New York: McGraw-Hill.

Seybold, K. S. & Hill, P. C. (2001). The role of religion and spirituality in mental and physical health. *Current Directions in Psychological Science, 10*, 21–24.

Sheard, T. & Maguire, P. (1999). The effects of psychological interventions on anxiety and depression in cancer patients: results of two meta-analyses. *British Journal of Cancer, 80*, 1770–1780.

Shelley, M. & Pakenham, K. (2007). The effects of preoperative preparation on postoperative outcomes: the moderating role of cognitive appraisals. *Health Psychology, 26*, 183–191.

Sherer, M. et al. (1982). The Self-efficacy Scale: construction and validation. *Psychological Reports, 51*, 663–671.

Shipley, R. H., Butt, J. H. & Horwitz, E. A. (1979). Preparation to reexperience a stressful medical examination: Effect of repetitious videotape exposure and coping style. *Journal of Consulting and Clinical Psychology, 47*, 485–492.

Shipley, R. H. et al. (1978). Preparation for a stressful medical procedure: Effect of amount of stimulus preexposure and coping style. *Journal of Consulting and Clinical Psychology, 46*, 499–507.

Sidle, A. et al. (1969). Development of a coping scale: A preliminary study. *Archives of General Psychiatry, 20*, 226–232.

Siegman, A. W. (1982). Vokale Signale der Angst. In K. R. Scherer (Hrsg.), *Vokale Kommunikation* (pp. 343–363). Weinheim: Beltz.

Singer, J. L. (Hrsg.). (1990). *Repression and dissociation. Implications for personality theory, psychopathology, and health*. Chicago, IL: University of Chicago Press.

Slangen, K. E. (1994). *Perioperativer Stress und seine psychische Bewältigung: Zur Rolle von Persönlichkeitsvariablen*. Unveröffentlichte Dissertation, Johannes Gutenberg-Universität, Mainz.

Slangen, K. E., Kleemann, P. P. & Krohne, H. W. (1993). Coping with surgical stress. In H. W. Krohne (Hrsg.), *Attention and avoidance. Strategies in coping with aversiveness* (pp. 321–348) Seattle, WA: Hogrefe & Huber.

Slangen, K. E., Krohne, H. W. et al. (1993). Dimensionen perioperativer Belastung und ihre Auswirkungen auf intra- und postoperative Anpassung von Chirurgiepatienten. *Zeitschrift für Gesundheitspsychologie, 1*, 123–142.

Slangen, K. E. et al. (1991, März). Aktuelles Bewältigungsverhalten chirurgischer Patienten in der prä- und postoperativen Situation – Beziehungen zur perioperativen
Belastung. *3. Kongress der Deutschen Gesellschaft für Verhaltenstherapie und Verhaltensmedizin*. Trier.

Sloan, R. P. & Bagiella, E. (2001). Religion and health. *Health
Psychology, 20*, 228.

Sloan, R. P., Bagiella, E. & Powell, T. (1999). Religion, spirituality,
and medicine. *The Lancet, 353*, 664–667.

Smith, T. W. (2011). Toward a more systematic, cumulative,
and applicable science of personality and health: Lessons
from type D personality. *Psychosomatic Medicine, 73*,
528–532.

Spaderna, H., Mendell, N. R. et al. (2010). Social isolation and
depression predict 12-month outcomes in the „waiting
for a new heart study". *The Journal of Heart and Lung
Transplantation, 29*, 247–254.

Spaderna, H., Weidner, G. & Krohne, H. W. (2005, August). Waiting for a new heart. Early experience from a prospective
multi-site study of medical and psychological predictors
of pre-transplant outcomes. *European Health Psychology
Conference*. Galway, Ireland.

Spaderna, H., Zahn, D. et al. (2010). Depression and disease
severity as correlates of everyday physical activity in heart
transplant candidates. *Transplant International, 23*, 13–22.

Spaderna, H. et al. (2007). Psychosocial and behavioural factors in heart transplant candidates – an overview. *Transplant International, 20*, 909–920.

Spaderna, H. et al. (2012). Medical and psychosocial predictors
of mechanical circulatory support device implantation
and competing outcomes in the Waiting for a New Heart
Study. *Journal of Heart and Lung Transplantation, 31*,
16–26.

Spaderna, H. et al. (2013). Dietary habits as related to outcomes in patients with advanced heart failure awaiting
heart transplantation. *Journal of Cardiac Failure, 19*,
240–250.

Spaderna, H. et al. (2014). Physical activity and depression
predict event-free survival in heart transplant candidates.
Health Psychology, 33, 1328–1336.

Spiegler, M. D., Morris, L. W. & Liebert, R. M. (1968). Cognitive
and emotional components of test anxiety: Temporal factors. *Psychological Reports, 22*, 451–456.

Spielberger, C. D. (1972). Anxiety as an emotional state. In
C. D. Spielberger (Hrsg.), *Anxiety: Current trends in theory
and research* (Vol. 1, pp. 23–49). New York: Academic
Press.

Spielberger, C. D. (1988). *STAXI. Manual for the State-Trait Anger
Expression Inventory*. Odessa, FL: Psychological Assessment Resources.

Spielberger, C. D. (2000). *State-Trait Anger Expression Inventory 2 (STAXI-2)*. Odessa, Fl.: Psychological Assessment
Resources.

Spielberger, C. D., Gorsuch, R. L. & Lushene, R. E. (1970). *STAI
Manual for the State-Trait Anxiety Inventory*. Palo Alto, CA:
Consulting Psychologists Press.

Spielberger, C. D. et al. (1985). The experience and expression
of anger. In M. A. Chesney & R. H. Rosenman (Hrsg.), *Anger

and hostility in cardiovascular and behavioral disorders* (pp.
5–30). Washington, DC: Hemisphere.

Stengrevics, S. et al. (1996). The prediction of cardiac surgery
outcome based upon preoperative psychological factors.
Psychology and Health, 11, 471–477.

Stephens, M. A. P. et al. (1987). Social networks as assets and
liabilities in recovery from stroke by geriatric patients.
Psychology and Aging, 2, 125–129.

Steptoe, A. (1990). Psychobiological stress response. In M.
Johnston & L. Wallace (Hrsg.), *Stress and medical procedures* (pp. 3–24). Oxford, UK: Oxford University Press.

Steptoe, A. & O'Sullivan, J. (1986). Monitoring and blunting
coping styles in women prior to surgery. *British Journal of
Clinical Psychology, 25*, 143–144.

Steptoe, A. & Wardle, J. (2001). Locus of control and health
behaviour revisited: A multivariate analysis of young
adults from 18 countries. *British Journal of Psychology, 92*,
659–672.

Sternberg, W. F. & Liebeskind, J. C. (1995). The analgetic
response to stress: genetic and gender considerations.
European *Journal of Anesthesiology, 12*, 14–17.

Stevens, S. S. & Stone, G. (1959). Finger span: Ratio scale, cate-
gory scale, and jnd scale. *Journal of Experimental Psychology, 57*, 91–95.

Stewart, M. A. (1995). Effective physician-patient communication and health outcomes: a review. *Canadian Medical
Association Journal, 152*, 1423–1433.

Stöber, J. (1999). Die Soziale-Erwünschtheits-Skala-17 (SES-
17): Entwicklung und erste Befunde zu Reliabilität und
Validität. *Diagnostica, 45*, 173–177.

Stouthard, M. E. A. & Hoogstraten, J. (1990). Prevalence of dental anxiety in the Netherlands. *Community Dentistry and
Oral Epidemiology, 18*, 139–142.

Stouthard, M. E. A., Mellenbergh, G. J. & Hoogstraten, J. (1993).
Assessment of dental anxiety: A facet approach. *Anxiety,
Stress, and Coping, 6*, 89–105.

Strauss, B. et al. (1992). Preoperative and late postoperative
psychosocial state following coronary artery bypass surgery. *Thoracic and cardiovascular Surgeon, 40*, 59–64.

Strawbridge, W. J. et al. (1997). Frequent attendance at religious services and mortality over 28 years. *American Journal
of Public Health, 87*, 957–961.

Stumpf, H. et al. (1985). *Deutsche Personality Research Form
(PRF)*. Göttingen: Hogrefe.

Suhonen, R. & Leino-Kilpi, H. (2006). Adult surgical
patients and the information provided to them by
nurses: A literature review. *Patient Education and Counseling, 61*, 5–15.

Suls, J. & Fletcher, B. (1985). The relative efficacy of avoidant
and nonavoidant coping strategies: a meta-analysis.
Health Psychology, 4, 249–288.

Suls, J. & Wan, C. K. (1989). Effects of sensory and procedural
information on coping with stressful medical procedures
and pain: a meta-analysis. *Journal of Consulting and Clinical Psychology, 57*, 372–379.

Swickert, R. J. et al. (2002). Extraversion, social support processes, and stress. *Personality and Individual Differences, 32*,
877–891.

Syrjala, K. L. et al. (1995). Relaxation and imagery and cognitive-behavioral training reduce pain during cancer treatment: a controlled clinical trial. *Pain, 63*, 189–198.

Taenzer, P., Melzack, R. & Jeans, M. E. (1986). Influence of psychological factors on postoperative pain, mood and analgesic requirements. *Pain, 24*, 331–342.

Talamini, M. A. et al. (2004). The surgical recovery index. *Surgical Endoscopy and other Interventional Techniques, 18*, 596–600.

Tamsen, A. et al. (1982). Postoperative demand for the analgesics in relation to individual levels of endorphins and substance P in cerebrospinal fluid. *Pain, 13*, 171–183.

Tausczik, Y. R. & Pennebaker, J. W. (2010). The psychological meaning of words: LIWC and computerized text analysis methods. *Journal of Language and Social Psychology, 29*, 24–54.

Taylor, S. R. (2011). *Health psychology* (8. Aufl.). New York: McGraw-Hill.

Tefikow, S. et al. (2013). Efficacy of hypnosis in adults undergoing surgery or medical procedures: a meta-analysis of randomized controlled trials. *Clinical Psychology Review, 33*, 623–636.

Telepak, L. C. et al. (2014). Psychosocial factors and mortality in women with early stage endometrical cancer. *British Journal of Health Psychology, 19*, 737–750.

Tellegen, A. (1985). Structures of mood and personality and their relevance to assessing anxiety, with an emphasis on self-report. In A. H. Tuma & J. D. Maser (Hrsg.), *Anxiety and the anxiety disorders* (pp. 681–706). Hillsdale, NJ: Erlbaum.

Thayer, J. F. & Lane, R. D. (2009). Claude Bernard and the heart-brain connection: further elaboration of a model of neurovisceral integration. *Neuroscience and Biobehavioral Reviews, 33*, 81–88.

Thoits, P. A. (1985). Social support and psychological well-being: theoretical possibilities. In I. G. Sarason & B. R. Sarason (Hrsg.), *Social support: theory, research, and applications* (pp. 51–72). Dordrecht, NL: Nijhoff.

Thoits, P. A. et al. (2000). Similar-other support for men undergoing coronary artery bypass surgery. *Health Psychology, 19*, 264–273.

Thomas, P. D., Goodwin, J. M. & Goodwin, J. S. (1985). Effects of social support on stress-related changes in cholesterol level, uric acid level, and immune function in an elderly sample. *American Journal of Psychiatry, 142*, 735–737.

Thong, M. S. Y. et al. (2007). Social support predicts survival in dialysis patients. *Nephrology Dialysis Transplantation, 22*, 845–850.

Thornton, C. et al. (1989). The auditory evoked response as an indicator of awareness. *British Journal of Anaesthesia, 63*, 113–115.

Tiger, L. (1979). *Optimism. The biology of hope*. New York: Schuster.

Tindle, H. A. et al. (2009). Optimism, cynical hostility, and incident coronary heart disease and mortality in the Women's Health Initiative. *Circulation, 120*, 656–662.

Tjemsland, L. et al. (1997). Pre-operative psychological variables predict immunological status in patients with operable breast cancer. *Psychooncology, 6*, 311–320.

Tluczek, K., Henriques, J. B. & Brown, R. L. (2009). Support for the reliability and validity of a six-item state anxiety scale derived from the State-Trait Anxiety Inventory. *Journal of Nursing Measurement, 17*, 19–29.

Tolksdorf, W. (1985). *Der präoperative Streß*. Berlin: Springer.

Tsai, T. L., Sands, L. P. & Leung, J. M. (2010). An update on postoperative cognitive dysfunction. *Advances in Anesthesia, 28*, 269–284.

Tschuschke, V. et al. (1994). Coping bei Knochenmarktransplantation. Ein Beitrag zur Frage des „geeigneten" vs. „ungeeigneten Copings". *Psychotherapie, Psychosomatik, Medizinische Psychologie, 44*, 346–354.

Tully, P. J., Baker, R. A. & Knight, J. L. (2008). Anxiety and depression as risk factors for mortality after coronary artery bypass surgery. *Journal of Psychosomatic Research, 64*, 285–290.

Turk, D. C. & Melzack, R. (Hrsg.). (2011). *Handbook of pain assessment* (3. Aufl.). New York: Guilford.

Uchino, B. N., Cacioppo, J. T. & Kiecolt-Glaser, J. K. (1996). The relationship between social support and physiological processes: A review with emphasis on underlying mechanisms and implications for health. *Psychological Bulletin, 119*, 488–531.

Uchino, B. N. et al. (2011). Social support and the reactivity hypothesis: Conceptual issues in examining the efficacy of received social support during acute psychological stress. *Biological Psychology, 86*, 137–142.

Uchino, B. N. et al. (2012). Psychological pathways linking social support to health outcomes: A visit with the "ghosts" of research past present, and future. *Social Science & Medicine, 74*, 949–957.

Ulrich, G. (1982). *Videoanalyse depressiver Verhaltensaspekte*. Stuttgart: Enke.

Urban, T. & Kohlmann, C.-W. (1994). Vigilante Stressbewältigung und der Umgang mit Unsicherheit. *Zeitschrift für Differentielle und Diagnostische Psychologie, 15*, 49–62.

van der Ploeg, H. M (1988). Stressful medical events: A survey of patients' perceptions. In S. Maes et al. (Hrsg.), *Topics in health psychology* (pp. 193–204). Chichester, UK: Wiley.

Vasterling, J. et al. (1993). Cognitive distraction and relaxation training for the control of side effects due to cancer chemotherapy. *Journal of Behavioral Medicine, 16*, 65–80.

Vaux, A. (1991). Assessment of social support. In H. Veiel & U. Baumann (Hrsg.), *The meaning and measurement of social support* (pp. 193–216). New York: Hemisphere.

Vehrs, W. (1986). *Nicht-verbale Erlebnisbeschreibung*. Göttingen: Hogrefe.

Vessey, J. A., Carlson, K. L. & McGill, J. (1994). Use of distraction with children during an acute pain experience. *Nursing Research, 43*, 369–372.

Vida, L. T. et al. (1995). Chemotherapy-induced nausea and emesis in pediatric patients: An analysis of coping strategies. *Journal of Pain and Symptom Management, 10*, 338–347.

Vögele, C. (1988). *Perioperativer Streß. Eine psychophysiologische Untersuchung zu prä- und postoperativen Reaktionen chirurgischer Patienten*. Frankfurt a.M.: Lang.

Vögele, C. (2004). Hospitalization and stressful medical procedures. In A. Kaptein & J. Weinman (Hrsg.), *Health psychology* (pp. 288–304). London, UK: Blackwell.

Vögele, C. & Steptoe, A. (1986). Physiological and subjective stress responses in surgical patients. *Journal of Psychosomatic Research, 30*, 205–215.

Vogt, T. M. et al. (1992). Social networks as predictors of ischemic heart disease, cancer, stroke and hypertension: incidence, survival and mortality. *Journal of Clinical Epidemiology, 45*, 659–666.

Volicer, B. J. (1978). Hospital stress and patient reports of pain and physical status. *Journal of Human Stress, 4*(2), 28–37.

Volicer, B. J. & Bohannon, M. W. (1975). A hospital stress rating scale. *Nursing Research, 24*, 352–359.

Vollmer-Conna, U. et al. (2009). Psychological factors, immune function and recovery from major surgery. *Acta Neuropsychiatrica, 21*, 169–178.

Voss, U., Müller, H. & Schermelleh-Engel, K. (2006). Towards the assessment of adaptive vs. rigid coping styles: Validation of the Frankfurt Monitoring Blunting Scales by means of confirmatory factor analysis. *Personality and Individual Differences, 41*, 295–306.

Vossel, G. & Zimmer, H. (1998). *Psychophysiologie.* Stuttgart: Kohlhammer.

Wagner, H. (1997). Methods of the study of facial behavior. In J. A. Russell & J. M. Fernandez-Dols (Hrsg.), *The psychology of facial expression* (pp. 31–54). Cambridge, UK: Cambridge University Press.

Walburn, J. et al. (2009). Psychological stress and wound healing in humans: a systematic review and meta-analysis. *Journal of Psychosomatic Research, 67*, 253–271.

Walk, R. D. (1956). Self ratings of fear in a fear-invoking situation. *Journal of Abnormal and Social Psychology, 52*, 171–178.

Wallace, L. M. (1984). Psychological preparation as a method of reducing the stress of surgery. *Journal of Human Stress, 10*(2), 62–77.

Wallace, L. M. (1986). Pre-operative state anxiety as a mediator of psychological adjustment to and recovery from surgery. *British Journal of Medical Psychology, 59*, 253–261.

Wallston, B. S. et al. (1983). Social support and physical health. *Health Psychology, 2*, 367–391.

Wallston, K. A., Wallston, B. S. & DeVellis, R. (1978). Development of the Multidimensional Health Locus of Control (MHLC) Scales. *Health Education & Behavior, 6*, 160–170.

Wallston, K. A. et al. (1987). Perceived control and health. *Current Psychological Research and Reviews, 6*, 5–25.

Walsh, J. et al. (1987). Premedication abolishes the increase in plasma beta-endorphin observed in the immediate preoperative period. *Anesthesiology, 66*, 402–405.

Ware, J. E. et al. (1993). *SF-36 Health Survey. Manual and interpretation guide.* Boston, MA: Health Institute.

Watson, D. & Clark, L. A. (1984). Negative affectivity: The disposition to experience aversive emotional states. *Psychological Bulletin, 96*, 465–490.

Watson, D., Clark, L. A. & Tellegen, A. (1988). Development and validation of brief measures of positive and negative affect: The PANAS scales. *Journal of Personality and Social Psychology, 54*, 1063–1070.

Watson, D. & Pennebaker, J. W. (1989). Health complaints, stress, and distress: Exploring the central role of negative affectivity. *Psychological Review, 96*, 234–254.

Watson, D. & Tellegen, A. (1985). Toward a consensual structure of mood. *Psychological Bulletin, 98*, 219–235.

Waxer, P. H. (1977). Nonverbal cues for anxiety: An examination of emotional leakage. *Journal of Abnormal Psychology, 86*, 306–314.

Weidner, G. & Spaderna, H. (2012). The role of Heart Failure Survival Score and psychosocial stress in predicting event-free survival in patients referred for heart transplantation. *The Journal of Heart and Lung Transplantation, 31*, 436–438.

Weidner, G. et al. (2011). Patients' sex and social support as predictors of death and clinical deterioration in the waiting for a new heart study: results from the one-year follow-up. *Progress in Transplantation, 21*, 106–114.

Weinberger, D. A., Schwartz, G. E. & Davidson, R. J. (1979). Low-anxious, high-anxious, and repressive coping styles: Psychometric patterns and behavioral and physiological responses to stress. *Journal of Abnormal Psychology, 88*, 369–380.

Weinman, J. & Johnston, M. (1988). Stressful medical procedures: An analysis of the effects of psychological interventions and of the stressfulness of the procedures. In S. Maes et al. (Hrsg.), *Topics in health psychology* (pp. 205–217). Chichester, UK: Wiley.

Weinman, J. et al. (2008). Enhanced wound healing after emotional disclosure intervention. *British Journal of Health Psychology, 13*, 95–102.

Weissman, C. (1990). The metabolic response to stress: An overview and update. *Anesthesiology, 73*, 308–327.

Weisz, J. R., McCabe, M. & Dennig, M. D. (1994). Primary and secondary control among children undergoing medical procedures: Adjustment as a function of coping style. *Journal of Consulting and Clinical Psychology, 62*, 324–332.

Weller, A. & Hener, T. (1993). Invasiveness of medical procedures and state anxiety in women. *Behavioral Medicine, 19*, 60–65.

Wells, J. K. et al. (1986). Presurgical anxiety and postsurgical pain and adjustment: effects of a stress inoculation procedure. *Journal of Consulting and Clinical Psychology, 54*, 831–835.

Wells, N. (1982). The effect of relaxation on postoperative muscle tension and pain. *Nursing Research, 31*, 236–238.

Werner, E. E. & Smith, R. S. (1992). *Overcoming the odds: High risk children from birth to adulthood.* Ithaca, NY: Cornell University Press.

Werner, M. U., Duun, P. & Kehlet, H. (2004). Prediction of postoperative pain by preoperative nociceptive responses to heat stimulation. *Anesthesiology, 100*, 115–119.

White, P. F. & Song, D. (1999). New criteria for fast-tracking after outpatient anesthesia: A comparison with the modified Aldrete's scoring system. *Anesthesia and Analgesia, 88*, 1069–1072.

White, R. E. & Frasure-Smith, N. (1995). Uncertainty and psychological stress after coronary angioplasty and coronary bypass surgery. *Heart & Lung, 24*, 19–27.

WHO. World Health Organization (1993). *International Classification of Diseases and Related Health Problems* (10th Revision, ICD-10). Genf, Schweiz: Author.

Wieland-Eckelmann, R. & Carver, C. S. (1990). Dispositionelle Bewältigungsstile, Optimismus und Bewältigung: Ein interkultureller Vergleich. *Zeitschrift für Differentielle und Diagnostische Psychologie, 11*, 167–184.

Wilcox, V. L., Kasl, S. V. & Berkman, L. F. (1994). Social support and physical disability in older people after hospitalization: a prospective study. *Health Psychology, 13*, 170–179.

Williams, J. G. L., Jones, J. R. & Williams, B. (1969). A physiological measure of preoperative anxiety. *Psychosomatic Medicine, 31*, 522–527.

Williams, J. G. L. et al. (1975). The psychological concept of preoperative anxiety. *Psychophysiology, 12*, 50.54.

Wills, T. A. (1991). Social support and interpersonal relationships. In M. S. Clark (Hrsg.), *Prosocial behavior* (pp. 265–289). Newbury Park, CA: Sage.

Wilmore, D. W. (2002). From Cuthbertson to fast-track surgery: 70 years of progress in reducing stress in surgical patients. *Annals of Surgery, 236*, 643–648.

Wilson, J. F. (1981). Behavioral preparation for surgery: Benefit or harm? *Journal of Behavioral Medicine, 4*, 79–102.

Winefield, H. R. (1982). Male social support and recovery after myocardial infarction. *Australian Journal of Psychology, 34*, 45–52.

Wisiak, U. V. (1989). Verhaltensmedizin in der präoperativen Phase. In A. Laireiter & H. Mackinger (Hrsg.), *Verhaltensmedizin - Gesundheitspsychologie* (S. 160–167). Bergheim: Mackinger.

Wolf, E. J. & Mori, D. L. (2009). Avoidant coping as predictor of mortality in veterans with end-stage renal disease. *Health Psychology, 28*, 330–337.

Wolfer, J. A. & Davis, C. E. (1970). Assessment of surgical patients' preoperative emotional condition and postoperative welfare. *Nursing Research, 19*, 402–414.

Wortman, C. B. (1984). Social support and the cancer patient: Conceptual and methodological issues. *Cancer, 53*, 2339–2362.

Yaffe, K. et al. (1997). Apolipoprotein E phenotype and cognitive decline in a prospective study of elderly community women. *Archives of Neurology, 54*, 1110–1114.

Yang, E. V. & Glaser, R. (2005). Wound healing and psychoneuroimmunology. In K. Vedhara & M. R. Irwin (Hrsg.), *Human psychoneuroimmunology* (pp. 265–284). London, UK: Oxford University Press.

Yap, J. N.-K. (1988). A critical review of pediatric preoperative preparation procedures: Processes, outcomes, and future directions. *Journal of Applied Developmental Psychology, 9*, 359–389.

Yates, B. C. (1995). The relationships among social support and short- and long-term recovery outcomes in men with coronary heart disease. *Research in Nursing and Health, 18*, 193–203.

Young, L. D. et al. (1991). Denial in heart transplant candidates. *Psychotherapy and Psychosomatics, 55*, 141–144.

Zahn, D. et al. (2010). Composite risk scores and depression as predictors of competing waiting-list outcomes: the Waiting for a New Heart Study. *Transplant International, 23*, 1223–1232.

Zahn, D. et al. (2016). Heart rate variability and self-control – a meta-analysis. *Biological Psychology, 115*, 9–26.

Zastowny, T. R., Kischenbaum, D. S. & Meng, A. L. (1986). Coping skills training for children: effects on distress before, during and after hospitalization for surgery. *Health Psychology, 5*, 231–247.

Zhao, X., Lynch, J. G. & Chen, Q. (2010). Reconsidering Baron and Kenny: Myths and truths about mediation analysis. *Journal of Consumer Research, 37*, 197–206.

Ziemer, M. M. (1983). Effects of information on postsurgical coping. *Nursing Research, 32*, 282–287.

Zigmond, A. S. & Snaith, R. P. (1983). The hospital anxiety and depression scale. *Acta Psychiatrica Scandinavica, 67*, 361–370.

Zubieta, J. K. et al. (2003). COMT val158met genotype affects mu-opiod neurotransmitter responses to a pain stressor. *Science, 299*, 1240–1243.

Zuckerman, M. & Lubin, B. (1965). *Manual for the multiple affect adjective check list*. San Diego, CA: Educational and Industrial Testing Service.

Stichwortverzeichnis

Printed in the United States
By Bookmasters